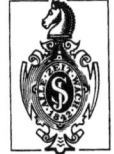

Joachim Robert Kalden (Hrsg.)

Klinische Rheumatologie

Unter Mitarbeit von
H. W. Baenkler   U. Botzenhardt   D. Brackertz
K. Brune   G. R. Burmester   P. Herzer   E.-M. Lemmel
B. Manger   W. Mohr   D. Sailer   G. Weseloh

Mit 108 Abbildungen und 102 Tabellen

Springer-Verlag
Berlin Heidelberg New York
London Paris Tokyo

Professor Dr. med. JOACHIM ROBERT KALDEN
Institut für klinische Immunologie und Rheumatologie
Universität Erlangen-Nürnberg
Krankenhausstraße 12, D-8520 Erlangen

ISBN-13: 978-3-642-82520-0   e-ISBN-13: 978-3-642-82519-4
DOI: 10.1007/978-3-642-82519-4

CIP-Kurztitelaufnahme der Deutschen Bibliothek
Klinische Rheumatologie / hrsg. von J. R. Kalden. Unter Mitarb. von H. W. Baenkler . . . - Berlin ;
Heidelberg ; New York ; London ; Paris ; Tokyo : Springer, 1988.
ISBN-13: 978-3-642-82520-0

Ne: Kalden, Joachim R. [Hrsg.]; Baenkler, Hanns W. [Mitverf.]

2127/3145-543210 - Gedruckt auf säurefreiem Papier

Vorwort

Erkrankungen des Bewegungsapparates – entzündlicher wie degenerativer Natur – stellen je nach Untersuchungsgruppe etwa 10–15 % des täglich in einer Arztpraxis zu versorgenden Patientengutes dar. Dabei wird der Anteil entzündlich-rheumatologischer Erkrankungen in der Bundesrepublik mit etwa 2,5 % der Bevölkerung veranschlagt. Diese Zahlen verdeutlichen nicht nur die Notwendigkeit einer aktuellen Information über Diagnostik, Differentialdiagnose und Therapiemöglichkeiten der entzündlichen wie degenerativen Erkrankungen des Bewegungsapparates sondern widerspiegeln ebenso die sozial-medizinische Bedeutung dieser Krankheitsgruppe.

Das vorliegende Buch soll dem praktisch arbeitenden Kollegen sowie Studenten und Assistenten in Kliniken einen Überblick über den derzeitigen Kenntnisstand der Ätiopathogeneseforschung und ihrer Resultate vermitteln, zusätzlich die Möglichkeiten der Diagnostik sowie Differentialdiagnose unterschiedlicher rheumatologischer Krankheitsentitäten darstellen und – letztendlich und vordringlich – eine exakte klinische Beschreibung der wichtigsten rheumatologischen Krankheitsbilder sowie ihrer Behandlungsmöglichkeiten vermitteln. Bei der Darstellung der einzelnen rheumatologischen Krankheitsbilder wurde auf ein ausführliches Literaturverzeichnis verzichtet, dies ist entsprechenden Handbüchern vorbehalten, jedes Kapitel in dem vorliegenden Buch schließt mit einer Kollektion von Literaturzitaten ab, die für den interessierten Leser die Möglichkeit bieten, sich intensiver über die abgehandelten Krankheitsbilder zu informieren.

Den Autoren des vorliegenden Buches „Praktische Rheumatologie" danke ich, die mit viel Geduld und Engagement und Kritik an der Erstellung des vorliegenden Taschenbuches mitgearbeitet haben.

Erlangen, April 1988   J. R. Kalden

V

Inhaltsverzeichnis

III. Anhang

Autorenverzeichnis

BAENKLER, H. W., Professor Dr. med.
Institut und Poliklinik für
Klinische Immunologie und Rheumatologie
der Universität Erlangen-Nürnberg
Krankenhausstraße 12, D-8520 Erlangen

BOTZENHARDT, U., Priv.-Doz. Dr. med.
Rotes-Kreuz-Krankenhaus
St.-Pauli-Deich 24, D-2800 Bremen 1

BRACKERTZ, D., Professor Dr. med.
Abteilung Rheumatologie
St. Vincenz- und Elisabeth-Hospital
An der Goldgrube 11, D-6500 Mainz

BRUNE, K., Professor Dr. med.
Institut für Pharmakologie und Toxikologie
Universität Erlangen-Nürnberg
Universitätsstraße 22, D-8520 Erlangen

BURMESTER, G. R., Dr. med.
Institut und Poliklinik für
Klinische Immunologie und Rheumatologie
der Universität Erlangen-Nürnberg
Krankenhausstraße 12, D-8520 Erlangen

HERZER, P., Dr. med.
Medizinische Poliklinik
Universität München
Pettenkoferstraße 8 a, D-8000 München 2

KALDEN, J. R., Professor Dr. med.
Institut und Poliklinik für
Klinische Immunologie und Rheumatologie
der Universität Erlangen-Nürnberg
Krankenhausstraße 12, D-8520 Erlangen

LEMMEL, E.-M., Professor Dr. med.
Staatliches Rheumakrankenhaus Baden-Baden
Klinik für Innere und Physikalische Medizin
Rotenbachtalstraße 5, D-7570 Baden-Baden

MANGER, B., Dr.
Institut und Poliklinik für
Klinische Immunologie und Rheumatologie
der Universität Erlangen-Nürnberg
Krankenhausstraße 12, D-8520 Erlangen

MOHR, W., Professor Dr. med.
Abteilung Pathologie
Universität Ulm
Oberer Eselsberg, D-7900 Ulm/Donau

SAILER, D., Priv.-Doz. Dr. med.
Abteilung für Stoffwechsel und Ernährung
Institut und Poliklinik für
Klinische Immunologie und Rheumatologie
der Universität Erlangen-Nürnberg
Krankenhausstraße 12, D-8520 Erlangen

WESELOH, G., Professor Dr. med.
Abteilung für orthopädische Rheumatologie
Orthopädische Universitätsklinik und Poliklinik
im Waldkrankenhaus St. Marien
Rathsberger Straße 57, D-8520 Erlangen

I. Allgemeiner Teil

1. Physiologie und Pathophysiologie des Immunsystems

J. R. Kalden

Die Funktion des Immunsystems besteht in der Aufrechterhaltung der individuellen Integrität des Organismus, vor allem durch die Ausschaltung in den Körper eindringender Fremdstoffe. Um diese Funktion zu gewährleisten, ist das Abwehrsystem mit einer Reihe von spezifischen und unspezifischen, humoralen und zellulären Reaktionsmechanismen ausgestattet, die in der Regel nicht gegen körpereigene Strukturen aktiv werden. Tritt ein angeborener oder erworbener Ausfall der in Tabelle 1 aufgeführten spezifischen und unspezifischen Reaktionsformen im Immunsystem auf, etablieren sich als Folge Immundefektsyndrome. Kommt es andererseits zu einer Störung der lebensnotwendigen diskriminierenden Erkennungsmöglichkeiten des Im-

Tabelle 1. Auflistung humoraler und zellulärer spezifisch und unspezifisch wirkender Faktoren des Immunsystems, die in Kooperation die Integrität des Organismus gegenüber Fremd- und Autoantigenen gewähren

	Humoral	Zellulär
Unspezifisch	Komplement-System Properdin-System Monokine Lymphokine	Makrophagen Monocyten Granulocyten NK-Zellen
Spezifisch	Immunglobuline: IgG IgD IgA IgE IgM	T-Lymphozyten: T-Helferzelle T-Cytotox./Suppr.-Zelle
	Antikörperabhängige zelluläre Cytotoxizität (ADCC)	

3

munsystems zwischen „fremd" und „körpereigen", können Autoaggressionsreaktionen mit dem Resultat einer Autoimmunerkrankung manifest werden.

Physiologie des Immunsystems

Entwicklung von Effektormechanismen

Die im Immunsystem kooperierenden zellulären Kompartimente zur Aufrechterhaltung der Integrität des Organismus gegenüber Allo-(Fremd) und Auto-(Selbst)Antigenen sind in Abb. 1 dargestellt. Während der Embryonalzeit wandern pluripotente Stammzellen aus Blutinseln im Dottersackbereich zunächst in die fötale Leber und von dort in das Knochenmark, das im Erwachsenenorganismus die Hauptquelle für die pluripotente Stammzelle des lymphatischen Systems darstellt. Unter Verwendung spezifischer Marker und Zelltrennungstechniken können pluripotente Stammzellen auch im Erwachsenenorganismus im peripheren Blut und in der Milz aufgezeigt werden. Im Knochenmark findet unter dem Einfluß von Zytokinem (CSF's) aus der pluripotenten Stammzelle eine Differenzierung in sog. Vorläuferzellen statt, die in ihrer weiteren Differenzierung festgelegt sind. Vorläuferzellen der einzelnen Blutzellelemente maturieren ebenfalls unter dem Einfluß von Lympho- und Monokinen im Falle der Erythrocyten, durch Erythropoetin, das im juxta-glomeruolären Apparat der Niere gebildet wird, zu reifen Zellen.
In der Entwicklung von antikörperproduzierenden B-Zellen sowie von Thymuslymphocyten lassen sich eine antigenunabhängige sowie antigenspezifische Maturierungsphase feststellen. Die antigenunabhängige Differenzierung unterliegt zwei lymphatischen Organen; im Falle der B-Zellen der Bursa Fabricius, einem lymphatischen Organ, das bei Vögeln im Bereich der Kloake liegt und im humanen System durch das darmassoziierte Gewebe als Bursaäquivalent repräsentiert wird und im Falle der Thymuslymphocyten dem Thymus, der durch die Bildung hormonähnlich wirkender Polypeptide (Thymushormone) für die

4

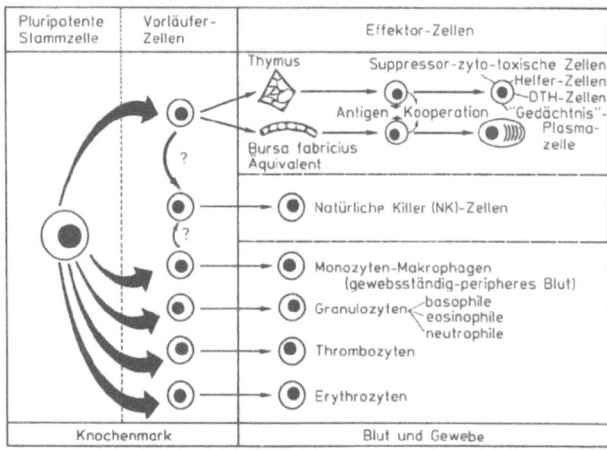

Pluripotente Stammzelle	Vorläufer-Zellen	Effektor-Zellen

Abb. 1. In Abbildung 1 ist schematisch die Differenzierung der Effektorzellen des Immunsystems dargestellt. Aus pluripotenten Stammzellen im Knochenmark entwickeln sich unter bislang unbekannten Signalen Vorläuferzellen, die - wie die Abbildung zeigt - in ihrer weiteren Differenzierung festgelegt sind. Thymuslymphocyten sowie antikörperproduzierende B-Lymphocyten unterliegen dabei einer Steuerung durch den Thymus bzw. durch die Bursa fabricius, dessen äquivalentes Organ im Humansystem das darmassoziierte Gewebe aller Wahrscheinlichkeit nach darstellt. Die für unspezifische Abwehrmechanismen wichtigen natürlichen Killerzellen (NK-Zellen) leiten sich nach dem heutigen Kenntnisstand sowohl aus Thymusvorläuferzellen wie Vorläuferstadien der Monozyten entwickeln. Aus den Vorläuferzellen der Monocyten-Makrophagen-Reihe entstehen sowohl zirkulierende Monocyten wie gewebsständige Makrophagen, z.B. Gliazellen oder Kupfersche Sternzellen. Für die Differenzierung von Vorläuferzellen für die Monocyten-Makrophagen-Reihe sowie Granulocyten sind hormonähnliche Substanzen - Zytokine - bekannt wie der kolonistimulierende Faktor. Für die Differenzierung von Erythrocyten aus Vorläuferzellen ist das Erythropoetin notwendig. Den Monocyten und Makrophagen sowie den Granulocyten als phagocytoseaktive Zellelemente, wichtig für eine unspezifische Abwehrreaktion, stehen die antigenspezifisch wirkenden Effektormechanismen, die T- und B-Zellen gegenüber

Entwicklung immunkompetenter T-Zellen verantwortlich ist. Die spezifischen Stimuli für die weitere Differenzierung von T- und B-Lymphocyten sind Allo- und Fremdantigene sowie bei Autoimmunopathien Autoantigene. Den in ihrer Effektorfunktion antigenspezifisch determinierten T-Zellen und B-Lymphocyten stehen die antigenunspezifisch

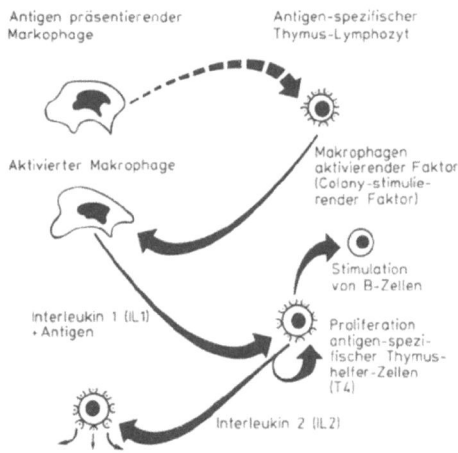

Abb. 2 stellt derzeit bekannte Kooperationsmechanismen zwischen Makrophagen und antigenspezifischen T-Zellen sowie zwischen unterschiedlichen Thymuslymphocyten-Subpopulationen in der Induktion einer Immunreaktion dar. Nach einer Kooperation zwischen antigenpräsentierenden Makrophagen und der Thymushelferzellen (CD4) kommt es zur Sezernierung eines makrophagenaktivierenden Faktors. Der aktivierte Makrophage sezerniert Antigenrezeptor tragende Thymushelferzellen zur Produktion von Interleukin 2. Interleukin 2 führt einmal zur Proliferation aktiver antigenspezifischer T-Zellen-Subpopulationen mit zytotoxischer und Suppressorzell-Aktivität (CD8), sowie zur Proliferation der Helferzellen mit dem Oberflächenmerkmal T4. Zusätzlich geben aktivierte Thymushelferzellen einen B-Zell-wachstumsstimulierenden Faktor (BCGF) ab, der die B-Lymphocyten zu Antikörper produzierenden Plasmazellen differenzieren läßt, wobei Il-2 ebenfalls eine B-Zell Aktivierung bewirkt. Il-1 spielt durch die Aktivierung von T-Zellen, Granulozyten, Monozyten und Chondrozyten eine Rolle bei Knorpeldestruierenden Mechanismen

reagierenden phagocytoseaktiven Zellpopulationen gegenüber. Makrophagen, die mit jedem Antigen ohne spezifischen Erkennungsmechanismus interagieren können und damit einen essentiellen Bestandteil des antigenunspezifisch reagierenden Abwehrsystems darstellen, sind zusätzlich für die Initiierung einer spezifischen Immunreaktion notwendig. Diese für das Abwehrsystem zentrale Funktion besteht in einem antigenkonzentrierenden und antigenpräsentierenden Mechanismus für T-Zellen.

Wie in Abb. 2 dargestellt ist, geschieht die Kooperation zwischen Makrophagen und T-Zellen mit spezifischen Antigenrezeptoren über Mediatoren, sog. Interleukinen. Von zentraler Bedeutung sind die Thymushelferlymphocyten. Diese T-Zell-Subpopulation, die u. a. für die spezifische Antikörperproduktion als signalgebende Zelle fungiert, ist ebenfalls als Helferzelle für die Entwicklung antigenspezifischer Thymussuppressor- und cytotoxischaktiver Zellen notwendig.

Wahrscheinlich ebenfalls der Makrophagen-Monocyten-Reihe zuzuordnende Zellelemente, die follikuläre dendritische Zelle, die in Lymphfollikeln aufzuzeigen ist, die dendritische Zelle sowie die Langerhans-Zelle im Bereich der Haut sind in ihrer definitiven biologischen Funktion für das Immunsystem noch nicht endgültig geklärt. Nach dem derzeitigen Kenntnisstand sind sie sowohl für die Aufrechterhaltung sowie für die Initiierung einer spezifischen Immunreaktivität von Bedeutung.

Die von Köhler und Milstein eingeführte Technik zur Produktion monoklonaler Antikörper hat es ermöglicht, unterschiedliche Differenzierungsstadien von Lymphozytenpopulationen zu analysieren. Einen Überblick über derzeitig gültige Zellmarker zur Analyse unterschiedlicher Lymphozytenpopulationen gibt Abb. 3. Gleiches ist unter Verwendung von monoklonalen Antikörpern, die jeweils hochspezifisch für nur eine einzige antigene Determinante auf der Zelloberfläche sind, zur Festlegung unterschiedlicher Differenzierungsstadien von Zellen der Makrophagen-Monozyten-Reihe möglich. T-Zellen, die im Thymus ihre volle Maturierung erfahren, sind in der Peripherie hinsichtlich ihrer biologischen Aktivität und ihrer Markereigenschaften in zwei Subpopulationen zu unterscheiden. Einmal in sog. Helfer-Inducer-Zellen, die das Oberflächenmerkmal CD4 tragen und

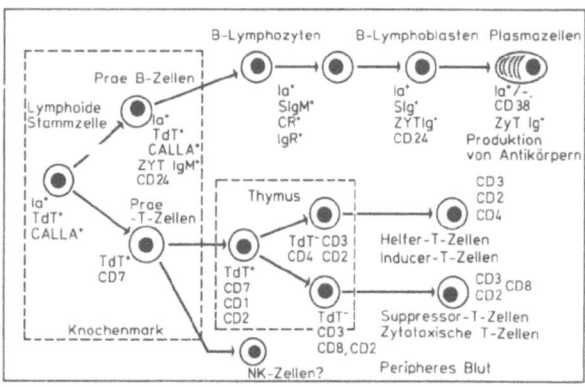

Abb. 3. In Abbildung 3 sind lymphozytäre Differenzierungsstadien dargestellt, wie man sie derzeit unter Verwendung von monoklonalen Antikörpern definieren kann. Aus einer lymphoiden Stammzelle entwickeln sich Vorläuferzellen für T-Zellen sowie für antikörperproduzierende B-Zellen, wobei nach einer Prozessierung im Thymus im peripheren Blut hinsichtlich ihrer biologischen Aktivität zwei wichtige Thymuszellsubpopulationen unterschieden werden können. Einmal die T-Helferzellen, die neben dem Marker CD4, die Marker CD2 sowie CD3 tragen und T-Supressor- bzw. zytotoxisch aktive Zellen, die neben dem Marker CD8 ebenfalls, eine positive Reaktion mit monoklonalen Antikörpern gegen CD2 und CD3 besitzen

denen die Population von T-Suppressor- und zytotoxischaktiven Zellen mit dem Oberflächenantigen T8 gegenübergestellt wird. Beide Zellsubpopulationen exprimieren zusätzlich ein gemeinsames Antigen, das CD3, womit eine Bestimmung der Gesamtthymuslymphocytenzahl im Blut ermöglicht wird. Neben den T-Lymphocytenmarkern sind weitere monoklonale Antikörper zur Identifizierung von Lymphocytensubpopulationen bekannt. Durch die Identifizierung von biologisch unterschiedlichen Lymphocytensubpopulationen können Störungen immunregulatorischer Mechanismen bei Autoimmunopathien aufgedeckt werden. Zusätzlich lassen sich durch eine exakte Definition unterschiedlicher Differenzierungsstadien von Lymphocyten wie Zellen der myeloischen Reihe wertvolle Erkenntnisse zur Entstehung sowie Klassifizierung maligner Erkrankung des RES gewinnen.

Kontrollmechanismen

Qualität und Quantität einer Immunreaktion werden von zwei unterschiedlichen genetischen Systemen kontrolliert. So setzen sich Antikörpermoleküle aus Produkten von drei voneinander unabhängigen, auf verschiedenen Chromosomen lokalisierten Genfamilien zusammen. H-Gene kodieren für die schweren Polypeptidketten des Antikörpermoleküls, Lambda- bzw. Kappa-Gene für die leichten Ketten. Eine Stimulation von Thymuslymphocyten wie auch T-zellabhängiger Effektormechanismen wird dagegen bei Mensch und Tier von Genprodukten des Major-Histokompatibilitätskomplexes (MHC oder HLA) kontrolliert.

Die Abkürzung HLA leitet sich von *H*umanen-*L*ymphocyten-*A*ntigenen ab. Die Genorte liegen beim Menschen auf dem kurzen Arm des Chromosoms 6, wobei die aktuelle Kartierung der HLA-Region sieben Hauptgenorte (A, C, B, DR, DQ, DP), sogenannte Loci, definiert. Die genannten Loci sind polymorphe Systeme, d.h. von jedem Locus ist eine Vielzahl von Allelen bekannt. Allele sind alternative Formen ein und desselben Gens, die durch Mutation bzw. Duplikation entstanden sind. Je enger zwei Loci auf einem bestimmten Chromosom beieinander liegen, um so unwahrscheinlicher ist, daß sie unabhängig voneinander segregieren bzw. daß ein Crossing-over vorkommt. Man nennt diese Situation Kopplung oder Linkage, wobei damit die enge Nachbarschaft in der Lokalisation von zwei oder mehreren Loci verstanden wird, die in der Regel zusammen und nicht mehr unabhängig voneinander segregieren. Die Kombination von Allelen auf ein und demselben Chromosom wird als Haplotyp bezeichnet, der in der Regel en bloque vererbt wird. Kommt ein bestimmtes Allel auf dem väterlichen als auch auf dem mütterlichen Haplotypen vor, so ist ein Teil der Nachkommen reinerbig oder homozygot auf diesem Genlocus. Das Kopplungsungleichgewicht (Linkage - Desequilibrium) bezeichnet die Tendenz einiger Allele enggekoppelter Loci in einem bestimmten Haplotyp häufiger vorzukommen als man aufgrund der zufälligen Verteilung erwarten könnte.

Vor allem aus Tierexperimenten ist bekannt, daß I-Region-Gene in der Maus entsprechend den HLA DR-Regionen (Klasse II-Antigene des Menschen) für die Initiierung einer Immunantwort notwendig sind, in einer Kooperation zwischen dem antigenpräsentierenden Makrophagen und der T-Helferzelle. So ist eine Initiierung einer Immunreaktion nur dann möglich, wenn der antigenpräsentierende Makrophage gleiche MHC-Strukturen (Klasse II-Antigene) auf seiner Oberfläche exprimiert wie die T-Helferzelle, ein Phänomen, das als HLA-Restriktion bezeichnet wird. Eine gleiche Restriktion konnte ebenfalls für die Entwicklung zytotoxischer T-Zellen nachgewiesen werden. Die Lyse von z. B. virusinfizierten Zellen durch zytotoxische Thymuslymphocyten kann nur dann geschehen, wenn die infizierte Zelle sowie der zytotoxische T-Lymphocyt (CD8) in der Expression von Klasse I-Antigenen übereinstimmen.

Ausgehend von tierexperimentellen Daten erscheint die regulatorische Funktion der MHC-kodierten Histokompatibilitätsantigene von größerer biologischer Wichtigkeit als ihre Bedeutung in der Transplantationsimmunologie.

Die Assoziation von unterschiedlichen Histokompatibilitätsantigenen mit Autoimmunopathien spricht ebenfalls dafür, daß Immunantwortgene (Klasse II-Antigene) des Menschen an der Entwicklung bzw. für eine Prädisposition von Autoimmunerkrankungen beteiligt sind. Aufgrund von beschriebenen Assoziationen zwischen HLA-Antigenen und Erkrankungen ist es möglich, das Krankheitsrisiko (relatives Risiko, RR) für Merkmalsträger zu berechnen, d. h. zu definieren, um wieviel höher das Krankheitsrisiko bei einem antigenpositiven im Vergleich zu einem antigennegativen Merkmalsträger ist. Ein relatives Risiko von 1 zeigt an, daß das fragliche Antigen keinen Einfluß auf die Entwicklung einer bestimmten Erkrankung hat. Zahlen von 1 an aufsteigend reflektieren eine zunehmend stärker werdende Assoziation und eine damit verbundene Krankheitsempfänglichkeit (Tabelle 2). Abbildung 4 gibt eine Übersicht über den derzeitigen Kenntnisstand des HLA-Systems des Menschen.

Neben der genetischen Kontrolle unterliegt das Immunsystem in seinen unterschiedlichen Effektorfunktionen selbstregulatorischwirksamen Mechanismen. Hierzu sind humorale Faktoren wie

	kurzer Arm des Chromosoms 6	
Centromer Enzym GLO-1 Enzym 21-OH C4 C2 Bf		

Genregion (HLA-)	DP DQ DR		B C A
Typ der kodierten Antigene	Klasse II	Klasse III	Klasse I
Genprodukte	Ia-Antigene	Komplement	klassische HLA-Antigene

Abb. 4. Eine zentrale Rolle bei der Immunregulation wie auch der Einleitung immunologischer Vorgänge nimmt der HLA-Komplex ein. Diese Abkürzung leitet sich von *H*uman-*L*ymphozyten-*A*ntigenen ab. Codiert werden diese Oberflächenmoleküle von Genen, die sich auf dem kurzen Arm des Chromosoms 6 beim Menschen befinden. Neben den Genen für HLA-Antigene befinden sich auf diesem Chromosom noch Gene für Enzyme, wie für die Komplementfaktoren C4, C2 und Bf. Von den Genregionen HLA A, B bzw. C werden die Klasse I-HLA-Antigene codiert, es sind dies Antigene, die bedeutsam bei der Lyse von z. B. virusinfizierten Zellen sind. Die Klasse II-Antigene werden auch Ia-Antigene genannt. Diese Klasse II-Antigene spielen die entscheidende Rolle bei der Initiierung einer Immunreaktion. Als Klasse III-Antigene werden die Komplementfaktoren C4, C2 und Bf bezeichnet, die von den Genregionen codiert werden, die zwischen den klassischen Klasse I- und Klasse II-HLA-Antigenen auf dem Chromosom 6 liegen. Während mit Ausnahme der roten Blutkörperchen und der Chorion-Throphoplasten alle Zellen des Organismus Antigene der Klasse I tragen, finden sich Antigene der Klasse II nur auf wenigen Zellgruppen des menschlichen Körpers. Unter regulären Bedingungen sind diese Zellen nahezu ausnahmslos von Knochenmarksherkunft. So finden sich Klasse II-Antigene auf den B-Lymphocyten, Monocyten, Makrophagen und dentritischen Zellen, sowie in bestimmten Entzündungssituationen exprimierend ebenfalls T-Lymphocyten Klasse II-Antigene. Dies gilt als ein Hinweis auf eine T-Zellaktivierung. Auch Endothelzellen sowie z. B. Chondrozyten können – aktiviert – Klasse II-Antigene exprimieren

zirkulierendes Antigen, zirkulierende Antikörper, idiotypenspezifische Antikörper und Antigen-Antikörper-Komplexe zu zählen, die neben einer Zell-Zell-Interaktion eine regulierenden Funktion bei Feedback-Mechanismen für die Antikörperproduktion induzieren können. Ebenfalls aktiv sind sog. Mediatoren, Lymphokine und Monokine, die von T-Zellen bzw. Makro-

11

Tabelle 2. Assoziation von HLA DR-Antigenen mit einer Auswahl von Autoimmunerkrankungen, sowie das relative Risiko, bei Vorhandensein des angezeigten DR-Antigens an einer der aufgeführten Autoimmunopathien zu erkranken

Erkrankung	Antigen	Relatives Risiko
Multiple Sklerose	DR2	4.1
Dermatitis Herpetiformis	DR3	10.8
Sicca-Syndrom	DR3	9.7
Typ I-Diabetes	DR3/DR4	5.6
SLE	DR3	5.8
Rheumatoide Arthritis	DR4	4.2
Juvenile Arthritis	DR5	4.2
Membranöse Glomerulonephritis (Idiopathisch)	DR3	12.0
Pemphigus	DR4	14.4

Relatives Risiko: $\dfrac{a \times b}{c \times d}$

a = Zahl der kranken Merkmalträger
b = Zahl der gesunden ohne Merkmal
c = Zahl der kranken ohne Merkmal
d = Zahl der gesunden Merkmalträger

phagen gebildet und sezerniert werden und in die Regulation des Immunsystems eingreifen.

Zelluläre Regulationsmechanismen sind die bereits erwähnten T-Helfer- und Suppressorzellymphocyten sowie Makrophagen. Neben einer genetischen Determinierung der Quantität und Qualität der Immunreaktion gegen fremde sowie körpereigene Strukturen sind die aufgeführten humoralen und zellulären immunregulierenden Faktoren mit dafür verantwortlich, daß das Abwehrsystem physiologischerweise nicht gegen körpereigene Strukturen aktiv wird, d.h. sie sind wichtige Teilaspekte für die Aufrechterhaltung der immunologischen Toleranz, der Nichtreaktivität gegenüber körpereigenen Strukturen.

Das Komplementsystem

Von den unspezifischen humoralwirkenden Faktoren des Immunsystems ist besonders für das Verständnis von immunkomplexinduzierten Krankheitsbildern das Komplementsystem von Interesse. Das System besteht aus einzelnen Komponenten, die mit C1 bis C9 bezeichnet werden. Insgesamt umfaßt das System elf Proteine. Die Komplementproteine C1 bis C9 zeigen mit Ausnahme der Komplementkomponente C4 die Reihenfolge an, in der sie aktiviert werden. C4 reagiert unmittelbar nach C1 vor C2. Diese Unregelmäßigkeit hat geschichtliche Gründe. Die einzelnen Komplementfaktoren sind relativ große Eiweißmoleküle mit Molekulargewichten zwischen 79000 und 400000.

Die klassische Erkennungseinheit des Komplementsystems für die Bindung an Antikörper ist das C1-Molekül, das aus einzelnen Faktoren C1q, C1r und C1s zusammengesetzt ist. Der C1q-Komplex im Bereich der CH2-Domäne am Fc-Teil des Antikörpermoleküls, wird jedoch nur dann aktiviert, wenn der Antikörper mit einem Antigen reagiert hat. Die Bindung des Komplements an einen antigengekoppelten Antikörper führt zur Aktivierung über den sogenannten klassischen Aktivierungsweg. Nach Bindung an den C1-Komplex entsteht durch die einsetzende Aktivierung von C4 und C2 die C3-Convertase, die mit dem C3-Faktor reagiert. Die Aktivierung des C3-Komplementfragments ist die wichtigste und pathophysiologisch bedeutendste Reaktion des Komplementsystems. Mit der Aktivierung zerfällt das Molekül C3 in ein Zusatzfragment C3b und in ein kleineres C3a. Die biologische Bedeutung der C3-Bruchstücke liegt in der Fähigkeit, zur Leukocytenchemotaxis, Immunadhärens und in ihrer Wirkung als Anaphylatoxine. Darüber hinaus hat C3b eine enzymatische Aktivität und spaltet die Reaktionskette fortführend C5 in C5a und C5b. Das Bruchstück C5a hat ähnliche biologische Aktivitäten wie C3a. C5b koppelt sich anschließend mit C6 zum aktivierten Komplex C5, C6, und unter einer weiteren Anlagerung des C7 entsteht dann eine Verbindung, die eine starke Zellmembranaffinität besitzt. Der membrangebundene Komplex C5/6/7 bindet dann die Komplement-Komponenten C8 und C9, die eine membranlysierende Aktivität besitzen, den MAC (membrane attaking complex).

Neben dem klassischen Aktivierungsweg des Komplementsystems ist der sogenannte alternative Weg bekannt. Bei dem alternativen Aktivierungsvorgang kommt es direkt zu einer Spaltung von C3. Zum alternativen Reaktionsweg gehören das Properdin sowie die Faktoren D und B, die bei Vorhandensein von Magnesiumionen ein Anaplifikationssystem C3bBP bilden, das in der Lage ist, C3 in seine Bruchstücke zu spalten. Der alternative Reaktionsweg kann ohne eine Aktivierung der ersten Komplementkomponenten durch Immunglobuline wie IgA, IgE, Cymosan oder Lipopolysaccharide (z. B. Endoxine) aktiviert werden.

Die biologische Funktion des Komplementsystems zeigt sich besonders bei Krankheitsprozessen, bei denen zytotoxische oder durch immunkomplexvermittelte gewebszerstörende Mechanismen ablaufen. So spielt das Komplementsystem nicht nur bei der Abwehr von Infektionen eine zentrale Rolle, sondern ebenso bei der Manifestation immunkomplexinduzierter Autoimmunerkrankungen. Dabei dient die Messung einzelner zentraler Komponentkomponenten wie des C3 und seiner Spaltprodukte C3b und C3d zur Aktivitätsbestimmung eines immunkomplexinduzierten Krankheitsprozesses. Eine Verminderung der gesamthämolytischen Aktivität (CH50) zeigt einen Verbrauch des Komplementsystems infolge von Immunkomplexbildungen an.

Ein vorübergehender Abfall des Komplements, das Fehlen zentraler Komplementfaktoren oder von Inhibitoren, ist mit Krankheitsbildern assoziierbar. So ist das angioneurotische Ödem durch das Fehlen der C1-Esterase gekennzeichnet, ein Fehlen der klassischen C3-Konvertase ist in einer Zahl von Fällen mit einem systemischen Lupus erythematodes beobachtet worden, ebenso wie C2- und C4-Defizienzen.

14

Pathophysiologie des Immunsystems

Defektimmunopathien

Kommt es zu einem einzelnen oder kombinierten Ausfall der in Tabelle 1 aufgeführten Reaktionsformen des Immunsystems, können Immundefektsyndrome manifest werden. Für die Klinik spielen vor allem die sekundären erworbenen Immunmangelsyndrome eine Bedeutung, weniger dagegen die sehr seltenen angeborenen Defektimmunopathien. Je nach Ausfall einzelner Reaktionsmechanismen des Immunsystems können die Defektimmunopathien in zelluläre oder humorale Defektimmunopathien bzw. Kombinationen eingeteilt werden. Sekundäre Defektimmunopathien im Erwachsenenalter werden bei unterschiedlichen Tumorerkrankungen, bei Patienten unter immunsuppressiver Medikation, nach Organtransplantationen sowie passager während Virusinfektionen beobachtet und kommen ebenso, wie in den letzten Jahren gezeigt wurde, bei Personengruppen wie Homosexuellen, Homophilen und Drogensüchtigen bei einer HIV I-Infektion vor.

Zur Definition der primären wie sekundären Defektimmunopathien steht dem Labor eine Reihe von Testsystemen zur Verfügung, wobei neue Ergebnisse über Enzymdefekte vorwiegend im Purinstoffwechsel mononucleärer Zellen neue Dimensionen weiterer pathogenetischer Mechanismen, die zu einer Defektimmunopathie führen können, unter Verwendung von biochemischen Methoden ermöglicht hat.

Autoimmunopathien

Das von Burnet entwickelte Konzept der klonalen Selektion als Erklärung für eine Nichtreaktivität des Immunsystems gegen körpereigene Substanzen kann derzeit nicht mehr voll aufrechterhalten werden. Die Theorie von Burnet, das Phänomen der immunologischen Toleranz infolge einer Eliminierung selbstreaktiver Lymphocyten während der Embryonalzeit zu erklären, sowie eine Entwicklung von Autoimmunopathien im Erwachsenenorganismus durch die Entwicklung sog. „forbidden"-selbstreaktiver Zellklone zu erklären, ist durch Untersuchungsergebnisse in den letzten Jahren in ihrer physiologischen Bedeutung erheblich eingeschränkt worden.

Dazu haben Experimente geführt, die zeigen, daß autologe T-Lymphocyten erwachsener Tiere spezifisch in vitro gegen unterschiedliche Gewebe des eigenen Phänotyps zu sensibilisieren sind, sowie Untersuchungen im humanen System mit dem Nachweis von T-Zellen und antikörperproduzierenden B-Zellen im peripheren Blut mit Rezeptoren für autologe Antigene, z.B. Thyreoglobulin oder Acetylcholinrezeptorproteine. Nach dem derzeitigen Kenntnisstand kann die Arbeitshypothese erstellt werden, daß auch im Erwachsenenorganismus potentiell autoaggressiv wirkende Lymphocytenpopulationen präsent sind, und daß das Phänomen der immunologischen Nichtreaktivität gegenüber körpereigenen Strukturen, die Verhinderung von Autoimmunität, als das Resultat immunregulatorischer Mechanismen anzusehen ist, wie sie im Abschnitt Regulation besprochen wurden. Das Phänomen der Immuntoleranz ist eine ständig erbrachte aktive Leistung, von zentraler Bedeutung für die Aufrechterhaltung der Integrität des Organismus. Da in der Regel auch für die Produktion von Autoantikörpern eine T-Zell-Hilfe notwendig ist, sind vor allem immunregulatorische Mechanismen auf der Ebene der Thymushelferlymphocyten für die Aufrechterhaltung der Selbsttoleranz von Wichtigkeit.

Reaktionen, die zu einer Störung selbsttoleranter Mechanismen führen und die damit die Manifestation von Autoimmunerkrankungen induzieren können, zeigt Tabelle 3. Da ein Bruch der Nichtreaktivität des Immunsystems gegenüber körpereigenen Substanzen, z.B. im Rahmen von Virusinfektionen, beobachtet wird, kann sich das Phänomen der Autoimmunität zeitlich begrenzt etablieren. Für den Übergang einer zeitlich begrenzten Autoimmunität in perpetuierende autoaggressive Reaktionen mit dem Resultat der Manifestation von Autoimmunerkrankungen werden genetische Faktoren diskutiert. Diese basieren auf der Assoziation von Histokompatibilitätsantigenen mit Autoaggressionserkrankungen, wie sie für einige Krankheitsbilder in Tabelle 2 exemplarisch aufgeführt sind.

16

Mögliche Induktionsmechanismen autoaggressiver Immunreaktionen

Sequestrierte Antigene

Das Phänomen der Freisetzung sequestrierter Antigene wird für die Autoantikörperproduktion, z. B. gegen Spermaantigene nach Vasektomie und gegen Linsenantigene nach Augenverletzungen, als Ursache diskutiert. In diesen Krankheitssituationen handelt es sich um Antigene, die während der embryonalen Entwicklung mit dem Immunsystem keinen Kontakt hatten. In den meisten der genannten Krankheitsbilder ist die Autoimmunreaktion passager und in der Regel abgeklungen, bevor sich entsprechende klinische Symptome manifestieren. Für den Übergang in eine progressive Autoimmunerkrankung, so z. B. einer sympathischen Ophthalmie, werden vor allem genetische Faktoren diskutiert.

Verlust von T-Suppressorzellen oder Stimulation von Helferlymphocyten

Ein Verlust von Suppressorzellen wird u. a. als ein ätiologischer Faktor in der Entwicklung von Immunopathien wie dem systemischen Lupus erythematodes, der chronichen Polyarthritis und der Myasthenia gravis angenommen. Zusätzlich scheint eine Verminderung von Thymussuppressorzellen das vermehrte Auftreten von Autoantikörpern im Serum nicht erkrankter älterer Personen jenseits der 5. Lebensdekade zu verursachen. Verbunden mit dem Verlust von T-Suppressorzellen ist eine mögliche unspezifische Stimulation von T-Helferlymphocyten, so z. B. durch virale oder bakterielle Antigene mit der Produktion von Autoantikörperphänomenen durch potentiell autoaggressive B-Lymphocyten. Ein klinisches Beispiel für diese Situation ist die infektiöse Mononucleose, eine Epstein-Barr-Virusinfektion, die u. a. durch das passagere Auftreten von Autoantikörperphänomenen gekennzeichnet ist. Viren und Bakterien sowie deren Zellwandprodukte können als polyklonale B-Zellaktivatoren fungieren und bei einem Verlust von T-Suppressorzellen eine Autoantikörper-produktion induzieren. Die so hervorgerufene Autoimmunität ist in der Regel vorübergehend und nur bei entsprechender genetischer Prädisposition und dem ständigen Ausfall von Regulationsmechanismen erscheint der Übergang in eine perpetuierende Entzündungsreaktion.

Molekulares Mimikri und Haptenmechanismen

Moleküle mikrobieller Herkunft können gemeinsame antigene Bestandteile mit körpereigenen Strukturen (molekulares Mimikri) besitzen. Ein Beispiel aus der Klinik ist das rheumatische Fieber, bei dem im Verlauf der Erkrankung über die Bildung von Antikörpern gegen Streptokokkenwandantigene eine Kreuzreaktion der Antikörper mit gleichen antigenen Determinanten auf Herzmuskelfibrillen stattfinden kann, mit dem Resultat einer Myokarditis.

In ähnlicher Weise können Arzneimittel Autoimmunreaktionen induzieren wie z. B. eine Coombs-positive hämolytische Anämie im Rahmen einer Penicillinallergie. Die Bildung von antinukleären Antikörpern kann durch die Bindung von Medikamenten an Zellkernmaterial bei Patienten mit dem Bild eines medikamentös induzierten Lupus erythematodes erklärt werden. Als pathogenetischer Mechanismus bei der Coombs-positiven hämolytischen Anämie im Rahmen einer Penicillinallergie wird die Bindung des Penicillins an Erythrocyten diskutiert mit der Elimination des Erythrocyten-Penicillin-Komplexes durch das RES. Zu unterscheiden von diesem Haptenmechanismus ist die Coombs-positive hämolytische Anämie, wie sie bei Patienten unter Behandlung mit Methyldopa beobachtet werden kann, wobei in diesem Falle als Pathomechanismus ein arzneimittelinduzierter Verlust bzw. verminderte Aktivität von T-Suppressorzellen mit anschließend aufschießender Bildung von Autoantikörpern gegen Erythrocyten als Ursache angenommen wird.

Tabelle 3. Mögliche Induktionsmechanismen autoaggressiver Immunreaktionen

1. Freisetzung sequestrierter Antigene
2. Verlust von Thymussuppressorzellaktivität
3. Stimulation von Thymushelferzellen,
   polyklonale B-Zell-Stimulation,
   Thymuszelldefekte
4. Kontakt mit kreuzreagierendem „Fremd"-Antigen (molekulares Mimikri)
5. Bildung von Haptenen (Arzneimitteln) an Wirtsgewebe
6. Virale-bakterielle Infekte im Zusammenhang mit 1–5
7. Hormonale Faktoren

Hormonale Faktoren

Daß hormonale Faktoren als Kofaktoren bei der Etablierung von Autoimmunerkrankungen eine Rolle spielen, wird nicht zuletzt durch die vorwiegende Manifestation von Autoimmunopathien bei Frauen belegt. Zusätzlich zeigen Untersuchungen in der NZB-Maus, am Modell des systemischen Lupus erythematodes, daß männliche Hormone die Fähigkeit besitzen, die Entwicklung des spontanem SLE zu unterdrücken, während weibliche Hormone vor allem bei gleichzeitiger Kastration männlicher Versuchstiere eine Acceleration der Krankheitsmanifestation bewirken.

Klassifizierung von Autoimmunopathien

Unterschiedliche Reaktionsformen, die bei einer Störung selbsttoleranzerhaltender Mechanismen zur Manifestation von Autoimmunopathien führen können, sind von Coombs und Gell nach unterschiedlichen immunpathogenetischen Prinzipien in folgende Klassen gruppiert worden:

1. Typ I-Reaktionen:
   IgE-antikörperinduzierte Krankheitsbilder: allergische Reaktionen mit dem typischen Beispiel des allergischen Asthma bronchiale.

2. Typ II-Reaktionen:
Krankheitsbilder, induziert durch zytotoxische Antikörper wie
im klassischen Fall der autoimmunhämolytischen Anämie.

3. Typ-III-Reaktionen:
Krankheitsbilder, die durch Formation von Antigen-Antikörper-Komplexen entstehen mit der Etablierung einer lokalisierten (z. B. allergische Aleovitiden) oder systemische Vasculitis
(SLE).

4. Typ-IV-Reaktionen:
Thymuszellvermittelte Autoaggressionserkrankungen wie z. B.
Autoimmunopathien im endokrinen System bzw. Kontaktek-
zem.

Diese von Coombs und Gell unterschiedenen vier Gruppen immunologischer Erkrankungen wurden in den letzten Jahren
durch zwei weitere immunpathogene Prinzipien komplettiert:

Tabelle 4 gibt eine Aufschlüsselung von Autoimmunopathien, charakterisiert
durch organ-spezifische Autoantikörper, wie im Falle der autoimmunolo-
gisch bedingten endokrinen Erkrankungen, denen man eine Krankheitsgruppe gegenüberstellt, die durch systemisch wirkende Autoantikörper charakterisiert ist, wobei in diese Gruppe vor allem die rheumatologischen
Erkrankungen einzuordnen sind (Einteilung nach Roitt)

Krankheitsbilder mit defekter Immunregulation (Autoimmunopathien)		
– Hashimoto-Thyreoiditis	– Myasthenia gravis	– Chronisch entzdl. Nierenerkrankungen
– Hyperthyreose	– Goodpasture-Syndrom	
– Typ I-Diabetes mellitus	– Pemphigus vulgaris	– Chronische Polyarthritis
– Perniziöse Anämie	– Idiopathische Thrombocytopenie und Leukopenie	– Systemischer Lupus Erythematodes
– Primärer M. Addison	– Autoimmunhämo-lytische Anämie	
– Prim. Amenorrhoe		– Sjögren-Syndrom
– Primäre Hypo-parathyreoidismus	– Chronisch entzdl. Lebererkrankungen	– Polymyositis/Dermatomyositis
– Sympathische Ophthalmie	– Chronisch entzdl. Darmerkrankungen	– Sklerodermie

5. Typ V-Reaktionen:
   Krankheitsbilder, hervorgerufen durch stimulierende Antikör-
   per wie dem LATS oder LATS-Protektor bei der Hyperthyreo-
   se, die einen stimulierenden Effekt auf den TSH-Rezeptor der
   Schilddrüsenfollikel verursacht.
6. Typ VI-Reaktionen:
   Zelläsionen durch natürliche Killerzellen, wie am Beispiel der
   Autoimmunopathien der Schilddrüse gezeigt wurde.

Den Versuch einer Einteilung der Autoimmunopathien gibt Tabelle 4, wobei die Einteilung auf den bei Patienten zu findenden
Antikörperphänomenen beruht. Wie aus der Tabelle ersichtlich
ist, gehören die in dem vorliegenden Buch diskutierten Krankheitsbilder des rheumatischen Formenkreises vor allem zu Autoimmunopathien, die durch das Auftreten systemisch wirkender
Autoantikörperphänomene definiert sind.

Schlußbetrachtung

Die Entwicklung neuer Technologien, vor allem die Bereitstellung monoklonaler Antikörper, hat dazu geführt, die kooperierenden Mechanismen im Rahmen einer normalen Immunreaktion besser zu definieren, so auch im Gewebe, z.B. in der
Synovialis bei Patienten mit einer chronischen Polyarthritis. Zusätzlich wurde es möglich, gestörte Immunregulationen als Ursache von Defektimmunopathien sowie für die Entwicklung von
Autoimmunerkrankung verantwortlich zu machen. Mit der zu
erwartenden weiteren verbesserten Technik zur Analyse immunologischer Kooperationsmechanismen sowie ihrer Regulation
und genetischer Determinierung wird es möglich werden, weitere Einblicke in pathogenetische Mechanismen bei Defekt- und
Autoimmunopathien sowie Tumorerkrankungen zu bekommen,
die nicht zuletzt zur Entwicklung effektiverer Therapieprinzipien
führen können.

Literatur

Battisto JR, Claman HN, Scott DW (1982) Annuals of the New York Academy of Sciences, Vol 392. The New York Academy of Sciences, New York

Golub ES (1982) Heidelberger Taschenbücher. Springer-Verlag, Berlin Heidelberg New York

Gross R, Kalden JR (1984) Der Internist 25/1. Springer-Verlag, Berlin Heidelberg New York Tokyo

Hokama Y, Nakamura RM (eds) (1982) Immunology and Immunopathology. Little, Brown and Company, Boston

Hood LE, Weissman IL, Wood WB (1978) Immunologie. The Benjamin/Cummings Publishing Company, Inc. Menlo Park, California; Reading, Massachusetts, London Amsterdam; Don Mills, Ontario Sydney

Irvine WJ (1979) Medical Immunology. Teviot Scientific Publications, Edinburgh

Keller R (Hrsg) (1981) Immunologie und Immunpathologie. Thieme, Stuttgart

Munksgard (1986) Accessory cells in the immune response. Immunological Reviews, Copenhagen, p 53

Roitt IM (1981) Essential Immunology. Blackwell Scientific Publications, Oxford London Edinburgh London

Roitt IM (1984) Leitfaden der Immunologie. Steinkopff-Verlag, Darmstadt

Stites PD, Stobe JD, Fudenberg HHJ, Wells JV (eds) (1982) Basic and Clinical immunology, 4th Edition. Lange Medical Publications, Los Altos

2. Pathologisch-anatomische Korrelate rheumatischer Krankheiten

W. Mohr

Definiert man die rheumatischen Krankheiten als „Zustände", die mit Schmerzen und Funktionseinschränkungen am Bewegungsapparat einhergehen, so sind Erkrankungen der peripheren Gelenke von denen des Stammskeletts und der „Weichteile" abzugrenzen.

Erkrankungen der peripheren Gelenke

Erkrankungen der peripheren Gelenke können sich initial an der Synovialmembran, am Knorpel oder am Knochen manifestieren (Abb. 1). Dieser ersten Krankheitslokalisation können am System Gelenk Veränderungen anderer Strukturen nachfolgen.

Erkrankungen der Synovialmembran

Bakterielle Arthritiden

Gonokokken, Staphylokokken und Streptokokken sind häufige Erreger *bakteriell-eitriger Arthritiden*. Der Gelenkbefall erfolgt oft auf hämatogenem Wege, Gelenkperforationen oder gelenknahe Osteomyelitiden können ebenfalls Ursache bakterieller Arthritiden sein.

Gelenkempyem, Kapselphlegmone und Panarthritis purulenta werden als unterschiedliche Schweregrade der eitrigen Gelenkentzündung voneinander abgegrenzt. Das histologische Bild ist

Primäre Veränderung	Folgeveränderung
Synovialmembran Bakterielle Arthritiden Arthritiden unbekannter Ätiologie (c. P. u. a.) Gicht (?) Hämophilie "Tumoren"	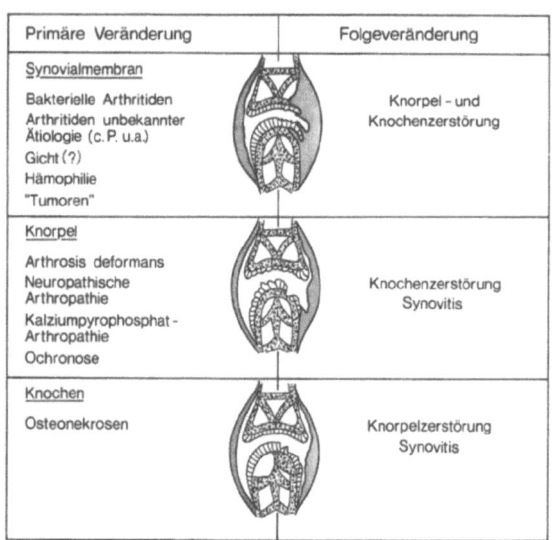 Knorpel - und Knochenzerstörung
Knorpel Arthrosis deformans Neuropathische Arthropathie Kalziumpyrophosphat - Arthropathie Ochronose	Knochenzerstörung Synovitis
Knochen Osteonekrosen	Knorpelzerstörung Synovitis

Abb. 1. Schematische Darstellung der Erkrankungen peripherer Gelenke (c. P. = chronische Polyarthritis)

gekennzeichnet durch eine Infiltration der Synovialmembran mit neutrophilen Granulocyten, Einschmelzungsherde können vorkommen. Im Laufe der Erkrankung wird das Gelenkkapselgewebe durch eine gesteigerte Proliferation in ein Granulationsgewebe umgewandelt, das noch dicht mit neutrophilen Granulocyten infiltriert sein kann. Enzyme der neutrophilen Granulocyten des eitrigen Gelenkergusses stellen eine Ursache der Knorpelzerstörung dar, neutrophile Granulocyten des Empyems können den Knorpel aber auch nach Art einer phlegmonösen Entzündung durchsetzen und damit die Knorpelmatrix zerstören. Dieser Zerstörungsprozeß kann in einer fibrösen Ankylose enden.

Die *tuberkulöse Arthritis* stellt häufig eine Kombination aus Synovitis und Osteomyelitis dar, wobei der Ort der initialen Krankheitsmanifestation oft nicht mehr sicher eruiert werden kann.

Serofibrinöse und fungöse Formen werden nach dem makroskopischen Befund voneinander abgegrenzt. Das histologische Erscheinungsbild ist gekennzeichnet durch eine granulomatöse Entzündung der Synovialmembran mit verkästen oder nicht verkästen Epitheloidzellgranulomen. Ausgedehnte Nekrosen der synovialen Oberfläche werden zur Peripherie hin von Säumen aus Epitheloidzellen begrenzt.

Tuberkulöses Granulationsgewebe kann in Knorpel und Knochen eindringen und zur fortschreitenden Gelenkzerstörung mit terminaler fibröser Ankylose führen.

Obwohl Epitheloidzellgranulome für die Tuberkulose charakteristisch sind, beweist ihre Anwesenheit nicht die Ätiologie der Krankheit, da eine granulomatöse Entzündung auch durch andere Erreger hervorgerufen werden kann. Somit führt erst die mikrobiologische Untersuchung des Gewebes oder der Synovialflüssigkeit zu einer endgültigen Diagnose.

Arthritiden unbekannter Ätiologie

Unter Arthritiden unbekannter Ätiologie sollen *chronische Polyarthritis* und ihre Varianten wie *juvenile chronische Arthritis, Arthritis psoriatica, Morbus Reiter* und *Spondylitis ankylosans* sowie Arthritiden bei den sog. *Bindegewebskrankheiten* zusammengefaßt werden.

Sämtliche Vorstellungen über die Ursache dieser Erkrankungen sind heute noch reine Hypothesen. Die pathogenetischen Schritte, die der Entzündung mit nachfolgender Zerstörung von Knorpel und Knochen zugrunde liegen, sind ebenfalls noch nicht in allen Details bekannt.

Bei der *chronischen Polyarthritis* ist das Gelenkkapselgewebe makroskopisch durch eine villöse Hyperplasie mit unterschiedlich dichten, manchmal ebenfalls zottigen Fibrinauflagerungen gekennzeichnet (Abb. 2a). Knorpel- und Knochendefekte begleiten die Erkrankung. Im klassischen Falle ist das histologische Erscheinungsbild durch eine villöse Hyperplasie des synovialen Gewebes geprägt (Abb. 2b), die Synovialzellschicht ist verbreitert und die Zellen sind oft palisadenförmig angeordnet. Das Stratum synoviale ist mit Infiltraten aus Lymphocyten und Plasmazellen durchsetzt (Abb. 2c); Ulcera der Synovialzellschicht sind von Fibrin bedeckt. Herdförmige granulocytäre Infiltrate in der

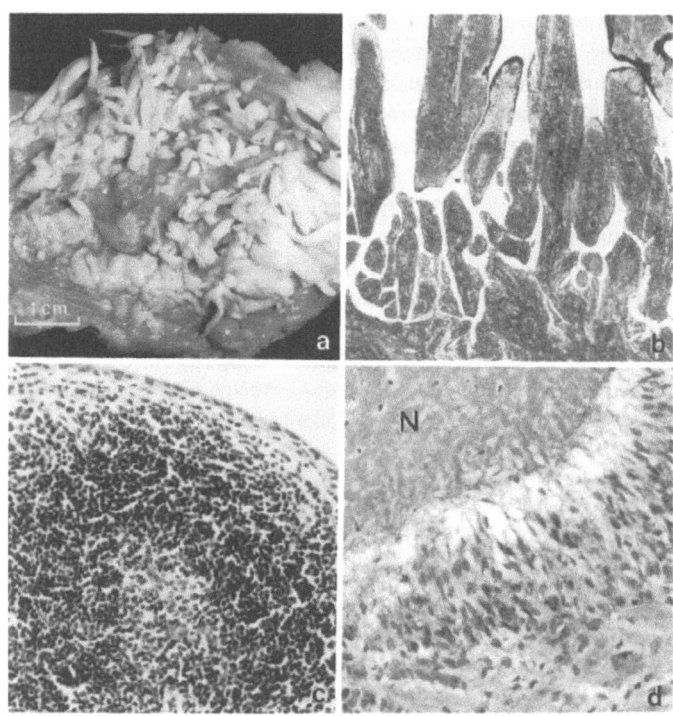

Abb. 2. a Fibrinzotten auf der Synovialmembran bei fortgeschrittener chronischer Polyarthritis mit Detritussynovitis. **b** Villöse Hyperplasie des Gelenkkapselgewebes bei chronischer Polyarthritis. Färbung: Azan; Vergrößerung: 14×. **c** Follikulär angeordnetes Lymphocyteninfiltrat in der Synovialmembran bei chronischer Polyarthritis. Färbung: HE; Vergrößerung: 220×. **d** Struktur eines Rheumagranuloms aus nekrotischem Zentrum (N) und angrenzender Palisade aus Bindegewebszellen. Färbung: HE; Vergrößerung: 220×

Synovialmembran weisen auf floride Stadien der Erkrankung hin. Enzymhistochemisch und immunhistologisch darstellbare Monocyten zeigen häufig eine Tendenz, sich in der Synovialzellschicht anzureichern. In einzelnen Fällen können im Stratum synoviale der Gelenke, häufiger aber in den Sehnenscheiden, herdförmige Nekrosen nachgewiesen werden, deren Struktur der

der subcutanen Rheumaknoten gleicht (Abb. 2 d). Von den parossären Gelenktaschen, dem Ansatz des Gelenkkapselgewebes an Knorpel und Knochen, entwickelt sich im Laufe der Erkrankung ein Pannusgewebe, das destruierend gegen Knorpel und Knochen vordringt (Abb. 3 a). Enzyme der Zellen dieses Pannusgewebes sind die wesentliche Ursache für den fortschreitenden Verlust des Knorpels. Enzyme knorpeladhärenter neutrophiler Granulozyten können aber auch vom Gelenkraum aus den Knorpel zerstören; mit der Möglichkeit, daß auch Enzyme der Chondrozyten am Knorpelabbau beteiligt sind, wird heute gerechnet. Folge des Destruktionsprozesses ist ein herdförmig unterschiedlich ausgeprägter (Abb. 3 b), manchmal kompletter Knorpelverlust, dem eine fibröse Ankylose folgen kann.

Die *juvenile chronische Arthritis* unterscheidet sich morphologisch am Gelenkkapselgewebe und Knorpel nicht wesentlich von der chronischen Polyarthritis.

Auch die strukturellen Veränderungen, die der *Arthritis psoriatica* zugrunde liegen, sind wesensgleich mit denen der chronischen Polyarthritis. Rheumaknoten treten nicht auf, doch soll im Gelenkkapselgewebe eine stärkere Tendenz zur Fibrose als bei der chronischen Polyarthritis bestehen. Die seltene mutilierende Form, die etwa bei 4,8% der Fälle mit Arthritis psoriatica auftritt, geht mit einem starken Knochenabbau durch ein Granulationsgewebe einher.

Die Manifestation der *Spondylitis ankylosans* an den Diarthrosen entspricht in ihrem Erscheinungsbild weitgehend dem der chronischen Polyarthritis.

Der *Morbus Reiter* zeigt ebenfalls keine morphologischen Wesensunterschiede von der chronischen Polyarthritis. Möglicherweise sind frühe Stadien der Krankheit durch eine etwas stärkere Infiltration des Gelenkkapselgewebes mit neutrophilen Granulocyten gekennzeichnet.

Die Gelenkmanifestation der sog. *Bindegewebskrankheiten* kann einzelne geringe Unterschiede zur chronischen Polyarthritis aufweisen. Beim *systemischen Lupus erythematodes* wird meist eine dichte Fibrinlage auf der Oberfläche des Gelenkkapselgewebes beobachtet. Oft besteht eine Diskrepanz zwischen dem Ausmaß dieser Fibrinexsudation und der entzündlich-zellulären Infiltra-

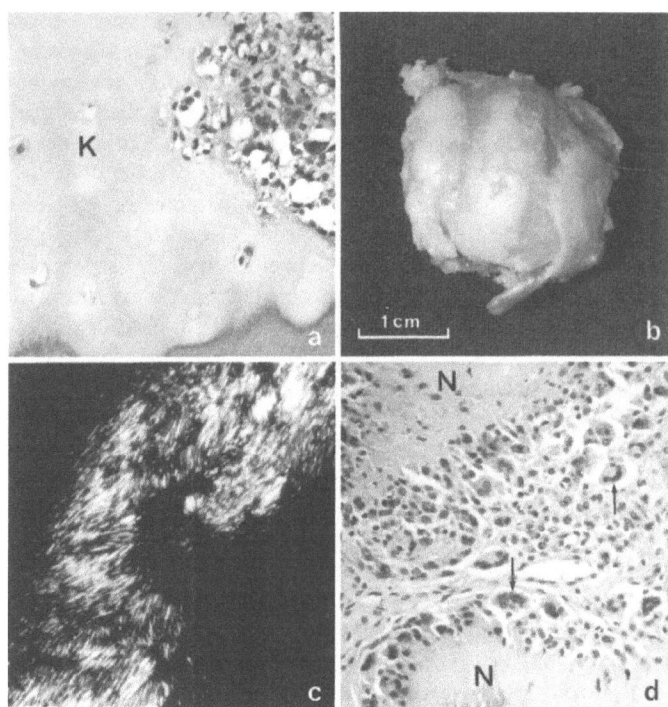

Abb. 3. a Übergreifen des Pannusgewebes auf den Knorpel bei chronischer Polyarthritis (K). Färbung: Naphthol-AS-D-chloracetat-Esterase und Hämalaun; Vergrößerung: 220 ×. **b** Fortgeschrittene Destruktion eines Metatarsalköpfchens bei chronischer Polyarthritis. **c** Lichtmikroskopische Struktur der Uratkristalle im polarisierten Licht. Färbung: HE; Vergrößerung: 328 ×. **d** Uratgranulome (nach vorausgegangener Formalinfixierung) aus nekrotischem Gewebe (N) umgeben von mehrkernigen Riesenzellen (Pfeile). Färbung: HE; Vergrößerung: 220 ×

tion der Synovialmembran, die meist nur gering ausgeprägt ist. Da die Entwicklung eines Pannusgewebes meist fehlt, werden Knorpel- und Knochenzerstörungen häufig vermißt. Bei der *progressiven systemischen Sklerose* soll sich aus der Synovitis eine fortschreitende Fibrose entwickeln, Knochenerosionen sind bei dieser Erkrankung häufig. Fibrinablagerungen auf der Synovialmembran und eine meist geringe zelluläre entzündliche Infiltration werden auch bei der *Polymyositis* und *Dermatomyositis* beschrieben. Die *Panarteriitis nodosa* kann in der Synovialmembran mit der charakteristischen nekrotisierenden Vaskulitis einhergehen.

Gichtarthritis

Der Gichtarthritis liegt das Auftreten von kristallinem Natriumurat im Gewebe zugrunde (Abb. 3 c). Möglicherweise stellt das Gelenkkapselgewebe den Ort der initialen Auskristallisation des Natriumurats dar, wobei jedoch die Faktoren, die die Kristallbildung begünstigen, im einzelnen noch weitgehend unbekannt sind.

In fortgeschrittenen Stadien ist die chronische Gicht durch granuläre Uratablagerungen im Gelenkkapselgewebe und durch einen den Knorpel bedeckenden Film aus Uratkristallen charakterisiert. Das Gelenkkapselgewebe enthält histologisch Granulome aus mononucleären Rundzellen und mehrkernigen Riesenzellen, die die Uratablagerungen umgeben. Wurde das Untersuchungsmaterial mit wäßrigen Fixationsmitteln behandelt, so sind die Kristalle in Lösung gegangen und es bleibt lediglich eine amorphe Matrix zurück, die von mononucleären Rundzellen und mehrkernigen Riesenzellen umsäumt wird (Abb. 3 d). Uratkristalle dringen in die Knorpeloberfläche ein und schwächen die Knorpelmatrix, so daß es zur arthrotischen Knorpelzerstörung kommt.

Arthropathie bei Hämophilie

Rezidivierende Gelenkblutungen sind die Ursache dieser Arthropathie. Aus der initialen Blutung in der Synovialmembran entwickelt sich das chronische Hämarthros, das mit einer schweren Knorpelzerstörung einhergeht.

Eine schon makroskopisch sichtbare braune Verfärbung des Gelenkkapselgewebes kennzeichnet die Erkrankung. Histologisch ist das Gelenkkapselgewebe durchsetzt von Makrophagen, deren Cytoplasma mit Siderinpigmentgranula ausgefüllt ist; auch die

Tabelle 1. Typen, Häufigkeit und mittleres Lebensalter bei der pigmentierten villonodulären Synovitis (nach Myers et al., 1980)

Typen der pigmentierten villonodulären Synovitis	Häufigkeit	Vorwiegende Lokalisation	Mittleres Lebensalter
Diffuse villonoduläre Synovitis	23,5%	Kniegelenk	39,7 Jahre
Artikuläre lokalisierte noduläre Synovitis	6%	Kniegelenk	29,8 Jahre
Extraartikuläre lokalisierte noduläre Synovitis	70,5%	Finger	38,4 Jahre

Synovialdeckzellen können Siderinpigment enthalten. Siderin-pigmentablagerungen können auch in den Chondrocyten vor-kommen und erklären möglicherweise die Pathogenese der Knorpelzerstörung, da Eisensalze in vitro die Proteoglykansyn-these von Chondrocyten inhibieren.

Tumoren

Mit Gelenktumoren ist in der rheumatologischen Praxis selten zu rechnen, tumorähnliche Veränderungen können jedoch zu diffe-rentialdiagnostischen Schwierigkeiten führen.

Eine nicht seltene tumorähnliche Veränderung stellt die *pigmen-tierte villonoduläre Synovitis* dar, die in 3 Formen untergliedert wird (diffuse villonoduläre Synovitis der Gelenke und lokalisier-te villonoduläre Synovitis der Gelenke bzw. der Sehnenscheiden; Tabelle 1). Ursache und Pathogenese dieses Prozesses sind noch nicht hinreichend abgeklärt. Bei der diffusen villonodulären Synovitis liegt eine villöse Proliferation des synovialen Gewebes vor, bei den lokalisierten Formen finden sich umschriebene, oft 1 cm große, meist gelblichbraun gefärbte Knoten in den Gelen-ken oder Sehnenscheiden. Histologisch setzen sich die Zotten bzw. Knoten aus fibroblastenähnlichen Zellen und Makropha-gen sowie mehrkernigen Riesenzellen zusammen. Herdförmig ist das Cytoplasma der Zellen mit Siderinpigment und Lipiden (Schaumzellen) ausgefüllt; Mitosen können vorkommen.

Erkrankungen des Knorpels

Langdauernde Fehlbelastungen der Gelenke oder Stoffwechsel-
störungen können Ursache für eine fortschreitende Knorpelzerstörung sein.

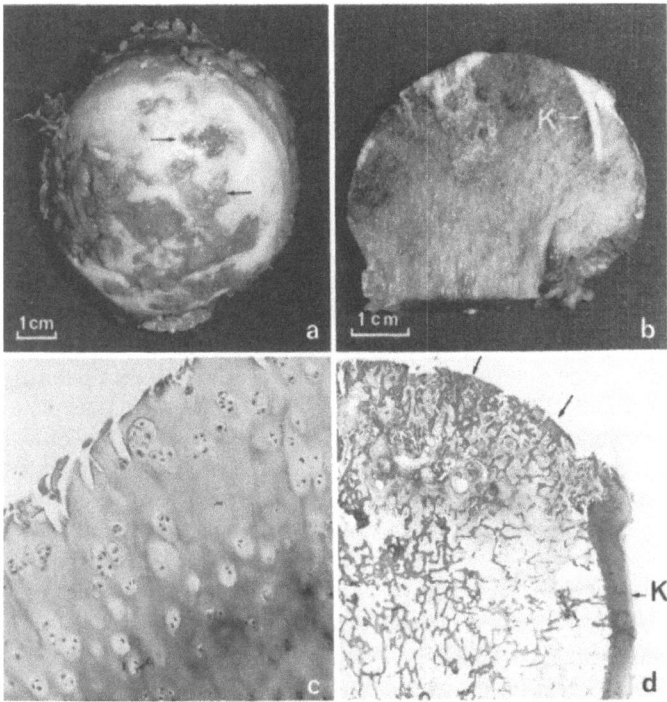

Abb. 4. a Oberfläche eines Hüftkopfes mit fortgeschrittener Arthrosis deformans: Pseudoregenerate aus Faserknorpel bedecken herdförmig die Oberfläche (Pfeile). **b** Sägefläche eines Hüftkopfes mit fortgeschrittener Arthrose.
Im gewichtbelasteten Bereich kompletter Schwund des Knorpels, im Rand-
bereich Exostose über dem Saum aus erhaltenem Gelenkknorpel (K).
c Knorpelfissuren als frühe Zeichen der Arthrosis deformans. Färbung: HE;
Vergrößerung: 85 ×. **d** Fortgeschrittene Arthrosis deformans mit komplet-
tem Knorpelverlust in der gewichtbelasteten Zone (Pfeile). In der nicht belasteten Zone Saum aus erhaltenem Knorpel (K). Färbung: HE; Vergrößerung:
etwa 2 ×

Arthrosis deformans

Obwohl herkömmlicherweise zwischen einer primären und sekundären Form der Arthrosis deformans unterschieden wird, sind die strukturellen Veränderungen, die sich bei dieser Erkrankung abspielen, ähnlich. Die kausale Pathogenese der Knorpelzerstörung ist aber noch nicht eindeutig geklärt. Die Frage, ob initial eine Schädigung der kollagenen Fasern oder der Proteoglykane vorliegt, ist noch nicht beantwortet.

Makroskopisch liegt bei der fortgeschrittenen Arthrosis deformans in den gewichtbelasteten Bereichen ein kompletter Knorpelschwund vor (Abb. 4a und b), womit die hyperostotische knöcherne Deckplatte freigelegt ist. Aus Ulcerationen der knöchernen Deckplatte, unter denen oft Pseudocysten vorkommen, ist fibröses Gewebe auf die Gelenkoberfläche vorgedrungen. Randexostosen bedecken Reste des marginal noch erhaltenen Knorpelsaumes (Abb. 4b). Das histologische Erscheinungsbild ist in frühen Phasen der Krankheit gekennzeichnet durch Fissuren der Knorpeloberfläche (Abb. 4c). Nachfolgend entwickeln sich tiefreichende Knorpeleinrisse, die bis zur knöchernen Deckplatte reichen können. Scherkräfte sind wahrscheinlich verantwortlich für eine Abtrennung des hyalinen Knorpels vom verkalkten Knorpel. Mit dem fortschreitenden mechanischen Abrieb wird die knöcherne Deckplatte freigelegt, in den nicht gewichtbelasteten Randbereichen kann ein Saum aus hyalinem Knorpel zurückgeblieben sein (Abb. 4d). Die veränderte Belastung der knöchernen Deckplatte bedingt Nekrosen des Knochens, so daß sich nachfolgend Pseudocysten entwickeln können. Werden die Pseudocysten organisiert, und dringt Granulationsgewebe durch die knöcherne Deckplatte in den Gelenkraum vor, so entsteht an der Gelenkoberfläche ein Faserknorpel, der allerdings unter der Belastung meist wieder zugrunde geht und somit kein „echtes Regenerat" darstellt. Randexostosen finden ihre Erklärung in einer begleitenden (sekundären) Synovitis, bei der ein Pannusgewebe mit nachfolgender chondroider Metaplasie und enchondraler Ossifikation in Knochengewebe übergeht. Die begleitende Synovitis tritt als lymphoplasmazelluläre Synovitis oder Detritussynovitis in Erscheinung. Bei der lymphoplasmazellulären Synovitis finden

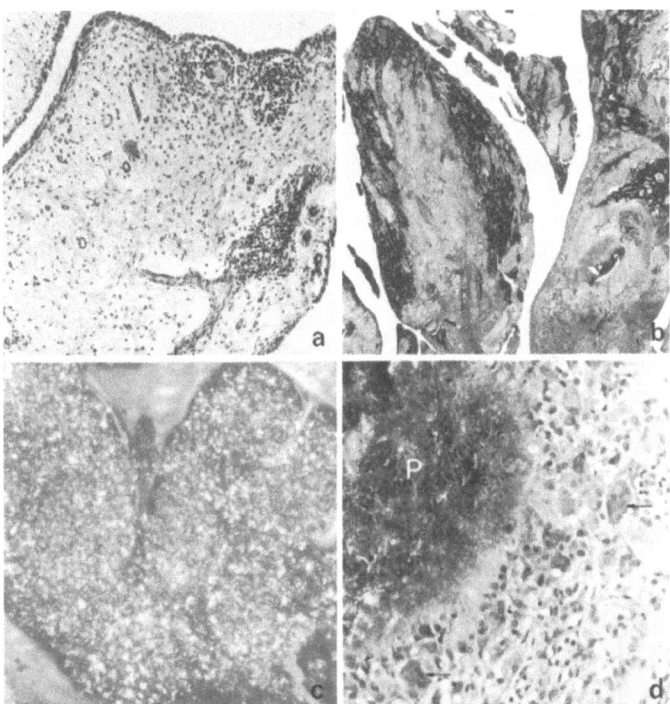

Abb.5. a Hyperplastische synoviale Zotten mit geringer lymphocytärer Synovitis bei Arthrosis deformans. Färbung: HE; Vergrößerung: 85 ×. **b** Detritussynovitis bei Arthrosis deformans: Zotten aus Fibrin mit Knorpel- bzw. Knochensequestern. Färbung: Azan; Vergrößerung: 14 ×. **c** Struktur der Calciumpyrophosphatablagerungen im polarisierten Licht. Färbung: HE; Vergrößerung: 220 ×. **d** Umschriebene Calciumpyrophosphatablagerungen (P) in der Synovialmembran mit entzündlicher Reaktion aus mononucleären Rundzellen und mehrkernigen Riesenzellen (Pfeile). Färbung: HE; Vergrößerung: 220 ×

sich schüttere lymphoplasmazelluläre Infiltrate in der oft villös umgestalteten Synovialmembran (Abb. 5 a). Bei der Detritussynovitis werden Knorpel- und Knochenabriebpartikel in zottiger Form von Fibrin eingehüllt (Abb. 5 b). Die nachfolgende Organisation des Fibrins sowie der Abbau der Knorpel- und Knochenpartikel verursachen eine Fibrose des Gelenkkapselgewebes.

33

Neuropathische Arthropathie

Die Pathogenese der Knorpelzerstörung bei der neuropathischen Arthropathie ist nicht wesensverschieden von dem Prozeß, der bei der Arthrosis deformans abläuft. Fehlende oder reduzierte Schmerzempfindlichkeit bei einer weitgehend ungestörten motorischen Aktivität sind die wesentlichen Faktoren, die die mechanische Knorpelzerstörung einleiten und unterhalten. In vielen Fällen geht diese Arthropathie mit einer schweren Detritussynovitis einher.

Calciumpyrophosphat-Arthropathie (KPPA)

Kristalline Ablagerungen von positiv doppelbrechendem Calciumpyrophosphat-Dihydrat (Abb. 5c) in mittleren Schichten des hyalinen Knorpels sind die initialen Veränderungen, die der KPPA zugrunde liegen. Die pathogenetische Stellung der Kristallablagerungen ist noch nicht eindeutig geklärt: so ist die Frage noch nicht beantwortet, ob die Kristalle die begleitende Arthropathie bedingen oder ob sie lediglich ein Epiphänomen einer schweren Arthrose darstellen.

Makroskopisch liegt meist eine schwere Arthrosis deformans mit einem Knorpelverlust in den gewichtbelasteten Zonen vor. In der Nachbarschaft von Knorpelfissuren können perl- oder drusenförmig angeordnete Kalkherde gesehen werden. In frühen Fällen der Erkrankung sind diese Kalkablagerungen meist erst dann sichtbar, wenn die oberflächlichen Knorpelschichten abgeschält werden. Fibrosierte Bereiche des Gelenkkapselgewebes können ebenfalls makroskopisch sichtbare „Kalkablagerungen" enthalten. Histologisch finden sich in der Knorpelmatrix nahe den Fissuren Herde aus plumpen Kristallen. Die Chondrocyten in der Nachbarschaft der Fissuren sind wie bei der Arthrosis deformans oft zu Brutkapseln proliferiert. Im Gelenkkapselgewebe können zwei Formen der Calciumpyrophosphatablagerungen beobachtet werden. Neben „stummen Ablagerungen", die häufig in fibrosierten Bereichen des Kapselgewebes lokalisiert sind, finden sich granulomähnliche Ablagerungen mit Riesenzellen und mononucleären Zellen, die die Kristalle umgeben (Abb. 5d).

Diese entzündliche Fremdkörperreaktion kann als Ursache der begleitenden Pseudogichtattacken angesehen werden.

Ochronose

Das Fehlen der Homogentisinsäureoxydase verhindert bei der Alkaptonurie den Abbau der Homogentisinsäure (HGS). Ein Oxydationsprodukt der HGS, das durch die HGS-Polyphenoloxydase entsteht, wird als schwarzes Reaktionsprodukt in die Strukturen des Bindegewebes eingelagert. Im Knorpel verursacht dieses Oxydationsprodukt eine stärkere Quervernetzung der kollagenen Fasern, so daß eine Reduktion der Knorpelelastizität zustande kommt. Der veränderte Knorpel ist weniger resistent gegen die mechanische Belastung und geht somit zugrunde.

Makroskopisch liegt bei der Ochronose eine tiefschwarze Verfärbung des Knorpels vor. Ist es schon zu einer stärkeren Zerstörung des gewichtbelasteten Knorpels gekommen, so ist die weiße knöcherne Deckplatte freigelegt und wird nur noch von einem Saum aus ochronotischem Knorpel umgeben. In diesen Fällen kann auch die Synovialmembran eine schwarze Verfärbung aufweisen, die auf die Inkorporation von ochronotischen Knorpelpartikeln zurückzuführen ist. Histologisch zeigt der Knorpel in ungefärbten Präparaten eine braune Eigenfarbe, deren Intensität von der Oberfläche zur Tiefe hin zunimmt. Bei der fortgeschrittenen Arthropathie durchsetzen tiefe Fissuren die Knorpelmatrix, eine Brutkapselbildung der Chondrocyten tritt aber nicht auf. Die begleitende Detritussynovitis ist durch Ablagerungen von ochronotischen Knorpelpartikeln und Knochenpartikeln gekennzeichnet, die von mononucleären Rundzellen und mehrkernigen Riesenzellen abgebaut werden.

Osteonekrosen

Osteonekrosen können ihre Ursache in verschiedenen Erkrankungen haben, deren gemeinsame Folge eine ischämische Knochennekrose ist (Tabelle 2). Über dem nekrotischen Knochen wird der hyaline Knorpel abgehoben und mechanisch zerstört.

Tabelle 2. Ursachen ischämischer Knochennekrosen

---

1. Posttraumatisch (Frakturen bzw. Luxationen)
2. Idiopathisch
3. Corticosteroidtherapie
4. Caisson-Krankheit
5. Systemischer Lupus erythematodes
6. Chronische Polyarthritis
7. Sclerodermie
8. Pankreatitis
9. Alkoholismus
10. Sichelzellanämie
11. Morbus Gaucher
12. Hämophilie
13. Arterielle Embolien

Eine begleitende Detritussynovitis durch Knorpel- und Knochenpartikel ist Folge der fortschreitenden Knorpel- und Knochenzerstörung.

Erkrankungen der Wirbelsäule

Krankheiten der Wirbelsäule können an den Wirbelgelenken, den Zwischenwirbelscheiben und den Wirbelkörpern beginnen. Eine knöcherne Umwandlung der befallenen Skeletteile ist in vielen Fällen eine Folge der krankhaften Veränderungen (Abb. 6).

Erkrankungen der Wirbelgelenke

Bei den Arthritiden unbekannter Ätiologie, insbesondere bei den sog. seronegativen Spondylarthritiden, wird gehäuft über eine Beteiligung des Achsenskelettes berichtet. Histologisch gleichen die strukturellen Veränderungen bei der chronischen Polyarthritis denen, die auch bei der klinisch abzugrenzenden Spondylitis ankylosans vorliegen.

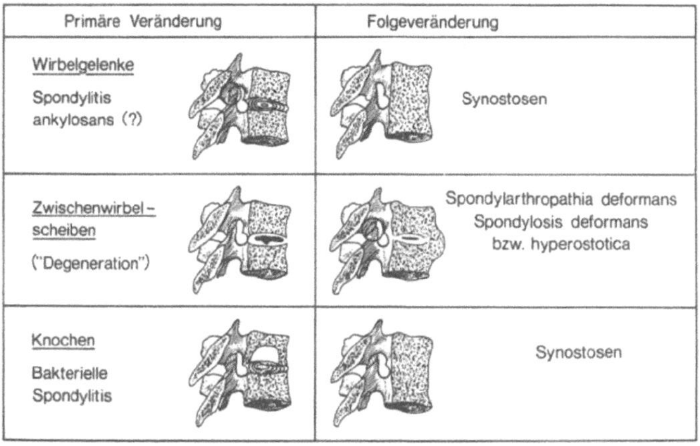

Primäre Veränderung		Folgeveränderung	
Wirbelgelenke Spondylitis ankylosans (?)			Synostosen
Zwischenwirbel– scheiben ("Degeneration")			Spondylarthropathia deformans Spondylosis deformans bzw. hyperostotica
Knochen Bakterielle Spondylitis			Synostosen

Abb. 6. Schematische Darstellung der „rheumatischen" Wirbelsäulenerkrankungen

Spondylitis ankylosans

Wo die initialen Veränderungen bei der Spondylitis ankylosans
lokalisiert sind, ist noch nicht sicher abgeklärt. Möglicherweise
stellt eine Entzündung der Wirbelgelenke das initiale Ereignis
dar. Der Synovitis folgt eine Kapselossifikation, womit es zur
knöchernen Fixierung der Gelenke kommt. Die Zwischenwirbelscheiben werden durch Knochengewebe ersetzt, die Ligamente
werden in den Ossifikationsprozeß mit einbezogen.
Mazerationspräparate der Wirbelsäule zeigen in fortgeschrittenen Stadien die knöcherne Überbrückung der Wirbelgelenke
und Knochen anstelle der Zwischenwirbelscheiben (Abb. 7a).
Die histologischen Veränderungen an den Wirbelgelenken werden nicht einheitlich beurteilt. Das Spektrum der Ansichten
reicht dabei von einer Synovitis mit Ausbildung eines Pannusgewebes bis hin zur pathologischen Synchondrose und anschlie-
ßenden enchondralen Ossifikation. Uneinigkeit herrscht auch
über die Vorstellungen zu den strukturellen Veränderungen an
den Zwischenwirbelscheiben. Auch hier reicht das Spektrum der
Ansichten von einer entzündlichen Zerstörung mit nachfolgen-

37

der Knochenbildung bis hin zur Vorstellung, daß aus einer chondroiden Metaplasie der äußeren Schichten des Anulus fibrosus sich eine Knochenlamelle in der Zone des Randleistenanulus ausbildet. Der Ossifikationsprozeß an den Ligamenten, der histologisch durch Inseln aus Knochengewebe zwischen den Bindegewebsfasern der Ligamente gekennzeichnet ist (Abb. 7b),

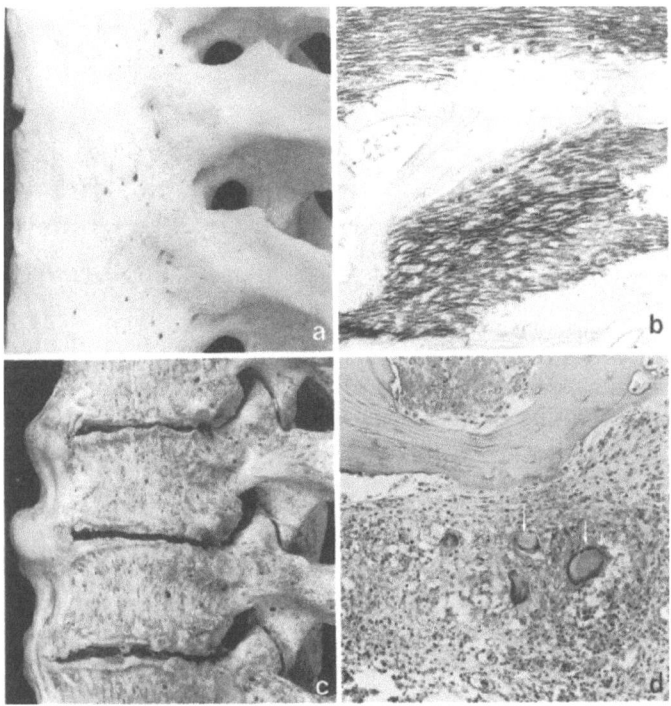

Abb. 7. a Wirbelsäule bei Spondylitis ankylosans mit Verknöcherung der Wirbelgelenke und der Bandscheiben (Sammlung Universität Manchester). b Ersatz des Ligamentum flavum durch Knochengewebe bei Spondylitis ankylosans. Färbung: Elastika; Vergrößerung: 85 ×. c Wirbelsäule bei Spondylosis hyperostotica mit zwischenwirbelscheibenüberbrückenden Exostosen (Sammlung Universität Manchester). d Spondylitis tuberculosa mit Epitheloidzellgranulomen und mehrkernigen Riesenzellen (Pfeile). Färbung: HE; Vergrößerung: 130 ×

wird ebenfalls teilweise als Folge eines entzündlichen Prozesses, teilweise als Verknöcherung ohne vorausgegangene Entzündung interpretiert.

Erkrankungen der Zwischenwirbelscheiben

„Degenerative" Veränderungen an den Zwischenwirbelscheiben gehören zu den häufigen Erkrankungen. Altersveränderungen am Nucleus pulposus, die mit einem reduzierten Protein- und Proteoglycangehalt und einer gleichzeitig gesteigerten Bildung kollagener Fasern einhergehen, führen zu einem Elastizitätsverlust des Gallertkernes und damit zu einer stärkeren Belastung des Anulus fibrosus, in dem sich dann Einrisse ausbilden können.

Spondylarthropathia deformans

Die Höhenabnahme der geschädigten Bandscheibe bedingt eine Lockerung der Wirbelbogengelenke. Die damit gesteigerte unphysiologische Beweglichkeit ist dann die Ursache für Knorpelschädigungen. Die morphologischen Veränderungen in Form von Knorpelschwund und Ausbildung von Randexostosen sind vergleichbar denen der Arthrosis deformans an den peripheren Gelenken.

Spondylosis deformans

„Degenerative" Veränderungen der Zwischenwirbelscheiben sind die Ursache der Spondylosis deformans. Das geschädigte Bandscheibengewebe wird bei seiner Verlagerung nach vorne vom vorderen Längsband zurückgehalten und weicht in laterale Bereiche aus, so daß es zu einer Überbelastung der hier nur schwach ausgebildeten Bandanteile kommt. Wird die Wirbelsäule weiter funktionell beansprucht, so kommt es zur periostalen Knochenneubildung im Bereich des Bandansatzes und zur enchondralen Ossifikation des verlagerten Bandscheibengewebes. Neugebildeter Knochen wird in das Spongiosasystem der Wirbelkörper eingebaut, so daß Exostosen und Wirbelkörper einen nahtlosen Übergang zeigen. Die Existenz einer eigenständigen Krankheit als „vertebrale ankylosierende Hyperostose (Morbus Forestier)" wird heute nicht allgemein anerkannt. Es wird vielmehr angenommen, daß die Spondylosis hyperostotica lediglich eine hyperostotische Variante der Spondylosis deformans darstellt.

Das makroskopische Korrelat sind Bandscheibenverschmälerungen, sowie „zuckergußähnliche" Exostosen, die die Zwischenwirbelräume überbrücken (Abb. 7c). Mikroskopisch finden sich Zwischenwirbelscheibenveränderungen mit „mucoider Degeneration", Fissuren und eine Organisation untergegangenen Gewebes. Die Zeichen der Knochenneubildung finden sich am Bandscheibengewebe in Form einer enchondralen Ossifikation; Osteoblasten an der periostalen Grenze der Exostosen zeigen die fortschreitende Vergrößerung der Exostosen an.

Erkrankungen der Wirbelkörper

Primäre Erkrankungen der Knochen können auf benachbarte Strukturen der Wirbelsäule übergreifen. Tumormetastasen in den Wirbelkörpern können mit einer Destruktion der Zwischenwirbelscheiben einhergehen; Entzündungen, die sich als Osteomyelitiden in den Wirbelkörpern entwickeln, können ebenfalls sekundär zu einer Zerstörung der Zwischenwirbelscheiben führen.

Bakterielle Spondylitis

Bakteriell-eitrige Spondylitiden (bzw. Osteomyelitiden) sind selten und nur für 0,3% aller Klinikeinweisungen in orthopädischen Kliniken verantwortlich. Ihre häufigsten Erreger (60-85%) stellen Staphylokokken dar. Die Erreger erreichen die Wirbelsäule auf hämatogenem Wege, es kann jedoch auch nach Bandscheibenoperationen eine direkte Infektion der Zwischenwirbelscheiben auftreten. Greift die vertebrale Osteomyelitis auf die Zwischenwirbelscheiben über, so entwickelt sich eine Discitis.

Bei der *Tuberkulose* ist nur in 1% der Fälle mit einer Infektion des Skelettsystems zu rechnen, die sich aber in etwa der Hälfte der Fälle an der *Wirbelsäule (Spondylitis tuberculosa)* manifestiert. Nach dem morphologischen Erscheinungsbild können fungöse und käsige Osteomyelitis voneinander abgegrenzt werden. Tuberkulöses Granulationsgewebe mit Epitheloidzellgranulomen und Langhans'schen Riesenzellen (Abb. 7d) durchsetzt bei der fungösen Osteomyelitis den Knochen. Die käsige Osteomyelitis zeigt ausgedehnte Nekrosen von Knochenmark und Knochen. Nach der Zerstörung der knöchernen Deckplatte kann der Entzündungsprozeß auf die Zwischenwirbelscheiben übergreifen, Senkungsabszesse können auftreten. Eine nachfolgende knöcherne Überbrückung der Zwischenwirbelscheiben mit Blockwirbelbildung stellt dann das Endresultat dieses Entzündungsprozesses dar.

„Weichteilrheumatismus"

Gemeinsames Charakteristikum der unter dem Begriff „Weichteilrheumatismus" zusammengefaßten Krankheiten sind akute, subakute und chronische Schmerzen in den „Weichteilen" des Bewegungsapparates. Verantwortlich für die Symptome können Veränderungen an verschiedenen Strukturen der „Weichteile" des Bewegungsapparates sein (Abb. 8).

Erkrankungen der Skelettmuskulatur

Myositiden, Myalgien und Myopathien sind als wesentliche Erkrankungen der Skelettmuskulatur voneinander abzugrenzen.

Myositis

Myositiden bekannter Ätiologie (eitrige Myositiden durch Staphylo- und Streptokokken, Gasbrand durch Clostridien und parasitäre Myositiden durch Trichinen) liegt ein morphologisches Sub-

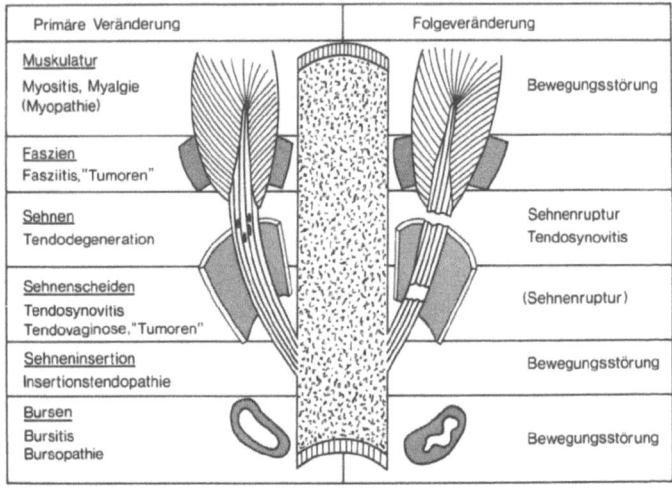

Primäre Veränderung	Folgeveränderung
<u>Muskulatur</u> Myositis, Myalgie (Myopathie)	Bewegungsstörung
<u>Faszien</u> Fasziitis,"Tumoren"	
<u>Sehnen</u> Tendodegeneration	Sehnenruptur Tendosynovitis
<u>Sehnenscheiden</u> Tendosynovitis Tendovaginose,"Tumoren"	(Sehnenruptur)
<u>Sehneninsertion</u> Insertionstendopathie	Bewegungsstörung
<u>Bursen</u> Bursitis Bursopathie	Bewegungsstörung

Abb. 8. Schematische Darstellung der verschiedenen Formen des „Weichteilrheumatismus"

strat zugrunde, das weitgehend vom Erregertyp bestimmt ist. Abzugrenzen sind *Myositiden unbekannter Ätiologie,* wie die Polymyositis bzw. Dermatomyositis, deren mikroskopisches Kennzeichen aus Muskelnekrosen und zellulärer entzündlicher Infiltration besteht, sowie die noduläre interstitielle Myositis, die bei 70,6% der Patienten mit chronischer Polyarthritis angetroffen wird.

Myalgie

Als *Myalgiesyndrom* im engeren Sinne werden Beschwerden verschiedener Muskelgruppen als Cephalodynie, Scapulodynie, Pleurodynie und Lumbago voneinander abgegrenzt. Zwar liegen morphologische Untersuchungen an „fibrotischen Knoten", „Muskelschwielen" und „Muskelhärten" vor, ein eindeutiges morphologisches Korrelat dieser Krankheiten wurde bisher jedoch nicht gefunden. Auch bei der *Polymyalgia rheumatica,* einer Krankheit, die durch Schmerzen und Steifigkeit der Skelettmuskulatur des Schulter- und Beckengürtels gekennzeichnet ist, fehlt ein klares morphologisches Substrat an der Skelettmuskulatur. Ob eine Summe ultrastrukturell nachweisbarer Veränderungen das Krankheitsbild charakterisieren kann, ist noch nicht sicher bewiesen. Auch ist die Frage noch nicht geklärt, ob das Hepatitis-B-Virus ursächlich eine Rolle spielt. Gehäuft wird bei dieser Krankheit jedoch eine strukturelle Veränderung außerhalb der Skelettmuskulatur gefunden: eine Riesenzellarteriitis (Abb. 9 a) wird bei 15–78% der Patienten mit dieser Krankheit beobachtet. Das segmentale Vorkommen der Riesenzellen und ihre kurze Lebenszeit erklären, warum bei dieser Arteriitis nicht immer Riesenzellen gefunden werden.

Myopathie

Myopathien als *primäre Myopathien* wie z. B. die Dystrophia musculorum progressiva oder die myatonischen Muskelkrankheiten, denen morphologische Korrelate zugrunde liegen, sollen als neurologische Erkrankungen nur am Rande erwähnt sein.

Erkrankungen der Fascien

Eosinophile Fasciitis

In den letzten Jahren wurde die „eosinophile Fasciitis" als eigenständige Krankheit beschrieben. Sie wird als „generalisierte Immunerkrankung" angesehen und ist häufig schwierig von der Sclerodermie abzugrenzen. Ihr histologisches Korrelat stellt eine zelluläre entzündliche Infiltration des Fasciengewebes mit Lymphocyten, eosinophilen Granulocyten und wenigen neutrophilen Granulocyten dar.

Tumorähnliche Veränderungen

Die *noduläre Fasciitis,* die von den subcutanen Fascien, den Muskelfascien und selten auch vom Periost ausgeht, und der *Desmoidtumor,* der bevorzugt in der hinteren Rektusscheide lokalisiert ist, sowie das *Elastofibrom* werden als tumorähnliche Veränderungen angesehen. Die Ätiologie und Pathogenese dieser Erkrankungen, die nicht zu einer malignen Entartung neigen, ist unbekannt.

Erkrankungen der Sehnen

„Tendodegeneration"

Die „Tendodegeneration" wird als Altersveränderung betrachtet, deren Ursache in einer chronischen funktionellen Überbelastung und somit in Mikrotraumen der Sehne zu suchen ist.

Initiale Ereignisse stellen Mikrorupturen von Sehnen und Blutgefäßen mit nachfolgenden intratendinösen Blutungen dar. Nachfolgend kann sich ein organisierendes Granulationsgewebe entwickeln, das klinisch die Erscheinungen einer „Tendinitis" imitiert, später stellt sich eine Vernarbung der Sehnen ein, chondroide Metaplasien und Knochenbildungen können in diesem geschädigten Sehnengewebe auftreten. Nicht eindeutig geklärt ist die Entstehung der *kalzifizierten Tendopathie,* die in sämtlichen Körpersehnen vorkommen kann. Ihr strukturelles Korrelat sind amorphe oder psammomkörperartige Hydroxylapatitablagerungen im Sehnengewebe, die in der Nachbarschaft von Resten chondroid-metaplatischen Sehnengewebes lokalisiert sind (Abb. 9b). Mangelnde Elastizität der entstandenen Narben bzw. der chondroid-metaplastischen Zonen oder Knochenherde erklären die Rißbereitschaft dieser vorgeschädigten Sehnen, so daß komplette Sehnenrupturen Folge der Mikrotraumen sein können. Rupturen über verkalkten Sehnen bei der kalzifizierten Tendopathie sind verantwortlich für den Übertritt der Hydroxylapatitkristalle in das umgebende Gewebe und die sich damit einstellende Tendosynovitis (Hydroxylapatitsynovitis) bzw. Bursitis (Hydroxylapatitbursitis).

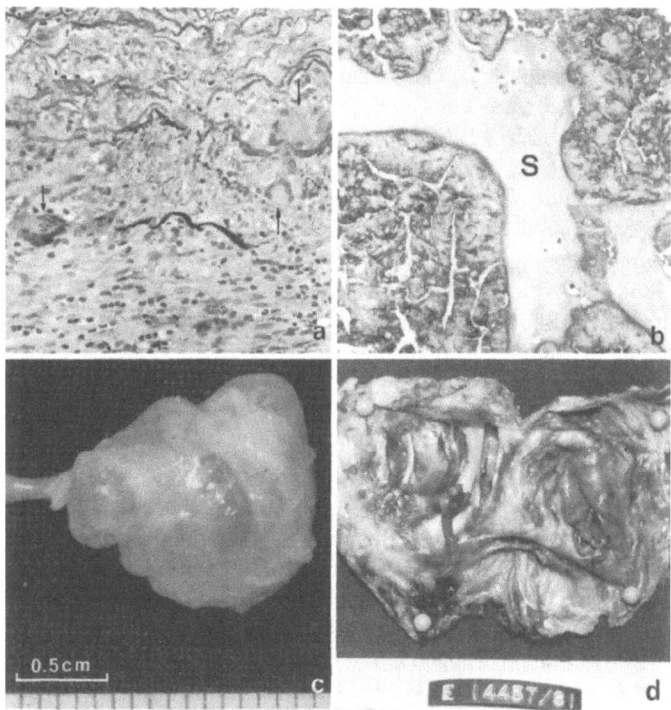

Abb. 9. a Riesenzellarteriitis mit Fragmenten elastischer Fasern und angrenzenden mehrkernigen Riesenzellen (Pfeile). Färbung: Elastika; Vergrößerung: 220×. **b** Kalzifizierte Tendopathie: Kalkschollen umgeben einen Rest von Sehnengewebe (S) mit chondroider Metaplasie. Färbung: HE; Vergrößerung: 220×. **c** Makroskopisches Erscheinungsbild eines Ganglions. **d** Makroskopisches Erscheinungsbild einer Bursitis chronica simplex

Erkrankungen der Sehnenscheiden

Tendosynovitis

Bakteriell-eitrige Tendosynovitiden können sich durch Übergreifen einer Entzündung in der Nachbarschaft der Sehnenscheiden oder auf hämatogenem Wege entwickeln. Nachfolgende Sehnennekrosen können zu Sehnenrupturen führen.

Die *Tendosynovitis tuberculosa* ist eine seltene Erkrankung der Sehnenscheiden. Der langsam zunehmenden Schwellung des Sehnengleitgewebes mit Einschränkung der Bewegungsfähigkeit liegt ein tuberkulöses Granulationsgewebe zugrunde. Reiskörperchen werden häufig bei dieser Tendosynovitis beobachtet, sie sind aber nicht für diese Form der Entzündung pathognomonisch. Tendosynovitiden durch atypische Mykobakterien sind morphologisch nicht von Entzündungen durch das Mycobakterium tuberculosis abgrenzbar.

Tendosynovitiden können die *Arthritiden unbekannter Ätiologie* begleiten. Bei der *chronischen Polyarthritis* kann die Tendosynovitis die initiale Krankheitsmanifestation sein. Die morphologischen Veränderungen am Sehnengleitgewebe gleichen denen an der Synovialmembran der Gelenke. Der Sehnenscheidenkanal kann ein fibrin- und granulocytenreiches Exsudat enthalten, die Vagina synovialis ist villös hyperplastisch und entzündlichzellulär infiltriert mit Lymphocyten und Plasmazellen. Sehnenrupturen werden vorwiegend an den Strecksehnen der Hände beobachtet. Das Übergreifen eines Granulationsgewebes auf die Sehne und kompressionsbedingte Ischämien mit Sehnennekrosen sind möglicherweise Ursache der Rupturen.

Uratkristallablagerungen können bei der *Gicht* im Sehnengleitgewebe und Sehnengewebe auftreten. Die Pathogenese der möglicherweise begleitenden Sehnenruptur ist noch nicht eindeutig geklärt.

Tendovaginose

Als Tendovaginosen sind Krankheiten zu bezeichnen, denen eine nicht entzündliche Veränderung des Sehnengleitgewebes zugrunde liegt. Bei der *Tendovaginopathia stenosans* werden Einrisse des Ringbandes für eine nachfolgende Vernarbung verantwortlich gemacht - in vielen Fällen ist die Krankheit durch eine charakteristische chondroide Metaplasie des Ringbandes ausgezeichnet. Der Tendovaginose kann auch das *Carpaltunnelsyndrom* zugeordnet werden, dem eine Verdickung des Ligamentum carpi zugrunde liegt. Neuerdings wird diese Erkrankung als Folge einer *lokalen Amyloidose* bei Patienten mit Niereninsuffizienz unter Hämodiolyse gesehen.

Tumoren

Im Sehnengleitgewebe werden vorwiegend tumorähnliche Neubildungen beobachtet. So ist das Sehnengleitgewebe der Finger die häufigste Lokalisation der *extraartikulären lokalisierten nodulären Synovitis* (Tab. 1).

Zu den häufigsten tumorähnlichen Veränderungen der Sehnenscheiden gehören die *Ganglien,* deren Ätiologie und Pathogenese noch weitgehend ungeklärt sind. Makroskopisch stellen die oft 1 bis 8 cm großen Tumoren dünnwandige ein- bis mehrkammerige Cysten dar (Abb. 9 c), deren Lumen mit Hyaluronsäure ausgefüllt ist. Mikroskopisch setzt sich die Wandung aus fibrösem Gewebe zusammen, dessen Zellen aufgrund ihrer elektronenmikroskopischen Struktur als Myofibroblasten angesprochen werden.

Erkrankungen der Sehneninsertionen

Insertionstendopathie

Lokale Schmerzhaftigkeit der Sehneninsertionen am Knochen werden als Insertionstendopathien bezeichnet. Mikrorupturen der Sehnen im ossären Insertionsbereich mit nachfolgender Granulationsgewebsbildung und reaktiven Veränderungen am Knochengewebe mit Ausbildung kleiner fibrokartilaginärer Exostosen stellen das morphologische Korrelat der Krankheit dar.

Erkrankungen der Bursen

Bursitis

Bakteriell-eitrige Bursitiden können sich beim Übergreifen von Entzündungen der Nachbarschaft entwickeln, eine hämatogene Infektion der Bursen findet wohl nur selten statt. Eine dichte granulocytäre Infiltration der Bursenwandung mit Gewebseinschmelzungen ist das histologische Korrelat.

Tuberkulöse Bursitiden stellen eine ausgesprochene Rarität dar. Das histologische Erscheinungsbild ist gekennzeichnet durch eine epitheloidzellgranulomatöse Entzündung mit unterschiedlich ausgeprägten Verkäsungen.

Bei der *chronischen Polyarthritis* können frühzeitig Entzündungen der Bursen (Bursa olecrani und subacromialis) auftreten. Man geht davon aus, daß die Wandveränderungen denen der Synovialmembran der Gelenke entsprechen; nicht selten werden aber in den Bursenwandungen auch Rheumagranulome (vgl. Abb. 2d) beobachtet.

Bursa olecrani und praepatellaris werden bevorzugt bei der *Uratgicht* befallen, Uratgranulome aus Natriumuratablagerungen mit umgebender Fremdkörperreaktion kennzeichnen die Krankheit (vgl. Abb. 3c und d).

Die *Bursitis calcarea* wird heute als Folge einer primären kalzifizierten Tendopathie angesehen (Hydroxylapatitbursitis).

Bursopathie

Als Bursopathien (Bursitis chronica simplex) sind traumatische Schädigungen der Bursen abzugrenzen, bei denen Scherkräfte durch mechanische Belastung zur intrabursalen Blutung führen. Die Blutungen werden für eine sterile Entzündung verantwortlich gemacht, die spätere Organisation führt zu einer fibrösen Verdickung der Wandung der Bursa (Abb. 9d).

Weiterführende Literatur

Aufdermaur M (1984) Spondylitis. In: Doerr W, Seifert G (Hrsg) Pathologie der Gelenke und Weichteiltumoren, Band 18/II. Springer, Berlin Heidelberg New York Tokyo, S. 977–1050

Aufdermaur M (1984) Bandscheibendegeneration und ihre Folgen. In: Doerr W, Seifert G (Hrsg) Pathologie der Gelenke und Weichteiltumoren, Band 18/II. Springer, Berlin Heidelberg New York Tokyo, S. 1051–1139

Geiler G (1984) Gelenktumoren. In: Doerr W, Seifert G (Hrsg) Pathologie der Gelenke und Weichteiltumoren, Band 18/I. Springer, Berlin Heidelberg New York Tokyo, S. 647–722

McClure J, Bartley CJ, Ackrill P (1986) Carpal tunnel syndrome caused by amyloid containing β_2-microglobulin: an new amyloid and a complication of long term hemodialysis. Ann Rheum Dis 45: 1007–1011

Meister HP (1984) Tumoren und tumorförmige Veränderungen. In: Doerr W, Seifert G (Hrsg) Pathologie der Gelenke und Weichteiltumoren, Band 18/II. Springer, Berlin Heidelberg New York Tokyo, S. 1237–1413

Mohr W (1984) Arthrosis deformans. In: Doerr W, Seifert G (Hrsg) Pathologie der Gelenke und Weichteiltumoren, Band 18/I. Springer, Berlin Heidelberg New York Tokyo, S. 257–372

Mohr W (1984) Arthropathien. In: Doerr W, Seifert G (Hrsg) Pathologie der Gelenke und Weichteiltumoren, Band 18/I. Springer, Berlin Heidelberg New York Tokyo, S. 373–547

Mohr W (1984) Gelenkkrankheiten. Thieme, Stuttgart New York

Mohr W (1987) Pathologie des Bandapparates. Sehnen, Sehnenscheiden, Faszien, Schleimbeutel. In: Doerr W, Seifert G (Hrsg) Spezielle pathologische Anatomie, Band 19. Springer, Berlin Heidelberg

Myers BW, Masi AT, Feigenbaum SL (1980) Pigmented villonodular synovitis and tenosynovitis: a clinical epidemiologic study of 166 cases and a literature review. Medicine 59: 223–238

Schröder JM (1982) Pathologie der Muskulatur. In: Doerr W, Seifert G (Hrsg) Spezielle pathologische Anatomie, Band 15. Springer, Berlin Heidelberg New York

Sokoloff L (1980) The pathology of osteoarthritis and the role auf aging. In: Nuki K (ed) The aetiopathogenesis of osteoarthrosis. Pitman Medical Publishing Co. Ltd., Turnbridge Wells, Kent, England, pp 1–15

3. Die Beeinflussung von Entzündungsreaktionen durch Pharmaka

K. Brune

Akute und chronische Entzündungsreaktionen stellen ein komplexes Geschehen dar, an dem eine Vielzahl verschiedener Bindegewebszellen partizipieren. Diese Zellen kommunizieren dabei mit Hilfe einer Reihe bekannter und vermutlich auch unbekannter Mediatoren, um eine bekannte oder unbekannte Noxe zu eliminieren. Bei der Analyse des Entzündungsgeschehens fällt zweierlei auf:
Alle makromolekularen Grundbausteine unseres Organismus werden bei Entzündungsreaktionen metabolisch so verändert, daß daraus sog. Entzündungsmediatoren entstehen. Diese Substanzen haben die Eigenschaft, in Zellen des Entzündungsgewebes funktionelle, morphologische und biochemische Veränderungen auszulösen, die zum klinischen Gesamtbild der akuten

---

Abb. 1. Zelluläre und humorale Veränderungen im Gefäßbindegewebe bei akuten und chronischen Entzündungen. Ein entzündlicher Reiz (z. B. Trauma, Fremdkörper etc.) bedingt Reaktionen der ortsständigen Zellen (Mastzellen, Endothelien, Fibrozyten), die zur Invasion von Blutzellen und Exsudation von Plasma führen. Diese Zellen und Makromoleküle aus dem Plasma verstärken den Entzündungsprozeß und führen im allgemeinen zur Elimination der Entzündungsursache. Die akute Entzündung heilt dann im allgemeinen vollständig aus. Aus bisher ungeklärten Gründen können sich bei bestimmten Krankheiten (z. B. Arthritis Rheumatika) aus unauffälligen, akuten Gelenkentzündungen chronische Veränderungen entwickeln. Dabei wird das „normale" Bindegewebe durch eingewanderte und transformierte Zellen (Chondro- und Osteoklasten aus Monozyten) zerstört und früher oder später durch funktionsunfähiges Narbengewebe ersetzt. Die antiphlogistischen, analgetischen Säuren sollen die mit A gekennzeichneten Prozesse hemmen, die Antirheumatika (z. B. d-Penicillamin) sollen bei B, die Zytostatika bei C und das Colchicin (Gicht) bei D ihren Hauptangriffspunkt haben. Die Steroidhormone (Glucocorticoide) hemmen bei E x

Chronische Entzündung

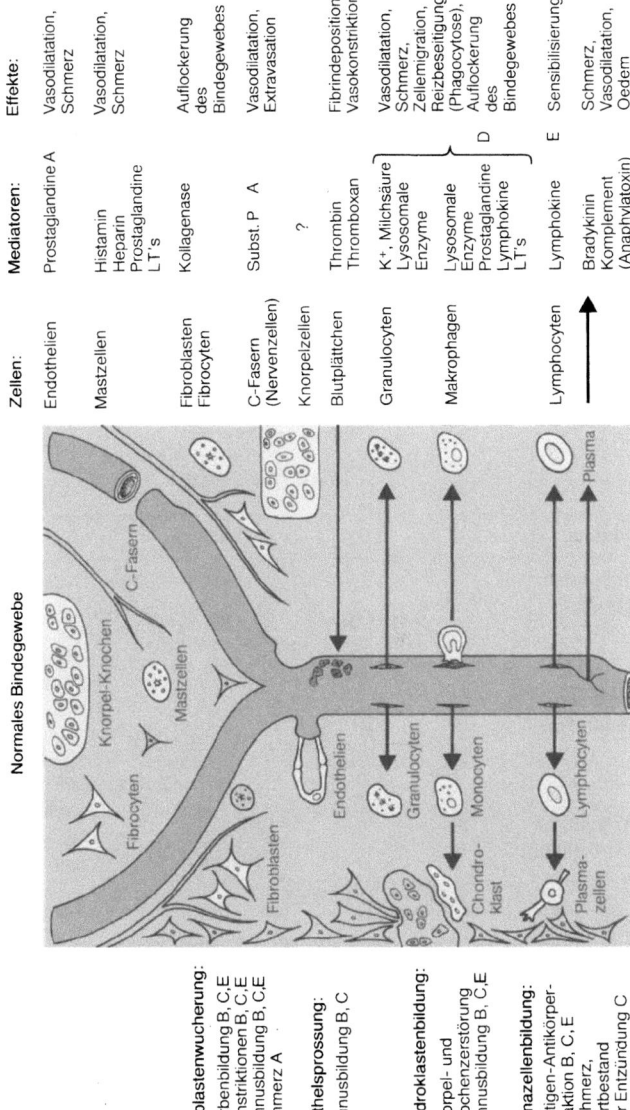

Normales Bindegewebe

C-Fasern
Knorpel-Knochen
Mastzellen
Fibrocyten
Fibroblasten
Endothelien
Granulocyten
Monocyten
Lymphocyten
Chondroklast
Plasmazellen
Plasma

Zellen:	Mediatoren:	Effekte:
Endothelien	Prostaglandine A	Vasodilatation, Schmerz
Mastzellen	Histamin Heparin Prostaglandine LT's	Vasodilatation, Schmerz
Fibroblasten Fibrocyten	Kollagenase	Auflockerung des Bindegewebes
C-Fasern (Nervenzellen)	Subst. P A	Vasodilatation, Extravasation
Knorpelzellen	?	
Blutplättchen	Thrombin Thromboxan	Fibrindeposition, Vasokonstriktion
Granulocyten	K+, Milchsäure Lysosomale Enzyme	Vasodilatation, Schmerz, Zellemigration, Reizbeseitigung (Phagocytose), Auflockerung des Bindegewebes
Makrophagen	Lysosomale Enzyme Prostaglandine Lymphokine LT's D	
Lymphocyten	Lymphokine E	Sensibilisierung
	Bradykinin Komplement (Anaphylatoxin)	Schmerz, Vasodilatation, Oedem

Fibroblastenwucherung:
Narbenbildung B, C,E
Konstriktionen B, C,E
Pannusbildung B, C,E
Schmerz A

Endothelsprossung:
Pannusbildung B, C

Chondroklastenbildung:
Knorpel- und Knochenzerstörung
Pannusbildung B, C,E

Plasmazellenbildung:
Antigen-Antikörper-
reaktion B, C,E
Schmerz,
Fortbestand
der Entzündung C

Tabelle 1. Analgetische Säuren: Stoffeigenschaften

Pharmakon (Markennamen)	Struktur		pK_a EWB Resorption
	lipophiler Teil	hydrophiler Teil	

Salizylate

Azetylsalizylsäure (Aspirin)		3,5 > 75% schnell vollständig
Diflunisal (Fluniget)		3-4 ~99% vollständig

Profene

Ibuprofen (Brufen)		~5 ~99% vollständig
Fenbufen (Lederfen)		3-4 ~99% vollständig
Ketoprofen (Alrheumun)		4-5 ~99% vollständig
Naproxen (Proxen)		4-5 ~99% schnell vollständig

Tabelle 1 (Fortsetzung)

Pharmakon (Markennamen)	Struktur		pK$_a$ EWB Resorption
	lipophiler Teil	hydrophiler Teil	
Aryl- und Heteroarylessigsäure			
Tolmetin (Tolectin)			4-5 ~99% vollständig
Diclofenac (Voltaren)			4-5 ~99% schnell (vollständig) „first pass metabol"
Indometacin (Amuno)			4-5 ~99% schnell vollständig
Keto-Enolsäuren			
Piroxicam (Felden)			~5 ~99% vollständig
Phenylbutazon (Butazolidin)			4-5 ~99% vollständig

oder chronischen Entzündung führen. So entsteht Bradykinin z.B. aus Polypeptidvorstufen, Histamin und andere biogene Amine aus Aminosäuren, und die heute so aktuellen Prostaglandine aus ungesättigten Fettsäuren der Phospholipide von Zellmembranen (Abb. 1).

Die typischen Symptome der Entzündung – Rötung und Erwärmung auf der Basis einer Vasodilatation, Schwellung durch Extravasation von Blutplasma und Zellen, Schmerz durch Erregung von sensiblen Nervenendigungen (Nocizeptoren) – lassen sich durch verschiedene Entzündungsmediatoren allein oder in Kombination miteinander auslösen. Diese Beobachtung läßt vermuten, daß eine Entzündungsreaktion nicht durch die Hemmung der Freisetzung oder Wirkung eines einzelnen Entzündungsmediators vollständig unterdrückt werden kann, weil andere seine Funktion zumindest teilweise mitübernehmen und seinen Ausfall kompensieren können. Diese Mediatorenredundanz erscheint biologisch sinnvoll, denn die Entzündungsreaktion ist in erster Linie die Abwehrmaßnahme des Körpers zur Elimination von Noxen. Ohne sie wäre ein Überleben in unserer Umwelt nicht möglich. Andererseits stellt sie ein medizinisches Problem dar, da eine als schädlich erkannte, überschießende oder persistierende Entzündungsreaktion bisher nicht durch *selektive* Pharmaka unterbrochen werden kann, sondern z.Z. nur durch Pharmaka, die mehrere Entzündungsmediatoren bei ihrer Entstehung oder Wirkung beeinflussen.

Diese Überlegungen sollen als Basis für das Verständnis der im folgenden dargestellten antiphlogistischen Pharmaka dienen.

Antiphlogistische-analgetische Säuren

Chemische Eigenschaften

Die scheinbar erheblichen chemischen Unterschiede innerhalb dieser Gruppe verschleiern häufig die pharmakologische und physikochemische Verwandtschaft. Auf eine sehr einfache Formel gebracht bestehen diese Substanzen aus einem hydrophilen und einem lipophilen Anteil (Tabelle 1). Es handelt sich um Säuren vergleichbarer Acidität (vgl. die pK_a-Werte). Bei therapeutischer Dosierung werden sie im menschlichen Blut hochgradig an Albumine gebunden. Diese drei Eigenschaften scheinen essentiell für die antiphlogistische Wirksamkeit zu sein, denn: Im Gegensatz zu fast allen anderen Pharmaka besteht bei den analgetischen Säuren eine positive Korrelation zwischen dem Grad der Eiweißbindung und der analgetisch-antiphlogistischen Wirksamkeit. Molekulare Modifikation, die zu einer deutlichen Erhöhung oder Erniedrigung des pK_a-Wertes führen, und die Einführung einer hydrophilen Gruppe in den lipophilen Molekülteil bedingen einen weitgehenden oder totalen Wirkungsverlust.

Die hier aufgeführten Stoffeigenschaften sind naturgemäß auch für die pharmakokinetischen Eigenschaften von wesentlicher Bedeutung.

Wirkungsmechanismen

Der Wirkungsmechanismus der peripher wirksamen antiphlogistischen Säuren ist auch heute noch nicht zweifelsfrei aufgeklärt.

Zwei Erklärungshypothesen stehen heute zur Diskussion. Einerseits wird postuliert, der molekulare Wirkungsmechanismus der analgetischen Säuren beruhe auf der Hemmung der Bildung von Prostaglandinen und anderer Metaboliten ungesättigter Fettsäuren, vor allem der Arachidonsäure, aus zellulären Membranen (Abb. 1). Prostaglandine und ihre zum Teil sehr kurzlebigen Vorstufen entstehen unter anderem im entzündeten Gewebe, und sie sind dort an der Ausbildung der Entzündungssymptome beteiligt. Prostaglandinsynthesehemmung im entzündeten Gewebe könnte daher eine analgetisch-antiphlogistische Wirkung bedingen. Prostaglandine können und werden aber von fast allen Zellen des menschlichen Körpers gebildet, und sie sollen als „Gewebshormone" die Funktionen fast aller Zellen, mit Ausnahme der Leber- und Skelettmuskelzellen, regulieren (Tabelle 2). Besonders wichtig könnte die Regulation von Magen-Darm- und Nierenfunktionen, aber auch der Aggregierbarkeit der Blutplätt-

Tabelle 2. Bildung und biologische Wirkungen von Arachidonsäuremetaboliten

Biochemische Prozesse	Mediatoren	Wirkungen bei Entzündungen
Membranphospholipide ↓ Arachidonsäure — Lipoxygenase →	Hydroperoxyeikosa-tetraensäuren (HPETE's)	Leukocyteninvasion
BW 755 c	Hydroxysäuren (HPETE's)	
	Leukotriene (LT's)	Leukocyteninvasion und Aggregation
Indometacin — Cyclooxygenase → Cycl. Endoperoxyde	„Reaktiver Sauerstoff"	Zelltod (?) Schmerz (?)
	Thromboxan A$_2$ (TXA)$_2$	Thrombocytenaggregation
	Prostaglandine (PGE$_2$, I$_2$, D$_2$, F$_{2\alpha}$)	Vasodilatation, Schmerzverstärkung, Oedemverstärkung, Zellproliferation (?)

Indometacin bewirkt:	Organsystem	Typ	Wirkungen außerhalb von Entzündungen
Psychosen (sehr selten), Fiebersenkung	ZNS	E	Verhaltensveränderungen, Fieber
?	Veget. NS	E	Hemmung von NA-Freisetzung
?		F	Vermehrte Freisetzung von NA
	Endokrines System	E, F	Freisetzung: ACTH STH

Organ/System	Pathologie/Anwendung	Prostaglandin	Wirkung
?			Prolaktin, Gonadotropine, LH, TH, Insulin, u. a. m.
?		$F_{2\alpha}$	Lyse des corpus luteum
Herz		E, F	pos. inotrop
Glatte Muskulatur: des Darms, des Urogenitaltrakts, der Bronchien, der Blutgefäße	Verschluß des Ductus arteriosus Botalli, Asthma, Verzögerte Geburt, Schock (sehr selten)	alle und TXA	je nach Körperregion, Abschnitt, Spezies, Schwangerschaftsdauer und Spezies: Kontraktion oder Relaxation
Exokrine Drüsen: (vor allem des Magendarmtraktes)	Magenulcera / Darmulcera	E, F, I	Hemmung der Säuresekretion, aber Förderung der Enzym- und Schleimsekretion
Niere	Wasser- u. Elektrolytretention (passager)	E, I	Diurese (H_2O, K^+, Na^+)
Blut	Gerinnungsstörungen (nur bei bereits gest. Gerinnung	I, D, E	Hemmung der Plättchenaggregation
	Vermeidung von Thromboembolien)	TXA	Aggregation

Diese Liste ist bei weitem nicht vollständig. Die physiologische Bedeutung vieler Befunde ist unklar (?) oder umstritten

Tabelle 3. Analgetische Säuren, pharmakologische Daten

Wirkungen (a) Wirkungsmechanismus (b) Indikation (c)	Nebenwirkungen (Inzidenz in %)	
a) Schmerzhemmung, Entzündungshemmung, (symptomatisch) Fiebersenkung	Magendarmtrakt: Übelkeit, Schmerzen, Durchfälle, Verstopfung, Blutungen, Ulzerationen (bes. bei Acetylsalicylsäure).	(10%) (2%)
b) Hemmung der Prostaglandin- synthese oder multifaktorielle	Niere: H_2O und Salz- retention (bes. bei Phenylbutazon) Selten: Papillenschäden und interstitielle Nephritiden.	(5%)
c) Entzündliche Schmerzen α) (passager): Zahnschmerzen, Sonnenbrand, Muskelkater, traumatische Schmerzen, Menstruationsschmer- zen, Kopfschmerzen	Blut: Hemmung der Plättchenaggregation bes. bei Acetylsalicylsäure. Knochenmark und Leber- zellschäden: Insgesamt sehr selten (bes. bei Phenyl- butazon).	(100%)
β) (chronisch): Arthritiden, Arthrosen: Säuren mit langer Wirkungsdauer, oder kurzwirksame Säuren entsprechend dosiert	ZNS: a) bei Dauertherapie: (bes. Indometacin) Schwindel, Benommenheit, Kopfschmerzen bis zu Psychosen. b) bei Überdosierung (bes. Salicylate) Hör- und Sehstörungen, Fieber, Alkalose, Azidose, Koma (Salicylismus). außerdem: allergische und pseudoaller- gische Reaktionen (bes. bei Acetylsalicylsäure) (Asthma),	(50%) (5%)

Tabelle 3 (Fortsetzung)

Wirkungen (a) Wirkungsmechanismus (b) Indikation (c)	Nebenwirkungen (Inzidenz in %)
	Interaktion mit: Antacida, Vitamin K-Antagonisten, Sulfonylharnstoffen, Herzglykosiden, Diuretika, Methotrexat Sicher bei: Acetylsalicylsäure und Phenylbutazon; sonst Einzelfälle

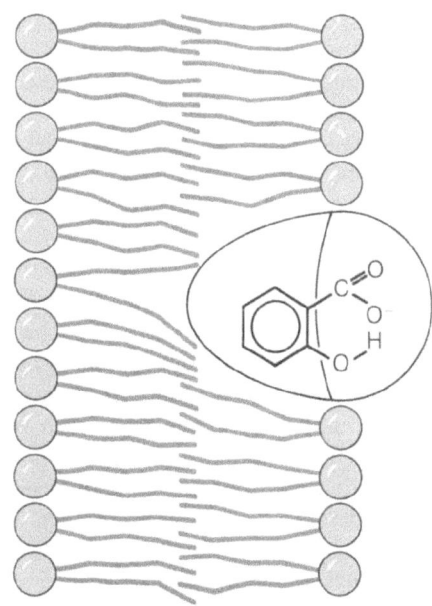

Abb. 2. Einlagerung der ionisierten Salicylsäure in die Lipidschicht einer Zellmembran (hypothetisch)

chen durch Prostaglandine sein, denn alle antiphlogistisch-analgetischen Säuren zeigen hier Nebenwirkungen (Tabelle 3). Diese Hypothese ist aber nicht ganz befriedigend, denn z. B. wirken die analgetischen Säuren auch bei Tieren antiphlogistisch und analgetisch, die aufgrund einer arachidonsäurefreien Ernährung die bekannten entzündungsfördernden Prostaglandine nicht bilden können. Trotzdem ist diese Hypothese zur herrschenden Lehrmeinung geworden. Eine alternative Hypothese nimmt an, daß die analgetischen Säuren durch Einlagerung in zelluläre Membranen und lipophile Nischen wichtiger zellulärer Proteine (vgl. Abb. 2) bei genügend hoher Konzentration viele Zellfunktionen hemmen, darunter auch die metabolische Umwandlung ungesättigter Fettsäuren zu Prostaglandinen. Durch diese multiplen Effekte kämen dann die bekannten, vielfältigen Wirkungen und Nebenwirkungen der analgetischen Säuren zustande (Tabelle 3). Auch dieses Konzept ist bisher nicht bewiesen.

Ganz gleich, ob die analgetischen Säuren durch Hemmung der ubiquitären Prostaglandinsynthese oder anderer in allen Zellen ablaufender Prozesse wirken, sie müßten bei gleichmäßiger Verteilung im Organismus überall Wirkungen zeigen. Sofern die Verbindungen eine gewisse Organselektivität in ihrer Wirkung aufweisen, muß diese auf einer ungleichen Verteilung beruhen. Mit anderen Worten: Diese Pharmaka müssen ungleichmäßig im Organismus verteilt werden, um selektiv wirksam zu sein. Daher kommt der Verteilung, d. h. der Pharmakokinetik dieser Pharmaka, eine wesentliche Rolle für das Verständnis der Wirkungen und Nebenwirkungen zu. Sie unterscheiden sich darin von den Opioiden, deren Rezeptoren nur an bestimmten Zellen zu finden sind und die daher auch nur an diesen Zellen wirken. Zusätzlich zu ihrer antiphlogistisch-analgetischen Wirkung können alle antiphlogistischen Säuren eine Fiebersenkung herbeiführen.

Wie die Senkung erhöhter Körpertemperaturen zustande kommt (Prostaglandine?), ist auch heute noch unklar. Dieser Effekt ist nur bei der Therapie infektiöser, mit Fieber einhergehender Schmerzen von Bedeutung.

Alle analgetischen Säuren bewirken gelegentlich Magenulcera. Diese Nebenwirkung steht quantitativ im Vordergrund. Es hat daher nicht an Versuchen gefehlt, diese und andere gastrointestinalen Nebenwirkungen bei therapeutischer Dosierung zu vermindern. Dabei sind einerseits neue chemische Stoffklassen erschlossen worden, die bei equi-analgetischer Dosierung weniger ulcerogen sind als die Acetylsalicylsäure. Diese Säuren werden z. B. erst jenseits des Magens im Dünndarm resorbiert (Diflunisal), wodurch die Schädigung des Magens reduziert werden könnte. Obwohl einige Doppelblindstudien eine signifikant niedrigere Inzidenz von Magen-Darm-Schäden durch diese und andere neuere Säuren im Vergleich mit Acetylsalicylsäure zeigen, bleibt die Relevanz dieser Ergebnisse abzuwarten, da häufig nicht wirklich equi-analgetische Dosen verwendet wurden. Ein anderer Weg zur Verminderung der gastrointestinalen Toxizität von analgetischen Säuren besteht darin, Vorformen analgetisch wirksamer Säuren zur intestinalen Resorption anzubieten, aus denen die wirksamen Säuren erst nach der Resorption, u. U. erst am Wirkort, freigesetzt werden. Die Überlegenheit der analgetischen-antiphlogistischen Therapie mit solchen „Prodrugs" ist bisher nicht gesichert. Eine dritte Methode besteht darin, die Wirksubstanzen mit magensaftresistenten Überzügen zu versehen, die eine kontrollierte, langsame Resorption während der gesamten Magendarmpassage gewährleisten. Diese theoretisch recht eleganten Zubereitungen befinden sich in der klinischen Erprobung, und vor einem endgültigen Urteil müssen die weiteren Ergebnisse abgewartet werden. Neuerdings wird postuliert, daß einige analgetische Säuren einem entero-hepatischen Kreislauf unterliegen und deshalb, unabhängig vom Zufuhrweg, zu Dünndarmschäden führen (Brune, 85)

Pharmakokinetische Eigenschaften

Analgetische Säuren werden unterschiedlich schnell im oberen Magendarmtrakt resorbiert. Neben den physikochemischen Eigenschaften dieser Pharmaka beeinflussen die Acidität des Magensaftes, die Füllung des Magens und die Art der Nahrungsbestandteile die Resorptionsgeschwindigkeit. Antacida zum Beispiel vermindern die Resorptionsgeschwindigkeit bei vielen Säuren erheblich. Auch das Ausmaß der Resorption kann durch

Antacida reduziert werden. Wenn ein schneller analgetischer Wirkungseintritt erwünscht ist, sind Antacida etc. nicht sinnvoll. Eine hochgradige Metabolisierung während der primären Leberpassage („first pass effect") ist für z. B. Diclofenac und Fenbufen beschrieben worden. Auch die Acetylsalicylsäure wird bereits im Magen, in den Zellen des Intestinaltrakts und im Plasma während und kurz nach der Resorption esterolytisch gespalten. In beiden letzteren Fällen entstehen aber wieder Säuren, die die eingangs definierten Strukturmerkmale aufweisen. Diclofenac wird endgültig inaktiviert. Im Organismus zeigen alle analgetischen Säuren eine ungleiche Verteilung. Besonders hohe Konzentrationen treten bei oraler Zufuhr in der Magenwand (Ausnahme s. o.), den Nieren, in Leber, Blut und Knochenmark und im entzündeten Gewebe auf. Relativ niedrige Konzentrationen werden im nicht entzündeten Muskel-, Fett- und Bindegewebe und bei einmaliger Applikation therapeutischer Dosen im Zentralnervensystem beobachtet. In allen Organsystemen, in denen die analgetischen Säuren hohe Konzentrationen erreichen, entfalten sie ihre typischen Wirkungen und ihre Nebenwirkungen (Tabelle 3).

Dazu gehört auch das relativ häufige Auftreten von allergischen Reaktionen (Aspirinasthma), denn die hohe Eiweißbindung begünstigt vermutlich die Sensibilisierung. Dem sog. Aspirinasthma liegt aber nicht immer eine echte allergische Reaktion zugrunde. Anscheinend kann es durch eine Blockade der Prostaglandinsynthese zu einer vermehrten Bildung von SRS-A (LT's) (Tabelle 2) und zu einer LT-bedingten Bronchokonstriktion kommen, d. h. zu einem durch jede gebräuchliche analgetische Säure auslösbaren „Aspirinasthma", dem keine immunologische Reaktion zugrunde liegt. Auch die häufigsten Arzneimittelinteraktionen, nämlich die Freisetzung anderer Pharmaka aus Eiweißbindungen, resultieren im wesentlichen aus den hohen Plasmakonzentrationen, die viele dieser Pharmaka erreichen. Sie können zur Überladung der Bindungskapazität von Plasmaeiweißen führen. Die Gründe für die beobachtete ungleiche Verteilung der analgetischen Säuren können einerseits in den schon erwähnten physikochemischen Eigenschaften (Tabelle 1) dieser Substanzen zu suchen sein. Andererseits sind sie bedingt durch die physiologisch-anatomischen Eigenschaften der genannten Gewebe. Im einzelnen sind folgende Ursachen für die beschriebene Anreicherung von analgetischen Säuren nachgewiesen worden bzw. zu vermuten:

- Hohe Konzentrationen werden bei p. o. Zufuhr aufgrund der Resorption von Säuren im Magen in der Magenschleimhaut erreicht.
- Entzündungen führen zu Kapillarschäden und Extravasation von Plasmaeiweißen mit daran gebundenen Pharmaka. Da die Eiweißbindung reversibel ist, kommt es zur Umverteilung von analgetischen Säuren in den Intracellulärraum.
- Hohe Konzentrationen treten in den Nieren aufgrund der aktiven Sekretion von organischen Kationen in den proximalen Tubuli und bei saurem Urin wegen passiver Rückdiffusion aus dem Urin in den distalen Tubuli auf.
- Direkter Zellkontakt mit den bekannt hohen Plasmakonzentrationen sind in Leber, Milz und Knochenmark aufgrund des Fehlens einer geschlossenen Endothelschicht zu erwarten. Im ZNS verhindert bzw. verzögert die geschlossene Endothel- plus Gliazellschicht einen entsprechenden Zellkontakt.

Diese Befunde und Überlegungen reichen allerdings zur Erklärung der Wirkungen und Nebenwirkungen nicht aus, denn auch andere Pharmaka werden hochgradig an Plasmaeiweiße gebunden, oral zugeführt und renal eliminiert. Es muß daher angenommen werden, daß noch weitere Gründe für die ungleiche Verteilung von analgetischen Säuren vorliegen. Einer mag darin bestehen, daß im Entzündungsgewebe, im Magensaft und im distalen Tubulus der Niere bekanntlich saure pH-Werte herrschen. Saure pH-Werte im Extracellulärraum und (relativ) alkalische pH-Werte im Intracellulärraum bewirken aber eine beachtliche Verschiebung der durch die oben beschriebenen Vorgänge bereits extrazellulär angereicherten analgetischen Säuren in den Intracellulärraum, das heißt an einen Ort wichtiger pharmakodynamischer Wirkungen. Das charakteristische Verteilungsmuster der analgetischen Säuren hat nicht nur für das Verständnis der typischen Nebenwirkungen dieser Pharmaka seine Bedeutung. Es vermag auch zu erklären, warum ihre Wirkungsdauer bei kurzer Halbwertszeit im allgemeinen (systematische Untersuchun-

Tabelle 4. Analgetische Säuren, pharmakologische Daten

Pharmakon (Markenname)	Mittlere Tagesdosis beim Erwachsenen	Wirkungsdauer (Plasmahalbwertszeit)
Acetylsalicylsäure (Aspirin)	3 g/Tag	Stunden (2–8 h je nach Dosis; Salicylsäure)
Diflunisal (Fluniget)	1,0 g/Tag	Stunden (12 h)
Ibuprofen (Brufen)	2,4 g/Tag	Stunden (3 h)
Fenbufen (Lederfen)	0,9 g/Tag	Stunden (10 h, akt. Metaboliten)
Ketoprofen (Alrheuman)	0,2 g/Tag	Stunden (3 h)
Tolmetin (Tolectin)	1 g/Tag	Stunden (3 h)
Diclofenac (Voltaren)	0,1 g/Tag	Stunden (2 h)
Indometacin (Amuno)	0,1 g/Tag	Stunden (2 h)
Naproxen (Proxen)	1,0 g/Tag	1 Tag (13 h)
Piroxicam (Felden)	20 mg/Tag	Tage (40 h)
Phenylbutazon[a] (Butazolidin)	Initialdosis, z. B. 0,4 g/Tag für 5 Tage, Erhaltungsdosis 0,2 g/Tag	Tage (70 h)

[a] Zugelassen nur noch bei schwerer chron. Polyarthritis, beim Gichtanfall und Spondylitis ankylosans! Therapiedauer: max. 1 Woche

gen fehlen) länger ist, als aufgrund der Plasmahalbwertszeit zu vermuten wäre (Tabelle 4). Der Wirkort dieser Pharmaka ist ja das entzündete Gewebe. Dieses Gewebe verhält sich wie ein tiefes Kompartiment, dessen Auffüllung und Entleerung u. U. mit erheblicher Verzögerung dem Konzentrationsgang im Plasma nachfolgt. Es erklärt auch, warum bei Dauertherapie und Überdosierung ZNS-Nebenwirkungen häufiger werden. Besonders eindrücklich werden ZNS-Nebenwirkungen bei Salicylatintoxikation (Salicylismus) in der Acidose. Die Umverteilung in den Intracellulärraum im ZNS führt zum Koma, das durch die Infusion von Bicarbonat häufig sofort behoben werden kann.

Klinischer Einsatz

Alle analgetischen Säuren sind besonders bei entzündlichen Schmerzen indiziert, wobei es keine Rolle zu spielen scheint, welches Agens die Entzündung auslöst (z. B. Harnsäurekristalle bei Gicht, UV-Strahlen bei Sonnenbrand, Bakterien bei Zahnschmerzen und immunologische Noxen bei der Arthritis Rheumatika). Auch Carzinommetastasen sind häufig von einer entzündlichen Reaktion umgeben und Wunden aller Art (Brüche, Operationen) stellen, pathophysiologisch, entzündete Gebiete dar. Schließlich scheinen auch einige Formen von Kopfschmerzen eine entzündliche Komponente (Exsudation von Plasma in das perivasculäre Gewebe) zu haben, so daß auch hier analgetische Säuren therapeutisch erfolgreich sein können. Bei all diesen Schmerzformen sind die analgetische und antiinflammatorische Wirkung (Hemmung der Exsudation von Plasmaeiweißen, der lokal erhöhten Blutzirkulation und der vermehrten Erregung sensibler C-Fasern) untrennbar, weil kausal miteinander verknüpft. Die in Tabelle 3 aufgeführten charakteristischen Nebenwirkungen einzelner analgetischer Säuren, besonders derjenigen, die schon lange therapeutisch eingesetzt werden, begrenzen häufig die Indikation dieser Pharmaka. Zum Beispiel ist Indometacin mit seiner hohen Inzidenz von ZNS-Nebenwirkungen, wie Schwindel, Kopfschmerz und Benommenheit, nicht zur Therapie von Kopfschmerzen geeignet. Die lang anhaltende Hemmung der Aggregationsfähigkeit der Blutplättchen durch Acetylsalicylsäure schließt dieses Pharmakon von der Schmerztherapie bei vorbestehenden erheblichen Blutgerinnungsstörungen aus. Die in den letzten Jahren neu in die Therapie eingeführten analgetischen Säuren scheinen diese Nebenwirkungen nicht im gleichen Umfang zu haben. Die kommenden Jahre werden zeigen, inwieweit der Anschein der Realität entspricht. Ein anderes, wesentliches Kriterium für die Auswahl einer analgetischen Säure zur Therapie eines bestimmten Schmerzzustandes liegt in der Wirkungsdauer begründet. Obwohl die analgetische Wirkungsdauer bei den kurzwirksamen analgetischen Säuren unabhängig von der Plasmahalbwertszeit ca. 6–8 Stunden zu betragen scheint, ist die Wirkungsdauer bei Piroxicam oder gar Phenylbutazon sicher um vieles länger (Tage!). Diese Pharmaka sollten daher nur bei chronischen, entzündlichen Schmerzen gebraucht werden, da sie kumulieren können. Entsprechende Kontrollen sind durchzuführen, und eine angemessene Dosierung ist zu wählen. Aus der Sicht eines Pharmakologen erscheint die feste Kombination analgetischer Säuren mit nichtsauren Analgetika (z. B. Propyphenazon, Paracetamol, Codein etc.) und/oder Steroidhormonen und/oder Spasmolytika, Barbituraten, Coffein, Vitaminen, Kräuterextrakten usw. nicht nur sinnlos, sondern gefährlich. Bei der Kombination verschiedener analgetischer Wirkstoffe ist der Effekt bestenfalls additiv, aber nicht, wie häufig behauptet, überadditiv. Die Inzidenz von Nebenwirkungen ist aber keineswegs vermindert, denn das Risiko von allergischen Reaktionen und Arzneimittelinteraktionen steigt an. Der Zusatz von Barbituraten und Coffein erhöht nicht die analgetische Wirkung, wohl aber das Abhängigkeitspotential der Kombination. Vitamine und Kräuterextrakte erhöhen wohl nur den Preis und den Placeboeffekt. Steroidhormone schließlich sollten nur bei entsprechender Indikation, dann aber in adäquaten Mengen und zum richtigen Zeitpunkt appliziert werden (s. u.).

Antirheumatika mit langsamem Wirkungseintritt

Die Antirheumatika wirken im Gegensatz zu den analgetisch-antiphlogistischen Säuren nicht analgetisch. Sie sind aber in der Lage, bei vielen Patienten (ca. 50–80%, Tabelle 5) zu einer Verlangsamung chronisch entzündlicher Prozesse zu führen. Zusammen mit Glucocorticoiden und Cytostatika, wie Azathioprin, Chlorambucil und Cyclophosphamid, stellen sie die einzige pharmakologische Waffe dar, die es z. B. ermöglicht, die verkrüppelnden,

Tabelle 5. Antirheumatika mit langsamem Wirkungseintritt. Therapieerfolg nach ca. 3 Monaten

	Remissionen[a] (%)	Therapieabbruch durch Nebenwirkungen (%)
Plazebo	20	2
Chloroquin	50	5
d-Penicillamin	60	10
Goldverbindungen	60	10
Methotrexat („low dose")	50	20
Azathioprin	70	40
Cyclophosphamid	75	50

[a] Die angegebene Remissionsquote kann nur als Größenordnung verstanden werden, denn je nach Patientenkollektiv, Dosierung und Erfassungsmethode des Therapieerfolgs schwanken die Angaben in der Literatur erheblich. Das gleiche gilt auch für die Inzidenz von Nebenwirkungen, die zum Therapieabbruch führen. Bemerkenswert ist, daß auch in der Plazebogruppe eindeutige Remissionen und als toxisch klassifizierte, scheinbar schwere Nebenwirkungen eintreten

chronischen Entzündungen zu verlangsamen. Allerdings wird diese Wirkung mit vielen Nebenwirkungen erkauft.

Chemische Eigenschaften

Die Strukturformeln des d-Penicillamins, des Chloroquins und der gebräuchlichsten Goldverbindungen sind in Tab. 6 dargestellt.

Wirkungsmechanismus

Die Wirkungsmechanismen aller genannten Antirheumatika sind unklar. Sie zeigen aber ein ähnliches pharmakokinetisches Verhalten. Die Bedeutung dieser Ähnlichkeit für die Wirkungen jedes einzelnen Antirheumatikums wird z.Z. untersucht. Alle Antirheumatika bedingen eine Verminderung der destruktiven

Tabelle 6. Antirheumatika mit langsamem Wirkungseintritt Dosierung, Kontrolluntersuchungen

Pharmakon (Markenname)	Dosierung	Kontrollen

CH_2COONa
|
$AuSCHCOONa$

Gold-Natrium-Thiomalat, 46% Au (Tauredon)	50 mg Gold (Au) pro Woche bis 1 g Gesamtdosis	Haut Blutbild/Transaminasen Urin

Aurothioglukose, 50% Au, (Aureotan)	50 mg Gold (Au) pro Woche bis 1 g Gesamtdosis	wöchentlich s. o.
Aurothiopolypeptid, 13% Au, (Auro-Detoxin)	50 mg Gold (Au) pro Woche bis 1 g Gesamtdosis	
Auranofin 29% Au, (Ridaura)	2 × 1 täglich	wöchentlich s. o.

Tabelle 6 (Fortsetzung)

Pharmakon (Markenname)	Dosierung	Kontrollen
d-Penicillamin (Metalcaptase, Trolovol) $\begin{array}{c} COOH \\ | \\ HC-NH_2 \\ | \\ H_3C-C-SH \\ | \\ CH_3 \end{array}$	250 mg/Tag zwischen den Mahlzeiten. Nach 3 Monaten evtl. Dosiserhöhung. Bei Therapieerfolg evtl. Dosisreduktion	Haut Blutbild/Transaminasen Urinstatus alle 2 Wochen später seltener
Chloroquindiphosphat (Resochin)	4 mg/kg/Tag	Inspektion u. Befragung: Monatlich
Chloroquinsulfat (Nivaquin)	5 mg/kg/Tag	Blutbild: Alle 2 Monate
Hydroxychloroquin (Quensyl)	6,5 mg/kg/Tag	Ophthalmolog. Kontrolle: Alle 3 Monate

Bindegewebsproliferation im Entzündungsgebiet. Diese Wirkung beginnt erst 2 bis 3, bei Auranofin 6–10 Monate nach Therapiebeginn. Der Therapieerfolg ist meist an das Auftreten von Nebenwirkungen gekoppelt (Tabelle 5 und 7).

Pharmakokinetische Eigenschaften

Alle Antirheumatika werden (meist in Form von Metaboliten) im Gefäßbindegewebe abgelagert. Die Elimination aus diesen Speichern erfolgt nach Therapieende mit Halbwertszeiten, die in der Größenordnung von Wochen und Monaten liegen. Diese Anreicherung im Bindegewebe könnte von Bedeutung für die Wirkungen und Nebenwirkungen der Antirheumatika sein. Dafür sprechen der langsame Therapieerfolgsbeginn und das Auftreten typischer Nebenwirkungen z.T. erst Jahre nach Therapiebeginn

Tabelle 7. Antirheumatika mit langsamem Wirkungseintritt: Nebenwirkungen

Goldverbindungen	d-Penicillamin	(Hydroxy-)Chloroquin
Haut- und Schleimhautveränderungen: 20% z. B. Dermatitis Stomatitis Pruritus	Haut- und Schleimhautveränderungen: 20% z. B. Erytheme Mundulcerationen	Augenveränderungen: 10% z. B. vermindertes Farbsehen Skotome Retinopathien Nachtblindheit Hornhauttrübungen etc.
Proteinurie: 20% Nephrot. Syndrom: 1%	Proteinurie: 15% Nephrot. Syndrom: 2%	
Veränderungen des Blutbildes, 20% z. B. Thrombopenie 1%	Neurologische Veränderungen: 15% z. B. Geschmacksverlust	Neurologische Veränderungen: 5% z. B. Psychosen Hörstörungen periphere
Gefäßveränderungen: 20% z. B. periph. Vasodilatation	Veränderungen des Blutbildes: 15% z. B. Thrombocytopenie Leukopenie	Neuropathien Schlaflosigkeit Konvulsionen (insgesamt selten)
Augenveränderungen: z. B. Chrysiasis 100% corneae (harmlos)		Haut- und Schleimhautveränderungen: 5% z. B. graue Haare Haarausfall Exantheme
andere: 5% Metallgeschmack, Neuritiden, Übelkeit, Kopfschmerzen, Myalgien, Gelenkschmerzen, Cholestatischer Ikterus, Enterocolitis, etc. (vor allem nach oraler Goldtherapie) dafür sind bei dieser Therapieform die meisten anderen unerwünschten Arzneimittelwirkungen seltener.	andere: 5% Nausea, Anorexie, Fieber, Gelenkknirschen, Lupus erythematodes, Myasthenia gravis usw.	andere: 5% hämatologische Veränderungen, Chromosomenschäden, Gastrointestinale Schäden.

Die Prozentangaben (Größenordnung) sollen die Wahrscheinlichkeit der Inzidenz verdeutlichen. Manche Nebenwirkungen sind selten, aber schwerwie-

(Tabelle. 7). Die seltenen, aber irreversiblen Retinaschäden im Gefolge der Chloroquin-Therapie sind die Folge der kontinuierlichen Anreicherung von Chloroquin in der Retina. Das gleiche gilt für die Bindegewebsschwäche, die beim Neugeborenen auftreten kann, wenn die Mutter während der Schwangerschaft unter d-Penicillamindauertherapie stand.

Klinische Verwendung

Die üblichen Dosen der Antirheumatika sind in Tabelle 6 zusammengestellt. Die Langzeittherapie chronischer Entzündungsprozesse gehört in die Hand des Spezialisten. Beim Auftreten gefährlicher Nebenwirkungen kann außer dem Absetzen der Medikation nur symptomatisch (Glucocorticoide) geholfen werden, da die Elimination der in tiefen Kompartimenten gespeicherten Antirheumatika bzw. ihrer Metaboliten nur beim Gold (durch Dimercaprol), und auch da nur unwesentlich, beschleunigt werden kann. Die klinischen Erfolge der Dimercaprol-Anwendung bei Goldintoxikationen sind nicht überzeugend.

Urikosurika, Xanthinoxydasehemmer, Colchicin (Gichtmittel)

Die genannten Pharmaka dienen der Prophylaxe und Therapie von Gichtanfällen. Gichtanfälle entstehen dadurch, daß das Löslichkeitsmaximum von Harnsäure in der extracellulären Flüssigkeit überschritten wird und Uratkristalle ausfallen. Diese Kristalle wirken als Fremdkörper und führen in Gelenken zu sehr

---

gend, weil irreversibel (Retinopathien nach Chloroquin); andere sind unvermeidbar, aber klinisch irrelevant (Chrysiasis corneae). Einige Nebenwirkungen sind typisch am Beginn der Behandlung (Geschmacksverlust bei d-Penicillamin), andere können immer auftreten (Hautveränderungen) und manche treten typischerweise erst Monate und Jahre nach Therapiebeginn auf (Myasthenia gravis nach d-Penicillamin)

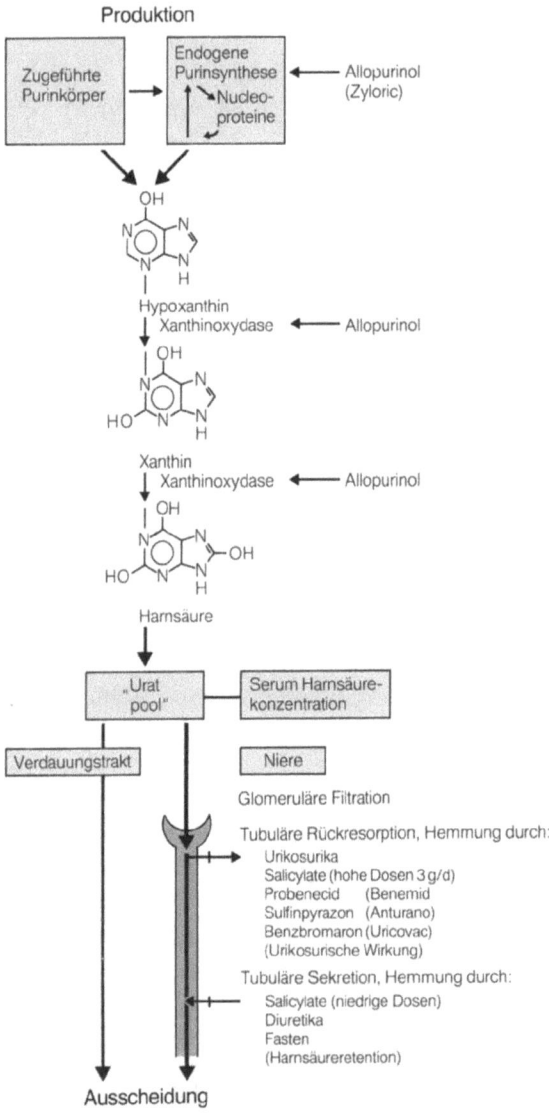

Produktion

Zugeführte Purinkörper → Endogene Purinsynthese ← Allopurinol (Zyloric)
Nucleoproteine

Hypoxanthin
Xanthinoxydase ← Allopurinol

Xanthin
Xanthinoxydase ← Allopurinol

Harnsäure

„Urat pool" Serum Harnsäure-konzentration

Verdauungstrakt Niere

Glomeruläre Filtration

Tubuläre Rückresorption, Hemmung durch:
Urikosurika
Salicylate (hohe Dosen 3 g/d)
Probenecid   (Benemid)
Sulfinpyrazon (Anturano)
Benzbromaron (Uricovac)
(Urikosurische Wirkung)

Tubuläre Sekretion, Hemmung durch:
Salicylate (niedrige Dosen)
Diuretika
Fasten
(Harnsäureretention)

Ausscheidung

Abb. 3. Harnsäurebildung und Ausscheidung: Pharmakologische Angriffspunkte

schmerzhaften Entzündungen. Im Bindegewebe (Ohr, Lunge, Niere) können Uratkristalle ohne entzündliche Reaktionen abgelagert werden. Im Urin können sich Uratsteine bilden. Die Präcipitation von Uratkristallen wird durch eine Senkung des pH-Wertes begünstigt (Urin, bradytrophe Gewebe). Bei ca. 15% aller Männer treten Harnsäureserumkonzentrationen von über 7 mg/100 ml auf, d.h. Konzentrationen, die zu Gichtanfällen führen *können*. Tatsächlich kommt es aber nur bei weniger als 1% aller Männer zu einem manifesten Gichtanfall. Alle Pharmaka, die zu einer Verminderung der Harnsäurekonzentrationen im Organismus führen, d.h. Urikosurika und Xanthinoxydasehemmer (Abb.3), zeigen gelegentlich Nebenwirkungen. Der reflektorische Gebrauch dieser Pharmaka bei Plasmaharnsäurekonzentrationen über 7 mg/100 ml ist daher nicht gerechtfertigt.

Pharmakologische Eigenschaften der Gichtmittel

Urikosurika

Harnsäure wird in den proximalen Tubuli der Niere aktiv sezerniert *und* zurückresorbiert. Alle Urikosurika sind Säuren bzw. werden zu aktiven Metaboliten mit Säurecharakter transformiert (Tabelle 8). Sie belasten als Anionen die Transportkapazität der Anionentransportmechanismen des proximalen Tubulus, die auch für die Rückresorption der Harnsäure aus dem glomerulären Ultrafiltrat verantwortlich sind (Abb. 3). Sie sind daher kompetitive Hemmer der tubulären *Harnsäurerückresorption* und führen in geeigneter Dosierung zu einer vermehrten Harnsäureausscheidung. In niedriger Dosierung kompetitieren viele saure Pharmaka (z. B. Salicylate) mit Harnsäure vor allem um die tubulären *sekretorischen* Transportmechanismen für Anionen. Es kommt dann zur Harnsäureretention. Bei hoher Dosierung steht auch bei diesen Pharmaka eine Hemmung der Harnsäurerückresorption aus dem Tubuluslumen im Vordergrund. Sie wirken dann urikosurisch (Abb.3). Die wesentlichsten pharmakokinetischen Daten sind in Tabelle 8 zusammengestellt. Wie bei vielen Säuren erfolgt die Resorption der Urikosurika zum Teil bereits

Tabelle 8. Xanthinoxydasehemmer und Urikosurika

Pharmakon (Markenname)	Pharmakokinetik	Nebenwirkungen Allgemein (Inzidenz in %)		Interaktionen
Allopurinol (Zyloric) Oxipurinol	Aktiver Metabolit: Oxipurinol Resorption: schnell $t_{50\%}$ (Allop.) = 1 h $t_{50\%}$ (Oxip.) = 12–24 h	Inzidenz ca. 20%, davon Therapie beendend: 5%; Allergische Reaktionen. Erytheme, Blutbildveränderungen (Agranulocytose), Leberschäden, bes. bei gleichzeitiger Ampizillin- u. Diuretikatherapie.		Hemmung der Metabolisierung von Oxipurinol, 6-Mercaptopurin, Azathioprin, außerdem von Probenezid u. a. hepatisch metabolisierten Pharmaka
Probenecid (Benemid)	Resorption: schnell, vollständig. Elimination: Glucuronid $t_{50\%}$ = 4–12 h	Magenbeschwerden allergische Rekationen	(80%) (5%)	Hemmung: a) der Elimination von: Säuren, z. B. sauren Analgetika, Penicillinen, Diuretika b) der hepatischen Aufnahme von: z. B. Bromsulphthalein c) der Metabolisierung von: z. B. Heparin
Sulfinpyrazon (Anturano)	Resorption: schnell, vollständig Ausscheidung: Glukuronid und unverändert $t_{50\%}$ = 2,5 h	Magenbeschwerden allerg. Reaktionen Hemmung der Plättchenaggregation	(15%) (3%)	Hemmung der Ausscheidung von PAH, Bromsulphthalein

Struktur	Pharmakokinetik	Nebenwirkungen	Interaktionen
 Benzbromaron (Uricovac)	Aktiver Metabolit: Benzaron (Dehalogenisation) u.a. Resorption: Langsam unvollständig Elimination: zum Teil (ca. 40%) als Glukuronid: 6% (Galle) 30% (Urin) $t_{50\%}$ (Benzaron) = 12 h	bisher: Sehr selten Magenbeschwerden, Allerg. Reaktionen	Noch unbekannt
 Colchicin	Schnelle Aufnahme in alle Zellen $t_{50\%}(\alpha) = 50$ min $t_{50\%}(\beta) =$ Tage Ausscheidung: über Tage, weitgehend unverändert	Gastrointestinal: Durchfälle, Krämpfe (bei p.o. Applikation in therap. Dosen 80%) Intoxikation: Durchfälle, Erbrechen, Schock, Blutgerinnungsstörungen, Myopathie, Leberzellnekrose, Koma.	Keine relevanten Interaktionen

im Magen, so daß gastrale Nebenwirkungen typisch sind. Da die Urikosurika mit der renalen Elimination von Anionen interferieren, und die Xanthinoxydasehemmer ein wesentliches Enzymsystem beeinflussen, sind Interaktionen mit anderen Pharmaka häufig (Tabelle 8).

Xanthinoxydasehemmer

Xanthinoxydasehemmer (Tabelle 8) sind Strukturverwandte des Hypoxanthins und Xanthins. Die Xanthinoxydasehemmer hemmen einerseits die Synthese von Purinkörpern, d.h. der Vorstufen der Harnsäure, andererseits blockieren sie die Metabolisierung von Hypoxanthin (aus Inosin) und Xanthin (aus Guanin) zur Harnsäure (Abb. 3). Beide Wirkungen führen zu einer Verminderung der Plasmakonzentrationen der schlecht wasserlöslichen Harnsäure. Dafür wird die Ausscheidung der etwas besser löslichen Metaboliten Xanthin und Hypoxanthin erhöht.

Colchicin

Colchicin ist das Gift der Herbstzeitlose. Als Hemmer der Bildung von cellulären Mikrotubuli ist Colchicin ein Cytostatikum. Colchicin wirkt in niedriger Dosierung prophylaktisch (in Deutschland kaum durchgeführt), in hoher Dosierung therapeutisch beim Gichtanfall. Beide Wirkungen werden auf die Hemmung der Leukocytenmotilität durch Colchicin zurückgeführt. Dieser Effekt würde die Einwanderung von Leukocyten, die Phagocytose von Uratkristallen durch Leukocyten und ihren Zerfall verhindern. Es käme dadurch zu einer Unterbrechung der Entzündungsreaktion (Abb. 1). Diese Erklärung ist bisher nicht gesichert. Z. B. findet sich in der Literatur die Beschreibung eines Gichtanfalls bei einem extrem leukopenischen Patienten und seine erfolgreiche Therapie mit Colchicin.

Colchicin wird bei oraler Applikation während der Resorption in erheblichem Umfang in Zellen des Magendarmtraktes aufgenommen und schädigt dort den Spindelapparat, der aus Mikrotubuli besteht. Das ist die Ursache für einige Nebenwirkungen. Nach der Resorption bzw. nach intravenöser Applikation wird

Tabelle 9. Pharmakotherapie bei Gicht

Pharmaka (Markenname)	Dosis	Bemerkungen
Beim Anfall		
Peripher wirksame Analgetika, bes.: Indometacin (Amuno)	200 mg/Tag p. o.	Nur 3 Tage
Phenylbutazon (Butazolidin)	800 mg/Tag p. o.	Nur 3 Tage
oder Colchicin	stündlich 0,5 mg p. o. oder 3 mg i. v.; evtl. nach 6 h noch 1 mg i. v.	bis zum Durchfall, höchstens aber 8 mg! cave: Paravenöse Injektionen

Zur Prophylaxe		
		I. Allopurinol + Urikosurika
Allopurinol (Zyloric)	100-500 mg/Tag	1. Nach *gesicherten* Anfällen
Probenecid (Benemid)	1000 mg/Tag	2. Bei nachgewiesenen Harnsäureablagerungen (Tophi)
Sulfinpyrazon (Anturano)	1000 mg/Tag	3. Bei Harnsäurekonzentrationen von wiederholt über 13 mg/100 ml Plasma
		II. Allopurinol allein:
Benzbromaron (Uricovac)	100 mg/Tag	1. Wie bei I,1; I,2;I,3; Es bestehen aber nachgewiesene Nierenschäden
Zu Beginn der Prophylaxe einige Tage Colchicin 1-1,2 mg zur Vermeidung von Anfällen durch aus Speichern (Tophi) mobilisierte Harnsäure		2. Harnsäure über 7,4 mg/100 ml + Hochdruck + Nierenschäden (Uratsteine)

Tabelle 9 (Fortsetzung)

Pharmaka (Markenname)	Dosis	Bemerkungen
		3. Vermehrte Harnsäure-ausscheidung bei norma-ler Plasmakonzentration bei Uratsteinbildung
		4. Vermehrte Harnsäurebil-dung durch akuten Zell-zerfall (Tumortherapie)

Colchicin innerhalb weniger Minuten vor allem in Zellen des Blut-Herz-Kreislauf-Systems aufgenommen. Bei Überdosierung kommt es zu Erbrechen, Durchfällen und Elektrolytstörungen, zu Gefäßregulations- und Kreislaufstörungen (intravasale Coagulation) und zum Exitus durch Herzschwäche und Leberversagen. Indikation und Verwendung der in der Gichttherapie und Prophylaxe verwendeten Pharmaka sind in Tabelle 9 zusammengestellt. Es sei noch einmal angemerkt, daß nicht jeder erhöhte Harnsäurespiegel behandelt werden muß.

Anhang: Glucocorticosteroide, Enzyme und sog. Knorpelschutzsubstanzen

Glucocorticosteroide

Im Rahmen der Rheumatologie werden Glucocorticosteroide zur Dämpfung mesenchymaler Reaktionen (Entzündungen, Immunreaktionen) eingesetzt. Trotz erheblicher Bemühungen ist es nicht gelungen, Glucocorticosteroide zu entwickeln, die in entzündungshemmenden Dosen nicht auch zum Nebenwirkungsbild des Morbus Cushing führen. Hingegen sind die heute verwendeten entzündungshemmenden Glucocorticosteroide praktisch frei von mineralocorticosteroiden Wirkungen. Bei peroraler Zufuhr von Glucocorticosteroiden kann die Ausbildung einzelner bzw. aller Symptome des Morbus Cushing verzögert und die Entwicklung der gefürchteten Nebennierenrindenatrophie verhindert werden durch die sogenannte circadiane, besonders die alternierende Circadiane-Therapie. Die Grundlage dieser Therapieform ist die Beobachtung, daß die Plasmahalbwertszeit von körpereigenem Cortisol und injiziertem Hydrocortison nur maximal 2 Stunden beträgt und daß die körpereigene Cortisolausschüttung im wesentlichen am frühen Morgen erfolgt, vgl. Abb. 4. Das Absinken der Cortisolkonzentration bis nach 24 Stunden stellt offenbar einen Stimulus für die ACTH-Ausschüttung der Hypophyse dar. Wird nun die orale *Tagesdosis* früh am Morgen verabreicht, wird das Glucocorticosteroidplasmatagesprofil nicht wesentlich verändert, so daß die Hypophyse weiterhin ACTH ausschüttet und dadurch eine Nebennierenrindenatrophie verhindert bzw. vermindert wird. Besonders ein-

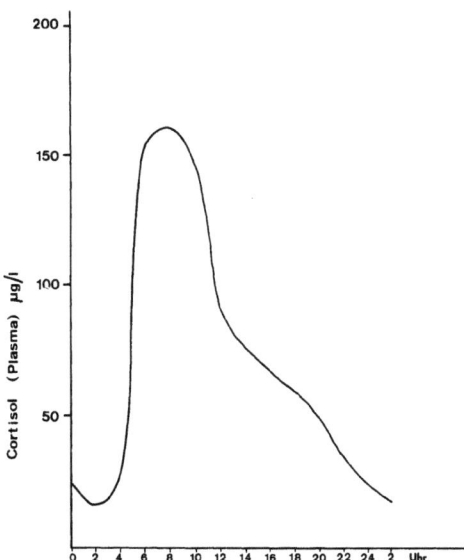

Abb. 4. Normaler Konzentrationsverlauf von Cortisol im menschlichen Plasma. Die Cortisolausschüttung erfolgt hauptsächlich in den frühen Morgenstunden. Gegen Mitternacht wird durch die niedrigen Plasmakonzentrationen eine ACTH-Ausschüttung provoziert (circadianer Rhythmus)

drücklich ist dieser Effekt, wenn Glucocorticosteroide nur an jedem 2. Tag früh morgens verabreicht werden. Aus dem Gesagten lassen sich einige therapeutische Schlüsse ziehen:

- Glucocorticosteroide sollten nicht in Form fester Kombinationen mit anderen Pharmaka gegeben werden, die eine ganz andere Pharmakokinetik zeigen und nicht 1 × täglich am frühen Morgen eingenommen werden sollten.
- Die parenterale Applikation von Depotpräparaten von Glucocorticosteroiden sollte, wenn immer keine besonderen Indikationen dafür vorliegen, vermieden werden, weil die Freisetzung des Hormones aus dem Depot nicht dem physiologischen Tagesrhythmus folgen kann. (Die Injektion ins entzündete Gewebe steht zusätzlich im Verdacht, durch die hohe lokale Konzentration von z. B. Kristallen bindegewebsschädigend zu wirken.)
- Auf hochwirksame und langwirksame Glucocorticosteroide (Betamethason, Dexamethason u. a. m.) kann zur Lösung der meisten klinischtherapeutischen Probleme verzichtet werden, da ihre längere Verweildauer eine Atrophie der Nebennierenrinde begünstigt und die Inzidenz von Nebenwirkungen nicht geringer, sondern eher höher ist als bei Verwendung von Hydrocortison.
- Glucocorticosteroide sind im allgemeinen kontraindiziert bei Ulcera des Magendarmtraktes, ausgeprägter Osteoporose und bestimmten Infektionen, vor allem Herpes corneae, Varicellen und bei Pockenimpfung. Mit besonderer Vorsicht dürfen Glucocorticoide bei Tuberkulose, Psychosen, Myopathien, Diabetes mellitus, Hypertonie, Thromboseneigung, Glaukom, beim Kinde und während der Schwangerschaft eingesetzt werden.

Enzyme

Seit vielen Jahren wird versucht, durch die Zufuhr von Enzymen, die in die Metabolisierung von Entzündungsmediatoren eingreifen, entzündungshemmende Wirkungen zu erzielen. Alle diese Versuche haben sich bisher langfristig als wenig erfolgreich erwiesen. Zur Zeit wird eine hochgereinigte Superoxyddismutase aus Rinderleber (Orgotein, Peroxynorm) ins entzündete Gewebe injiziert, um mit Hilfe dieses Enzyms eine beschleunigte Inaktivierung von reaktivem Sauerstoff (Abb. 1; Tab. 2) im entzündeten Gewebe zu erzielen. Die klinischen Ergebnisse dieser Therapieversuche sind nicht eindeutig, so daß wohl kaum von einem etablierten Therapieprinzip gesprochen werden kann.

Knorpelschutzsubstanzen

Knorpelbestandteile, wie D-Glucosaminsulfat (Dona 200 S), Mucopolysaccharidpolyschwefelsäureester (Arteparon) und wässrige Extrakte aus Kälberknorpel und Knochenmark (Arumalon), werden als sog. Knorpelschutzsubstanzen zur Therapie von degenerativen Gelenkprozessen angeboten. In einigen biochemisch-zellbiologischen Versuchen lassen sich mit diesen Pharmaka positive Effekte auf Knorpelzellen erzielen. Die klinische Relevanz dieser Effekte bleibt spekulativ. Einige kontrollierte klinische Studien sprechen für die Wirksamkeit dieser Substanzen bei chronischer, parenteraler Applikation, andere dokumentieren keinen positiven Effekt. Da die genannten Substanzen sicher, wenn auch selten, Nebenwirkungen (z. B. allergische Reaktionen) auslösen können, bleibt die Frage, ob diese Substanzen therapeutisch sinnvoll sind, vorläufig umstritten. Das Bundesgesundheitsamt bewertet diese Therapeutika durch die zuständige B-Kommission negativ.

Weitere Substanzen

Neben den Immunsuppressiva Cyclophosphamid, Chlorambuzil, Methotrexat und Azathioprin wird Cyclosporin-A in der Therapie der chronischen Polyarthritis und anderer rheumatischer Erkrankungen angewendet, das ebenfalls wöchentliche Urin-, Blutbild- und Transaminase-Kontrollen notwendig macht. Besonders der Effekt von Cyclosporin-A auf rheumatologische Erkrankungen ist mit Ausnahme der Psoriasis-Arthritis noch nicht klar abzusehen. Kürzlich wurden gute Therapieerfolge bei der Psoriasis-Arthritis so wie der chronischen Polyarthritis mit Methotrexat berichtet.

Der Effekt von Substanzen wie Thymuspolypeptiden und Interferon-Gamma, die vorwiegend in der Therapie der chronischen Polyarthritis benutzt werden, sind ebenfalls in ihrem Therapieeffekt noch nicht zu definieren.

Weiterführende Literatur

Beaver WT (1965, 1966) Mild analgesics: A review of their clinical pharmacology. Am J Med Soc 250: 577-604; 251, 576-599

Bonta IL, Bult H, vd Ven, LLM, Noordhoek J (1976) Essential fatty acid deficiency: A condition to discriminate prostaglandin and non-prostaglandin mediated components of inflammation. Agents and Actions 6: 154-164

Brune K (1980) Antirheumatika, Prostaglandine und Entzündungen. Schweiz Rundschau Med (Praxis) 69: 1880-1899

Brune K, Whitehouse MW (1979) Cytostats with effects in chronic inflammation. In: Vane JR, Ferreira SH (eds) Anti-inflammatory drugs. Handbuch der Experimentellen Pharmakologie. Springer Verlag, Berlin 50: 531-578

Fenner H (1980) Neue nichtsteroide Antirheumatika - machen sie die Therapie risikoärmer? Dtsch Apoth Ztg 120: 987-992

Flower RJ (1974) Drugs which inhibit prostaglandin biosynthesis. Pharmacol Rev 26: 33-67

Gottlieb NL, Bjelle A (1977) Gold compounds in rheumatoid arthritis. Scand J Rheumatol 6: 225

Hill HFH (1977) Treatment of rheumatoid arthritis with penicillamine. Sem Arthritis Rheum 6: 361

Kuehl FA, Humes JL, Ham EA, Egan RW, Dougherty HW (1980) Inflammation: The role of peroxidase-derived Products. In: Samuelsson B, Ramwell PW, Paoletti R: Advances in Prostaglandin and Thromboxane Research, Raven Press, New York 6: 77-86

Popert A (1976) Chloroquine: A review. Rheumatol Rehab 15: 235

Smith MJH (1978) Aspirin and prostaglandins: Some recent developments. Agents and Actions 8: 427-429

Symposium (1977) Rheumatology workshop: A modern review of Geigy pyrazoles. J Int Med Res 5, Suppl 2

Symposium (1980) Mild analgesics. Br J clin Pharmac 10, Suppl 2

Symposium (1981) Aspirin and acetaminophen. Arch Intern Med 141: 272-406

Vane JR, Ferreira SH (1979) (eds) Anti-inflammatory drugs. Handbuch der Experimentellen Pharmakologie, Springer-Verlag, Berlin 50

Weissmann G, Smolen JE, Korchak H (1980) Prostaglandins and inflammation: Receptor/cyclase coupling as an explanation of why PGEs and PGI_2 inhibit functions of inflammatory cells; in Samuelsson B, Ramwell PW, Paoletti R: Advances in Prostaglandin and Thromboxane Research, Raven Press, New York 8: 1637-1653

II. Spezieller Teil

4. Infektiöse Arthritiden

D. Brackertz

Definition

Definitionsgemäß wird unter einer infektiösen Arthritis die direkte Infektion eines Gelenkes sowie des periartikulären Gewebes mit Mikroorganismen verstanden. Hiervon abzutrennen sind die reaktiven (para- und postinfektiösen) bzw. infektionsallergischen Arthritiden, die im Rahmen von viralen oder bakteriellen Infektionskrankheiten auftreten, wie z.B. bei Hepatitiden oder bestimmten Enteritiden. Bei diesen Arthritisformen, die sich im Gefolge einer lokalisierten oder systemischen Infektion des Organismus entwickeln, läßt sich das infektiöse Agens weder aus der Synovialflüssigkeit noch aus der Synovialmembran isolieren. Für ihre Entstehung werden Immunmechanismen bzw. allergisch-hyperergische Reaktionen verantwortlich gemacht. Eine Charakterisierung der spezifischen Antigene bzw. die exakte Definition der postulierten Reaktionsmechanismen gelang allerdings in der Mehrzahl der Fälle noch nicht. Die Differentialdiagnose zwischen den durch direkte Erregerinfektion bedingten Arthritiden und den reaktiven Arthritiden ist in der Regel jedoch nicht schwierig (Tabelle 1).

Infektiöse Arthritiden stellen einen Endpunkt in einer Kette von Störungen der körpereigenen Abwehr gegenüber eindringenden Mikroorganismen dar, und zwar sowohl an der Eintrittspforte des Erregers in den Organismus als auch bei der hämatogenen

Tabelle 1. Klinische Differenzierung infektiöser und reaktiver Arthritiden

	Infektiöse Arthritis	Reaktive Arthritis
zeitliches Auftreten der Arthritis	Uncharakteristische zeitliche Bindung	Arthritis tritt zeitlich gebunden para- oder postinfektiös auf
Erregernachweis im Blut	oft möglich	sehr selten
Synoviaanalyse:		
Kultur	häufig positiv	steril
Leukocytenzahl	1 000 bis 100 000	1 000 bis 10 000
Gelenkbefall	häufig konstant, monoartikulär	meist oligo- oder polyartikulär, wandernd
Röntgenbefund	Rasche Destruktion	Normal
Ausheilung	häufig mit Defekt	ad integrum

Aussaat und schließlich bei der Ansiedlung der Keime im artikulären und periartikulären Gewebe. Trotz der Entwicklung potenter Antibiotika ist die Erkrankungshäufigkeit der infektiösen Arthritiden in den letzten 3 Jahrzehnten praktisch konstant geblieben, weshalb sie auch weiterhin ein medizinisches Problem darstellen. Obwohl eine Vielzahl von Mikroorganismen, deren Spektrum von den Protozonen bis zu den Viren reicht, Arthritiden verursachen können, werden Gelenkinfektionen in der Mehrzahl der Fälle durch einige wenige Keime aus der Species der Kokken hervorgerufen. Diese Tatsache läßt vermuten, daß einige Erreger stärker arthritogen sind als andere. Eine infektiöse Arthritis kann zwar spontan bei sonst gesunden Individuen auftreten, viel häufiger jedoch entwickelt sie sich bei entsprechender Prädisposition. Zu den wichtigsten Faktoren, die das Auslösen einer infektiösen Arthritis begünstigen, gehören:
- Das Auftreten einer Bakteriämie,
- ein ausgeprägter Gelenktropismus bestimmter Erreger und
- eine erhöhte Krankheitsempfänglichkeit des Patienten.

Im Gegensatz zu den übrigen Erkrankungen des rheumatischen Formenkreises nehmen die infektiösen Arthritiden eine Sonderstellung ein, und zwar insofern, als sie bei rechtzeitiger Institution einer adäquaten Therapie in der Regel folgenlos abheilen.

Ätiologie

Die wichtigsten Mikroorganismen, die eine infektiöse Arthritis hervorrufen können, sind in Tabelle 2 entsprechend der Häufigkeit ihres Vorkommens bei Gelenkinfektionen zusammengestellt. Wie bei anderen infektiösen Erkrankungen finden sich auch bei den infektiösen Arthritiden bezüglich der Häufigkeit der Erregerstämme bei verschiedenen Patienten bestimmte Verteilungsmuster. So sind die Angaben über Alter, Geschlecht und vorbestehende Krankheiten eine wichtige Information für die Diagnosefindung.

Bei Kindern wird *Staphylococcus aureus* bei weitem am häufigsten als Erreger von Gelenkinfektionen gefunden. Außerdem

Tabelle 2. Die wichtigsten arthritogenen Mikroorganismen

Erreger	Häufigkeit bei Arthritiden (%)	
	Erwachsene	Kinder
Grampositive Kokken		
Staphylococcus aureus	30–35	40–45
Streptococcus pyogenes	5–10	15–25
Diplococcus pneumoniae	5–10	5–10
Gramnegative Kokken		
Neisseria gonorrhoeae	30–50	< 1
Hämophilus influenzae	< 1	10
Gramnegative Bazillen		
Escherichia coli	3–5	10–15
Salmonellen		
Enterobacter species		
Mykobakterien	1	< 1
Pilze	1	< 1
Viren	< 1	< 1

sollte bei Kindern unter 2 Jahren immer an das Vorliegen einer durch *Haemophylus influenzae* hervorgerufenen Arthritis gedacht werden. Dieser Keim ist bei Erwachsenen fast nie arthritogen. Bei jungen Erwachsenen, insbesondere bei Frauen, liegt in der Mehrzahl eine Gonokokken-Arthritis vor, die häufig mit typischen Hautveränderungen an Stamm und Extremitäten einhergeht. Auch Umweltfaktoren spielen eine Rolle. So erkranken in der Landwirtschaft tätige Personen häufiger an einer Bruzellose als andere Berufsgruppen.

Pathogenese

Bei den meisten Patienten entwickelt sich die mikrobielle Infektion der Gelenke infolge hämatogener Metastasierung aus einem entfernt liegenden Infektionsherd. Dabei gelangen die Mikroorganismen in die lockeren subsynovialen Bindegewebsschichten, wo sie sich leicht vermehren können. Nicht selten kommt es auch bei intraartikulären Injektionen, besonders von Corticosteroiden, oder aber im Rahmen von Operationen mit Gelenkseröffnung zur direkten Inokulation von Keimen. Außerdem kann es auch aus paraartikulärliegenden Herden per continuitatem zur intraartikulären Disseminierung von infektiösen Erregern kommen, wie z. B. bei der Osteomyelitis. In einem hohen Prozentsatz ist jedoch die Eintrittspforte nicht eruierbar. Die in das Gelenk eingedrungenen Mikroorganismen vermehren sich, gelangen in die Synovialflüssigkeit, und konsekutiv kommt es zu der für die septische Arthritis typischen Entzündung und Nekrose.
Der Prozeß der Gelenkdestruktion bei der bakteriellen Arthritis ist teilweise aufgeklärt. Die Reaktion des Gelenkes auf eine Infektion hängt aber nicht nur von der Anzahl und vom Typ der Infektionserreger ab, sondern auch von deren Virulenz und der Abwehrlage des Wirtsorganismus. So werden bleibende Gelenkzerstörungen bei der Gonokokken-Arthritis selten beobachtet, während sie bei den durch gramnegative Bakterien hervorgerufenen Gelenkinfektionen recht häufig sind.

Von Bedeutung sind ferner mikrobielle Faktoren, auch solche die vom Wirtsorganismus gebildet werden. Zur ersteren Kategorie gehören Exotoxine (z. B. Staphylokokken-Hämolysine), Endotoxine und Enzyme (z. B. Staphylokokken-Kinase, die Plasmin aktiviert). Weiterhin vermögen Bakterien chemotaktische Substanzen zu bilden oder aber durch Interaktion mit dem Komplementsystem freizusetzen. Schließlich haben bakterielle Abfallstoffe, wie z. B. Bakterienhüllwände oder Peptidoglycan-Polysaccharide phlogogene Eigenschaften.

Der Destruktionsvorgang innerhalb des Gelenkes läßt sich folgendermaßen zusammenfassen:

Experimentell konnte gezeigt werden, daß innerhalb der ersten Stunde nach der Inokulation von Keimen in ein Kaninchengelenk die Erreger von den Zellen der Grenzzellschicht sowie von aktivierten polymorphkernigen Leukocyten phagocytiert werden. Nach der intracellulären Bakteriolyse kommt es zur Freisetzung proteolytischer Enzyme aus den Phagocyten in den Gelenkraum. Lysosomale Enzyme bewirken unter anderem die Herauslösung von Proteoglykanen aus der Gelenkknorpelmatrix.

Gelingt es zu diesem Zeitpunkt, die Infektion zu stoppen, so ist der eingeleitete Destruktionsprozeß reversibel, da innerhalb von Tagen und Wochen die Proteoglykanmatrix neu gebildet werden kann. Deshalb ist die rechtzeitige Diagnosestellung und auch die Institution einer adäquaten Therapie von entscheidender Bedeutung für die Klinik, da eine Restitutio ad integrum in der Frühphase noch möglich ist.

Schreitet der Prozeß ungehindert fort, so ist infolge der Änderung der biomechanischen Eigenschaften die Knorpelmatrix vermindert belastbar, und es kommt zur Schädigung der Chondrocyten und somit zu irreversiblen Gelenkveränderungen. Zur Schädigung der Chondrocyten trägt außerdem noch die Störung der Diffusion von Nährstoffen bei, so daß die Matrixneubildung zusätzlich beeinträchtigt wird. Infolge der Regeneration und Hyperplasie der Synovialgrenzzellschicht entwickelt sich eine chronische Entzündung mit konsekutiver Invasion des Knorpels und des subchondralen Knochens durch Granulationsgewebe. Durch Enzyme wie Kollagenase, Elastase und Katepsine, die aus

Granulocyten und mononukleären Zellen freigesetzt werden, kommt es schließlich zu einer Zerstörung des Kollagens und der Proteoglykane. Mechanische Belastungen tun ein übriges, bis schließlich eine fibröse oder knöcherne Ankylose resultiert.

Prädisponierende Faktoren

Es wurde bereits darauf hingewiesen, daß trotz der Menge potentiell arthritogener Keime in der Regel infektiöse Arthritiden nur durch eine relativ begrenzte Anzahl von Erregerstämmen hervorgerufen werden (Tab.2). In ähnlicher Weise scheinen auch bestimmte Wirtsfaktoren prädisponierend für die Krankheitsempfänglichkeit bzw. für den Verlauf der infektiösen Arthritiden zu sein (Tab.3). So entwickelt nur ein kleiner Teil der Patienten, die an einer Septicaemie erkranken, eine bakterielle Arthritis. Demnach ist ein voll immunkompetenter Organismus aufgrund der Phagocytosefähigkeit der Synovialzellen in der Lage, die in das Gelenk eingedrungenen Keime zu eliminieren. Erkrankt jedoch eine gesunde Person an einer bakteriellen Arthritis, so sind hierfür in der Regel entweder eine temporär veränderte Abwehr-

Tabelle 3. Prädisponierende Faktoren für infektiöse Arthritiden

Extraartikuläre Infektionen mit konsekutiver Septikämie	Voraufgegangene immunsuppressive Therapie
Gelenktropismus bestimmter Erreger	Defektproteinämien des Komplementsystems
Vorbestehende Gelenkerkrankung Gicht, chronische Polyarthritis, Trauma, Endoprothese usw.	Störungen der Granulocytenfunktion
Vorbestehende systemische Krankheiten Diabetes mellitus, Lebercirrhose, Malignome (bes. Lymphome) usw.	Störungen der humoralen und cellulären Immunität
	Störungen der Phagocytose
Voraufgegangene antibiotische Therapie	Störungen der Chemotaxis

lage, lokalanatomische Veränderungen oder aber beide Faktoren gemeinsam verantwortlich.

Systemische Krankheiten

Stärker prädisponiert, eine bakterielle Arthritis zu entwickeln, sind Individuen mit vorbestehenden systemischen Erkrankungen (Tabelle 3). So erkranken chronisch Kranke, wie z. B. Diabetiker, Alkoholiker mit und ohne Lebercirrhose, Patienten mit Neoplasien (einschl. soliden Tumoren und myeloproliferativen Erkrankungen), mit Urämie, oder chronischer Polyarthritis wesentlich häufiger an septischen Arthritiden als Gesunde. Bei den lymphoproliferativen Erkrankungen scheint dabei eine positive Korrelation zwischen dem Schweregrad der koexistenten systemischen Erkrankung und der Schwere der Gelenkinfektion mit gramnegativen Bakterien zu bestehen. Patienten mit durch gramnegative Bakterien verursachten Arthritiden haben in der Regel einen schwereren Krankheitsverlauf als solche, bei denen sich in der Synovia grampositive Kokken nachweisen lassen. Das Risiko, eine infektiöse Arthritis zu entwickeln, ist bei Patienten mit chronischer Polyarthritis wesentlich höher als bei Personen ohne vorbestehende Grunderkrankung. Außerdem wird bei Polyarthritikern ein anderes Verteilungsmuster für die verschiedenen Erreger gefunden. So sind 90% aller isolierten Erreger grampositive Mikroorganismen, davon 80% *Staphylococcus aureus*. Obwohl zur Therapie der Gelenkinfektionen heute potente Antibiotika zur Verfügung stehen, ist eine Mortalitätsrate von 28% bei Patienten mit chronischer Polyarthritis noch immer erschrekkend hoch im Vergleich zu 0,5% bei Individuen ohne vorbestehende chronische Erkrankung. Hinzu kommt, daß etwa 40% der Patienten mit chronischer Polyarthritis und septischer Arthritis mit Steroiden oder Immunsuppressiva vorbehandelt wurden, worauf weiter unten noch ausführlicher eingegangen wird.
Eine erhöhte Krankheitsempfänglichkeit für Gelenkinfektionen wird aber auch unter langdauernder Steroid-, Immunsuppresiva- oder kurz voraufgegangener antibiotischer Therapie beobachtet. Intravenöser Drogenmißbrauch geht in einem hohen Prozentsatz

mit infektiösen Komplikationen einher, wie Endokarditis, Osteomyelitis, Phlebitis, Abszessen und Arthritiden. Ungewöhnlich ist dabei sowohl der Gelenkbefall (Sternoclavicular- und Ileosakralarthritis) als auch der Erregertyp. Fast immer werden die gramnegativen Keime *Serratia marcescens* und *Pseudomonas aeruginosa* isoliert. Begünstigend für die Entwicklung infektiöser Arthritiden scheint ebenfalls eine kurz vor Auftreten der Gelenkaffektion durchgeführte antibiotische Therapie zu sein. Die aus dem Gelenkpunktat isolierten Mikroorganismen sind häufig resistent gegenüber den vor Beginn der Arthritis applizierten Antibiotika.

Isolierte Störungen der körpereigenen Abwehrsysteme, wie z.B. des Immun- und Komplementsystems oder aber der Phagocytose und Chemotaxis können ebenfalls für infektiöse Arthritiden prädisponieren, doch sind solche Erkrankungen relativ selten.

Lokale Faktoren

Eine Vielzahl von Faktoren dürfte ursächlich für die erhöhte Anfälligkeit von Patienten mit chronischer Polyarthritis sein, eine aufgepropfte septische Arthritis zu entwickeln. Neben der Chronizität der Erkrankung mit Schwächung der Körperkräfte der Patienten sind verschiedene Therapieregime mit Steroiden und Immunsuppressiva in Betracht zu ziehen. Aber auch lokale (intraartikuläre) Faktoren sind in diesem Zusammenhang zu erwähnen, wie z.B. die verminderte Chemotaxis der Granulocyten bei chronischer Polyarthritis, die defekte Phagocytose der Granulocyten, die verminderte bakteriolytische Aktivität der Synovialflüssigkeit und möglicherweise auch die deutlich erniedrigten Komplementspiegel in der Synovia. Intraartikuläre Steroidinjektionen dürften ebenfalls die Susceptibilität für bakterielle Arthritiden erhöhen.

Pathologische Gelenkveränderungen gehören zu den wichtigsten prädisponierenden Faktoren. Die wohl häufigste Ursache hierfür ist, wie schon erwähnt, die chronische Polyarthritis, jedoch kommen alle anderen vorbestehenden Gelenkerkrankungen in Frage, wie Arthrosen, Trauma, Gicht, Pseudogicht oder neurogene Arthropathien (Charcot-Gelenke). Häufig ist es aufgrund der klinischen Untersuchung nicht möglich, zu unterscheiden, ob es sich um eine aufgepropfte Sepsis oder eine Reaktivierung der primären Gelenkerkrankung, wie z. B. einer chronischen Polyarthritis handelt. Deshalb sollte die Möglichkeit des Vorliegens einer Gelenkinfektion immer in die Differentialdiagnose mit einbezogen werden. In der Regel bringt jedoch eine diagnostische Gelenkpunktion Klarheit. Weniger häufig hingegen ist die iatrogene, direkte Inokulation von Mikroorganismen in das Gelenk, z. B. bei intraartikulären Injketionen oder bei der Punktion eines Gelenkergusses. Vermehrt infektionsgefährdet sind außerdem endoprothetisch versorgte Gelenke.

Klinische Symptomatik

Eine infektiöse Arthritis ist ein medizinischer Notfall, der rasch diagnostiziert und sofort adäquat behandelt werden muß, um einen dauernden Gelenkschaden zu vermeiden. Typischerweise präsentiert sich eine bakterielle Arthritis als akut auftretende Mono- bzw. Oligoarthritis, wobei sich die Symptome sehr rasch entwickeln. Manchmal, so bei der Gonokokken- und Meningokokkenarthritis besteht initial auch eine migratorische Polyarthritis. Häufig lassen schon die Akuität und Schwere der lokalen Entzündung, begleitet von allgemeinen Entzündungszeichen wie Fieber, Schüttelfrost, Leukocytose und Blutsenkungsbeschleunigung sofort an das Vorliegen einer infektiösen Arthritis denken. Allerdings werden auch atypische Verläufe mit chronischem Beginn oder solche ohne wesentliche allgemeine und lokale Entzündungszeichen beobachtet.
Das befallene Gelenk ist in der Regel bei einer infektiösen Arthritis überwärmt, geschwollen und extrem schmerzhaft. Am häufigsten lokalisiert sich die infektiöse Arthritis im Kniegelenk, und zwar in etwa 50% der Fälle. Andere große Gelenke wie die Hüfte oder die Schulter sind ebenfalls häufig befallen, während Hand-, Sprung- und Ellenbogengelenke seltenere Manifestationsorte sind. Auch in den Gelenken der Wirbelsäule sowie

Tabelle 4. Differentialdiagnose der infektiösen Arthritis

Krankheit	Klinische Charakteristika	Laborbefunde	Röntgen-befunde
Gicht	Hauptsächlich männliche Erwachsene; episodisch auftretende Arthritis; Tophi an Bursen, Sehnen und Ohrknorpel; häufig auch Nierensteine; gelegentlich familiär	Hyperurikämie; Natriumuratkristalle in Synovialflüssigkeit	Gewöhnlich keine; gelegentl. erosive Knochen- und Bindegewebstophi
Pseudogicht (Chondrocalcinose)	Erwachsene; episodisch auftretende Arthritis oder degenerative Gelenkerkrankung; manchmal Hyperparathyreoidismus	Calciumpyrophosphatkristalle in Synovialflüssigkeit	Chondrocalcinose
Rheumatisches Fieber	Polyarthritis der großen Gelenke; Endokarditis; manchmal Erythema marginatum; Chorea	Anstieg des Anti-Streptolysintiters; Herzrhythmusstörungen	Normaler Knochen- und Gelenkknorpel; gelegentl. Kardiomegalie
Chronische Polyarthritis vom juvenilen Typ	Gewöhnlich Kinder; gelegentl. Erwachsene; Mono-Oligoarthritis; hohes Fieber; vorübergehend erythematöse Hautveränderungen	Rheumafaktoren gewöhnlich nicht nachweisbar	Im Frühstadium normaler Knochen und Gelenkknorpel
Psoriasisarthritis	Haut-/Nagelpsoriasis; Oligoarthritis/Tendinitis; Befall der distalen Interphalangealgelenke	Assoziation der Sakroileitis mit HLA-B27	Im Frühstadium normaler Knochen und Gelenkknorpel
Virushepatitis und Arthritis	Akute transitorische Oligo- oder Polyarthritis; Zeichen der Leberparenchymschädigung	Erhöhung der Leberenzyme im Serum; Nachweis von Virusantigen (Z. B. Hepatitis B) und korrespondierender Antikörper	Normaler Knochen- und Gelenkknorpel
Unspezifische Synovitis	Akute transitorische Arthritis ohne systemische Mitbeteiligung	Gewöhnlich keine	Normaler Knochen und Gelenkknorpel

praktisch in jedem anderen peripheren Gelenk können sich Infektionen ansiedeln.

An der Wirbelsäule sind in der Regel sowohl der Wirbelkörper als auch die Zwischenwirbelscheibe befallen, wobei die Infektion auf die Wirbelbogengelenke übergreifen kann. Klinisch finden sich häufig eine lokale Schmerzhaftigkeit sowie ein Spasmus der paravertebralen und Psoasmuskulatur. Ein Wirbelsäulenbefall wird besonders bei Staphylokokken-, Bruzellen- und Salmonelleninfektionen sowie Tuberkulose beobachtet.

Die Akuität und die Schwere der infektiösen Arthritis machen differentialdiagnostisch die Abgrenzung gegenüber der Gicht, der Chondrocalcinose, dem rheumatischen Fieber, der monoartikulären chronischen Polyarthritis sowie anderen Gelenkerkrankungen erforderlich (Tabelle 4). Große diagnostische Schwierigkeiten können auch Superinfektionen von Gelenken bereiten, die durch Arthritiden anderer Art, wie z. B. eine chronische Polyarthritis, vorgeschädigt sind. Häufiger lassen sich bei den Patienten an anderen Körperstellen die primären Infektionsherde, wie z. B. eine Sinusitis, eine Otitis media, eine Tonsillitis, Harnwegsinfektionen, bronchopulmonale Infektionen oder eine bakterielle Endokarditis als Ausgangspunkt der hämatogenen Aussaat eruieren.

Diagnose

Die definitive Diagnose einer bakteriellen Arthritis basiert auf der Identifizierung des infektiösen Erregers im Gelenkpunktat oder im Synovialgewebe. Da jedoch eine gesicherte Diagnose bei nur etwa ein bis zwei Drittel der Patienten gelingt, besteht nach wie vor großes Interesse an einer verbesserten Diagnostik zur exakten Identifizierung der infektiösen Mikroorganismen. Die Verdachtsdiagnose sollte jedoch immer dann gestellt werden, wenn der Patient eine Arthritis im Rahmen einer Infektionskrankheit entwickelt, insbesondere, wenn die Arthritis auf eine adäquate antibiotische Therapie anspricht.

Blutuntersuchungen

Im peripheren Blutbild zeigt sich eine Leukocytose mit Linksverschiebung, die aber auch fehlen kann, insbesondere bei chronisch Kranken. Ebenso unspezifisch ist die begleitende Beschleunigung der Blutsenkung als Ausdruck der Stärke der Entzündungsreaktion. Blutkulturen sollten ebenfalls angelegt werden, da, wie bereits erwähnt, in einem hohen Prozentsatz der Fälle gleichzeitig auch eine Septikämie vorliegt.

Erregernachweis im Gelenk

Der Schlüssel zur Diagnose ist neben dem Verdacht auf das Vorliegen einer septischen Arthritis der Erregernachweis im Gelenk. Daher sind die sofortige Aspiration des Ergusses und die Identifizierung des Erregers die wichtigsten diagnostischen Maßnahmen. Häufig gelingt schon der Erregernachweis im Grampräparat (in etwa der Hälfte bis zwei Drittel der Fälle) oder mittels der Ziehl-Neelsen-Färbung.

Diese Untersuchungsmethoden sollten in jeder Praxis durchgeführt werden, da sie für den Therapieerfolg unter Umständen entscheidend wichtig sind. In jedem Falle sollten aber auch bei geringstem Verdacht auf das Vorliegen einer infektiösen Arthritis die entsprechenden Kulturen angesetzt und die Resistenzproben verlangt werden. Dazu sollte die durch Gelenkpunktion gewonnene Synovialflüssigkeit in sterile Heparin oder EDTA enthaltende Röhrchen abgefüllt und so schnell wie möglich in ein entsprechendes Labor gebracht werden. Eile ist vor allem deshalb geboten, weil die Überlebenszeit der Erreger wie z. B. von *Neisseria gonorrhoeae* außerhalb des Wirtsorganismus kurz ist, auch wenn ein spezielles Transportmedium verwendet wird. Die rasche bakteriologische Untersuchung der Synovialflüssigkeit und das Erstellen eines Antibiogrammes sind daher die Basis für eine spezifische antibiotische Therapie.

Typischerweise wird aus einem Pyarthros ein visköses, purulentes Punktat gewonnen, und die Leukocytenzahl in diesen Ergüssen ist in der Regel größer als 50 000/cmm, wobei mehr als 90%

der Zellen polymorphkernige Granulocyten sind. Es sei jedoch ausdrücklich darauf hingewiesen, daß niedrige Leukocytenzahlen (unter 1000-10000/cmm) eine intraartikuläre Infektion nicht ausschließen. Ist das Intervall zwischen der Gewinnung des Ergusses und seiner Aufarbeitung für die Zellzählung zu lang, so kommt es durch den raschen Zerfall der mit phagocytiertem Material vollgestopften Leukocyten zu einer Verfälschung des Resultates.

Andere diagnostische Techniken

Nicht in allen Fällen von vermuteter septischer Arthritis gelingt der Erregernachweis in der Synovia, so z.B. bei bereits eingeleiteter Antibiotikatherapie. Keime, wie *Neisseria gonorrhoeae* haben, wie bereits erwähnt, außerhalb des Wirtsorganismus eine kurze Überlebenszeit und sind zudem noch schwierig in vitro zu züchten. In manchen Fällen hat sich eine Identifizierung des Bakterienantigens mittels immunologischer Methoden als sehr nützlich erwiesen. So ließen sich mit der sensitiven Technik der Counter-Immunelektrophorese in der Synovia die Bakterienantigene von Pneumokokken, Meningokokken und *Haemophylus influenzae* erfolgreich nachweisen.

Radiologische und nuklearmedizinische Untersuchungsmethoden

Röntgenaufnahmen der befallenen Gelenke, sowie der kontralateralen Gelenke, sollten in jedem Falle angefertigt werden, schon allein, um eine benachbarte Osteomyelitis auszuschließen. In der Frühphase einer septischen Arthritis sind die Veränderungen unspezifisch. Häufig finden sich nur eine Weichteilschwellung und evtl. Hinweise auf einen Gelenkerguß. Bei Fortbestehen der Arthritis sind die Zeichen der Gelenkdestruktion wie Gelenkspaltverschmälerung infolge Knorpelzerstörung und schließlich subchondrale Osteolysen schon nach etwa 2-3 Wochen nachweisbar (Abb.1).

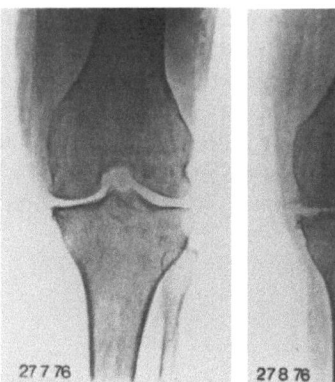

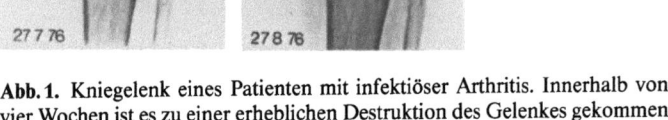

Abb. 1. Kniegelenk eines Patienten mit infektiöser Arthritis. Innerhalb von vier Wochen ist es zu einer erheblichen Destruktion des Gelenkes gekommen

An der Wirbelsäule treten röntgenologisch nachweisbare Veränderungen meist erst nach mehreren Monaten auf. Erste Zeichen sind die Verschmälerung des betreffenden Zwischenwirbelraumes bzw. Wirbelkörpers oder eine Osteophytenbildung, die von Rändern der Wirbelkörper ausgeht. Später entwickeln sich Osteolysen, die bis in den Bandscheibenraum reichen können. In der Ausheilungsphase der Spondylitis kann es durch Verschmelzung zweier benachbarter Wirbelkörper zur Blockwirbelbildung kommen (Abb. 2).

Mit Hilfe eines Knochenszintigrammes kann eine septische Arthritis an Gelenken nachgewiesen werden, die klinisch schwierig zu untersuchen sind (wie z. B. das Hüftgelenk). Nach Injektion von 99Technetium-markiertem Pertechnetat oder Polyphosphat kommt es zu einem erhöhten Uptake des Isotops an Orten vermehrter osteoblastischer Aktivität bzw. vermehrter Durchblutung. Eine Akkumulation von Neutrophilen läßt sich am besten mittels eines Gallium-Szintigramms dokumentieren. Jede dieser Techniken eignet sich zum Nachweis von Gelenkinfektionen, wobei jedoch zu berücksichtigen ist, daß auch bei einer Reihe anderer Erkrankungen, wie z. B. bei Knochentumoren oder Knochenmetastasen das Szintigramm positiv sein kann.

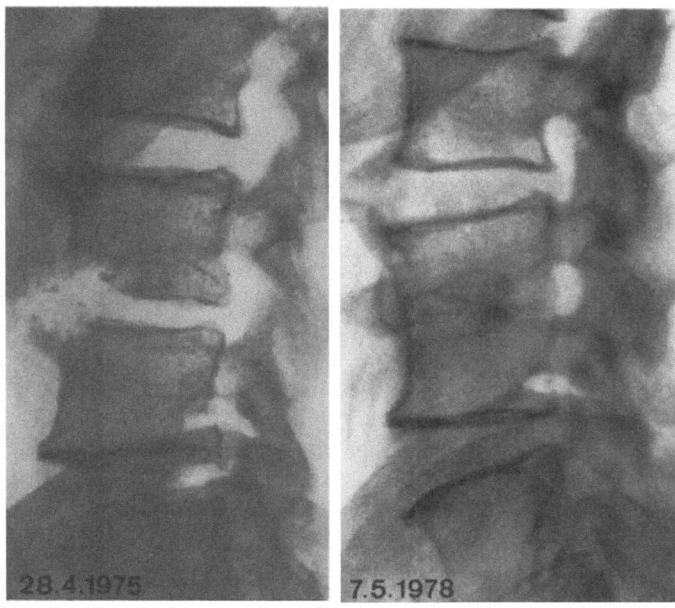

28.4.1975   7.5.1978

Abb. 2. Durch Staphylokokken bedingte Spondylitis L3/L4. Im Seitenbild
der Lendenwirbelsäule vom 28.04. 1975 findet sich eine Erniedrigung der
Bandscheibe L3/L4 mit grober Zerstörung der vorderen Grund- und Deck-
plattenabschnitte der beteiligten Wirbelkörper. Prävertebral besonders vor
dem 5. Lendenwirbelkörper erkennt man herausgepreßte Sequester. Die
Kontrollaufnahme nach 3 Jahren zeigt eine teilweise knöcherne Umwandlung und Fusion der zerstörten Knochengebiete L3 und L4. Es ist zur Blockwirbelbildung gekommen

Die wichtigsten Maßnahmen bei der Diagnostik bakterieller
Arthritiden sind in Tabelle 4 noch einmal zusammengefaßt.

Therapie

Das therapeutische Procedere bei infektiösen Arthritiden sollte
sich an den in Tabelle 5 aufgeführten Punkten orientieren. Entscheidend wichtig ist der frühzeitige Therapiebeginn; je eher mit

Tabelle 5. Therapeutisches Procedere bei infektiösen Arthritiden

---

1. Differentialdiagnostisch sollte immer an das Vorliegen einer infektiösen Arthritis gedacht werden
2. Sorgfältige Anamnese und physikalische Untersuchung
3. Identifizierung des infektiösen Erregers in der Synovialflüssigkeit
4. Rasche Institution einer antibiotischen Therapie
5. Drainage des infizierten Gelenkes und sorgfältige Überwachung
6. Behandlung einer eventuell vorbestehenden Erkrankung, die zur Gelenkinfektion prädisponiert
7. Therapeutische Maßnahmen zur Wiederherstellung der normalen Gelenkfunktion

---

der Behandlung begonnen wird, um so besser sind die Resultate, während umgekehrt eine Verzögerung wesentlich schlechtere Behandlungsergebnisse zur Folge hat. So konnte gezeigt werden, daß die besten Resultate erzielt werden, wenn innerhalb der ersten Woche nach Auftreten der Arthritissymptome mit einer spezifischen Therapie begonnen wird. In diesem Falle kommt es in 67% der Fälle zu einer folgenlosen Ausheilung der Arthritis, während bei späterem Therapiebeginn ein solcher Erfolg nur noch bei etwa 27% der Patienten beobachtet wird.

Antibiotische Therapie

Wahl des Antibiotikums

Das therapeutische Procedere bezüglich der Wahl einer antibiotischen Therapie sollte in 2 Schritten erfolgen:
- Mit der initialen Behandlung sollte schon vor der Identifizierung des entsprechenden Erregers entsprechend dem in Abbildung 3 wiedergegebenen Procedere begonnen werden.
- Die definitive Therapie erfolgt schließlich nach Vorliegen des Resultates der bakteriologischen Untersuchung sowie des Antibiogrammes.

Anhand der Gramfärbung des Synovialausstriches läßt sich schon kurze Zeit nach der ersten klinischen Untersuchung diffe-

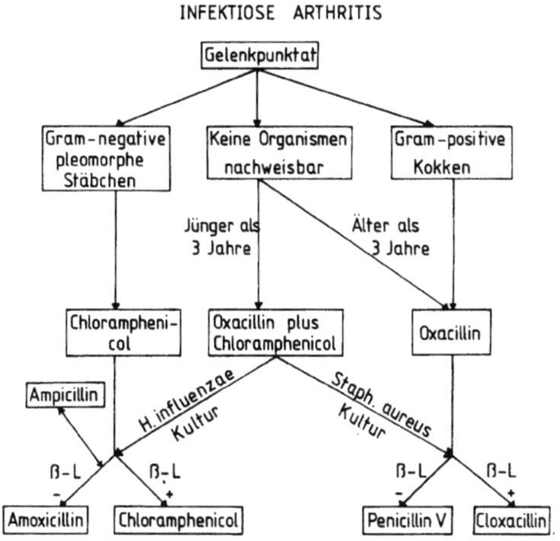

Abb. 3. Antimikrobielles Therapieregime zur Behandlung akuter infektiöser Arthritiden (Modifiziert nach Tezlaff 1978)

renzieren, ob eine Infektion mit grampositiven oder gramnegativen Mikroorganismen vorliegt oder ob das Vorliegen einer infektiösen Arthritis wahrscheinlich ist, obgleich sich keine Erreger nachweisen lassen. Diese Information steht schon wenige Stunden nach der ersten klinischen Untersuchung zur Verfügung. Die üblicherweise zur Initialbehandlung verwendeten Antibiotika sind in Tabelle 6 zusammengestellt. Die definitive Wahl muß sich nach den Resultaten der diagnostischen Untersuchung, insbesondere der bakteriologischen Befunde sowie der Resistenzprobe richten.

Während der akuten Phase der infektiösen Arthritis sollte das Antibiotikum intravenös in Abständen von jeweils 6 Stunden in Form von Kurzinfusionen verabreicht werden, zumal die Medikamentencompliance von Patient zu Patient verschieden ist. Häufig sind die schwerkranken Patienten wegen Übelkeit und Erbrechen außerdem nicht in der Lage, die Medikamente in den erforderlichen Dosen zu sich zu nehmen. Die Dauer der antibiotischen Therapie richtet sich nach dem klinischen Bild. Für gewöhnlich sollte mit der Therapie noch 2–4 Wochen nach dem

Tabelle 6. Antibiotische Therapie infektiöser Arthritiden

Erreger	Antibiotikum der Wahl	Alternative Therapie
Neisseria gonorrhoeae	Penicillin G	Cephalosporine, Tetracyclin
Staphylococcus aureus	Oxacillin	Cephalosporine
Streptococcus pneumoniae, pyogenes und *viridans*	Penicillin G	Erythromycin
Diplococcus pneumoniae	Penicillin G	Cephalosporine
Haemophilus influenzae	Ampicillin	Oxacillin
Enterobacteriaceae: *Escherichia coli*, Salmonellen, Klebsiellen, Enterobacter und Proteus species	Gentamicin	Tobramycin, Amicacin
Pseudomonas aeruginosa	Carbenicillin	Gentamicin, Amicacin
Mycobacterium tuberculosis	Streptomycin, PAS, Isoniacid, Rifampicin	
Pilze	Amphotericin B	5-Fluorocytosin

Verschwinden aller Zeichen der Gelenkentzündung fortgefahren werden. Der Therapieerfolg läßt sich neben der klinischen Besserung auch an der Normalisierung der Laborbefunde ablesen. Interessanterweise besteht eine Korrelation zwischen der Leukocytenzahl/mm in der Synovia und dem Therapieerfolg. Ein rascher Abfall der Leukocytenzahl auf 20000 und niedriger in der Synovialflüssigkeit innerhalb der ersten Behandlungswoche ist ein prognostisch günstiges Zeichen und wird in der Regel bei Fällen beobachtet, in denen es zu einer Restitutio ad integrum kommt. Bei Infektionen mit Staphylokokken und einigen gramnegativen Erregern sollte der Zeitraum der antibiotischen Therapie auf 4–6 Wochen ausgedehnt werden, um Rezidive zu vermeiden.

Intraartikuläre Antibiotika-Applikation

Eine intraartikuläre Antibiotikaapplikation ist nur in den seltensten Fällen indiziert, da fast alle der neueren Antibiotika bei parenteraler Therapie genügend hohe Konzentrationen in der Synovialflüssigkeit erreichen, die um ein Vielfaches höher sind als die zur Wachstumsinhibition der eingedrungenen Erreger erforderlichen Minimalspiegel. Eine Ausnahme davon ist möglicherweise nur das Erythromycin. Außerdem können zu hohe lokale Spiegel, wie sie bei der intraartikulären Injektion erzielt werden, eine lokale Synovitis und unter Umständen sogar eine Superinfektion induzieren.

Drainage der infizierten Gelenke

Zusätzlich zur antimikrobiellen Therapie ist häufig eine Gelenkdrainage erforderlich, insbesondere wenn sich eine große Menge purulenter Flüssigkeit intraartikulär angesammelt hat, die den Transport des Antibiotikums in das Gelenk limitiert. Werden große, purulente Gelenkergüsse, die länger als 48 Stunden bestehen, nicht drainiert, so kommt es trotz Sterilisation des Gelenkes durch die antibiotische Therapie infolge kontinuierlicher Freisetzung proteolytischer Enzyme sowie des erhöhten Gelenkinnendruckes zur Knorpelschädigung. Die meisten der befallenen Gelenke lassen sich durch wiederholte Nadelaspiration, unter Umständen kombiniert mit Kochsalzspülungen, in ausreichender Weise entlasten. Dieses Procedere erlaubt außerdem die Kontrolle des Therapieerfolges, die kontinuierliche Bestimmung der Leukocytenzahl und der Glucosespiegel sowie der antimikrobiellen Aktivität im Erguß. Ferner läßt sich fortlaufend Material für Kulturkontrollen gewinnen.

In diesem Zusammenhang sind noch 2 Hinweise erforderlich:
- Der pH-Wert der Synovialflüssigkeit nimmt mit steigender Leukocytenzahl im Punktat ab, ebenso die Wirksamkeit von Aminoglycosidantibiotika bei pH-Werten unter 6,5. Unter solchen Umständen ist es daher besonders wichtig, den Erguß abzupunktieren.
- Da Enzyme polymorphkerniger Leukocyten Salzkristalle aus Knorpel oder Synovialmembran herauslösen können, muß

der Nachweis von Natrimurat- oder Calciumpyrophosphatkristallen im Gelenkpunktat als Folge und nicht als Ursache der Gelenkinfektion interpretiert werden.

Gelenke wie die Hüfte, die schwierig durch Nadelaspiration zu drainieren sind oder solche, bei denen mit dieser Methode kein ausreichender therapeutischer Erfolg erzielt wird, sollten chirurgisch angegangen werden (ausreichende Irrigation des Gelenkes oder Synovektomie). Konservative Therapieerfolge sprechen jedoch in der Regel eindeutig gegen eine offene chirurgische Gelenkdrainage bei infektiösen Arthritiden. Bei der Nadelaspiration stellt sich in etwa 80% eine Restitutio ad integrum ein, während bei der chirurgischen Drainageform ein solcher Erfolg nur in etwa 42% der Fälle erzielt werden kann.

Eine Ausnahme ist die bereits erwähnte Hüftgelenksinfektion. Bei kleinen Kindern ist sie sogar ein chirurgischer Notfall. Abgesehen davon, daß die Drainage dieses so tiefliegenden Gelenkes durch Nadelaspiration häufig schwierig ist, kann es durch intraartikuläre Druckerhöhung infolge Eiteransammlung zur Femurkopfnekrose durch Kompression der nutritiven Blutgefäße kommen, die entlang dem Schenkelhals zum Hüftkopf verlaufen.

Weitere therapeutische Maßnahmen

Weitere therapeutische Maßnahmen sind neben der Schmerzbekämpfung die Schienung und die Immobilisation des befallenen Gelenkes. Zur Linderung der Schmerzen sind häufig starke Analgetika und u. U. kurzfristig sogar Morphinderivate erforderlich. Die Lage der Gelenke auf einer Schiene trägt ebenfalls zur Abnahme der Schmerzen bei und beschleunigt die Heilung. Allerdings ist darauf zu achten, daß das Gelenk mindestens einmal am Tag passiv voll durchbewegt wird, um die Mobilität zu erhalten. Mit Abklingen der lokalen Entzündungszeichen sollten die passiven und später auch die aktiven Bewegungsübungen graduell gesteigert werden.

Jede länger als 2 Wochen oder inadäquat behandelte, infektiöse Arthritis zeigt pathologische Veränderungen im Sinne einer chronischen Infektion. So kommt es zu Knorpel- und Knochenschäden, zur Entwicklung von Narbengewebe und schließlich zur Zerstörung der normalen Gelenkfunktion. Häufig bringt nur noch eine Arthrotomie zur Entfernung des nekrotischen Knochengewebes und des chronisch entzündeten Synoviums eine Heilung des Leidens.

Prognose

Die Prognose hängt entscheidend davon ab, wie rasch die Diagnose gestellt wird und zu welchem Zeitpunkt mit der Chemotherapie begonnen wird. Sie ist ausgezeichnet bei Institution einer adäquaten Therapie innerhalb der ersten Woche nach Auftreten der Arthritissymptome. Bei verzögerter Diagnosestellung oder nicht voll wirksamer Therapie kann es zu hämatogener Aussaat der Erreger und Sepsis, evtl. sogar mit Todesfolge kommen. Das trifft besonders für Patienten mit schweren vorbestehenden Krankheiten zu. So wurde von Wolski und Mitarbeitern an einem Kollektiv von 77 Patienten mit chronischer Polyarthritis, die zusätzlich eine infektiöse Arthritis entwickelt hatten, eine erschreckend hohe Mortalitätsrate von 28% gefunden. Im Vergleich dazu lag die Mortalitätsrate bei 501 Patienten ohne Vorerkrankungen bei nur 0,5%. Diese Zahlen unterstreichen eindrücklich, daß trotz der Entwicklung potenter Antibiotika infektiöse Arthritiden auch heute noch ein schwieriges medizinisches Problem darstellen können und daß ihre erfolgreiche Behandlung viel Erfahrung voraussetzt. Daher sollte die Behandlung der infektiösen Arthritiden nach Möglichkeit mindestens initial stationär durchgeführt werden. Im Gegensatz zur Mehrzahl der übrigen rheumatischen Erkrankungen kann aber bei rechtzeitiger Diagnosestellung und Institution einer adäquaten Therapie in einem hohen Prozentsatz der Fälle eine Restitutio ad integrum er-

zielt werden, was diese Erkrankung zu einer dankbaren Aufgabe für jeden Therapeuten macht.
Folgend werden einige spezielle Formen von infektiösen Arthritiden separat besprochen.

Die Gonokokken-Arthritis

Die Gonokokken-Arthritis ist die häufigste infektiöse Arthopathie bei Erwachsenen (Tabelle 2) und kommt bei Frauen wesentlich häufiger vor als bei Männern, bevorzugt während der Menstruation oder während der Schwangerschaft. Die Arthritis geht häufig mit Fieber einher und tritt in der Regel kurze Zeit nach der Infektion durch Geschlechtsverkehr auf. Klinisch unterscheiden wir 2 Verlaufsformen mit jeweils unterschiedlicher Prognose.

Die disseminierte Gonokokken-Infektion

Das klinische Spektrum der disseminierten Gonokokken-Infektion ist charakterisiert durch typische Hautveränderungen, Pharyngitis, Urethritis, Hepatitis, Meningitis, Endocarditis, Myocarditis oder Conjunctivitis.
Diese Symptome treten etwa 1–4 Tage nach Infektion auf, und während dieser septikämischen Phase der Erkrankung leidet der Patient an Fieber, Schüttelfrost, Tenosynovitis, Polyarthralgien bzw. Polyarthritiden. Die septischen Erscheinungen manifestieren sich an der Haut als vesicopustuläre, oft hämorrhagische und später verkrustende Läsionen mit violettem Hof; sie sind möglicherweise Ausdruck einer Mitbeteiligung der kleinen Gefäße. Solche Hautveränderungen werden aber nicht nur bei disseminierten Gonokokken-Infektionen beobachtet, ähnliche Veränderungen kommen auch bei anderen septikämischen Zuständen vor, insbesondere bei Bakteriämien infolge Hämophilus influenzae bzw. Meningokokken-Infektion.

106

Laborveränderungen

Ein Erregernachweis im Gelenk gelingt in der Regel nicht. Dennoch muß eine bakteriologische Untersuchung der Synovia durchgeführt werden, um Infektionen mit anderen Keimen auszuschließen. Die Blutkulturen hingegen sind häufig positiv. Außerdem sollten Abstriche vom Rachen, der Cervix, der Urethra sowie vom Rektum durchgeführt werden. Obwohl vielfach angenommen wird, daß bestimmte Symptome bei der Gonokokken-Arthritis möglicherweise Ausdruck einer direkten bakteriellen Invasion sind, ist es bisher nicht gelungen, Immunkomplexe oder erniedrigte Komplementspiegel im Serum bzw. in der Synovialflüssigkeit nachzuweisen. Individuen mit Komplementdefekten für C6, C7 oder C8 haben jedoch ein erhöhtes Risiko, an Neisserien-Infektionen zu erkranken.

Therapie

Eine disseminierte Gonokokken-Infektion spricht rasch auf eine intravenöse Therapie mit 10 Millionen Einheiten Penicillin G per diem für 4 bis 7 Tage an. Nach Abklingen der Symptome sollte noch für weitere 7 Tage täglich $4 \times 0,5$ gr Ampicillin gegeben werden. Bei Penicillinresistenz *Spectinomycin* 2×1 g/d.

Die Gonokokken-Arthritis ohne septische Zeichen

Einige Patienten erkranken an einer Mono- oder Oligoarthritis, ohne je die Symptome einer Septikämie entwickelt zu haben. Am häufigsten sind Knie-, Hand-, Finger-, Sprung- und Ellenbogengelenke befallen. Tenosynovialitiden im Hand- und Sprunggelenksbereich sowie Periostitiden sind möglich. Bei nicht rechtzeitiger Institution einer adäquaten Therapie kommt es zur Knorpel- und Gelenkzerstörung.

Laborbefunde

Bei Ergußbildung lassen sich die Erreger bei etwa 50% der Fälle in der Synovia nachweisen. Die Synovialflüssigkeit zeigt ferner die für eine bakterielle Infektion typischen Veränderungen, wie z. B. eine vermehrte Leukocytenzahl und einen erniedrigten Glukosegehalt.

Therapie

Die Behandlung ist identisch mit der anderer septischer Arthritiden. So sollten 10 Mio. Einheiten Penicillin per diem intravenös gegeben werden, bis es zum Abklingen der Entzündungszeichen kommt. Danach sollten für weitere 2 bis 4 Wochen 0,5 g Ampicillin 4 × tägl. oral eingenommen werden.

Die tuberkulöse Arthritis

Diagnose

Bei jeder länger als 6 Wochen bestehenden Monarthritis sollte an eine tuberkulöse Ätiologie gedacht werden und eine Synovialbiopsie an dem entsprechenden Gelenk durchgeführt werden. Das Synovialgewebe sollte sowohl histologisch als auch mikrobiologisch unter anderem auch auf säurefeste Stäbchen und Pilze untersucht werden.

Bei Vorliegen einer tuberkulösen Arthritis ist das entsprechende Gelenk mäßig schmerzhaft und bewegungseingeschränkt. Palpatorisch findet sich eine teigige Schwellung sowie eine Hyperämie des periartikulären Gewebes.

Anamnestisch ist bei begründetem Verdacht nach den typischen Allgemeinsymptomen wie Abgeschlagenheit, Inappetenz, Nachtschweiß, subfebrilen Temperaturen und Gewichtsabnahme zu fahnden.

Das Ergußbild zeigt eine deutliche Leukocytose sowie einen erniedrigten Glucosegehalt. In etwa 20% der Fälle lassen sich säurefeste Stäbchen in den Ausstrichen nachweisen, während die Synoviakulturen in etwa 80% der Fälle positiv sind. Der Tuberkulintest (intermediäre Stärke) ist praktisch immer positiv.

Röntgenveränderungen

Röntgenologisch tritt zunächst eine diffus fleckige Entkalkung gefolgt von Knochenzerstörung auf. Später kann es dann unter Umständen zur Sequesterbildung kommen. Bei Kindern manifestiert sich die Erkrankung am häufigsten am Hüftgelenk, beim Erwachsenen am Kniegelenk, aber nicht selten sind auch die Wirbelkörper befallen (Abb. 2).

Therapie

Bei Verdacht auf Vorliegen einer tuberkulösen Arthritis sollte schon vor Eintreffen der mikrobiologischen Resultate mit einer tuberkulostatischen Therapie begonnen werden. Mit der üblichen Dreierkombination (Isoniacid, Rifampicin und Pyrazinamid alternierend im täglichen Wechsel mit Streptomycin und Äthambutol) läßt sich praktisch jede Mycobakterium-tuberkulosis-Infektion erfolgreich behandeln. Dennoch sollten in jedem Falle Antibiogramme durchgeführt werden. Bei bereits längerer Zeit bestehender Arthritis ist gelegentlich eine chirurgische Intervention erforderlich. Als zusätzliche Behandlung kommen die weiter oben bereits erwähnten therapeutischen Maßnahmen zur Anwendung.

Mykotische Arthritiden

Arthritiden im Rahmen von Pilzerkrankungen sind in Mitteleuropa selten, wesentlich häufiger kommen sie in den Vereinigten Staaten und tropischen Ländern vor. Im Zeitalter des weltweiten Tourismus sollte jedoch differentialdiagnostisch bei Auftreten unklarer Arthritiden immer an das Vorliegen einer Pilzarthritis gedacht werden.

Im Prinzip können praktisch alle Pilze eine Arthritis hervorrufen, wobei drei Infektionsrouten in Frage kommen können:

- Direkte Invasion eines Gelenkes von einem benachbarten Herd im Knochen oder in der Haut, wie z. B. beim Madurafuß (Mycetoma pedis).

- Pilze können ein Erythema nodosum hervorrufen, bei dem die Arthritis für gewöhnlich mit den typischen Hautveränderungen einhergeht, gelegentlich kann die Arthritis aber auch allein auftreten; oder aber

- durch hämatogene Ausbreitung der Pilze kann es zur Granulombildung in den Gelenken kommen.

Letztere Variante ist häufig ein schwieriges diagnostisches Problem, wobei der klinische Verlauf einer chronischen Polyarthritis ähnlich sein kann. Nur durch histologische Untersuchung und den Pilznachweis im Gelenkpunktat kann die Diagnose gestellt werden. Hilfreich können auch Hautteste mit den entsprechenden Pilzantigenen sein.

Die *Coccidiomykose* ist eine Infektion, die relativ häufig im Südwesten der Vereinigten Staaten von Amerika angetroffen wird. Nicht selten finden sich Infektionsherde an den Insertionsstellen von Bändern und Sehnen. Schmerzen und Schwellung von Kniegelenken, Händen usw. sind häufig Ausdruck einer chronischen *Pilzosteomyelitis*. Im Rahmen einer Coccidiomykose-Osteomyelitis kommt es an der Wirbelsäule nie zum Befall der Zwischenwirbelscheiben, im Gegensatz zu anderen Osteomyelitiden. Röntgen-Thorax-Aufnahmen lassen für gewöhnlich an das Vorliegen einer Coccidiomykose denken. Die Diagnose wird durch Erregernachweis im Punktat, bioptisch oder durch das Ansprechen auf Amphotericin B gestellt. Gelenkerkrankungen können unter anderem aber auch bei der *Histoplasmose, Sporotrichose, Cryptokokkose* und *Blastomykose* auftreten. Häufig handelt es sich um eine Mon- oder Oligoarthritis unter vorwiegender Beteiligung der Knie- und Ellenbogengelenke, seltener der Hände mit Tenosynovialitis. Bei der Histoplasmose ist die Arthritis häufig noch mit einer Perikarditis assoziiert. Eine *Candida-Arthritis*

110

tritt gelegentlich nach intraartikulären Steroidinjektionen auf. Nicht selten können kranke Neugeborene bei entsprechenden Umweltbedingungen ebenfalls an einer Candida-Arthritis erkranken.

Die meisten der Pilzerkrankungen sprechen auf eine Therapie mit Fungiziden, insbesondere auf eine Therapie mit Amphotericin B gut an. Lediglich bei der *Actinomykose* ist Penicillin das Mittel der Wahl.

Weiterführende Literatur

Bayer AS, Chow AW, Louie JS et al (1977) Gram negative bacillary septic arthritis - Clinical, radiographic, therapeutic and prognostic features. Semin Arthritis Rheum 7: 123-132

Bayer AS, Choi C, Tillmann VB, Guze LB (1980) Fungal Arthritis V. Cryptococcal and histoplasma arthritis. Seminars in Arthritis and Rheumatism 9: 218-227

Brandt KD, Cathcart ES, Cohen AS (1974) Gonococcal arthritis: clinical features correlated with blood, synovial fluid and genitourinary cultures. Arthritis and Rheumatism 17: 503-510

Cohen AS, Kim IC (1966) Acute suppurative arthritis. In Hill, AGS. (Ed): Modern Trends in Rheumatology. New York, Appleton-Century-Crofts, 1: 347

Ehrlich GE (1978) Fungal arthritis (editorial). JAMA 240: 563

Goldenberg DL (1983) "Postinfectious" arthritis: New look at an old concept with particular attention to disseminated gonococcal infection. Am J Med 74: 925-928

Goldenberg DL, Cohen AS (1976) Acute infectious arthritis. Am J Med 60: 369

Goldenberg DL, Cohen AS (1978) Arthritis due to tuberculous and fungal microorganisms. Clin Rheum Dis 4: 211-224

Goldenberg DL, Reed JR (1985) Bacterial arthritis. N Engl J Med 312: 764-771

Holmes KK, Counts GW, Beaty HN (1971) Disseminated gonococcal infection. Ann Int Med 74: 979-993

McCord WC, Nies KM, Louie JS (1977) Acute veneral arthritis. Arch Int Med 137: 858-862

Nade S (1983) Acute septic arthritis in infancy and childhood. Journal of Bone and Joint Surgery 65B: 234-241

O'Brien JP, Goldenberg DL, Rice PA (1983) Disseminated gonococcal infection: A prospective analysis of 49 patients and an review of pathophysiology and immune mechanisms. Medicine 62: 395-406

Peltola H, Vahvanen V (1984) A comparative study of osteomyelitis and purulent arthritis with special reference to aetiology and recovery. Infection 12: 75–79

Russel AS, Ansell BM (1972) Septic arthritis. Ann rheum Dis 31: 40

Samilson RL, Bersani RA, Watkins MB (1958) Acute suppurative arthritis in infants and children; the importance of early diagnosis and surgical drainage. Pediatrics 21: 798

Schmid FR (Hrsg) (1986) Clinics in Rheumatic Diseases: Infectious Arthritis. W. B. Saunders, Co., London, Philadelphia, Toronto

Tezlaff TR, McCracken GH, Nelson JD (1978) Oral antibiotic therapy for skeletal infections of children. II. Therapy of osteomyelitis and suppurative arthritis. J Pediatr 92: 485

Wallace R, Cohen AS (1976) Tuberculous arthritis. Am J Med 61: 277–282

Ward JR, Atcheson SG (1977) Infectious arthritis. Med Clin North Am 61: 313–329

Ward JR, Cohen AS, Bauer W (1960) The diagnosis and therapy of acute suppurative arthritis. Arthritis rheum 3: 522

Watanakunakorn C (1982) Treatment of infections due to methicillin resistant staphylococcus aureus. Annals of Internal Medicine 97: 376–378

Wilkens RF, Healey LA, Decker JL (1960) Acute infectious arthritis in the aged and chronically ill. Arch Intern Med 106: 354

Wolski KP (1976) Staphylococcal and other gram positive coccal arthritides. In Schmidt FR (ed) Clinics in Rheumatic Diseases, Saunders, London Philadelphia Toronto

5. Lyme-Borreliose

P. Herzer

Definition

Die Lyme-Borreliose ist eine Anthropozoonose, die in drei Stadien mit unterschiedlichen Organmanifestationen verlaufen kann. Krankheitserreger sind Borrelien, die durch den Stich von Zecken übertragen werden. Allgemeinsymptome, Erythema chronicum migrans und Lymphadenosis benigna cutis sind frühe Krankheitserscheinungen (Stadium I), denen neurologische, kardiale oder auch ophthalmologische Manifestationen folgen können (Stadium II). Spätmanifestationen sind die Lyme-Arthritis, Acrodermatitis chronica atrophicans und enzephalomyelitische Symptome (Stadium III). Unterschiedliche Kombinationen dieser Krankheitsbilder sind ebenso möglich wie ein isolierter Organbefall. Eine frühe antibiotische Therapie verhindert die manchmal schwerwiegenden Spätfolgen. Bei Patientinnen mit einer Lyme-Borreliose kann es während einer Schwangerschaft zu einer Infektion des Foeten kommen.

Epidemiologie und Ätiologie

Die auffallend hohe Inzidenz von Patienten mit einer Arthritis in der Gemeinde Old Lyme im amerikanischen Bundesstaat Connecticut führte zur Entdeckung einer bislang nicht bekannten Form einer Arthritis, die von den Erstbeschreibern Steere und

Mitarbeitern 1976 *Lyme-Arthritis* genannt wurde. Bei der weiteren klinischen und epidemiologischen Erforschung der Lyme-Arthritis stellte sich heraus, daß der Arthritis dermatologische, neurologische und kardiale Krankheitserscheinungen vorausgehen können. Diese dermatologischen und neurologischen Symptome waren in Europa schon zu Anfang dieses Jahrhunderts als nosologisch eigenständige Krankheitsbilder beschrieben worden, das *Erythema chronicum migrans* (ECM) und die *Meningopolyneuritis Garin-Bujadoux-Bannwarth*. Eine Assoziation dieser Erkrankungen mit einer Arthritis oder Karditis war in Europa bis dahin jedoch nicht bemerkt worden. Infolge der Entdeckung des Krankheitserregers der in den USA dann *Lyme-Krankheit* und in Europa von einigen Autoren *Erythema-chronicum-migrans-Krankheit* genannten Entität war es dann möglich, das komplexe klinische Spektrum dieser Multisystemerkrankung genauer zu definieren und in seiner geographischen Verbreitung zu untersuchen. Nachdem sich hierbei keine prinzipiellen kontinentalen Unterschiede im klinischen Bild der Erkrankung ergaben, also z.B. auch die Lyme-Arthritis in Europa als eine häufige Erkrankungsform zu beobachten war, wurde mit Berücksichtigung der Ätiologie die generelle Verwendung der Krankheitsbezeichnung *Lyme-Borreliose* vorgeschlagen. In den USA fanden sich inzwischen weitere endemische Gebiete für die Lyme-Borreliose. In Europa ist die Erkrankung in nahezu allen Ländern beschrieben worden, häufig kommt sie vor allem in Nord- und Mitteleuropa vor.

Burgdorfer und Mitarbeiter isolierten 1982 in den USA aus Zecken der Spezies *Ixodes dammini* Spirochäten und wiesen im Serum von Patienten mit Lyme-Krankheit Antikörper gegen diese Spirochäten nach. Nach taxonomischen Kriterien wurden diese Spirochäten der Gattung der Borrelien zugeordnet und nach ihrem Entdecker *Borrelia burgdorferi* benannt. Borrelia burgdorferi wurde auch aus Blut und Hautbiopsien von Patienten mit ECM, aus Liquor von Patienten mit neurologischen Krankheitsmanifestationen und aus Hautbiopsien von Patienten mit *Acrodermatitis chronica atrophicans* (ACA) isoliert und kultiviert. Spirochäten fanden sich auch im Gelenkpunktat eines Patienten mit Lyme-Arthritis, ihre Kultivierung gelang jedoch nicht.

Zwischen den bisher als Borrelia burgdorferi charakterisierten Spirochätenstämmen gibt es geringe phänotypische Unterschiede, ohne daß jedoch mit den bisher beobachteten Polymorphismen die individuell unterschiedlichen klinischen Ausprägungen und Verläufe der Erkrankung zu erklären sind.

Neben Ixodes dammini sind in den USA auch andere Schildzekken Überträger der Lyme-Borreliose, dagegen ist in Europa bislang nur die Übertragung durch *Ixodes ricinus* („Holzbock") gesichert. Oft können sich jedoch die Patienten mit einer Lyme-Borreliose nicht an einen Zeckenstich erinnern. In diesen Fällen könnte ein Zeckenstich unbemerkt geblieben sein. Andererseits lassen klinische Beobachtungen und die Isolierung von Spirochäten aus verschiedenen Arthropoden den Schluß zu, daß der Erreger auch durch andere Vektoren, z. B. ubiquitär vorkommende Stechfliegen, auf den Mensch übertragen werden kann. Erregerreservoire sind zahlreiche Wild- und Haustiere.

Die parasitären Entwicklungsphasen von Zecken sind an warme Jahreszeiten gebunden. Demzufolge treten die Krankheitserscheinungen mit kurzen Inkubationszeiten (Stadium I und II) vorwiegend zwischen Frühjahr und Herbst auf. Der Beginn von Symptomen des Stadiums III ist infolge der langen Latenzphasen nicht saisonal gehäuft. Die Lyme-Borreliose kann in jedem Lebensalter auftreten und ist bei beiden Geschlechtern gleich häufig.

Borrelia burgdorferi kann auch diaplazentar übertragen werden. Bisherigen Beobachtungen zufolge werden Aborte, kardiale Mißbildungen und perinataler Tod als Folgen einer Lyme-Borreliose während einer Schwangerschaft diskutiert. Diese Risiken können im Einzelfall noch nicht abgesehen werden.

Pathogenese

Nach der Infektion der Haut, wo in Form eines ECM oder einer *Lymphadenosis benigna cutis* (LABC) eine spezifische Lokalreaktion entstehen kann, kommt es zu einer hämatogenen und wahrscheinlich auch lymphogenen Dissemination des Erregers. Kulturell und/oder histologisch konnten Spirochäten in allen Organsystemen, die klinisch Krankheitserscheinungen aufweisen können, nachgewiesen werden. In der Synovialis fanden sich mit der Silberfärbung zwar nur in Einzelfällen Spirochäten, aber auch die Beschreibung einer erhöhten antigenspezifischen Reaktivität mononukleärer Zellen in Gelenkpunktaten gegenüber der entsprechenden Reaktivität mononukleärer Blutzellen weist auf eine Infektion der Synovialis als Ursache für die Lyme-Arthritis hin. Da aber weder aus der Synovia noch der Synovialis bisher Spirochäten kultiviert werden konnten und darüber hinaus auch eine antibiotische Therapie zum Teil ineffektiv ist, bleibt offen, ob die Lyme-Arthritis stets durch lebende Erreger verursacht wird oder auch nur durch eine Antigenpersistenz (Bakteriendebris) unterhalten werden kann.

Bei Patienten mit Krankheitsmanifestationen des Stadiums II und III wurden eine verminderte spontane Suppressorzellaktivität sowie eine defekte Fc-Rezeptor vermittelte Phagozytose des Erregers nachgewiesen und als Ursache einer fortwährenden bzw. die Lyme-Arthritis unterhaltenden Immunantwort diskutiert. Aufgrund des signifikant häufigeren Nachweises des HLA-DR2-Antigens bei Patienten in den USA mit neurologischen Manifestationen und/oder Lyme-Arthritis im Vergleich zu Kontrollen wurde eine immungenetische Disposition für die Pathogenese dieser Krankheitserscheinungen angenommen. Bei Untersuchungen in Europa fand sich jedoch keine signifikante Assoziation der entsprechenden Krankheitsbilder mit dem HLA-DR2-Antigen.

Zirkulierende Immunkomplexe und Kryoglobuline im Serum als Hinweis auf eine Immunpathogenese sind vor allem bei Patienten mit einem ECM zu finden, bei denen es auch zu Manifestationen an Herz, Nervensystem und Gelenken kommt. Bei der Lyme-Arthritis können Immunkomplexe und Kryoglobuline häufiger im Gelenkpunktat als im Serum nachgewiesen werden.

Die spezifischen Antikörper gegen Borrelia burgdorferi haben offenbar keine neutralisierende Wirkung, sondern sind möglicherweise Pathogenitätsfaktoren, zumal es parallel zum Fortschreiten einer Lyme-Borreliose zu einem Anstieg der humoralen Immunantwort kommt. So sind die spezifischen Antikörper auch

116

kein Schutz gegen eine mögliche Reinfektion mit erneuten klinischen Symptomen.

Klinische Symptomatik

Unterschiedlich lange Latenzzeiten bis zum Auftreten der möglichen Krankheitserscheinungen begründen die Stadieneinteilung der Lyme-Borreliose (Abb. 1). Verschiedene Allgemeinsymptome, das ECM und die LABC können zwischen wenigen Tagen und Wochen nach der Infektion auftreten (Stadium I). Die Latenzzeit bis zum Beginn der neurologischen und kardialen Manifestationen beträgt gewöhnlich wenige Wochen, in Einzelfällen auch einige Monate (Stadium II). Die erst in einem Fall beschriebene Augeninfektion war nach Remission eines ECM aufgetreten. Die Lyme-Arthritis ist typischerweise eine Spätmanifestation, die nach Wochen und vermutlich auch noch nach wenigen

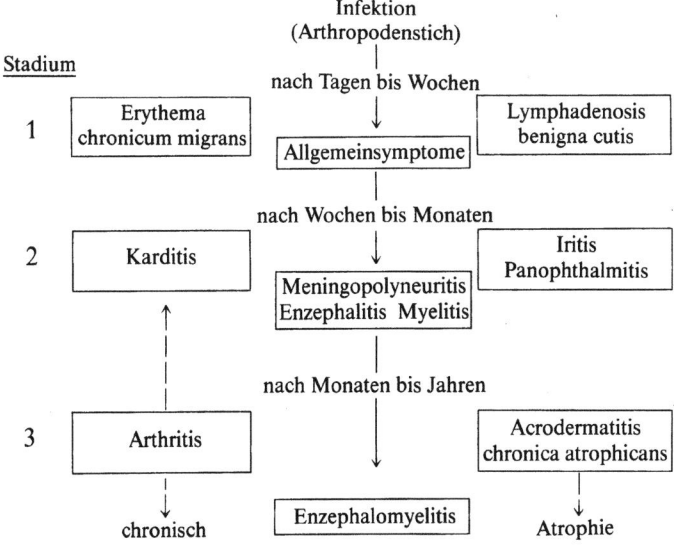

Abb. 1. Klinische Stadien der Lyme-Borreliose

117

Jahren folgen kann (Stadium III). Sowohl für die ACA als auch für chronisch enzephalomyelitische Manifestationen wurden Latenzzeiten von mehreren Jahren beschrieben.

Die einzelnen Krankheitsstadien sind zwar oft durch symptomfreie Intervalle getrennt, sie können aber auch fließend ineinander übergehen. Keine der verschiedenen Krankheitserscheinungen ist obligat, so daß unterschiedliche Kombinationen der einzelnen Krankheitsbilder und oft auch monosymptomatische Verläufe beobachtet werden können. Insgesamt sind ECM, Meningopolyneuritis und Lyme-Arthritis die am häufigsten beobachteten Manifestationen der Lyme-Borreliose.

Allgemeinsymptome

Zahlreiche unspezifische Symptome können mit einem ECM assoziiert sein oder auch isoliert auftreten. Am häufigsten klagen Patienten über allgemeines Krankheitsgefühl und Müdigkeit. Oft treten auch Arthralgien und Myalgien, flüchtige meningeale Reizerscheinungen mit Kopf- und Nackenschmerzen, subfebrile Temperaturen und regionale oder generalisierte dolente Lymphknotenvergrößerungen auf. Ferner wurden in einigen Fällen gastrointestinale Symptome, eine Hepatomegalie und Splenomegalie, Symptome einer Tracheolaryngitis, Ohrenschmerzen, eine Konjunktivitis, unspezifische Exantheme und auch eine Hodenschwellung als Frühsymptome einer Lyme-Borreliose beobachtet. Charakteristisch ist der oft intermittierende Verlauf der Krankheitssymptomatik und die schnell wechselnde Art der Beschwerden. Gewöhnlich klingen die Allgemeinsymptome in wenigen Tagen oder Wochen ab, mitunter persistieren sie auch über Monate. So sind auch im Stadium der Lyme-Arthritis zum Teil noch allgemeines Krankheitsgefühl und subfebrile Temperaturen vorhanden.

Kutane Manifestationen

Das ECM breitet sich von der Stelle des Zeckenstichs zentrifugal aus. Unter Abblassung des Zentrums nimmt das Erythem all-

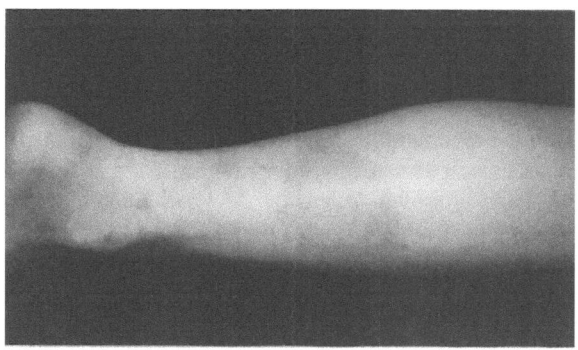

Abb. 2. Erythema chronicum migrans

mählich die Gestalt eines Ringerythems an (Abb. 2). Oft entsteht auch zentral eine dunkel-livide Verfärbung. Der Durchmesser des ECM kann nur wenige Zentimeter betragen oder auch z. B. die Länge einer Extremität umfassen. Im Bereich der überwärmten Hautläsion empfindet etwa die Hälfte der Patienten Juckreiz und brennende Schmerzen. Vereinzelt treten neben dem initialen ECM weitere Ringerytheme auf. Das ECM heilt gewöhnlich in einem Zeitraum von einigen Tagen bis wenigen Wochen spontan ab, eine Persistenz über mehrere Monate ist selten.

Die LABC ist eine Hautveränderung, die durch eine Neubildung lymphoretikulären Gewebes in der Cutis und Subcutis entsteht. Das klinische Bild ist durch solitäre oder disseminiert auftretende Knötchen oder polsterartige bzw. tumoröse Herde gekennzeichnet. Am häufigsten ist der solitär-großknotige Typ mit rötlich-livider Verfärbung. Prädilektionsstellen für diesen Typ der LABC sind die Ohrläppchen, Perimamillarregion und Genitalregion.

Die ACA tritt meist an den Streckseiten der Extremitäten auf, bevorzugte Lokalisationen sind Hand- und Fußrücken, Ellbogen und Knie. Da die Hautveränderungen oft über Gelenken am deutlichsten sichtbar sind, wurde auch die Bezeichnung „Arthrodermatitis" geprägt. Initial zeigt sich eine ödematöse Schwellung und rötlich-livide Verfärbung der Haut. Pathognomonisch sind streifenförmige Verfärbungen auf der Streckseite der Unterarme und Unterschenkel („Ulnarstreifen", „Tibiastreifen"). Im atrophischen Stadium, das sich im Verlauf von Jahren allmählich ausbildet, ist die Haut durchscheinend dünn und gefältelt („Zigarettenpapierhaut"). Teleangiektasien, Hyperpigmentierungen und Depigmentierungen führen zum Bild der Poikilodermie. Oft entstehen über den Gelenken „fibroide Knoten", die leicht als Rheumaknoten fehlgedeutet werden. Flächenhafte Sklerosierungen der Haut können zur Fehldiagnose einer zirkumskripten Sklerodermie führen. Die schlaffe Atrophie der Haut verursacht beim stehenden Patienten eine Verbreiterung des gesamten Vorfußes und eine scheinbare Fersenschwellung. Schmerzen im Bereich der befallenen Extremität können durch eine begleitende Polyneuropathie bedingt sein.

Kardiale Manifestationen

Die Manifestationen bei der Lyme-Karditis sind Zeichen einer Perimyokarditis. Am häufigsten finden sich Erregungsleitungsstörungen wechselnden Grades. Ferner kann es zu ventrikulären Leitungsstörungen, Erregungsrückbildungsstörungen, Extrasystolien und Vorhofflimmern kommen. Radiologische bzw. echokardiographische Befunde einer Kardiomegalie oder eines Perikardergusses wurden nur in Einzelfällen beschrieben. Die Zeichen einer Lyme-Karditis sind gewöhnlich innerhalb von Tagen bis wenigen Wochen spontan rückläufig. Verschiedentlich war bei Patienten mit einem AV-Block 3. Grades eine temporäre Schrittmacherimplantation erforderlich. Ein Patient mit einer Lyme-Borreliose verstarb an einem plötzlichen Herztod; die Autopsie ergab eine lymphozytäre und plasmazelluläre Pankarditis sowie Spirochäten im Myokard.

Ophthalmologische Manifestationen

Die Konjunktivitis als frühes unspezifisches Krankheitszeichen einer Lyme-Borreliose ist insbesondere aus rheumatologischer Sicht erwähnenswert, da sich bei der Lyme-Arthritis die Diffe-

rentialdiagnose eines Reiter-Syndroms stellen kann. Bislang erst
in einem Fall wurde eine akute Iritis und nachfolgende zu einseitiger Erblindung führende Panophthalmitis infolge einer Lyme-
Borreliose beschrieben. Bei der histologischen Untersuchung des
enukleierten Auges fanden sich mit der Silberfärbung Spirochäten.

Neurologische Manifestationen

Die neurologische Symptomatik im Stadium II der Erkrankung
entspricht meist dem als Meningopolyneuritis Garin-Bujadoux-
Bannwarth oder auch Bannwarth-Syndrom beschriebenen
Krankheitsbild, das durch die Trias Radikulitis, kraniale Neuritis
und Meningitis gekennzeichnet ist. Meist treten zunächst in enger topographischer Beziehung zur Lokalisation eines vorausgegangenen Zeckenstichs oder ECM radikuläre Schmerzen auf, die
als brennend, bohrend oder ziehend und vor allem nachts als unerträglich geschildert werden. Schließlich können periphere Pa-
resen und Sensibilitätsstörungen auftreten. In diesem Stadium
kann es leicht zur Fehldiagnose eines Bandscheibenprolaps
kommen. Bei etwa der Hälfte der Patienten kommt es zu einer
Fazialisparese. Aber auch andere Hirnnerven können betroffen
sein. Klinische Zeichen einer Meningitis sind eher selten, dennoch finden sich bei der Liquorpunktion stets eine lymphozytäre
Pleozytose sowie eine Erhöhung des Gesamteiweißes. Vereinzelt
treten auch frühe enzephalitische und/oder myelitische Manifestationen auf. In Assoziation mit einer Meningopolyneuritis wurde auch eine fokale Myositis beschrieben. Die Meningopolyneuritis bildet sich gewöhnlich spontan vollständig zurück. Chronisch progressive Enzephalomyelitiden, die auch noch mit einer
Latenzzeit von Jahren auftreten können, sind zwar selten, sie stellen aber die schwerwiegendste Manifestation einer Lyme-Borreliose dar. So können der multiplen Sklerose ähnliche Krankheitsbilder und organische Psychosyndrome bis hin zu schweren
Psychosen und Demenz Folgen einer Lyme-Borreliose sein.

Gelenkmanifestationen

Gelenkmanifestationen können bei der Lyme-Borreliose in allen drei Krankheitsstadien vorkommen und sind in drei Kategorien zu unterteilen: Arthralgien, Arthritiden (intermittierend oder chronisch) und chronisch deformierende Gelenkaffektionen im Bereich der befallenen Haut bei der ACA.

Arthralgien treten am häufigsten im Stadium I der Erkrankung auf. Sie können schon nach kurzer Zeit wieder abklingen oder über Monate und Jahre persistieren und damit auch zusammen mit den typischen Manifestationen des Stadiums II und III vorkommen. Charakteristisch für die Arthralgien bei der Lyme-Borreliose ist ihr intermittierender Verlauf, wobei die Dauer der Gelenkschmerzen oft nur Stunden oder wenige Tage beträgt und die symptomfreien Intervalle zwischen Tagen und Monaten variieren. Der Gelenkbefall ist meist mon- oder oligartikulär und wandernd. Betroffen sind sowohl große als auch kleine Gelenke. Auch periartikuläre Gewebsregionen (Sehnenansätze) und die Fersen können von Schmerzattacken betroffen sein. Bei der klinischen Untersuchung zeigen die betroffenen Gelenke keinen pathologischen Befund. Die Arthralgien bei der Lyme-Borreliose verursachen oft mehr Schmerzen als manifeste Arthritiden.

Gelenkschwellungen kommen gelegentlich schon im Stadium I oder II der Lyme-Borreliose vor, typischerweise beginnt die Lyme-Arthritis jedoch erst Monate nach Krankheitsbeginn. Pathognomonisch ist der akute Beginn und intermittierende Verlauf. Die Arthritisattacken sowie die Remissionsphasen dauern zwischen wenigen Tagen und vielen Monaten. Auch die Gesamtdauer dieses intermittierenden arthritischen Befalls ist extrem variabel. Spontanremissionen sind schon nach einmaligem Befall oder auch erst nach vielen Jahren und zahlreichen Schüben möglich. Bei etwa 10% der Patienten wird die Arthritis nach initial intermittierendem Verlauf chronisch. Die Lyme-Arthritis kann sich darüber hinaus auch primär chronisch manifestieren. Das Gelenkbefallsmuster ist fast immer mon- oder oligartikulär; infolge der oft wandernden Lokalisation können dann allerdings insgesamt zahlreiche Gelenke befallen werden. Bei der seltenen polyarthritischen Manifestation fällt gewöhnlich eine Asymmetrie

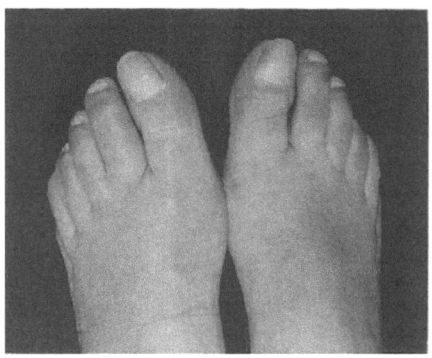

Abb. 3. Lyme-Arthritis: „Wurstförmiger" Zehenbefall links

des Befallsmusters auf. Am häufigsten (in etwa 80% der Fälle) kommt es zu einer Arthritis des Kniegelenks, wobei sich oft Baker-Zysten bilden. Ansonsten können alle großen und kleinen peripheren Gelenke bei der Lyme-Arthritis betroffen sein. Hinweise auf eine Sakroiliitis ergaben sich bislang nicht. Bei einem Befall von Finger- oder Zehengelenken kann es zu einem Befall im Strahl mit einer diffusen Weichteilschwellung *(Daktylitis)* kommen und somit zum klinischen Bild von „Wurstfingern" oder „Wurstzehen" (Abb. 3). Gelegentlich tritt auch eine Fersenschwellung auf. Trotz massiver Schwellungen, insbesondere der Kniegelenke, ist die Lyme-Arthritis in vielen Fällen wenig schmerzhaft. Die Haut über den Gelenken ist meist überwärmt, aber selten gerötet. Gelegentlich kommt es aber auch zu akut schmerzhaften Schwellungen mit periartikulärer Rötung, so daß sich dann das klinische Bild wie bei einer septischen Arthritis oder Gicht zeigt; so kann die Lyme-Arthritis auch eine Podagra imitieren.

Wiederholte Beschreibungen von Gelenkaffektionen bei der ACA führten zur Bezeichnung „Acrodermatitis atrophicans arthropathica". Einerseits können bei einem Patienten sowohl eine ACA als auch eine typische Lyme-Arthritis auftreten, andererseits sind bei der ACA auch in einigen Fällen chronisch deformierende Finger- und Zehenarthropathien in topographischer

Beziehung zu der befallenen Haut zu sehen, die dem Bild einer Jaccoud-Arthropathie entsprechen. Darüber hinaus können röntgenologisch auch im Bereich der von einer ACA betroffenen Extremität Befunde einer ossifizierenden Periostitis gefunden werden.

Diagnose

Serodiagnostik

Da der kulturelle Erregernachweis nur in wenigen erfahrenen Laboratorien möglich ist und darüber hinaus die Treffsicherheit zu unsicher ist oder im Fall der Lyme-Arthritis die Erregerdiagnostik kaum gelingt, hat der serologische Nachweis von Antikörpern gegen Borrelia burgdorferi den primären Stellenwert in der Labordiagnostik der Lyme-Borreliose. Als Nachweismethoden werden hierzu die indirekte Immunfluoreszenztechnik oder ELISA-Technik verwendet. Nach der Infektion kommt es zu einem allmählichen Anstieg spezifischer IgM-Antikörper, die Titer sind meist nach 3–6 Wochen am höchsten und fallen dann über Wochen kontinuierlich ab. Der Anstieg spezifischer IgG-Antikörper erfolgt mit einer Verzögerung von wenigen Wochen. Im Stadium I der Erkrankung finden sich somit überwiegend spezifische IgM-Antikörper, bei etwa der Hälfte der Patienten mit einem ECM ist der serologische Befund allerdings noch negativ. Im Stadium II sind seronegative Fälle nur noch selten, gewöhnlich überwiegen hier bereits spezifische IgG-Antikörper. Bei neurologischen Manifestationen kann vor allem der Nachweis intrathekal gebildeter Antikörper ein diagnostisch beweisender Befund sein. Bei der ACA und der Lyme-Arthritis (Stadium III) sind spezifische IgM-Antikörper nur ausnahmsweise nachweisbar, dagegen sind die Titer spezifischer IgG-Antikörper maximal hoch und persistieren dann in unveränderter Höhe oft über viele Jahre. Auch können bei der Lyme-Arthritis spezifische Antikörper im Gelenkpunktat nachgewiesen werden, die Titer unterscheiden sich nicht signifikant von denen im Serum.

Die diagnostische Wertigkeit eines IgG-Antikörperbefundes ist durch die Möglichkeit klinisch inapparent verlaufender Infektionen eingeschränkt. Signifikante IgG-Titer fanden sich z. B. bei einem eigenen Kontrollkollektiv in 2% der Fälle. Da die Höhe eines IgG-Antikörpertiters keine Unterscheidung zwischen einer manifesten Lyme-Borreliose und einem Durchseuchungstiter erlaubt und im Stadium III (zum Teil schon im Stadium II) auch serologische Verlaufkontrollen keine Titeränderungen ergeben, kann ein solcher Befund nur im Zusammenhang mit der klinischen Differentialdiagnostik gewertet werden.

Falsch positive IgM-Befunde sind bei der infektiösen Mononukleose möglich. Kreuzreaktionen mit Borrelia burgdorferi können durch andere Borrelien- und Treponemeninfektionen bedingt sein; in Mitteleuropa ist vor allem an die Lues zu denken.

Unspezifische Laborbefunde

Unspezifische pathologische Laborbefunde kommen vorwiegend in der frühen Krankheitsphase vor. Mögliche Befunde sind: BSG-Beschleunigung, Leukozytose und Linksverschiebung im Differentialblutbild, normochrome Anämie, erhöhtes Gesamt-IgM, Transaminasenerhöhungen (SGOT, SGPT, LDH), Mikrohämaturie, Proteinurie und vor allem zirkulierende Immunkomplexe und Kryoglobuline. Die pathologischen Laborbefunde normalisieren sich oft während des weiteren Krankheitsverlaufs. Bei der Lyme-Arthritis sind am ehesten noch BSG-Beschleunigung, erhöhtes Gesamt-IgM, zirkulierende Immunkomplexe und Kryoglobuline im Serum vorhanden.

Synoviaanalysen bei der Lyme-Arthritis ergaben sehr unterschiedliche Zellzahlen (meist um $20000/mm^3$) mit einem Überwiegen von Granulozyten, der Proteingehalt beträgt durchschnittlich etwa 5 g/dl.

Röntgenbefunde bei der Lyme-Arthritis

Röntgenologisch können bei langwährender chronischer Lyme-Arthritis die typischen Zeichen einer erosiven Arthritis mit periartikulärer Osteoporose (Abb. 4), Gelenkspaltverschmälerung und Usuren (Abb. 5) sichtbar werden. Ferner sind Kalzifizierun-

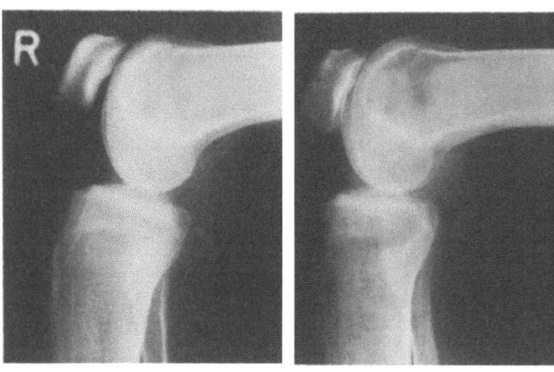

Abb. 4. Gelenknahe Osteoporose bei chronischer Lyme-Arthritis des linken Kniegelenkes

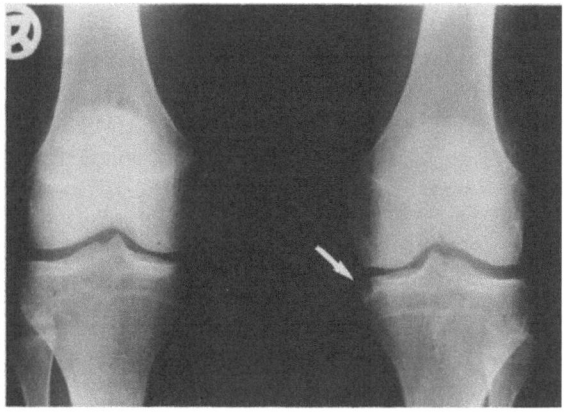

Abb. 5. Marginale Usur am medialen Tibiaplateau links bei chronischer Lyme-Arthritis

gen von Gelenkknorpeln, Menisci und Sehnen sowie Kalkaneus-erosionen möglich. Selbst subchondrale Sklerosen und Osteo-phyten, eigentlich die klassischen Befunde degenerativer Gelenk-erkrankungen, wurden als Folgen einer Lyme-Arthritis beschrie-ben.

Differentialdiagnose der Lyme-Arthritis

Die Diagnose einer Lyme-Arthritis kann nur als Schlußfolgerung aus einer Indizienkette von Anamnese, serologischem Befund und Ausschlußdiagnostik gestellt werden.

Angaben zu einem vorausgegangenen Zeckenstich sind nur be-dingt wertbar, da auch Gesunde sich häufig an einen Zeckenstich erinnern und andererseits Patienten mit einer klassischen Lyme-Borreliose kein Zeckenstich erinnerlich ist. Die Anamnese eines ECM oder von Symptomen einer Meningopolyneuritis in einem Zeitraum von maximal etwa 2 Jahren ist dagegen der wichtigste Schlüssel zur Diagnose. Aber selbst bei einer typischen Anamne-se und einem positiven IgG-Antikörperbefund darf die Differen-tialdiagnostik nicht vernachlässigt werden, da die Koinzidenz bzw. Aufeinanderfolge verschiedener Erkrankungen möglich wäre.

Allerdings ist die Lyme-Arthritis oft die einzige klinische Manife-station der Infektion mit Borrelia burgdorferi und nur mit Hilfe der Serodiagnostik zu erkennen. Da der Nachweis spezifischer IgG-Antikörper aber kein Beweis für die Diagnose Lyme-Arthri-tis ist, ist insbesondere in diesen Fällen die Ausschlußdiagnostik unabdingbar.

Der akute Beginn der Lyme-Arthritis mit mon- oder oligartikulä-rem Befall kann vor allem zu den Differentialdiagnosen septi-sche Arthritis, Gicht, Pseudogicht oder Sarkoidosearthritis füh-ren. Das Befallsmuster der Lyme-Arthritis (einschließlich Enthe-sopathie, Befall von Fingern oder Zehen mit dem Bild einer Daktylitis) gleicht vor allem dem klinischen Bild des peripheren Gelenkbefalls der seronegativen Spondylarthritiden. In Einzel-fällen kann eine sichere Unterscheidung zu inkompletten Ver-laufsformen der Spondylarthritiden (inkomplettes Reiter-Syndrom, HLA-B27-Oligarthritis) schwierig oder unmöglich sein; so könnten sich z.B. einerseits spezifische IgG-Antikörper gegen Borrelia burgdorferi und andererseits HLA-B27 oder eine Psoriasis als kontroverse diagnostische Indizien bei einem klinisch vieldeutigen Gelenkbefall gegenüberstehen. Auch die Differentialdiagnose einer vor allem seronegativen chronischen Polyarthritis kann im Einzelfall problematisch sein; die Anamnese intermittierender Arthritiden oder die Asymmetrie könnten hier Argumente für die seltene polyartikulär verlaufende Lyme-Arthritis sein.

Die Diagnosen Hydrops intermittens oder palindromer Rheumatismus beruhen auf klinischen Merkmalen, die auch auf die Lyme-Arthritis zutreffen. Diese „Palliativ-Diagnosen" sollten daher nicht mehr ohne Bestimmung von Antikörpern gegen Borrelia burgdorferi gestellt werden. Auch bei „Arthralgien ungeklärter Genese" sollte im Zweifelsfall an eine Lyme-Borreliose gedacht werden, bevor die Glaubwürdigkeit eines Patienten in Frage gestellt wird oder psychogene Ursachen vermutet werden.

Therapie

Eine orale antibiotische Therapie des ECM kann das Fortschreiten der Erkrankung verhindern. Das Mittel der Wahl ist Tetracyclin (z.B. Tetracyclin-Hydrochlorid 3×500 mg/d oder Doxycyclin 200 mg/d); alternativ kann auch Penicillin (V 4×1-1,5 Mega/d) oder Erythromycin (3-4×500 mg/d) verordnet werden. Die Behandlungsdauer sollte mindestens 14 Tage betragen. Auch die entzündliche Symptomatik bei der ACA kann durch eine orale antibiotische Therapie zum Abklingen gebracht werden. Vereinzelt beobachtete Therapieversager bei der oralen antibiotischen Therapie weisen aber darauf hin, daß die optimale Dosierung, Applikationsform oder Art des Antibiotikums noch zu ermitteln sind.

Insbesondere bei den neurologischen Manifestationen und der Lyme-Arthritis erscheint nur eine hoch dosierte parenterale antibiotische Therapie wirksam. Eine Behandlung mit 20 Mega Penicillin G i. v. über 10 Tage führt bei der Meningopolyneuritis zu einer schnellen Besserung der meningealen und radikulären Symptomatik, ohne daß jedoch ein Effekt auf motorische Ausfälle erzielt wird. Bei der Lyme-Arthritis kommt es bei etwa 60% der mit diesem Therapieschema behandelten Patienten zu einer Remission der Arthritis, wobei im Einzelfall bei dem unvorhersehbaren Verlauf der Arthritis der Therapieerfolg immer nur als vorläufige Beobachtung gewertet werden kann. Da die Titer der spezifischen Antikörper auch nach Remission der Arthritis meist noch über Jahre in unveränderter Höhe persistieren, steht auch kein objektiver Parameter zur Verfügung, der zwischen einer vorläufigen Spontanremission oder einer endgültigen Heilung einer Lyme-Arthritis unterscheiden läßt. Bei therapieresistenten chronisch erosiv verlaufenden Lyme-Arthritiden kann eine Synovektomie erforderlich werden.

Nachdem Cephalosporine sich bei Resistenzuntersuchungen vor allem gegenüber Penicillin als effektiver erwiesen haben, kann gegenwärtig zumindest bei schwerwiegenden Spätmanifestationen auch eine Behandlung mit z. B. Cefotaxim (3×2 g/d i. v.) oder Ceftriaxon (4 g/d i. v.) über mindestens 10 Tage empfohlen werden. Ausreichende klinische Erfahrungen zur Cephalosporintherapie liegen jedoch noch nicht vor.

Zu Beginn einer antibiotischen Therapie einer Lyme-Borreliose muß mit Jarisch-Herxheimer-Reaktionen gerechnet werden.

Weiterführende Literatur

Ackermann R, Gollmer E, Rhese-Küpper B (1985) Progressive Borrelien-Enzepahlomyelitis. Chronische Manifestation der Erythema-chronicum-migrans-Krankheit am Nervensystem. Dtsch Med Wochenschr 110: 1039–1042

Åsbrink E, Brehmer-Andersson E, Hovmark A (1986) Acrodermatitis chronica atrophicans - a spirochetosis. Clinical and histopathological picture based on 32 patients; course and relationship to erythema chronicum migrans Afzelius. Am J Dermatopathol 8: 209–219

Barbour AG, Heiland RA, Howe TR (1985) Heterogeneity of maior proteins in Lyme disease Borreliae: A molecular analysis of North American and European isolates. J Infect Dis 152: 478–484

Burgdorfer W, Barbour AG, Hayes SF, Benach JL, Grunwaldt E, Davis JP (1982) Lyme disease - a tick borne spirochetosis? Science 216: 1317-1319

Herzer P, Wilske B, Preac-Mursic V, Schierz G, Schattenkirchner M, Zöllner N (1986) Lyme arthritis: Clinical features, serological and radiographic findings of cases in Germany. Klin Wochenschr 64: 206-215

Herzer P (1987) Lyme borreliosis in Europe: an analysis of joint manifestations. Proceedings of the plenary lectures and round table discussions, XIth Congress of Rheumatology (Athens, 28th June-4th July, 1987) H Tagas and Son Press, Athen 242-245

Johnston YE, Duray PH, Steere AC, Kashgarian M, Buza J, Malawista SE (1985) Lyme arthritis: Spirochetes found in synovial microangiopathic lesions. Am J Pathol 118: 26-34

Kristoferitsch W, Mayr WR (1984) HLA-DR in meningopolyneuritis of Garin-Bujadoux-Bannwarth: contrast to Lyme disease. J Neurol 231: 271-272

Lawson JP, Steere AC (1985) Lyme arthritis: Radiologic findings. Radiology 154: 37-43

Marcus LC, Steere AC, Duray PH, Anderson AE, Mahoney EB (1985) Fatal pancarditis in a patient with coexistent Lyme disease and babesiosis. Ann Intern Med 103: 374-376

Pfister HW, Einhäupl K, Preac-Mursic V, Wilske B, Schierz G (1984) The spirochetal etiology of lymphocytic meningoradiculitis of Bannwarth (Bannwarth's syndrome). J Neurol 231: 141-144

Preac-Mursic V, Wilske B, Schierz G, Holmburger M, Süß E (1987) In vitro and in vivo susceptibility of Borrelia burgdorferi. Eur J Clin Micobiol 6: 424-426

Schlesinger PA, Duray PH, Burke BA, Steere AC, Stillman T (1985) Maternal-fetal transmission of the Lyme disease spirochete, Borrelia burgdorferi. Ann Intern Med 103: 67-68

Schmutzhard E, Willeit J, Gerstenbrand F (1986) Meningopolyneuritis Bannwarth with focal nodular myositis. Klin Wochenschr 64: 1204-1208

Stanek G, Flamm H, Barbour AG, Burgdorfer W (Hrsg) Lyme borreliosis. Proceedings of the second international symposium on Lyme disease and related disorders, Vienna 1985. Gustav Fischer Verlag, Stuttgart New York, 1987

Steere AC, Duray PH, Kauffmann DJH, Wormser GP (1985) Unilateral blindness caused by infection with the Lyme disease spirochete, Borrelia burgdorferi. Ann Intern Med 103: 382-384

Steere AC, Gibofsky A, Hardin JA, Winchester RJ, Malawista SE (1979) Lyme arthritis: Immunologic and immunogenetic markers. Arthritis Rheum 22: 662-663

Steere AC, Green J, Schoen RT, Taylor E, Hutchinson GJ, Rahn DW, Malawista SE (1985) Successful parenteral penicillin therapy of established Lyme arthritis. N Engl J Med 312: 869-874

Steere AC, Grodzicki RL, Kornblatt AN, Craft JE, Barbour AG, Burgdorfer

W, Schmid GP, Johnson E, Malawista SE (1983) The spirochetal etiology
of Lyme disease. N Engl J Med 308: 733–740

Steere AC, Malawista SE, Hardin JA, Ruddy S, Askenase PW, Andiman WA
(1977) Erythema chronicum migrans and Lyme arthritis. The enlarging
clinical spectrum. Ann Intern Med 86: 685–698

Weber K, Schierz G, Wilske B, Preac-Mursic V (1984) European erythema
migrans disease and related disorders. Yale J Biol Med 57: 463–471

Wilske B, Steinhuber R, Bergmeister H, Fingerle V, Schierz G, Prec-Mursic V,
Vanek E, Lorbeer B (1987) Lyme-Borreliose in Süddeutschland. Epide-
miologische Daten zum Auftreten von Erkrankungsfällen sowie zur
Durchseuchung von Zecken (Ixodes ricinus) mit Borrelia burgdorferi.
Dtsch Med Wochenschr 112: 1730–1736

6. Rheumatisches Fieber

D. Brackertz

Definition

Das rheumatische Fieber ist eine allgemein entzündliche Erkrankung, die sich nach vorausgegangener Infektion des Pharynx mit Streptokokken der Gruppe A entwickeln kann. Wie J. W. Bouillaud (1796–1881) bereits erkannte, befällt diese Krankheit nicht nur die Gelenke, sondern auch das zentrale Nervensystem, die Haut, das subcutane Bindegewebe und insbesondere das Herz. Für gewöhnlich manifestiert sich die Erkrankung als migratorische Polyarthritis verbunden mit Fieber und Karditis. Daneben können aber auch eine Chorea minor, subcutane Knötchen sowie ein Erythema marginatum als weitere charakteristische Krankheitssymptome auftreten. Während die Erkrankung an den meisten befallenen Organen folgenlos abheilt, können am Herzen irreversible Schäden auftreten, die im akuten Stadium unter Umständen zum Tode führen und im chronischen Stadium sich limitierend auf die Leistungsfähigkeit und die Lebenserwartung des Patienten auswirken.

Vorkommen und Verbreitung; Abhängigkeit von Umweltfaktoren

Das rheumatische Fieber kann in jedem Alter auftreten, das Erkrankungsmaximum liegt aber unbestritten zwischen dem 5. und

132

15. Lebensjahr. Vor dem 4. Lebensjahr kommt diese Erkrankung so gut wie nicht vor.

Bei epidemischem Auftreten von Infektionen des Rachenraumes mit β-hämolytischen Streptokokken der Gruppe A erkrankt nur ein Bruchteil, nämlich 3% der befallenen Patienten in der Folge an einem rheumatischen Fieber. Tritt die durch Streptokokken hervorgerufene Pharyngitis jedoch nur sporadisch auf und zeigt einen milden Verlauf, so ist der Prozentsatz der anschließend an rheumatischem Fieber erkrankten Patienten wesentlich niedriger. Unter den vielen Variablen, die für das Auftreten von rheumatischem Fieber von Bedeutung sind, scheinen 2 Faktoren eine besondere Rolle zu spielen:

- Die Dauer der Persistenz von Streptokokken der Gruppe A im Pharynx während der Genesungsphase von der Pharyngitis und
- das Ausmaß der Immunantwort auf die vorausgegangene Streptokokken-Infektion.

Angesichts der in zahlreichen Ländern fehlenden oder sehr unvollständigen Statistiken ist es schwer, Zahlen über die Häufigkeit und geographische Verteilung des rheumatischen Fiebers ebenso wie über die Häufigkeit und Verteilung der rheumatischen Carditis anzugeben. Mortalitätsstatistiken über die rheumatische Carditis zeigen ohne Ausnahme die größten Anteile in den höchsten Altersgruppen. Dies scheint im Gegensatz zu der allgemeinen klinischen Erfahrung zu stehen, daß nämlich die Lebenserwartung von Patienten mit rheumatischer Herzerkrankung beträchtlich verkürzt ist. Betrachtet man jedoch die Mortalitätsrate der Altersgruppen zwischen 15 und 24 Jahren in 6 europäischen Ländern isoliert für sich, so ergibt sich, daß in den Jahren 1973 und 1974 die rheumatische Herzerkrankung unter den Todesursachen jeweils weit vorn in der Statistik rangiert. Sie nimmt die Plätze 2 bis 4 ein (Tabelle 1).

Trotz der bereits erwähnten Unvollständigkeit der Statistiken steht außer Zweifel, daß die Erkrankungsfrequenz in den Industrieländern der gemäßigten Zonen mit sowohl starken jahreszeitlichen als auch täglichen Temperaturschwankungen deutlich höher ist als in den sogenannten Entwicklungsländern der tropi-

Tabelle 1. Mortalität des rheumatischen Fiebers und der rheumatischen Herzerkrankung, bezogen auf die Altersgruppe 15-24 Jahre in ausgewählten Ländern, basierend auf Daten aus World Health Statistics Annual, 1973-1976, Vol. I., Genf, WHO, 1976

Land	Jahr	Todesfälle pro 10000[a]	Rang unter den Todesursachen*
Bulgarien	1974	3,3	2
Rumänien	1973	3,8	2
Polen	1973	1,9	3
Portugal	1974	3,0	3
Italien	1973	1,7	4
Jugoslawien	1973	1,6	4
Spanien	1973	1,5	5
Israel	1973	0,8	6
Griechenland	1974	0,8	8
Tschechoslowakei	1973	0,8	9
USA	1973	0,5	11
Frankreich	1973	0,4	12
Ungarn	1974	0,7	12

[a] Unfälle und unklare Krankheitsbilder ausgeschlossen

schen Regionen oder auch in der Polarzone. Andererseits werden in den Tropen häufig extrem schwere Verlaufsformen des rheumatischen Fiebers beobachtet. Dennoch ist es nicht gerechtfertigt, von einer tropischen Variante der Erkrankung zu sprechen. Wie eine prospektive Studie aus Indien über den klinischen Verlauf der rheumatischen Herzerkrankungen zeigt, der ersten dieser Art in einem Entwicklungsland, ist das klinische Bild der ersten Attacke des rheumatischen Fiebers bei Kindern dem in den Industrieländern beobachteten sehr ähnlich. Allerdings sind Kinder in Entwicklungsländern zum Zeitpunkt der Erstmanifestation der Erkrankung in der Regel wesentlich jünger als Kinder in europäischen Ländern wie z. B. England. Reinfektionen führen jedoch zu deutlichen Unterschieden im Schweregrad. Sie führen insbesondere zu einer Zunahme der Herzkomplikationen.

Umweltfaktoren wie Armut, Bevölkerungsdichte, unzureichende Wohnverhältnisse und inadäquate medizinische Versorgung sowie klimatische Einflüsse gehören zu den vielen Variablen, die den Verlauf des rheumatischen Fiebers beeinflussen können, so z. B. durch schnelle Ausbreitungsmöglichkeiten von Streptokokkeninfektionen bei hohen Temperaturen. Der beobachtete unterschiedliche Schweregrad einer rheumatischen Herzerkrankung in tropischen Regionen im Vergleich zu Industrieländern dürfte eine Folge der sozioökonomischen Kluft zwischen diesen beiden Extremen sein. Damit wird wieder einmal das alte Diktum bestätigt, daß das rheumatische Fieber eine „soziale" Krankheit, eine Erkrankung der Armen ist.

Die Morbiditätsziffern für das rheumatische Fieber bzw. die daraus resultierende Herzschädigung zeigen in fast allen Ländern mit langjähriger statistischer Registrierung der Erkrankungsfrequenz eine rückläufige Tendenz. Dabei besteht eine bemerkenswerte Kongruenz zwischen der Abnahme der Krankheitshäufigkeit und der sozioökonomischen Entwicklung dieser Länder. So erkrankten z. B. in Japan im Jahre 1958 von den Schulkindern 4,8 pro 1000, während 1971 ein spektakulärer Abfall auf 0,5 pro 1000 beobachtet wurde. In Venezuela war die Morbiditätsrate für rheumatische Herzerkrankungen 1969 2,2mal niedriger als 1950. Auch in den hochentwickelten Industrieländern, wo die Erkrankungshäufigkeit schon längere Zeit relativ niedrig ist, wird weiterhin ein Abwärtstrend beobachtet, der allerdings bei weitem nicht so spektakulär ist. Parallel mit der Häufigkeit nimmt auch die Schwere des Krankheitsbildes, insbesondere der Karditis ab. Neben der Verbesserung der soziökonomischen Verhältnisse dürften außerdem noch der weitverbreitete Einsatz von Antibiotika für die Abnahme der Krankheitshäufigkeit eine Rolle spielen. Außerdem hat sich das Spektrum der rheumatogenen Streptokokkenstämme gewandelt. Die früher üblicherweise bei Epidemien von rheumatischem Fieber nachweisbaren M-Serotypen von Streptokokken der Gruppe A haben in den letzten Jahren deutlich abgenommen, und „neue" M-Typen sind in den Vordergrund getreten. Außerdem ist man heutzutage in der Lage, zwischen sog. nichtrheumatogenen und rheumatogenen Streptokokken der Gruppe A zu unterscheiden. So kann ein rheumatisches Fieber z. B. nicht durch solche Streptokokken der Gruppe A hervorgerufen werden, die Pyodermien mit und ohne nachfolgende akute Glomerulonephritis verursachen. Bei Reinfektion mit

Streptokokken nach durchgemachtem rheumatischem Fieber ist die Rezidivrate für die Febris rheumatica mit 50% erschreckend hoch. Dabei spielt außerdem noch die Virulenz der Erreger eine Rolle. Besonders gefährdet sind Patienten mit rheumatischer Herzerkrankung. Das Risiko, erneut an einem rheumatischen Fieber nach einer Streptokokkeninfektion zu erkranken, wird zunehmend geringer je länger die Ersterkrankung zurückliegt.

Biologie und Immunologie β-hämolysierender Streptokokken der Gruppe A

Es kann als hinreichend gesichert angesehen werden, daß das rheumatische Fieber meist die Folge einer Streptokokkeninfektion der Rachenorgane durch β-hämolysierende Streptokokken der Gruppe A ist. Wohl wenige Bakterienspecies wurden so eingehend erforscht wie die Streptokokken, deren Klassifizierung aufgrund ihrer biochemischen und serologischen Eigenschaften erfolgt. In Abbildung 1 ist der strukturelle Aufbau der Streptokokken schematisch dargestellt. Die Zelloberfläche ist in mehrere Schichten gegliedert, deren äußere Haut, nämlich die Kapsel, aus Hyaluronsäure besteht. Die darunterliegende Zellwand enthält die sogenannten Oberflächenproteine M- und T-Protein, au-

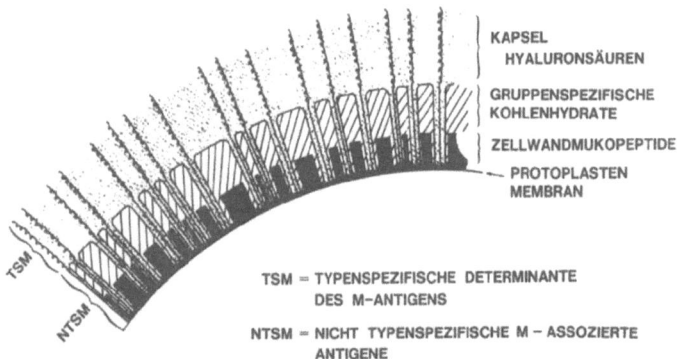

KAPSEL
HYALURONSÄUREN

GRUPPENSPEZIFISCHE
KOHLENHYDRATE

ZELLWANDMUKOPEPTIDE

PROTOPLASTEN
MEMBRAN

TSM = TYPENSPEZIFISCHE DETERMINANTE
DES M-ANTIGENS

NTSM = NICHT TYPENSPEZIFISCHE M – ASSOZIERTE
ANTIGENE

Abb. 1. Schematische Darstellung der subcellulären Organisation der Zellwand hämolytischer Streptokokken der Gruppe A

ßerdem gruppenspezifische Kohlenhydrate sowie Mucopeptide. Die Protoplastenmembran (innerste Schicht) schließt das Cytoplasma ein. Von besonderer Bedeutung für die Virulenz der Streptokokken der Gruppe A, die im übrigen ganz erheblich variieren kann, sind zum einen das typenspezifische Oberflächen-M-Protein-Antigen und zum anderen die Kapsel, die aus Hyaluronsäure (Mucopolysaccharide) aufgebaut ist. Sie ist zwar nicht immunogen, hat aber einen phagocytosehemmenden Effekt auf Leukocyten und ermöglicht somit das Eindringen der Streptokokken in den Wirtsorganismus. Die M-Protein-Moleküle bilden langgestreckte Strukturen. Sie durchdringen die starre Zellwand und ragen als haarähnliche Fimbrien aus der Oberfläche hervor (Abb. 1-3). Auch die M-Proteine haben phagocytosehemmende Eigenschaften. Sie können jedoch durch die Bildung spezifischer Antikörper neutralisiert werden. Damit wird dann die Phagocytose durch Leukocyten ermöglicht.

Bisher sind über 50 typenspezifische M-Protein-Antigene bekannt. Deshalb sind wiederholte Streptokokkeninfektionen durchaus möglich. Jeder Typ enthält in der Regel nur ein einziges

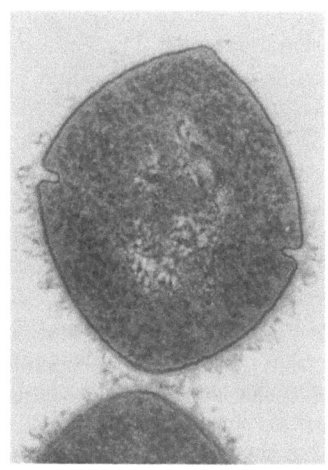

Abb. 2. Elektronenmikroskopische Aufnahme eines Dünnschnittes eines Streptokokkenstammes. Aus der Zellwand ragen haarähnliche Fimbrien des typischenspezifischen M-Proteins

137

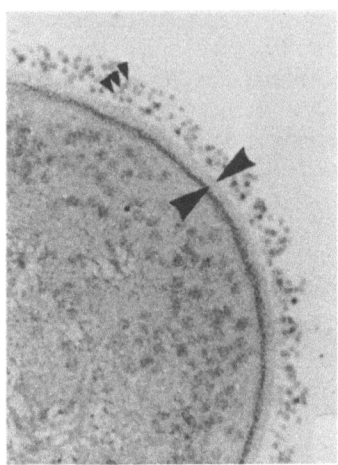

Abb. 3. Stärkere Vergrößerung des M-Protein-positiven Streptococcus. Im elektronenoptischen Bild lassen sich ferritinmarkierte Antikörper (kleine Pfeile) gegen das M-Protein auf der Außenseite der Zellwand erkennen

M-Protein, und das Überstehen einer Infektion hinterläßt infolge Bildung spezifischer Antikörper eine mehrjährige typenspezifische Immunität. Die Zellwand der Streptokokken enthält Kohlenhydrate, die von Gruppe zu Gruppe variieren (Tabelle 2). Die Gruppenspezifität der Streptokokken vom Typ A wird hauptsächlich von einem molekularen Aufbau bestimmt, der durch N-Acetyl-Glucosamin und eine Rhamnose-Kette gekennzeichnet ist. Kürzlich konnte gezeigt werden, daß zwischen dieser sog. A-Substanz und Glykoproteiden, die beim Aufbau der Herzklappen bei Mensch und Rind beteiligt sind, Antigenverwandtschaften bestehen. Ihre klinische Relevanz ist jedoch nicht gesichert. Zur Stabilität der Bakterienwand tragen vor allem die in die Zellwand eingebauten Mucopeptide bei. Sie haben unter anderem ähnliche toxische Eigenschaften wie die Endotoxine gramnegativer Keime.

Antigene aus der Protoplastenmembran der A-Streptokokken haben eine Antigengemeinschaft mit Determinanten von Histokompatibilitätsantigenen, wobei es sich um genetisch definierte Gewebsantigene handelt.

Tabelle 2. Wichtige somatische Komponenten von Streptokokken der Gruppe A

Komponenten	Bedeutung
Kapsel - Hyaluronsäure	nicht immunogen; phagocytosehemmend
Zellwandoberflächen- Proteine - M-Protein - T-Protein	typenspezifisches Antigen, Virulenzfaktor; phagocytosehemmend typenspezifisches Antigen, sekundärer serotypischer Marker
Gruppe A spezifische Kohlenhydrate (Dimer) - N-Acetylglucosamin - Rhamnose	Polymer des Dimers gruppenspezifisches Antigen
Zellwandmucopeptide - N-Acetylglucosamin - N-Acetylmuraminsäure - Alanin - Glycin - Glutaminsäure - Lysin	endotoxische Eigenschaften (kommen ebenfalls bei vielen anderen Bakterien vor)
Glycerol-Teichoinsäuren	Antigene mit breitem Reaktionsspektrum; Affinität für Membranen
Protoplastenmembran (cytoplasmatische Membran)	enthält Antigene, die sich kreuzreaktiv mit Herzmuskel und nicht typenspezifischem M assoziierten Antigen verhalten

Extracelluläre Produkte der Streptokokken

Streptokokken der Gruppe A sind in der Lage, eine Reihe von Toxinen und Enzymen zu sezernieren. Ihr Nachweis ist für die Fragestellung, inwieweit sich der befallene Organismus mit Streptokokken auseinandergesetzt hat, von großer Bedeutung. Die wichtigsten extracellulären Stoffwechselprodukte und ihre Eigenschaften sind in Tabelle 3 zusammengestellt. Bei A-Streptokokken wurden inzwischen mehr als 20 verschiedene, biologisch aktive, extracelluläre Antigene identifiziert, die beim Menschen spezifische Antikörper induzieren, durch die sie neutralisiert

Tabelle 3. Die wichtigsten extracellulären Stoffwechselprodukte, nämlich Toxine und Enzyme hämolytischer Streptokokken

Extrazelluläres Produkt	Antige-nizität	spezielle Eigenschaften	Bemerkungen
Streptolysin O	+	hämolytisch wirkt es nur in reduzierter Form	Nachweis: Antistreptolysinreaktion, zerstört Lysosomenmembranen, wirkt toxisch auf Leukocyten und das Herz
Streptolysin S	−	verantwortlich für hämolytische Zonen an der Oberfläche	zerstört Lysosomenmembranen, ist kardiotoxisch bei Tieren
Erythrogenes Toxin (Dick-Toxin)	+	mindestens 3 serologisch verschiedene Toxine	erzeugt Hautveränderungen bei Scharlach, außerdem Temperatursteigerungen
NADase (DPNase) = Nikotinamid-Adenin-Dinukleotidase	+	spaltet NAD	wird von den meisten Typen gebildet und wirkt toxisch auf Leukocyten
DNase = Desoxyribonuklease A, B, C und D, Streptodornase	+	depolimerisiert DNA, kein Einfluß auf lebende Zellen, tote Leukocyten werden aufgelöst	Anti-DNase-Nachweis bei mehr als 90% der A-Streptokokken-Infektionen positiv
Hyaluronidase	+	depolimerisiert Hyaluronsäure („Spreading factor")	Antikörpertiteranstieg geht in der Regel dem gegen Streptolysin O parallel
Streptokinase (Fibrinolysin)	+	aktiviert Plasminogen zu Plasmin, welches wiederum Fibrin spaltet	Antikörpernachweis schwer standardisierbar
Amylase	+	hat die Eigenschaften einer α-Amylase	

werden können. Der Antikörpernachweis gegen extracelluläre Streptokokkenantigene stellt somit ein empfindliches Indikatorsystem für Streptokokkeninfektionen dar. Die serologische Diagnose ist dem unmittelbaren Erregernachweis überlegen, da sie zuverlässiger ist und die Unterscheidung zwischen Keimträgern und solchen, die mit Streptokokken infiziert sind, gestattet.

Antikörper

Nachweis der Bildung von Antikörpern gegen extracelluläre Streptokokken-Antigene – ihre diagnostische Bedeutung

Da der Streptokokkeninfekt der Manifestation des rheumatischen Fiebers in der Regel um 1–3 Wochen vorausgeht, sind meist schon zu Beginn der Erkrankung Antikörper gegen verschiedene Streptokokkenantigene nachweisbar (Siehe auch Kap. 19). Von diesen werden in der Diagnostik vorwiegend diejenigen gegen Streptolysin-O, Streptokinase, Streptokokkenhyaluronidase, DNAse B und DPNase nachgewiesen. Der Nachweis von Antikörpern gegen Streptolysin-O hat in der Praxis die weiteste Verbreitung gefunden. Das Prinzip der Antistreptolysin-O-Reaktion ist in Abbildung 4 schematisch dargestellt. Der Nachweis der Streptolysin-O-Antikörper beruht auf ihrer Fähigkeit, bei Bindung an das Antigen, also das Streptolysin-O, dessen hämolytische Wirkung aufzuheben. Durch Zugabe definierter Mengen von Streptolysin-O und Erythrocyten von Kaninchen oder anderen Species zu dem zu untersuchenden Serum lassen sich in Serumverdünnungsreihen die Titerwerte des Antistreptolysin-O sehr exakt erfassen. Aus der Höhe der Serumverdünnung bei der noch keine Hämolyse der zugesetzten Erythrocyten zu erkennen ist, und der Menge des zugegebenen Streptolysin-O kann der Antistreptolysin-O-Titer errechnet werden. Schon beim klinisch Gesunden findet sich infolge meist vorausgegangener Streptokokken-Infektionen ein gewisser Antistreptolysin-O-Titer, den wir als Normaltiter bezeichnen. Er liegt in unseren Breiten in der Regel nicht über 200 T. E./ml. Als sicher pathologisch

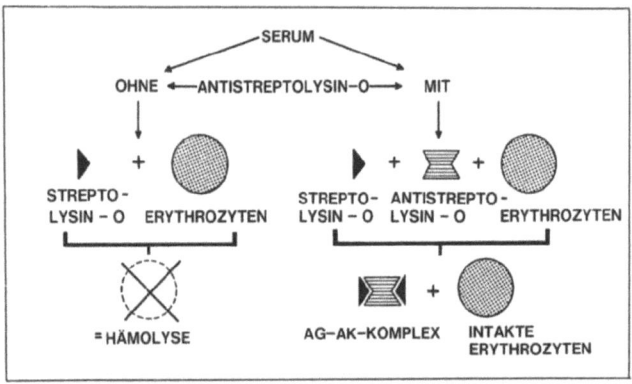

Abb. 4. Prinzip der Bestimmung des Antistreptolysin-O-Titers (nach Müller 1976)

sind Werte von 500 T. E./ml und mehr anzusehen, der Bereich von 200–500 T. E./ml gilt als Grenzbereich. Eine unspezifische Hemmung der Reaktion durch bestimmte Lipoproteide, also eine Titererhöhung infolge der Neutralisation des Streptolysin-O durch diese Lipoproteide kommt bei einer Reihe von Erkrankungen vor. Gemeint sind Hepatitiden, Nephropathien, Rechtsherzinsuffizienz und Hyperlipidämien. Die Ausschaltung dieser unspezifischen Inhibitoren erfolgt durch vorausgehende Behandlung der entsprechenden Seren mit Hilfe von Dextransulfat oder Calciumchlorid, die diese Inhibitoren absorbieren. Titerverlaufskontrollen sind für Diagnostik und Beurteilung des rheumatischen Fiebers unerläßlich. Die charakteristischen Titerbewegungen müssen erfaßt werden, um ein richtiges Maß für die Stärke des Antigenreizes bzw. der Antigenfreisetzung zu haben.

Typischerweise steigt der Antistreptolysintiter etwa 1–2 Wochen nach dem Streptokokkeninfekt an, ist deshalb zu Beginn des rheumatischen Fiebers meist schon deutlich erhöht und erreicht im Durchschnitt im Verlauf von 2–4 weiteren Wochen einen Höhepunkt. Nach Abklingen der Erkrankung sinkt er im allgemeinen allmählich ab und hat sich in den meisten Fällen ca. ein halbes Jahr nach Ausbruch des rheumatischen Fiebers wieder normalisiert. Bleiben die Titer über 6 Monate hinaus erhöht, kann dies auf die Gefahr eines Rezidivs hinweisen.

Da nur in etwa 80 bis 85% der Fälle von Streptokokkeninfektionen erhöhte Antistreptolysin-O-Titer nachweisbar sind, empfiehlt sich zum sicheren Nachweis eines solchen Infektes und damit evtl. auch zur Untermauerung der Diagnose rheumatisches Fieber die Bestimmung weiterer Antigene gegen extracelluläre Stoffwechselprodukte von Streptokokken. Bestimmt werden sollten bei Verdacht auf rheumatisches Fieber Streptokinase, Hyaluronidase, DNase B oder NADase. Damit steigt der Prozentsatz der Fälle mit Erhöhung mindestens eines Streptokokkenantikörpers auf 95%, beim rheumatischen Fieber sogar auf 99%. Abgesehen vom Antistreptolysin-O-Test hat der Antikörpernachweis gegen die übrigen extracellulären Streptokokkenprodukte noch keinen Eingang in die allgemeine Routinediagnostik gefunden. Er wird in der Regel nur von Speziallabors durchgeführt.

Selbstverständlich erlauben erhöhte Streptokokkenantikörper allein noch nicht die Diagnose rheumatisches Fieber, da sie sich nach jeder Infektion mit β-hämolysierenden Streptokokken entwickeln können. Deshalb ist die klinische Bewertung der Antikörperspiegel nur im Zusammenhang mit dem übrigen Krankheitsbild möglich. Auf die weiteren diagnostischen Möglichkeiten soll im folgenden noch ausführlich eingegangen werden.

Ätiologie

Obgleich sich beim rheumatischen Fieber aus den befallenen Geweben keine Streptokokken der Gruppe A isolieren lassen, kann als hinreichend gesichert angesehen werden, daß das rheumatische Fieber in der ganz überwiegenden Zahl der Fälle Folge einer Infektion der Rachenorgane mit β-hämolysierenden Streptokokken der Gruppe A ist. Für einen solchen Causalzusammenhang zwischen einer Streptokokkeninfektion und dem rheumatischen Fieber werden sowohl klinische, epidemiologische, immunologische als auch prophylaktische Indizien angeführt.

In zahlreichen Untersuchungen wurde die Parallelität zwischen

Streptokokkeninfektionen und rheumatischem Fieber nachgewiesen. Trotz des gelegentlich gehäuften Auftretens ist das rheumatische Fieber keine Infektionskrankheit im eigentlichen Sinne des Wortes. Es wurde unter den bisher bekannten über 50 Streptokokkenstämmen der Gruppe A auch kein spezifisch rheumatogener Stamm entdeckt.

Epidemiologische Indizien für die Rolle der Streptokokken beim rheumatischen Fieber lieferten sorgfältige Untersuchungen, die in Militärlagern während des 2. Weltkrieges über das Auftreten von Streptokokkeninfektionen und nachfolgendem rheumatischem Fieber angestellt wurden. Umweltfaktoren oder Milieubedingungen üben im Wirtsorganismus nur einen indirekten Einfluß auf die Entwicklung des rheumatischen Fiebers aus, da primär lediglich eine direkte Beziehung zwischen diesen Faktoren und dem Vorkommen bzw. der Häufigkeit von Streptokokkeninfektionen besteht. Das gehäufte Auftreten von rheumatischem Fieber wurde nur im Anschluß an epidemische Streptokokkenanginen beobachtet und nicht nach Infektionen der oberen Luftwege mit anderen Erregern.

Am deutlichsten werden diese Causalzusammenhänge durch die immunologischen Daten gestützt. So geht jedes rheumatische Fieber mit einer Immunantwort gegen extracelluläre Streptokokkenantigene einher. Eine Beziehung zwischen der initialen Höhe des Antistreptolysin-O-Titers und den klinischen Manifestationen des rheumatischen Fiebers besteht nicht. Allerdings sind die Titer gegen Streptokokkenantigene bei Patienten mit rheumatischem Fieber höher bzw. bleiben länger erhöht als bei Patienten mit Streptokokkeninfektionen, die kein rheumatisches Fieber entwickeln.

Die überzeugendsten Indizien jedoch für den Zusammenhang zwischen Streptokokkeninfektionen und rheumatischem Fieber sind die Erfolge der Antibiotikatherapie bei Streptokokkeninfektionen, durch welche die Erkrankungsrate entscheidend gesenkt werden konnte. Wenn hohe Penicillindosen im Frühstadium eines akuten Streptokokkeninfektes gegeben werden verzögern sie die Antikörperbildung und verhindern unter Umständen das rheumatische Fieber. Das gelingt bis maximal 9 Tage nach der Streptokokkeninfektion.

Pathogenese

Ungeachtet vieler interessanter Einzelbefunde ist es bis heute nicht gelungen, die Pathogenese des Streptokokkenrheumatismus hinreichend aufzuklären. Obwohl der Streptokokkeninfekt des oberen Respirationstraktes die Ursache des rheumatischen Fiebers darstellt, können die Krankheitserscheinungen nicht als direkte Folge der Infektion angesehen werden. Dies geht unter anderem aus der Wirkungslosigkeit einer Penicillintherapie nach Ausbruch der rheumatischen Manifestationen hervor. Die Causalzusammenhänge können im wesentlichen auf 3 Mechanismen zurückgeführt werden. Dabei muß jedoch betont werden, daß diesen Vorstellungen wie allen anderen in der Rheumagenese nur ein hypothetischer Charakter beizumessen ist.

Das rheumatische Fieber ist die Folge einer persistierenden Streptokokkeninfektion.
Bei der Mehrzahl von Erkrankungen mit infektiöser Ätiologie läßt sich in der Regel zumindestens in der Phase der eigentlichen Erkrankung das die Infektion auslösende Agens aus dem befallenen Gewebe isolieren. Beim rheumatischen Fieber hingegen lassen sich weder aus dem Blut noch aus dem Gewebe hämolysierende Streptokokken züchten. Zwar wurden in der Zeit um 1940 vereinzelt Erregerisolierungen aus Herzklappen von an rheumatischer Karditis verstorbenen Patienten beschrieben. Von anderen Arbeitsgruppen konnten diese Befunde jedoch nicht bestätigt werden. Versuche, mit diesen Keimen experimentell ein typisches rheumatisches Fieber zu erzeugen, mißlangen ebenfalls. Schon diese Tatsachen sprechen dagegen, daß es sich bei den klinischen Erscheinungen des rheumatischen Fiebers lediglich um den Ausdruck einer bakteriellen Infektion mit metastatischen Prozessen handelt.
Von entscheidender Bedeutung für die Entwicklung des rheumatischen Fiebers scheint außerdem zu sein, in welchem Gewebe sich die Streptokokkeninfektion abspielt. Nur bei einer Infektion des oberen Respirationstraktes mit Streptokokken kann es zum rheumatischen Fieber kommen, nicht hingegen nach Pyodermien, Wundinfektionen, Wochenbettfieber oder Pneumonien.

Außerdem scheinen qualitative und quantitative Unterschiede zwischen den einzelnen Streptokokkenstämmen zu bestehen, und zwar derart, daß einige Stämme stärker rheumatogen zu sein scheinen als andere. Während erstere früher relativ häufig bei Racheninfektionen isoliert werden konnten, zeigen die heute vorwiegend isolierten Streptokokkenstämme eine wesentlich geringere Virulenz.

Von Bedeutung sind möglicherweise Beobachtungen,daß Streptokokken auch als sogenannte L-Formen vorkommen. Dabei handelt es sich um Erregervarianten ohne Zellwand. Sie können Toxine produzieren, ihr Wachstum wird durch Penicillin nicht unterdrückt, es wird eher stimuliert. Bei experimentellen Infektionen konnten solche L-Formen von Streptokokken isoliert werden. Die Vorstellung, daß Streptokokken als L-Formen in vivo trotz Penicillintherapie überleben bzw. sich vermehren können, ist eine attraktive Hypothese mit weitreichenden biologischen und immunpathologischen Implikationen.

Verschiedene Streptokokkentoxine sind für die Manifestation des rheumatischen Fiebers verantwortlich.
Die von A-Streptokokken gebildeten Enzyme und Toxine können, wie tierexperimentell gezeigt werden konnte, Gewebsläsionen hervorrufen. Die so erzeugten histologischen Veränderungen ähneln jedoch nur entfernt den bei der menschlichen Erkrankung beobachteten, granulomatösen Veränderungen. Es ist daher unwahrscheinlich, daß die verschiedenen Streptokokkentoxine für die Manifestation des rheumatischen Fiebers verantwortlich sind. Es ist andererseits aber denkbar, daß die dadurch ausgelösten Gewebsschädigungen einen Mechanismus verursachen, der mittelbar zu den typischen Manifestationen führt.

Das rheumatische Fieber tritt bevorzugt bei Patienten mit besonderer Sensibilisierungsbereitschaft auf.
Die gegenwärtig am stärksten favorisierte Hypothese besagt, daß die Erkrankung bzw. ihre klinischen Manifestationen Folge einer überschießenden Immunreaktion ist. Hierzu paßt auch die Beobachtung, daß Patienten mit rheumatischem Fieber auf Antigenstimulus mit verschiedensten Streptokokkenprodukten mit einer überschießenden Immunantwort reagieren.

Die derzeitigen Vorstellungen darüber, welche Autosensibilisierungsvorgänge beim rheumatischen Fieber von pathogenetischer Bedeutung sind, beruhen im wesentlichen auf zwei Beobachtungen. Zum einen finden sich im Serum von Patienten mit rheumatischem Fieber antimyokardiale Antikörper, und es wird vermutet, daß diese Antikörper als Folge der Streptokokkeninfektion entstehen. Diese komplementbindenden Antikörper lassen sich mit körpereigenem Herzmuskelgewebe absorbieren. Die Bildung solcher Autoantikörper kommt jedoch nicht nur bei Rheumatikern vor, sondern wird auch nach Herzoperationen oder Herzinfarkten beobachtet, die ebenfalls zu biochemischen Alterationen des Herzmuskelgewebes führen. Es ist daher denkbar, daß solche Herzmuskelantikörper, wie sie bei der rheumatischen Karditis auftreten, eher die Folge als die Ursache für die Gewebsschädigung sind.

Weit wichtiger allerdings für das Konzept der Autoimmunpathogenese des rheumatischen Fiebers ist der Nachweis von kreuzreagierenden Antikörpern gegen Streptokokken und menschliches Herzmuskelgewebe. Aufgrund der Antigenverwandtschaft, so wird argumentiert, wird im Rahmen einer Streptokokkeninfektion die Toleranz gegenüber den Autoantigenen des Herzmuskels durchbrochen. Es kommt zur Bildung entsprechender Autoantikörper. Unterstützt wird diese Hypothese durch experimentelle Befunde. So lassen sich durch Immunisierung mit A-Streptokokken beim Kaninchen Antikörper induzieren, die mit Herzmuskelzellen kreuzreagieren. Die Pathogenität solcher antimyokardialer Antikörper ist jedoch angezweifelt worden, da eine große Zahl von Patienten mit Herzinfarkt oder nach Herzoperationen ebenfalls derartige Antikörper haben. Diese sind aber offensichtlich harmlos. Die Kreuzreaktivität von Antikörpern gegen Streptokokken mit Herzmuskelzellen erklärt allerdings nicht die anderen charakteristischen Symptome des rheumatischen Fiebers, wie z. B. die Mitbeteiligung der Herzklappen oder des Endokards, die Arthritis und die Hautveränderungen.

Im Zusammenhang mit der Pathogenese des Streptokokkenrheumatismus kann man die Frage nach der Disposition des Makroorganismus nicht ganz außer acht lassen, da nur ein sehr kleiner Teil der von rheumatogenen A-Streptokokken befallenen

Personen an einem akuten rheumatischen Fieber erkrankt. Im Gegensatz zur chronischen Polyarthritis, bei der Frauen rund 3mal so häufig befallen werden als Männer, besteht beim rheumatischen Fieber keine Geschlechtsdisposition. Auch eine rassische Abhängigkeit der Erkrankungshäufigkeit scheint aufgrund des vorliegenden statistischen Materials unwahrscheinlich. Allerdings wird seit dem ersten Hinweis von Cheadle vor mehr als 80 Jahren von zahlreichen Autoren das gehäufte Vorkommen von rheumatischem Fieber in einzelnen Fällen als eine erbliche Krankheitsempfänglichkeit für das rheumatische Fieber interpretiert. Es wurden allerdings weder der Vererbungsmodus noch die Penetranz der Erkrankung genügend erforscht. Untersuchungen an monozygoten Zwillingen, bei denen die Konkordanzrate bei etwa 20% liegt, scheinen sogar eher das Gegenteil zu beweisen. Immungenetische Untersuchungen an Familien mit rheumatischem Fieber lassen nur eine indirekte Beziehung zum Histokompatibilitätskomplex bzw. HLA-System vermuten. Kürzlich wurde jedoch die Assoziation zwischen einem nur auf einer bestimmten B-Zell-Subpopulation nachweisbaren HLA-Antigen und der Krankheitsempfänglichkeit für rheumatisches Fieber beschrieben, doch bedürfen diese Befunde einer weiteren Bestätigung. Zum gegenwärtigen Zeitpunkt kann daher die Frage nach einer genetischen Prädisposition dieser Erkrankung nicht zufriedenstellend beantwortet werden.

Pathologische Anatomie

Die beim rheumatischen Fieber auftretenden pathologischen Veränderungen sind exsudative und proliferative Entzündungsreaktionen des Mesenchyms. Sie spielen sich besonders am Bindegewebe des Herzens, der Gelenke, der Blutgefäße und subcutanen Gewebe ab. Da beim rheumatischen Fieber die frühesten exsudativen Gewebsläsionen sich als Veränderungen an den Kollagenfasern manifestieren, wird es den anderen rheumatischen Erkrankungen mit gleichartiger Tendenz den „Kollagenosen" zugerechnet. Dennoch unterscheidet es sich von diesen in charakteristischer Weise. Zum einen durch die Besonderheit der Herzläsion, zum anderen dadurch, daß in der Regel an anderen Organen, z.B. an Gelenken, Hirn, Nieren oder Muskeln schwerwiegende Schäden kaum zurückbleiben. Es wird beim rheumatischen Fieber zwar eine Gefäßmitbeteiligung beobachtet, doch kommen niemals so schwere thrombotische Läsionen vor, wie man sie bei den Vasculitiden anderer Bindegewebserkrankungen findet, z.B. beim Lupus erythematodes, bei der chronischen Polyarthritis, der Panarteriitis nodosa oder bei der Dermatomyositis.

Pathologisch-anatomisch zeigt das rheumatische Fieber ein charakteristisches Gewebsbild, das von Klinge in folgende 3 Stadien eingeteilt wurde:

Stadium I
Rheumatisches Frühinfiltrat mit fibrinoider Verquellung der Bindegewebsgrundsubstanzen. Es ist durch eine entzündliche Exsudation der Grundsubstanz, Fragmentierung der Kollagenfasern in fleckförmiger Anordnung und Ansammlung von Lymphocyten, Histiocyten sowie einiger polymorphkerniger Granulocyten gekennzeichnet.

Stadium II
Etwa 3–8 Wochen nach Auftreten des Frühinfiltrates entwickelt sich das typische, von Aschoff und Geipel 1940 beschriebene rheumatische Knötchen, auch Granulom genannt (Abb. 5 und 6). Es besteht aus herdförmig gewucherten Bindegewebszellen mit z.T. mehrkernigen Riesenzellen, die sich meist perivasculär spindelförmig um fibrinoid degeneriertes Gewebe anlagern. Hauptsitz der rheumatischen Knötchen sind Myokard und Adventitia, die serösen Häute, Synovialis und Muskelaponeurosen.

Stadium III
Die Knötchen werden hyalinnarbig umgewandelt: Es entsteht die rheumatische Narbe (Abb. 7). Sie verrät durch ihre spindelige Form und die schalenartige Anordnung der Faser oft noch ihre Herkunft von einer rheumatischen Entzündung. Sie ist insofern von biologischer Bedeutung, als sich Rückfälle des rheumatischen Fiebers, bevorzugt im Bereich des Narbengewebes, entwickeln.

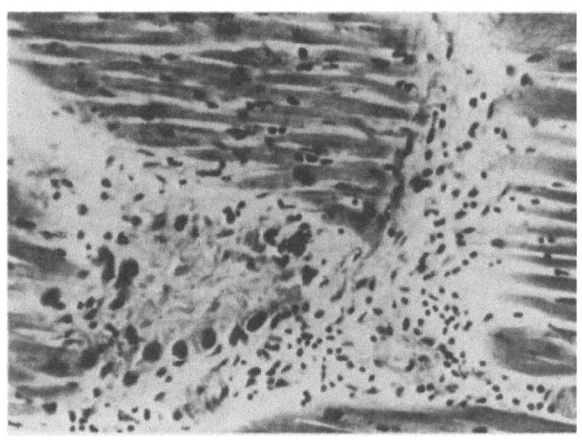

Abb. 5. Frisches rheumatisches Knötchen bei akuter Myocarditis rheumatica: Herdförmige Quellungsnekrose der kollagenen Fibrillen des Interstitiums (links von der Mitte dunkelgrau), umgeben von einer einschichtigen Lage vergrößerte Mesenchymzellen mit dunklen Kernen. In der weiteren Umgebung Lymphocyteninfiltrate im Interstitium

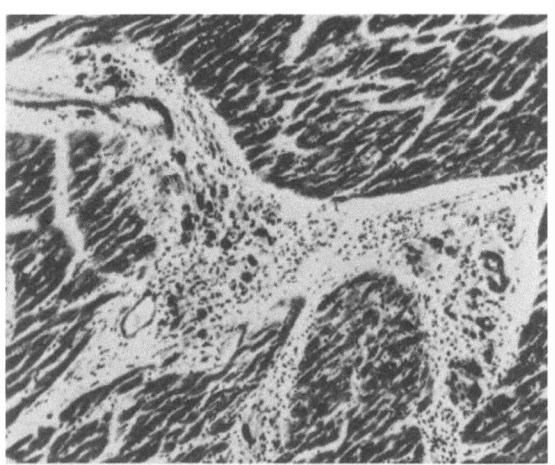

Abb. 6. Myocarditis rheumatica: Multiple Aschoff'sche rheumatische Knötchen perivasculär im Interstitum des Herzmuskels, z. T. mit Riesenzellen

150

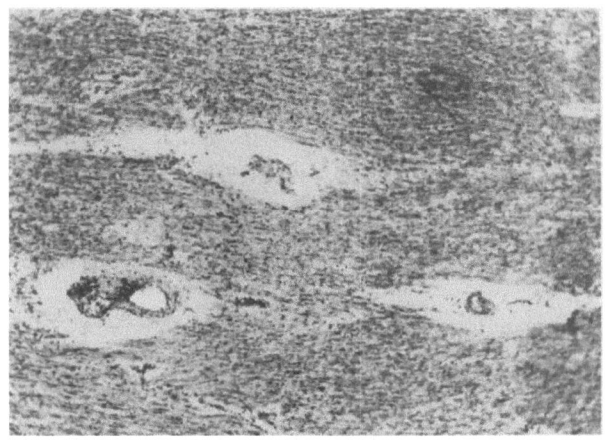

Abb. 7. Spindelförmige, perivasculäre, zellarme, weißgraue Narben nach Myocarditis rheumatica

Die rheumatische Karditis

Von diesen Grundphänomenen können gewisse organspezifische Veränderungen abgeleitet werden, deren folgenschwerste die rheumatische Karditis ist. Es können eine einzige oder aber alle drei Schichten der Herzwand, nämlich Peri-, Myo- und Endokard befallen sein. Interessanterweise kommt allerdings weder die Perikarditis noch die Myokarditis ohne Endokarditis vor.

Bei der Autopsie zeigt das Herz von Patienten, die an akuter rheumatischer Karditis verstorben sind, in der Regel das Bild einer Pankarditis. Ausdruck des Herzversagens ist die akute Herzdilatation. Dabei können die Zeichen einer Klappeninsuffizienz gelegentlich auch fehlen. Daneben findet sich in der Regel eine frische, exsudative Perikarditis, häufig begleitet von einem serössanguinolenten Perikarderguß. Auf den Herzklappen lassen sich häufig charakteristische verrucöse Auflagerungen nachweisen (Abb. 8). Todesfälle infolge erstmaliger Erkrankung an rheumatischem Fieber sind allerdings heutzutage eine Seltenheit.

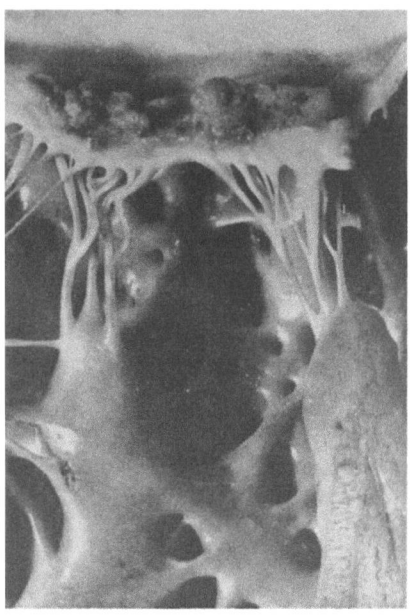

Abb. 8. Akute Thrombendocarditis verrucosa rheumatica: Warzenförmige, thrombotische Auflagerungen (grau) auf dem Schließungsrand der Mitralklappe (weißgrau)

Endokarditis

Zu den folgenschwersten Erkrankungen des Herzens gehört die rheumatische Endokarditis, die Thrombendocarditis verrucosa rheumatica. Das akute Stadium ist durch Aufschichtungen an den Herzklappen gekennzeichnet, sie finden sich am häufigsten an der Mitralklappe, an zweiter Stelle auf der Aortenklappe, selten allerdings an den Klappen des rechten Herzens, häufig dagegen gleichzeitig an der Mitral- und an der Aortenklappe. Diese Aufschichtungen aus agglutinierten Thrombocyten, denen spärlich Leukocyten und feinfaseriges Fibrin eingelagert sind, beschränken sich auf den Schließungsrand der Klappe. Freier Rand und Basis bleiben frei davon. Sie sind etwa pfefferkorngroß, graugelb und zunächst an der Oberfläche fein zerklüftet und haben eine gewisse Ähnlichkeit mit Hautwarzen (Abb. 8). Die Thrombocytenagglutinate werden bald hyalinisiert und durch Organisation mit dem ödematös verquollenen Klappengewebe verankert. Ist das Narbengewebe auf die Randbezirke der Klappen beschränkt, so kommt es unter Schrumpfung des Randes zur Schlußunfähigkeit der Klappen und damit zur Insuffizienz. Tritt die Faservermehrung in der gesamten Ausdehnung der Klappe auf, so ist eine Versteifung und Unnachgiebigkeit bei der Öffnung der Klappe die Folge, es entwickelt sich eine Stenose. Beide Mechanismen können gemeinsam vorkommen. Nach gleichzeitiger Endocarditis rheumatica an der Mitral- und der Aortenklappe entwickelt sich beim gleichen Kranken ein Mitral- und ein Aortenklappenfehler. Am häufigsten sind eine Mitralstenose und eine Aorteninsuffizienz. Die häufigsten beim rheumatischen Fieber vorkommenden Herzklappenfehler sind in Abbildung 9 schematisch dargestellt.

Die Endocarditis verrucosa rheumatica neigt stark zur Rezidivbildung, wann immer es zur erneuten Bakteriämie kommt. Infolge der bizarren Struktur der Vegetationen und der Anwesenheit von Granulocyten, die lytische Enzyme freisetzen, zerfallen die

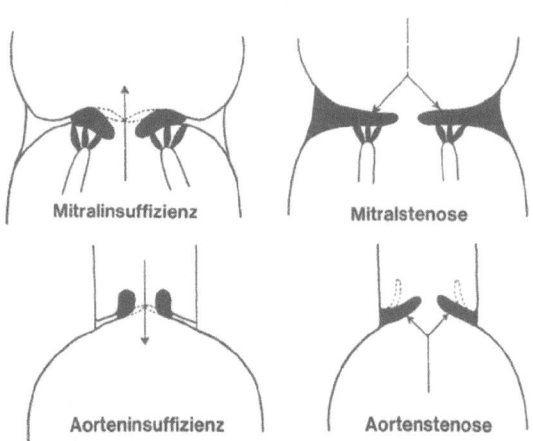

Abb. 9. Rheumatisches Fieber: Schematische Darstellung der Klappenfehler des linken Herzens

Aufschichtungen leicht, so daß es zu septischen Embolien kommen kann.

Da die Mesenchymzellwucherungen und die Kollagenisierung der Klappen bei der rheumatischen Endocarditis langsam erfolgt, entwickeln sich auch die Klappenfehler langsam. Der Herzmuskel hat daher genügend Zeit, sich an die Störung der Klappenfunktion anzupassen. Nur so ist es verständlich, daß die Klappenfehler so häufig vom Kranken und vom Arzt unbemerkt zur Entwicklung kommen und mitunter erst nach einem Jahrzehnt oder noch später beim Versagen des inzwischen hypertrophierten Herzens festgestellt werden.

Myokarditis

Wie bereits erwähnt, erkrankt beim rheumatischen Fieber nicht nur das Endokard der Klappen, sondern auch der Herzmuskel. Im Interstitium des Herzmuskels, vorwiegend in der Nähe der kleinen und mittelgroßen Gefäße, kommt es knötchenförmig zur Aufquellung kollagener Fibrillen und zu ihrer homogenen Verschmelzung. Solche Verquellungen werden in der Folge nach etwa 4 Wochen von geschwollenen Bindegewebszellen umlagert (Abb. 5). Einzelne von diesen wandeln sich in mehrkernige Riesenzellen um. Durch Zellwucherung mit konsekutiver Resorption des verquollenen Kollagens kommt es zur Ausbildung des klassischen Aschoff'schen Knötchens (Abb. 6).

Das Ausmaß der granulomatösen Veränderungen kann aber die Funktionsausfälle des Herzens nicht allein erklären. Es ist außerdem nach wie vor unklar, ob die beobachtete Myocytolyse und der Muskelfaserschwund den Veränderungen des Bindegewebes vorausgehen oder Folge derselben sind. Möglicherweise spielt die unmittelbare Wirkung immunologischer Mechanismen eine Rolle.

Perikarditis

Sowohl das parietale als auch das viscerale Perikard sind verdickt, mit fibrinösem Exsudat bedeckt und miteinander verklebt. Infolgedessen kommt es bei Patienten zu präcordialen Schmerzen und einem typischen Reibegeräusch. Die Herzfunktion ist in der Regel nicht eingeschränkt, und nur in den seltensten Fällen entwickelt sich eine Pericarditis constrictiva mit den daraus resultierenden Folgen.

Polyarthritis

Im akuten Stadium des rheumatischen Fiebers ist die Synovialis makroskopisch betrachtet verdickt und hyperämisch. Gleichzeitig ist das Bindegewebe aufgequollen, und man findet Gelenkergüsse. Die Gelenkschleimhaut kann fibrinoid degeneriert sein, der Knorpel ist jedoch nie in Mitleidenschaft gezogen. Eine Restitutio ad integrum ist die Regel.

Subcutane Knötchen

Als pathohistologische Veränderungen treten subcutane Knötchen auf. Sie ähneln den Aschoff'schen Knötchen. Zentral findet sich eine fibrinoide Nekrose, umgeben von Bindegewebe mit lymphocytären Infiltrationen. Das histologische Bild ist eindeutig von den subcutanen Knoten zu unterscheiden, die bei der chronischen Polyarthritis auftreten.

Die Chorea (Veitstanz)

Über die Pathologie des sogenannten Veitstanzes (Sydenham) ist wenig bekannt. Sie dürfte durch perivasculäre Läsionen im Cortex, Cerebellum und den basalen Ganglien ausgelöst sein und heilt ohne Funktionsbeeinträchtigung ab.

Erythema marginatum

Es handelt sich um eine unspezifische intradermale perivasculäre Entzündungsreaktion.

Klinische Symptomatik

In der Mehrzahl der Fälle geht dem Ausbruch des rheumatischen Fiebers ein streptokokkenbedingter Infekt des Rachens voraus. Er manifestiert sich in der Regel als akute oder subakute Angina, kann gelegentlich aber auch klinisch „still" verlaufen. Dabei steht die Schwere des Streptokokkeninfektes in keinem Verhältnis zur Schwere und zum Verlauf des rheumatischen Fiebers. Es kann durchaus einer anscheinend leichten akuten Erkrankung ein schwerer Krankheitsverlauf der Febris rheumatica folgen.

Dem Stadium der Streptokokkeninfektion folgt ein beschwerdefreies Intervall, eine Latenzperiode. Sie dauert durchschnittlich 1–3 Wochen. Daran schließt sich das Stadium der akuten Manifestationen des als typische Zweitkrankheit aufzufassenden rheumatischen Fiebers an. Obwohl diese 3 Stadien der Erkrankung gut definiert sind, scheint das Auftreten einer Chorea eigenen Gesetzen zu folgen. So wird angenommen, daß in diesem speziellen Falle der Streptokokkeninfekt der Chorea einige Monate vorausgeht.

Der Beginn des rheumatischen Fiebers kann einerseits perakut, andererseits außerordentlich schleichend erfolgen. Alle graduellen Unterschiede von leichtester Erkrankung mit nur flüchtigem Fieber und nur geringen oder sogar fehlenden Gelenkerscheinungen bis hin zum schweren klassischen Krankheitsverlauf werden beobachtet. Gerade in den letzten Jahren ist der atypische, also uncharakteristische Beginn relativ häufig geworden.

Bestimmte Manifestationen des rheumatischen Fiebers, die dem Streptokokkeninfekt simultan in direkter Reihenfolge oder auch einzeln folgen, hat man entsprechend der statistischen Häufigkeit ihres Auftretens in Haupt- und Nebenkriterien unterteilt. Grundlage für diese Einteilung ist ihre Bedeutung als diagnostisches Kriterium und nicht ihre Bedeutung für die Schwere, die Aktivität oder die Prognose der Erkrankung. In Tabelle 4 sind die von T. D. Jones 1944 empfohlenen und 1956 bzw. 1967 von der American Heart Association modifizierten Kriterien zusammengestellt. Die Diagnose wird wahrscheinlich, wenn entweder

Tabelle 4. Modifizierte Jones-Kriterien zur Diagnose des rheumatischen Fiebers

Hauptkriterien	Nebenkriterien	Sonstige Erscheinungen
- Karditis	- Fieber	Gewichtsverlust
- Polyarthritis	- Arthralgien	leichte Ermüdbarkeit
- Chorea	- verlängertes PQ-Intervall im EKG	Unwohlsein
- subcutane Knötchen	- beschleunigte BSG, Nachweis von C-reaktivem Protein oder Leukocytose	Schwitzen Blässe oder Anämie
- Erythema marginatum (annulare)	- Hinweis auf vorausgegangene Infektion mit β-hämolysierenden Streptokokken (Scharlach, Streptokokkennachweis oder erhöhter Antistreptolysin-O-Titer)	Tachykardie, auch im Schlaf Nasenbluten Erythema nodosum
	- früheres rheumatisches Fieber oder Nachweis einer inaktiven rheumatischen Herzerkrankung	präkordiale Schmerzen Bauchschmerzen Kopfschmerzen Erbrechen

Diagnose wahrscheinlich, wenn die folgenden Kriterien erfüllt sind:
- 2 Hauptkriterien oder
- 1 Hauptkriterium und 2 Nebenkriterien

2 Hauptkriterien oder 1 Hauptkriterium und 2 Nebenkriterien erfüllt sind.

Polyarthritis

Im Vordergrund der verschiedenen Organmanifestationen des rheumatischen Fiebers stehen in der Mehrzahl der Fälle, und zwar zu etwa 75%, die Gelenksymptome. Sprunghaft und wechselnd betroffen sind besonders die großen Gelenke, am häufigsten diejenigen der unteren Extremität. Nicht selten werden auch kleinere Gelenke befallen. Die Gelenke sind meist geschwollen, überwärmt und gerötet. Die Bewegungen sind äußerst schmerzhaft, so daß die Kranken nicht selten das Gefühl der Bewegungsunfähigkeit, sogar der Lähmung haben. Jede Berührung der Gelenke, jede Erschütterung des Bettes löst heftige Schmerzempfindungen aus. Häufig kommt es zu serösen Gelenkergüssen, am eindrucksvollsten an den Kniegelenken. Danach können die Gelenkschmerzen selbst ohne Therapie nach Stunden oder auch Tagen abklingen. Sie führen niemals zur Gelenkdeformierung.

Eine extrem seltene Ausnahme hiervon ist die sog. Jaccoud-Arthritis der Metacarpophalangealgelenke. Diese Arthropathie, die bei Patienten auftreten kann, die wiederholt an rheumatischem Fieber erkranken, wurde von Jaccoud ursprünglich als „rhumatisme chronique fibreux" beschrieben. Dabei handelt es sich vorwiegend um eine periartikuläre Fibrose und nicht um eine Synovitis, die nicht nur beim rheumatischen Fieber beobachtet wird, sondern auch beim systemischen Lupus erythematodes und bei der Sklerodermie.

Die Jaccoud'sche Arthropathie zeichnet sich durch charakteristische klinische Merkmale aus, obwohl sie bei oberflächlicher Untersuchung leicht mit der chronischen Polyarthritis verwechselt werden kann. Typisch für diese Erkrankung sind die Symptomzeichen einer rheumatischen Herzerkrankung in Verbindung mit mehreren Rezidiven eines rheumatischen Fiebers. Es finden sich asymptomatische, reversible Gelenkveränderungen, ins besondere an den Händen bzw. an den Füßen. Typisch sind die ulnare Deviation sowie die Beugehaltung der Metacarpophalangealgelenke, insbesondere des IV. und V. Fingers in Verbindung mit einer Hyperextension der Interphalangealgelenke. Ähnliche Veränderungen sowie Subluxationen können an den Metatarsophalangealgelenken auftreten. Bei der klinischen Untersuchung ist man erstaunt, wie leicht sich die Subluxationen der Gelenke durch milden Druck beseitigen lassen. Erst im Spätstadium sind diese Veränderungen unter Umständen nicht mehr reversibel. Da die Jaccoud-Arthropathie aber so selten ist, läßt sich ihre Beziehung zum rheumatischen Fieber nicht klar beurteilen.

Das zeitliche Auftreten der akuten Arthritis im Bezug auf den vorangegangenen Streptokokkeninfekt ist sehr scharf definiert, und neben den abdominellen Schmerzen ist es wahrscheinlich die früheste Manifestation des rheumatischen Fiebers. In der Regel tritt die Arthritis nie später als 35 Tage nach einem Streptokokkeninfekt auf, also zu einem Zeitpunkt, zu dem sich bereits Antikörper gegen Streptokokkenantigene im Serum der Patienten nachweisen lassen (Abb. 10). Diese Tatsache erleichtert die Differentialdiagnose, ob nämlich ein polyarthritischer Schub durch ein rheumatisches Fieber bedingt ist, oder ob ein solches ausgeschlossen werden kann. Da die Latenzperiode zwischen Streptokokkeninfekt und Chorea länger ist, wird das simultane Auftreten von Arthritis und Chorea sehr selten beobachtet.

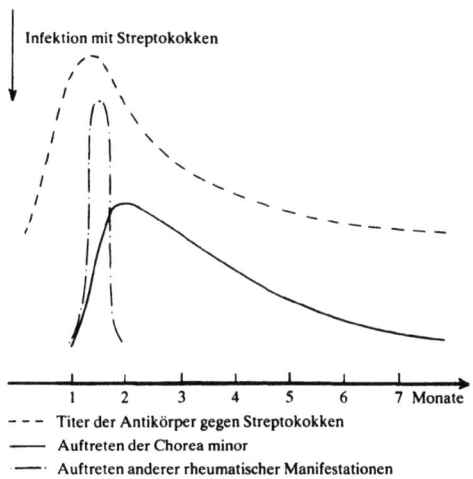

Infektion mit Streptokokken

1 2 3 4 5 6 7 Monate

– – – Titer der Antikörper gegen Streptokokken
——— Auftreten der Chorea minor
——·— Auftreten anderer rheumatischer Manifestationen

Abb. 10. Beziehung zwischen Chorea minor, Streptokokkeninfektion und anderen rheumatischen Manifestationen

Karditis

Die Karditis ist die schwerwiegendste Manifestation des rheumatischen Fiebers. Sie kann zum Tode führen oder bleibende Veränderungen hinterlassen. Nach umfangreichen Statistiken aus aller Welt kommt es im Durchschnitt bei etwa 85% der Fälle von kindlichem rheumatischem Fieber zu einer Manifestation am Herzen, und dies ist in diesem Alter gelegentlich die einzige Manifestation dieser Krankheit. Auch beim Erwachsenen tritt sie weit häufiger auf, als nach den klinischen Symptomen zu vermuten wäre. Nur durch Frühdiagnose und Frühbehandlung können ihre Gefahren einigermaßen gebannt werden.

Die *Moykardaffektion* kündigt sich klinisch in einer im Vergleich zur Höhe des Fiebers disproportionierten Tachykardie an. Sie kann nach Fieberabfall auch im Ruhezustand noch weiter bestehen. Pulswerte im Schlaf von über 80 pro Minute sind als Zeichen einer Myokardbeteiligung zu bewerten. Klinisch läßt sich die Karditis aufgrund der folgenden 4 Hauptkriterien diagnostizieren:

- Nachweis eines vorher nicht nachweisbaren organischen Herzgeräusches
- Dilatation des Herzens
- kongestive Kardiomyopathie oder perikarditische Reibegeräusche
- Anzeichen eines Perikardergusses

Falls bei einem Patienten mit rheumatischem Fieber eines dieser Kriterien eindeutig nachweisbar ist, ist es gerechtfertigt, die Diagnose Karditis zu stellen.

Im Vordergrund stehen meist die Zeichen der *Endokarditis,* erkennbar an neu aufgetretenen Herzgeräuschen von zunächst wechselndem Charakter. Am häufigsten werden, wie bereits erwähnt, Mitral- und Aortenklappe mit der Folge einer Klappeninsuffizienz befallen, seltener sind Klappenstenosen, und auch Erkrankungen der Klappen des rechten Herzens kommen nicht so häufig vor. Diese Geräusche sind von den harmlosen akzidentiellen systolischen Geräuschen, die häufig inkonstant sind und mit der Lage wechseln, abzugrenzen.

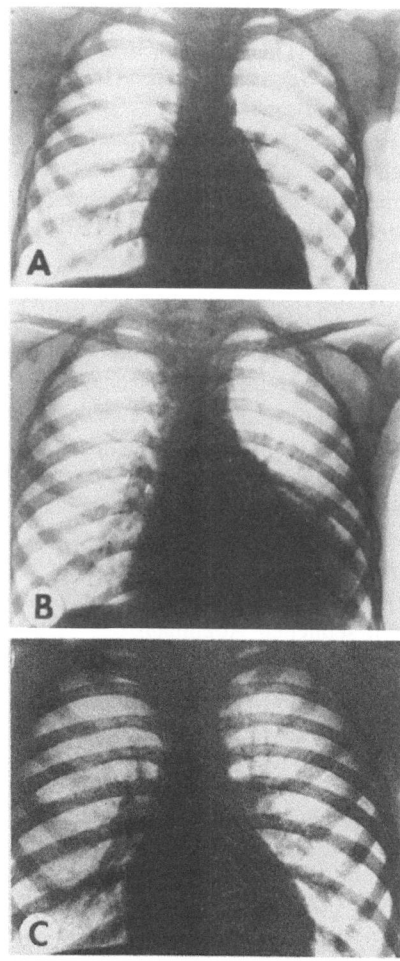

Abb. 11 A–C. Pericarditis exsudativa während eines akuten Schubes von rheumatischem Fieber. **A** Röntgenbild eines neunjährigen Knaben zu Beginn der akuten rheumatischen Polyarthritis und Karditis. **B** Derselbe Patient 1 Woche später, als perikarditisches Reibegeräusch auskultierbar war. **C** Thorax-Röntgenaufnahme etwa 2 Wochen später nach Abklingen der Symptome

Zuverlässigstes klinisches Zeichen einer rheumatischen Myokarditis ist die Dilatation des linken Vorhofes und des linken Ventrikels. Die Vergrößerung des Herzens reflektiert den Schweregrad der Karditis.

Die *kongestive Kardiomyopathie* ist die seltenste, aber zugleich schwerwiegendste Form einer rheumatischen Karditis. Sie wird immerhin bei 5–10% der Fälle mit erstmaligem Karditisschub beobachtet. Richtungweisend sind Husten, Kurzatmigkeit, starke Müdigkeit, Schwitzen, Anorexie sowie Appetitlosigkeit und Ödeme.

Die *Perikarditis* kommt immer nur zusammen mit der rheumatischen *Pankarditis* vor. Eine Pericarditis sicca läßt sich aufgrund der typischen Reibegeräusche diagnostizieren. Für die Pericarditis exsudativa sind die dreieckige Herzfigur, das Leiserwerden der Herztöne, der medianwärts verlagerte Herzspitzenstoß sowie der echokardiographische Befund charakteristisch. Häufig ist die benachbarte Pleura in den Entzündungsprozeß mit einbezogen. Gelegentlich kann die perikardiale Reaktion umgekehrt proportional zum Schweregrad der Myokarditis sein. In solchen Fällen kann es zu einer raschen Abnahme der Herzgröße und zum schnellen Abklingen des Schubes der Karditis kommen (Abb. 11). Weitere Zeichen einer Myokarditis sind Galopprhythmus infolge ungleicher Kammerkontraktionen, außerdem Rhythmusstörungen wie Extrasystolen, paroxysmale ventrikuläre Tachykardien, absolute Arrhythmie bei Vorhofflimmern und Sinusbradykardien. EKG-Veränderungen fehlen selten, sind aber flüchtig. Am häufigsten sind Überleitungsstörungen, da die Myokarditis das Septum bevorzugt – AV-Block 1. Grades oder AV-Block 2. Grades Typ Wenckebach (Abb. 12).

Auch Abweichungen im Kammerkomplex sowie Erregungsrückbildungsstörungen werden beobachtet.

Erythema marginatum (annulare)

Das Erythema marginatum kommt zwar nur in ca. 10% der Fälle vor, aber so charakteristisch, daß es berechtigt zu den 5 Hauptkriterien gezählt wird. Es ist nicht als pathognomonisch für rheuma-

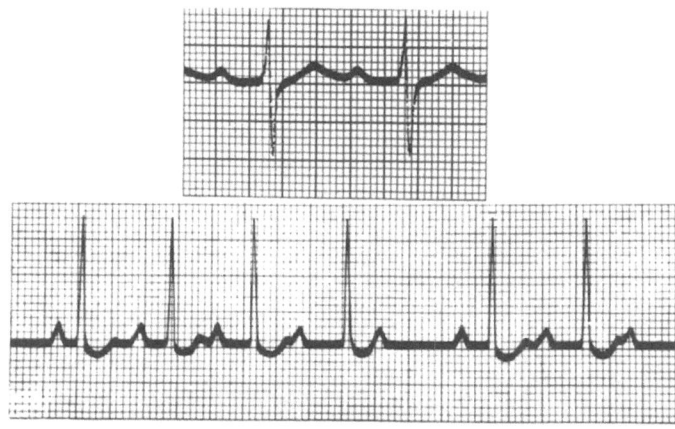

Abb. 12. Herzblock beim akuten rheumatischen Fieber. *Oberes EKG:* AV-Block 1. Grades. *Unteres EKG:* Wenckebach'sche Periodik mit progressiver Verlängerung des PQ-Intervalls, bis ein QRS-Komplex ausfällt. Papiervorschub 25 mm pro Sekunde (verkleinerter Maßstab 10:8)

tisches Fieber anzusehen, da es gelegentlich auch bei Sepsis, Medikamentenreaktionen und Glomerulonephritis vorkommt. Es tritt meist 2–3 Wochen nach Ausbruch der Erkrankung auf und besteht aus blaßrötlichen, ringförmigen Effloreszenzen, die girlandenförmig ineinander übergreifen können und nicht selten rezidivieren. Es juckt und schmerzt nicht und ist selten verhärtet oder erhaben. Es findet sich vor allem am Rumpf und ist sehr flüchtig. Diese Hauterscheinung wird durch die antirheumatische Therapie nicht beeinflußt. Sie kann intermittierend über Monate hin fortbestehen, obwohl sämtliche anderen Zeichen der rheumatischen Aktivität schon längst abgeklungen sind.

Subcutane Knötchen

Im Laufe eines rheumatischen Fiebers können sich an der Haut subcutane Knötchen entwickeln, die zu den typischen Symptomen der Erkrankung gehören. Zwar sieht man sie heute seltener, doch waren sie früher so markant, daß sogar von einem Rheuma-

163

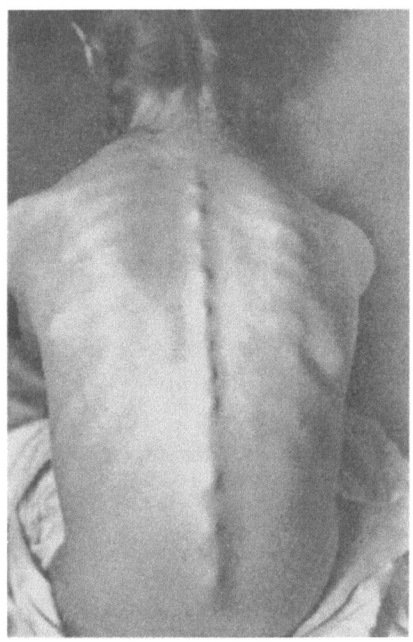

Abb. 13. Noduli rheumatici auf den Dornfortsätzen der Wirbelsäule bei einem elfjährigen Kind mit Pankarditis bei rheumatisches Fieber

tismus nodosus gesprochen wurde. Sie befinden sich als kleine, hirse- bis erbsgroße, derbe, schmerzlose Knötchen besonders über den Sehnen der Fuß-, Knie- und Ellenbogengelenke sowie an der Galea aponeurotica des Schädels, aber auch am Periost von unmittelbar unter die Haut vorspringenden Knochenteilen, wie Patella, Olecranon oder Dornfortsätzen (Abb. 13).

Chorea minor (Sydenham), Veitstanz

Die Chorea minor wird allgemein als eine echte rheumatische Erkrankung angesehen. Anfangs bestehen nur Wesensveränderungen (Unruhe, Reizbarkeit, unmotiviertes Lachen und Weinen), später treten die typischen choreatischen Symptome auf mit unwillkürlichen, abrupten, kurz dauernden Bewegungen, Hypotonie der Muskulatur und Überstreckbarkeit der Gelenke. Die ausfahrenden Bewegungen des Patienten sind zwangsläufig damit weitgehend unbeherrschbar, steigern sich noch bei Beobachtung, hören aber im Schlaf auf. An Chorea erkranken vorwiegend Kinder. Es besteht eine ausgesprochene Geschlechtsprädisposition, wobei nach der Pubertät fast ausschließlich Mädchen betroffen sind. Die choreatischen Bewegungen fallen zuerst beim Gehen und Schreiben sowie beim Öffnen von Kleiderverschlüssen auf. Häufig wird eine beginnende Chorea minor erstmals vom Lehrer bemerkt, nicht selten aber auch in der Schule völlig verkannt. Schriftproben sind für die Frühdiagnose wichtig; fortlaufend beobachtet geben sie dem Arzt ein gutes Bild vom Verlauf der Heilung. Die choreatischen Bewegungsstörungen sind durch das Einschießen von Spontanzuckungen und ungewollten Mitbewegungen charakterisiert. Stets ist eine Hypotonie vorhanden. Sie kann sich so sehr steigern, daß der choreatische Patient nicht mehr fähig ist, zu gehen, zu sitzen oder überhaupt nur den Kopf zu halten: Chorea mollis. Oft steigern sich Hypotonie und Inkoordination bis zur Unfähigkeit zu essen und zu sprechen. Hilfloses Weinen ist rasch von unmotiviertem Lachen und Grimassieren gefolgt. Die Chorea minor ist selbstlimitierend und heilt in der Regel nach einwöchiger bis zweijähriger Dauer ohne Folgeschäden aus.

Während bei der Chorea das gleichzeitige Auftreten einer rheumatischen Karditis relativ häufig ist, findet man ein Zusammentreffen von Polyarthritis und Chorea äußerst selten (Abb. 14). Die Ursache hierfür mag in der engeren Latenzperiode zwischen initialem Streptokokkeninfekt und Auftreten der Chorea, etwa 1–6 Monate, liegen. Die Koinzidenz zwischen Chorea und Karditis ist dadurch bedingt, daß die Karditis zunächst häufig asymptomatisch verläuft und erst durch das Auftreten der Chorea die Aufmerksamkeit des Arztes auf das Herz gelenkt wird. Die Chorea kann auch als einziges Symptom des rheumatischen Fiebers auftreten, wobei noch nicht einmal die Blutsenkungsgeschwindigkeit oder die Streptokokkenantikörper im Serum erhöht zu sein brauchen. Das bereitet unter Umständen große differentialdiagnostische Schwierigkeiten.

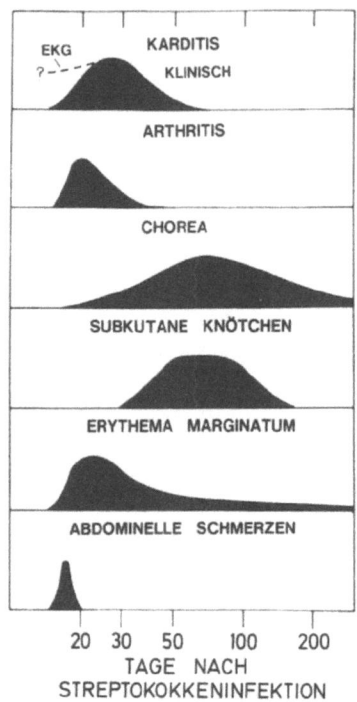

20 30 50 100 200
TAGE NACH
STREPTOKOKKENINFEKTION

Abb. 14. Schematische Darstellung der Reihenfolge des Auftretens der verschiedenen Manifestationen des rheumatischen Fiebers. Die maximale Höhe der einzelnen Kurven entspricht demjenigen Zeitpunkt, an dem in der Mehrzahl der Fälle das entsprechende Symptom klinisch apparent wird (aus J. L. Hollander und D. J. McCarty, Arthritis and Allied Conditions, Lea and Febeger, Philadelphia, 1972)

Weitere extraartikuläre Manifestationen

Bei den weiteren extraartikulären Manifestationen der Erkrankung wie Fieber, Schwitzen, Bauchschmerzen, Nasenbluten und Laborbefunden handelt es sich um Symptome, die häufig das rheumatische Fieber begleiten, ohne für sich allein charakteristisch zu sein. Sie sind aber zur Sicherung der Diagnose sowie

166

zur Beurteilung der Schwere der Aktivität des rheumatischen Fiebers von wesentlicher Bedeutung.

Unter schwerem Krankheitsgefühl steigt die Körpertemperatur auf 38-40°C, gelegentlich sogar bis 42°C: Hyperpyretische Form. Das Fieber kann tage- oder auch wochenlang anhalten, besonders charakteristisch ist jedoch, daß es prompt bereits auf kleine Dosen von Salicylaten oder Pyrazolonen anspricht, ohne daß damit allerdings die rheumatische Erkrankung dauernd ausgeheilt wäre. Damit parallel gehen die übrigen Allgemeinerscheinungen wie Durst, Appetitlosigkeit, Zungenbelag und Obstipation einher.

Starke Schweißausbrüche, besonders bei Fieberabfall, ständig feuchtkalte Hände und Füße, ebenso der säuerliche Geruch des Schweißes und die oft auffallende Blässe des Patienten sind typisch.

Bauchschmerzen infolge entzündlicher Schleimhautveränderungen im Abdominalbereich sind nicht selten. Auf die Mitbeteiligung der Leber weist eine mäßige Lebervergrößerung hin. An den Nieren findet sich gelegentlich eine Begleitnephritis, meist besteht aber nur eine fieberhafte Proteinurie.

Nasenbluten vor oder während rheumatischer Schübe wird nur selten beobachtet und ist möglicherweise Ausdruck einer entzündlichen Reaktion an den Gefäßen, insbesondere bei den mehr toxischen Formen des rheumatischen Fiebers.

Es kommen auch rheumatisch bedingte Pneumonien vor, häufiger jedoch sind sekundäre, unspezifische Bronchopneumonien. Eine Pleuritis sicca oder exsudativa kann nur dann auf ein rheumatisches Fieber zurückgeführt werden, wenn daneben auch andere Symptome dieser Erkrankung bestehen.

Die Reihenfolge des Auftretens der einzelnen Symptome beim rheumatischen Fieber

Der klinische Verlauf eines rheumatischen Fiebers kann sehr variabel sein, doch treten in der Regel die verschiedenen Symptome in sehr charakteristischer und vorhersagbarer Sequenz auf (Abb. 14). Die meisten Schübe beginnen mit Gelenksymptomen gefolgt von Bauchschmerzen. Wenn es zur Mitbeteiligung des

Herzens kommt, geschieht das in den ersten Wochen; zu einem späteren Zeitpunkt entwickelt sich gewöhnlich keine Karditis. Bei Patienten mit Chorea und organischen Herzgeräuschen können die Zeichen einer akut entzündlichen Herzerkrankung fehlen. Dies läßt darauf schließen, daß die Karditis der Chorea häufig vorausgeht. Die Polyarthritis geht, wie bereits erwähnt, der Chorea praktisch immer voraus. Ein Erythema marginatum ist oft schon zu Beginn der Erkrankung nachweisbar, und nicht selten kommt es zu Rezidiven.

Wie ersichtlich, ist die Latenzperiode zwischen Streptokokkeninfekt und dem Auftreten des rheumatischen Fiebers für die Arthritis und das Erythema marginatum am kürzesten, während sie für die Chorea und die subcutanen Knötchen wesentlich länger ist.

Diagnose

Laborbefunde

Es gibt für das rheumatische Fieber keine spezifischen Tests. Die Resultate der Laboruntersuchungen sind jedoch aus 2 Gründen wichtig. Zum einen läßt sich eine vorausgegangene Streptokokkeninfektion nachweisen und zum anderen reflektieren sie das Vorhandensein und die Dauer eines entzündlichen Prozesses.

Wie bereits eingangs erwähnt, ist ein zu Beginn auf hohe Werte ansteigender und nur verzögert wieder abklingender Antistreptolysin-O-Titer beim akuten rheumatischen Fieber praktisch die Regel. Werte über 200 I. E./ml und mindestens über 300 I. E./ml bei Kindern über 5 Jahren werden als erhöht angesehen. Der Antistreptolysintiter wird jedoch meist überbewertet. Diagnostisch verwertbar ist er nur, wenn er in der Frühphase der Erkrankung um mindestens eine Titerstufe ansteigt. Sicher pathologisch sind aber erst Titer über 1 : 400, wobei darauf zu achten ist, daß unspezifische Titererhöhungen vorkommen, so z. B. durch eine Hyperlipidämie. Ohne den serologischen Nachweis einer kürzlich durchgemachten Streptokokkeninfektion sollte man sehr zurückhaltend sein, wenn man die Diagnose eines akuten rheumatischen Fiebers stellt.

Da bei etwa 20% der Patienten in der Frühphase des akuten rheumatischen Fiebers und bei den meisten Patienten, bei denen sich die Erkrankung als Chorea manifestiert, die Antistreptolysin-O-Titer niedrig oder nur grenzwertig erhöht sind, sollten andere Antikörperbestimmungen gegen weitere extracelluläre Streptokokkenprodukte wie Streptokinase, Hyaluronidase, DNAase B und NADase durchgeführt werden. Durch diese zusätzlichen Untersuchungen kann der Nachweis einer Streptokokkeninfektion wesentlich verbessert werden. Bei Kombination der Daten der Antikörperbestimmungen gegen diese 5 Stoffwechselprodukte steigt die Trefferquote beim rheumatischen Fieber auf 99–100%.

Seit einiger Zeit wird kommerziell ein Hämagglutinationstest (Streptozym-Test) zum Nachweis von Antikörpern gegen eine Reihe von Streptokokkenantigenen angeboten. Das Prinzip dieses Testes beruht darauf, daß Erythrocyten, an die ein Konzentrat von Streptokokkenantigenen absorbiert ist, in Anwesenheit von Streptokokkenantikörpern agglutinieren. Dieser Test ist ein sensitiver Indikator für kürzlich durchgemachte Streptokokkeninfektionen. Praktisch alle Patienten mit akutem rheumatischem Fieber haben Titer größer als 200 I.E./ml. Leider konnten die in diesem Test verwandten spezifischen Antigene nicht sämtlich indentifiziert werden, weshalb dieser Test nicht adäquat standardisiert werden kann. Dennoch ist er ein zuverlässiger Test, bei einem Patienten mit niedrigem Antistreptolysintiter und einer Polyarthritis ein rheumatisches Fieber auszuschließen. Es sollte andererseits die Diagnose rheumatisches Fieber nie allein aufgrund erhöhter bzw. aufgrund der Persistenz erhöhter Antikörpertiter gestellt werden. Es können erhöhte Streptokokkenantikörpertiter auch bei anderen Polyarthritisformen, insbesondere bei der Gonokokken-Arthritis vorkommen. Eine Korrelation zwischen dem Aktivitätsgrad der Erkrankung und der Höhe der Antikörpertiter besteht nicht. Bei Fehlen interkurrenter Streptokokkeninfekte fallen die Antikörpertiter unabhängig von der Schwere und der Dauer der rheumatischen Erkrankung ab.

Zur Aktivität des rheumatischen Fiebers parallel läuft jedoch eine gewöhnlich stark erhöhte Blutsenkungsgeschwindigkeit, die auch Werte von über 100 mm in der ersten Stunde erreichen kann. Damit parallel geht eine Vermehrung der α-Globuline, später auch der γ-Globuline, also der Immunglobuline, bei gleichzeitiger Verminderung der Albumine einher. Ein weiterer Hinweis ist das Auftreten des unspezifischen C-reaktiven Proteins im Serum, das elektrophoretisch ja bekanntlich mit der α-Fraktion wandert und mit dem C-Polysaccharid von Pneumokokken präzipitiert. Der Komplementspiegel ist bemerkenswert erhöht – viele der Komplementkomponenten sind ja bekanntlich Akutphasenproteine – und zeigt unter Therapie mit Salicylaten und Steroiden eine Normalisierungstendenz. Das Blutbild zeigt eine Leukocytose von 10 000–20 000 mit Linksverschiebung. Eine Anämie ist im akuten Stadium wie im weiteren Verlauf nicht selten.

Verlauf

So wie schon das Anfangsstadium des rheumatischen Fiebers sehr verschieden sein kann, so auch der weitere Verlauf. Im Durchschnitt dauert ein rheumatischer Schub etwa 3 Monate, bei schwerer Karditis allerdings kann die klinische Aktivität 6 Monate oder länger anhalten. Subakute Verlaufsformen von längerer Dauer werden häufiger beobachtet. Besonders charakteristisch ist die Neigung zu Rezidiven. Sie kommen meist in den dem ersten Schub folgenden 5 Jahren vor und können durch echte Neuinfektionen mit Streptokokken ausgelöst werden oder kommen durch Aufflammen einer nicht völlig inaktivierten rheumatischen Infektion zustande. Von Einfluß auf die Häufigkeit der Rezidive des rheumatischen Fiebers sind die Häufigkeit und der Schweregrad der Streptokokkeninfektion, das Vorhandensein oder Fehlen einer dadurch bedingten Herzerkrankung sowie die Länge des beschwerdefreien Intervalls nach dem letzten Schub.
Durch die Penicillin-Langzeitprophylaxe hat sich die Situation heute grundlegend gebessert. Während früher die Rezidivquote

innerhalb der ersten Jahre nach dem ersten Schub bei etwa 20% lag, ist sie heute auf 2,5% gesunken. Todesfälle an rheumatischem Fieber sind ausgesprochen selten: 0,35%–1,6%.

Diagnose

In typischen Fällen mit vorausgegangener Angina ist die Diagnose verhältnismäßig leicht zu stellen; schwierig wird es bei atypischen oder unterschwellig verlaufenden Fällen, wie sie heute häufiger vorkommen. Das gilt insbesondere für den Erwachsenen, wenn bei ihm das führende Symptom, die Polyarthritis, nicht oder nur wenig ausgebildet ist. Es wurden bei Erwachsenen oligoartikuläre, asymmetrische, wenig exsudative, auch flüchtige und harmlos erscheinende sowie prolongiert verlaufende Fälle beobachtet. Auch im Kindesalter soll das Krankheitsbild eine Pathomorphose erfahren haben, wobei das erheblich exsudative, systematisiert polyartikuläre Bild immer seltener wird. Heutzutage können daher die bereits diskutierten Jones-Kriterien (Tab. 4) nicht mehr völlig befriedigen. Häufig werden akut und subakut verlaufende Arthritiden dann für ein rheumatisches Fieber gehalten, wenn sie fieberhaft sind und sich einer diagnostischen Einordnung zunächst entziehen. Als häufigste Verwechslungsmöglichkeiten bieten sich der polyartikuläre Gichtanfall, die Pseudogicht, der Morbus Reiter und die zahlreichen postinfektiösen Arthritiden anderer Art an. Auch die akut beginnende chronische Polyarthritis kann ganz ähnliche Symptome erzeugen. Für das rheumatische Fieber spricht in solchen Fällen der sprunghafte Wechsel der Gelenksymptome und das Auftreten einer Karditis, evtl. auch die typischen Hauterscheinungen. Wichtig ist auch, mit Hilfe von Blutkulturen eine Bakteriämie auszuschließen, insbesondere, da solche Infektionen maskiert sein können durch die Gabe von Penicillin, das bereits zur Therapie eines vermuteten rheumatischen Fiebers gegeben wurde. Die polyartikuläre Verlaufsform der Gonokokken-Arthritis läßt sich ebenfalls durch ihr promptes Ansprechen auf eine Penicillin-Therapie vom rheumatischen Fieber abgrenzen. Verwechselt

werden kann das rheumatische Fieber außerdem mit der Serumkrankheit, mit der Sichelzellanämie, mit Leukämien, mit der Purpura Schönlein-Henoch, mit dem Lupus erythematodes, der
Osteochondritis und mit tuberkulösen Arthritiden. Eine genaue
Erhebung der Anamnese, eine sorgfältige klinische Untersuchung sowie spezielle Labor- und Röntgenuntersuchungen müßten demnach in den meisten Fällen zur Diagnose führen.

Therapie

Allgemeine Maßnahmen

Dazu gehört strikte Bettruhe von genügend langer Dauer während der akut febrilen Phase. Das gleiche gilt für Fälle mit
schmerzhafter Arthritis, für Chorea oder schwere kongestive
Kardiomyopathie. Bei Patienten, deren Symptome nicht zu einer
erheblichen Einschränkung ihrer physischen Aktivität führen, ist
es fraglich, ob Bettruhe einen therapeutischen Wert hat. Neben
Ruhigstellung und sachgemäßer orthopädischer Lagerung der
befallenen Gelenke sind feuchtkühle Umschläge angebracht. Intensive ärztliche Führung sowie Beschäftigungstherapie erleichtern die Rehabilitation des Patienten, wobei die Wiedereinglie-
derung ins tägliche Leben vorsichtig durchgeführt werden sollte.
In der Regel sollte die Rekonvaleszenzphase etwa gleichlang sein
wie die Zeit der eigentlichen Erkrankung.

Antibiotika

In der Behandlung des rheumatischen Fiebers steht nach wie vor
die Ausschaltung der meist noch fortbestehenden Streptokokkeninfektion an erster Stelle. Man muß sich aber darüber im Klaren sein, daß der rheumatische Entzündungsprozeß durch die
Penicillintherapie nicht mehr entscheidend beeinflußt werden
kann; hierzu eignen sich ausschließlich antiphlogistisch wirkende Substanzen.

Bei der antibiotischen Therapie hat sich eine Behandlung mit 1,2 Millionen Einheiten Benzathin-Penicillin G oder 600 000 Einheiten Procain-Penicillin für 10 Tage bewährt. Wie umfangreiche Untersuchungen gezeigt haben, lassen sich durch höhere Penicillindosen in der akuten Phase des rheumatischen Fiebers die Manifestationen am Herzen nicht verringern. Die Effektivität dieser Therapie sollte durch bakteriologische Untersuchung des aus Rachenabstrichen gewonnen Materials kontrolliert werden. Danach wird die Behandlung in jedem Falle in eine Langzeitprophylaxe übergeleitet, die unmittelbar an die 10tägige Penicillinbehandlung anschließen muß. Allgemein wird die monatliche Gabe von 1,2 Mio. Einheiten Penicillin G empfohlen, die für mindestens 5 Jahre verabreicht werden muß. Ist dies nicht möglich, so muß mindestens jeder Streptokokkeninfekt nach den obigen Richtlinien mit Penicillin behandelt werden. Subklinische Infekte, die ebenfalls rezidivauslösend sein können, sind bei solchem Vorgehen allerdings nicht erfaßbar.

Antiphlogistisch wirkende Präparate

Da die causale Behandlung des rheumatischen Fiebers nicht möglich ist, basiert die Therapie vorwiegend auf der Anwendung antiphlogistisch wirkender Medikamente. Hierfür eignen sich vor allem Salicylate und Corticosteroide, die die Symptome der akuten Erkrankung, insbesondere die Arthritis, das Fieber und die Übelkeit wirksam beeinflussen. Zwar haben Corticosteroide einen stärkeren antiinflammatorischen Effekt als Salicylate, doch wurde bis heute der Beweis nicht erbracht, daß eine der beiden Substanzen die Entwicklung permanenter Herzschäden tatsächlich verhindert. Bei Patienten mit schwerer Karditis sollten unbedingt Corticosteroide angewandt werden, da eine schnellere Beherrschung der Entzündung die Mortalitätsrate und die Morbiditätsrate herabsetzen kann. Bei Patienten ohne Karditis ist der Einsatz von Corticosteroiden nicht angezeigt. Die Steroidbehandlung des rheumatischen Fiebers erstreckt sich im allgemeinen nur auf kürzere Zeiten und stellt keine Dauertherapie dar, zumal die Nebenwirkungen, insbesondere Akne, Hirsutismus und cushinoide Veränderungen im Gesicht und am Habitus relevanter sind als die der Salicylate. Für die Weiterbehandlung schwerer Fälle nach Abklingen der akutentzündlichen Reaktion und für leichtere Verlaufsformen des rheumatischen Fiebers genügt die Salicylatbehandlung vollkommen.

Während Steroide in schweren Fällen in einer Tagesdosis von 2 mg/kg Körpergewicht für etwa 2–6 Wochen gegeben und dann stufenweise reduziert werden, beträgt die Salicylatdosis initial 10–15 g/die bei Kindern und 6–8 g/die bei Erwachsenen. Die gastralen Nebenwirkungen können für gewöhnlich durch Einnahme des Aspirins nach den Mahlzeiten oder durch zusätzliche Gabe von Antacida 30–60 Minuten nach jeder Aspirindosis, unter Umständen auch in Kombination mit H2-Blockern reduziert werden. Ähnlich wie bei den Steroiden erfolgt die Reduktion der Dosis schrittweise bei gutem Ansprechen auf diese Therapie oder aber bei Auftreten von unerwünschten Nebenwirkungen, wie z. B. Tinitus, Kopfschmerzen oder Übelkeit. Bei Wiederauftreten entzündlicher Erscheinungen – Rebound-Phänomenen – muß die Behandlung erneut aufgenommen oder die Dosis erhöht werden. Solche Rückfälle der rheumatischen Entzündungsaktivität sind erfreulicherweise in der Regel nur kurzlebig. Nur in etwa 5% der Fälle dauern sie länger als 8 Monate. Für gewöhnlich kommen sie bei Patienten mit kardialen Manifestationen und mehreren vorausgegangenen Rezidiven vor.

Behandlung der Chorea

Die Chorea spricht in der Regel nicht auf eine antiphlogistische Therapie mit nichtsteroidalen oder steroidalen Antirheumatika an. Wegen der nicht selten vorhandenen Affektlabilität solcher Patienten bzw. der Verschlimmerung der Chorea durch Aufregung ist absolute Ruhe für solche Patienten imperativ. Als medikamentös unterstützende Maßnahmen eignen sich besonders Sedativa und Tranquilizer, wie z. B. Diazepam und Chlorpromazin. In schweren Fällen ist unter Umständen auch die Gabe von Phenobarbital erforderlich.

Wegen des sehr variablen Verlaufes der Chorea ist die Evaluierung der therapeutischen Maßnahmen sehr schwierig. In diesem Zusammenhang sollte jedoch nochmals darauf hingewiesen werden, daß es sich bei der Chorea um eine selbstlimitierende Erkrankung handelt, die in der Regel folgenlos abheilt.

Behandlung der rheumatischen Karditis

Bei der Behandlung der rheumatischen Karditis kommen neben den antiphlogistisch wirkenden Pharmaka vor allem Digitalispräparate zum Einsatz. Nur ein geringer Prozentsatz dieser Patienten zeigt eine ausgesprochene Überempfindlichkeit auf Digitalispräparate.

Prognose

Im Bezug auf die Prognose besteht bei jedem Patienten eine direkte Beziehung zwischen Vorhandensein bzw. Fehlen einer Karditis sowie der Häufigkeit, der Dauer und dem Schweregrad der Rezidive. Das Auftreten einer rheumatischen Herzerkrankung schränkt die Lebenserwartung stark ein und mahnt immer zu einer zurückhaltenden Beurteilung. Die übrigen Manifestationen des rheumatischen Fiebers heilen sämtlich symptomlos aus. Es sind aber stets Rezidive zu befürchten, die oft schwerer verlaufen als die Ersterkrankung und bei denen immer mit Herzkomplikationen gerechnet werden muß. Sicher ist es aber möglich, durch eine Frühdiagnose in der Mehrzahl der Fälle eine rheumatische Carditis, insbesondere aber das Weiterschwelen eines rheumatischen Prozesses und einen Rebound durch eine sorgfältige allgemeine und medizinische Rezidivprophylaxe zu verhindern.

Weiterführende Literatur

AHA Committee on Rheumatic Fever and Bacterial Endocarditis: Prevention of rheumatic fever. Circulation 55, 1 (1977)

American Heart Association: Jones criteria (revised) for guidance in the diagnosis of rheumatic fever. Circulation 33, 664 (1965)

DiSciascio H, Taranta A: Rheumatic fever in children. Am Heart J 99, 635 (1980)

Joint Report of UK-US Cooperative Study: The natural history of rheumatic fever and rheumatic heart disease. 10 year report of a cooperative clinical trial of ACTH, cortisone and aspirin. Circulation 32, 457 (1965)

Kaplan EL, Dudding BA, Top RH, Wannamaker LW: Diagnosis of streptococcal pharyngitis: Differentiation of active infection from the carrier state in the symptomatic child. J Infect Dis 123, 490 (1971)

Kaplan MH, Meyeserian M: An immunological cross-reaction between group A streptococcal cells and human heart tissue. Lancet 1, 706 (1962)

Krisher K, Cunningham MW. Myosin: A link between streptococci and heart. Science 227: 413 (1985)

Patarroyo ME, Winchester RJ, Vejerano A, Gibofsky A, Chalem F, Zabriskie JB, Kunkel HG: Association of a B-cell alloantigen with susceptibility to rheumatic fever. Nature 278, 173 (1979)

Read S und Zabriskie (Hrsg): Streptococcal Disease and the Immune Response. New York, Rockefeller Press, 1979

Stollerman GH: Rheumatic Fever and Streptococcal Infektion. New York, Grune and Stratton, 1975

Stollerman GH: Rheumatic fever, connective tissue disorders and heart disease. In: Heart Disease. E. Braunwald (Hrsg), Philadelphia, Saunders, 1980, Kap. 47

Strasser T: Rheumatic fever and rheumatic heart disease in the 1970s. WHO Chronicle 32, 18 (1978)

Wannamaker LW und Matsen JM (Hrsg): Streptococci and Streptococcal Diseases. New York, Academic, 1972

Zabriskie JB: Rheumatic fever: a model for the pathological consequences of a microbial-host mimicry. Clinical and Experimental Rheumatology 4, 65 (1986)

7. Reaktive Arthritiden und andere extraartikuläre Entzündungen begleitende Gelenkerkrankungen

G. R. Burmester

Definition

Unter dem Begriff „reaktive Arthritiden" werden die entzündlichen Gelenkerkrankungen zusammengefaßt, die im Anschluß an bakterielle Infektionen vor allem im Darmbereich, dem Urogenitalbereich oder im Pharynx auftreten. Relativ häufig finden sich Arthritiden auch bei chronisch entzündlichen Darmerkrankungen, in erster Linie der Colitis ulcerosa und dem Morbus Crohn, aber auch bei selteneren Erkrankungen wie dem Morbus Whipple oder der Bypass-Arthritis. Zusammen mit den Arthritiden nach akuten Darmentzündungen werden die vorgenannten Erkrankungen häufig unter dem Begriff „enteropathische Arthritiden" zusammengefaßt.

Die heterogene Gruppe der reaktiven Arthritiden hat mit zunehmendem Verständnis der rheumatischen Erkrankungen große klinische Bedeutung gewonnen und zählt neben der chronischen Polyarthritis und der ankylosierenden Spondylitis zu den häufigsten entzündlichen Gelenkerkrankungen. Bei allen akut auftretenden, z. T. aber auch chronisch verlaufenden Gelenkaffektionen muß daher differentialdiagnostisch auch an eine „reaktive Arthritis" gedacht werden.

Nicht Gegenstand dieses Kapitels sind die reaktiven Arthritiden im Sinne eines Morbus Reiter nach urogenitalen Entzündungen oder das rheumatische Fieber im Anschluß an pharyngeale bak-

Tabelle 1. Reaktive Arthritiden und andere extraartikuläre Entzündungen begleitende Arthritiden

Primäre Erkrankungen	Erreger	Mögliche Begleiterscheinungen
I Enteral		
1. Akute Darmentzündungen (eigentliche reaktive Arthritiden)	Yersinien *(Y. enterocolitica, Y. pseudotuberculosis)*	Erythema nodosum, mesenteriale Lymphadenitis
	Shigellen *(S. flexneri, S. dysenteriae)*	Urethritis, Conjunctivitis (M. Reiter)
	Salmonellen *(S. typhimurium, S. enteritidis)* Campylobacter *(C. jejuni)*	Hautsymptome fehlen
2. Chronisch-entzündliche Darmerkrankungen		
a) Colitis ulcerosa	unbekannt	Erythema nodosum, Uveitis, Stomatitis, Trommelschlegelfinger
b) M. Crohn	unbekannt	
3. Sonderformen: M. Whipple	uneinheitlich (z. B. *H. influenzae)*	Immundefizienzerkrankung, Organbeteiligungen
Bypass-Arthritis	Mischinfektionen	Erytheme, Pleuritis
II Urogenital		
1) akut eitrig	Gonokokken	häufig auch septische Arthritis
2) unspezifisch	Chlamydien *(Chl. trachomatis)*	Urethritis, Conjunctivitis (M. Reiter)
III Pharyngeal	Streptokokken (Gruppe A)	Karditis, ZNS-Beteiligung
IV Viral		
1) Hepatitis B	Hepatitis-B-Virus	Prodromalstadium d. Hepatitis
2) Röteln	Rubella-Virus	Virus-Exanthem
3) Sonstige	Coxsackie etc.	„grippaler Infekt"
V Chronisch granulomatös Sarkoidose, besonders Loefgren-Syndrom	unbekannt	Erythema nodosum, Hilus-Lymphadenopathie
VI M. Behçet	unbekannt	orale, genitale Aphthen; Uveitis, ZNS-Beteiligung

terielle Infektionen; diese Krankheitsentitäten werden an anderer Stelle dieses Buches behandelt (s. Kap. 8).

Von vergleichsweise geringerer klinischer Bedeutung sind Arthritiden nach viralen Infektionen wie der Hepatitis B oder den Röteln. Hingegen stellen artikuläre Manifestationen bei der Sarkoidose oder dem Morbus Behçet wichtige diagnostische Wegweiser dar.

Eine Übersicht über die genannten Erkrankungen ist in Tabelle 1 gegeben.

Ätiologie

Neuere Untersuchungen, vor allem unter Verwendung immunologischer Verfahren, haben gezeigt, daß das Synovium als ein Teil des retikuloendothelialen Systems aufgefaßt werden kann. Die dem Gelenkspalt zugewandte Deckzellschicht besteht zum Großteil aus Zellen von Monocyten-/Makrophagenherkunft. Unterhalb dieser normalerweise ein- bis zweizelligen Deckzellschicht befindet sich das subsynoviale Stroma, das vor allem aus fibroblastären Zellelementen und kleinen Blutgefäßen besteht. Das Charakteristische des Synoviums ist, daß sich keine Basalmembran unterhalb der Deckzellschicht befindet, so daß hier ein relativ ungehinderter Zutritt für zahlreiche Substanzen in Richtung Gelenkspalt besteht. Ein ständiger Zustrom von Monocyten aus dem peripheren Blut wandert von den Gefäßen her zur Deckzellschicht, um hier absterbende Zellen zu ersetzen. Die besondere Anatomie des Synovialgewebes erklärt vermutlich dessen Beteiligung bei zahlreichen Entzündungen, die sich in einer Hyperplasie der Deckzellschicht, z. T. auch durch eine Infiltration mit lymphocytären Elementen manifestieren.

In Tabelle 2 sind verschiedene pathogenetische Vorstellungen zur Erklärung reaktiver Gelenkerkrankungen aufgezeigt. Diskutiert wird zunächst ein direkter Befall des Synovialgewebes mit „synoviotropen" Mikroorganismen und überschießender Wirtsreaktion. Von weit größerer Bedeutung scheint jedoch die Bildung von Immunkomplexen aus mikrobiellen Produkten, vor al-

Tabelle 2. Pathogenetische Vorstellungen bei reaktiven Gelenkerkrankungen

1. Direkter Befall des Synovium mit „synoviotropen" Mikroorganismen und überschießende Wirtsreaktion.

2. Bildung von Immunkomplexen aus mikrobiellen Produkten und spezifischen Antikörpern bei genetisch disponierten Individuen (z. B. HLA-B 27 positiv). Komplementaktivierung, Ablagerung im Synovium und Auslösen einer Arthus (Typ III)-Reaktion.

3. Ähnlichkeit zwischen mikrobakteriellen Produkten und Histokompatibilitätsantigenen (vor allem HLA-B 27) mit
   a) induzierter Autoaggressivität, oder alternativ
   b) spezifischer Nichtreaktivität gegenüber bestimmten Mikroorganismen.

lem von Bakterienherkunft, und spezifischen Antikörpern. Reizvoll ist dabei die Vorstellung, daß es zu einer solchen Immunkomplexbildung vor allem bei bestimmten genetisch disponierten Individuen kommt, die das Histokompatibilitätsantigen HLA-B 27 besitzen. Im Anschluß an eine solche Immunkomplexbildung könnte dann eine Komplementaktivierung vor allem über den alternativen Aktivierungsweg stattfinden, der zu einer Ablagerung im Synovialgewebe und zum Auslösen einer Überempfindlichkeitsreaktion vom Arthus-Typ (Typ III) führt.
Die Bedeutung des HLA-B 27-Antigens wird an anderer Stelle (s. Kap. 1/8) hervorgehoben. Bei der Gruppe der hier geschilderten Erkrankungen nimmt es eine Schlüsselrolle ein, da bis zu 80% der Patienten dieses Antigen aufweisen, das normalerweise nur bei 5 bis 8% der Normalbevölkerung vorhanden ist. Aufgrunddessen wurden Vorstellungen erarbeitet, daß zwischen bestimmten mikrobakteriellen Produkten und dem Histokompatibilitätsantigen HLA-B 27 oder einem eng gekoppelten Antigen eine große Ähnlichkeit besteht, die durch eine „Verwechslung" des Immunsystems von körperfremden und körpereigenen Strukturen zu einer Autoaggressivität führen könnte. Alternativ wird diskutiert, daß HLA-B 27 positive Individuen aufgrund einer Ähnlichkeit ihres autologen Antigens mit bakteriellen Mikroorganismen eine Toleranz entwickeln, so daß sich abnorm viele Mikroorganismen entwickeln, deren Produkte dann zur Gelenkerkrankung führen. Beide genannten pathogenetischen Vorstel-

lungen stützen sich auf Untersuchungen von Arbeitsgruppen, die durch Antiseren eine Ähnlichkeit zwischen Antigenen enteraler Erreger und Lymphocytenantigenen bei Patienten mit ankylosierender Spondylitis fanden. Da jedoch andere Untersucher diese Ergebnisse nicht reproduzieren konnten, ist diese Hypothese umstritten und bedarf weiterer intensiver Forschung.

Anamnestische und klinische Gesichtspunkte bei reaktiven Arthritiden

Die zentrale Rolle bei der Diagnose reaktiver Arthritiden nimmt eine sorgfältige Anamnese ein (Tabelle 3). Neben den üblichen Fragen nach Gelenkschmerzen bzw. Schwellungen sowie nach Kreuzschmerzen ist vor allem die Frage nach dem Auftreten von Gelenkbeschwerden in Zusammenhang mit anderen Ereignissen von größter Wichtigkeit. Hier sollte nach Fieber, Durchfallerkrankungen, abdominellen Schmerzen, Rachen- oder Harnröhrenentzündungen, Augenerkrankungen, Lymphknotenschwellungen, neurologischen oder dermatologischen Symptomen gefragt werden. Da der Beginn der Arthritis bei vielen reaktiven Arthritiden oft erst mehrere Tage bis teilweise Wochen nach einem entzündlichen Ereignis stattfindet, sind häufig derartige Krankheitssymptome dem Patienten kaum noch erinnerlich, oder er betrachtet sie als unbedeutend und verneint sie bei einer oberflächlichen Befragung. Häufig finden sich allerdings trotz einer intensiven Anamnese keine manifesten extraartikulären entzündlichen Erscheinungen, obwohl spätere Untersuchungen eindeutige Hinweise beispielsweise auf eine Yersinia-Arthritis ergeben. Es muß daher angenommen werden, daß auch klinisch völlig inapparente Infektionen zu reaktiven Arthritiden führen können.
Ein weiterer wichtiger Punkt bei der Anamnese und klinischen Untersuchung stellt das Beachten von Hautsymptomen dar. Hier ist vor allem zu unterscheiden zwischen lokal begrenzten Symptomen wie bei dem Erythema nodosum oder der Aphtenbildung beim Morbus Behçet – im Gegensatz zu generalisierten

Tabelle 3. Wichtige anamnestische/klinische Gesichtspunkte bei reaktiven Arthritiden

Gelenkschmerzen, -schwellungen
- obere/untere Extremität
- symmetrisch/asymmetrisch
- Anzahl der geschwollenen Gelenke

Kreuzschmerzen
- nachmitternächtliche Häufung
- belastungsabhängig

Zeitliches Auftreten in Zusammenhang mit anderen Ereignissen
- Durchfallerkrankungen, abdominelle Schmerzen
- Rachenentzündungen
- Fieber
- Harnröhrenentzündungen (Ausfluß?)
- Augenentzündungen (Bindehaut? Regenbogenhaut?)
- Lymphknotenschwellungen
- neurologische Symptome
- Zeckenbisse

Hauterscheinungen
- generalisiert (fleckig? urtikariell?)
- begrenzt (Vorderseite Unterschenkel? schmerzhaft?)
- Aphten (Mund? Genitalbereich?)

Bereits durchgeführte therapeutische Maßnahmen
- Punktionen (Ergebnis?)
- Antibiotika
- Tonsillektomie

Eigenanamnese
- bereits früher ähnliche Ereignisse
- chronisch entzündliche Erkrankungen

Familienanamnese
- ähnliche Erkrankungen
- M. Bechterew

Hauterscheinungen, z. B. bei Virusexanthemen. Besonders wichtig ist das *Erythema nodosum,* das eine häufige cutane Manifestation bei den hier zu besprechenden Arthritiden ist. Es ist charakterisiert durch erhabene, überwärmte, schmerzhafte Knötchenbildung, die typischerweise über den Schienbeinen und seltener den Oberschenkeln oder Unterarmen auftritt (Abb. 1). Zur Abgrenzung von der „Lyme-Arthritis" (s. Kap. 5) sind Fragen nach Zeckenbissen und einem *Erythema migrans* wichtig.

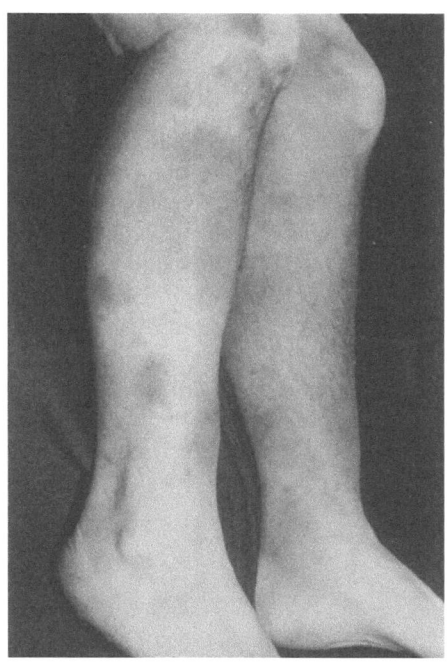

Abb. 1. Erythema nodosum, wie es häufig bei reaktiven Arthritiden beobachtet wird (erhabene, überwärmte, blaurot gefärbte Knötchenbildung) (Abbildung freundlicherweise zur Verfügung gestellt von Herrn Prof. Dr. med. Haneke, Dermatologische Universitätsklinik der Universität Erlangen-Nürnberg)

Oft sind bereits therapeutische Maßnahmen von anderen konsultierten Ärzten vorgenommen worden, hier ist besonders die Frage nach Ergebnissen der Punktatanalyse oder nach Antibiotikagabe erforderlich.

Die Eigenanamnese richtet sich auf Fragen nach früheren ähnlichen Symptomen, aber auch ob chronisch entzündliche Erkrankungen, vor allem im Darmbereich vorliegen.

Schließlich kann die Familienanamnese z. B. im Hinblick auf einen bestehenden Morbus Bechterew wertvolle diagnostische Hinweise geben.

Untersuchungsmethoden zur Abklärung reaktiver Arthritiden

Neben der sorgfältigen klinischen Untersuchung sind Laboruntersuchungen bei vermuteten reaktiven Arthritiden von zentraler Bedeutung (Tabelle 4). Wichtig sind hierbei die Abklärung entzündlicher Laborparameter, wobei nach wie vor die Blutkörperchensenkungsgeschwindigkeit die entscheidende Rolle spielt, da sie bei diesem Kollektiv in der Regel sehr zuverlässig zwischen entzündlichen und nichtentzündlichen Gelenkerkrankungen unterscheiden kann. Weiterhin von Bedeutung sind Blutbild zur Abklärung einer begleitenden Anämie oder Leukocytose auch unter Einschluß des Differentialblutbildes, da zuweilen eine vermeintlich reaktive Gelenkerkrankung auf einer hämatologischen

Tabelle 4. Die wichtigsten Laboruntersuchungen bei vermuteter reaktiver Arthritis

---

Notwendige Untersuchungen:
BKS
Blutbild inkl. Differentialblutbild
Eiweißelektrophorese (α_2-, γ-Globuline)
Harnstatus
HLA-B 27 (ggfs. HLA-B 5)
Rheumafaktoren
Streptokokken-Antikörper (Antistreptolysin-O, ggfs. Antistreptodornase-B)
Agglutinierende Antikörper gegen:
    Yersinia enterocolitica, Y.pseudotuberculosis, Salmonellen (Kreuzreaktionen beachten!), Clamydien, Shigellen, Campylobacter
Antikörper gegen Borrelien (Erreger der „Lyme-Arthritis") (s. Kap. 5)
Synovia-Analyse (s. Tabelle 6)

Ergänzende Untersuchungen in Abhängigkeit vom klinischen Bild:
γ-GT, SGOT, SGPT
Harnsäure
Akut-Phasen-Proteine (z. B. CRP)
Antinucleäre Antikörper, Rheumafaktoren
Immunkomplexe
Hepatitis-B-Serologie
(Röteln-Serologie)
Direkte Kultivierung (Yersinien, Salmonellen etc.)

Systemerkrankung (z. B. Leukämie) beruht. In der Eiweißelektrophorese gibt eine Erhöhung der α_2-Globulin-Fraktion Auskunft über eine akute Entzündung, wohingegen die Erhöhung der Gammaglobuline Übergang in ein chronisches Stadium anzeigen kann.

Ein wegweisender Befund ist die Untersuchung des HLA-B27-Antigens, wobei allerdings nur der positive Ausfall dieser Untersuchung als ein großer Mosaikstein zur Diagnose zu bewerten ist. Die Negativität des HLA-B27-Antigens schließt das Vorliegen einer reaktiven Gelenkerkrankung unter keinen Umständen aus.

Ebenso gehören zu einer Basisuntersuchung die Abklärung von antibakteriellen Antikörpern. Hier sollte stets der Antistreptolysin-O-Titer bestimmt werden. Allerdings ist nur eine Titererhöhung über 1:400 mit steigender Tendenz aussagekräftig. Vor allem im Zusammenhang mit Durchfällen oder abdominellen Beschwerden, aber auch dem Erythema nodosum oder Pharyngitiden, ist die Untersuchung agglutinierender Antikörper gegen Yersinien und andere enterale Erreger erforderlich. Differentialdiagnostisch sind Kreuzreaktionen mit anderen Erregern zu bedenken (Tabelle 5). Die Bedeutung der Campylobacter Species sowie der Chlamydien sind zu erwähnen.

Wie bei allen entzündlichen Gelenkerkrankungen ist eine sorgfältige Analyse der Synovia von Bedeutung; typische Ergebnisse einer solchen Untersuchung bei reaktiven Arthritiden sind in Tabelle 6 aufgeführt.

In Abhängigkeit vom klinischen Bild sollten Untersuchungen der Enzyme sowie Serologie zur Abklärung vor allem einer He-

Tabelle 5. Serodiagnostisch wichtige antigene Kreuzreaktionen

---

Y. enterocolitica O-Gruppe V und *Br. abortus*, *Br. melitensis* und *Br. suis*
Y. pseudotuberculosis Typ II und Salmonellen der B-Gruppe
(z. B. *S. typhimurum*, *S. paratyphi* B u. a. Salmonellen dieser Serogruppe)
Y. pseudotuberculosis Typ IV und Salmonellen der D-Gruppe
(z. B. *S. enteritidis*, *S. typhi* u. a. Salmonellen dieser Serogruppe)

(nach W. Knapp, Institut für Medizinische Mikrobiologie, Universität Erlangen) siehe auch Kap. 19.

Tabelle 6. Typische Ergebnisse der Synovia-Analyse bei reaktiven Arthritiden

Farbe:	gelb
Trübung:	klar (seltener trüb)
Viskosität:	erniedrigt
Gesamt-Eiweiß im Verhältnis zum Serum:	gleich hoch oder gering erniedrigt
Enzyme (z. B. LDH):	erhöht
Leukocyten-Zahl:	$> 1.000/\mu l$
% Lymphocyten:	$< 25\%$
Kristalle:	nicht vorhanden
Bakterien:	nicht nachweisbar
Komplement: (bezogen auf Gesamt-Eiweiß)	normal – gering erniedrigt

patitis B, der Harnsäure zur Differentialdiagnostik einer Gicht durchgeführt werden. Wenig zusätzliche klinische Information ist hingegen durch die Bestimmung des C-reaktiven Proteins (CRP) zu erwarten, dessen Erhöhung in der Regel sehr eng mit einer Erhöhung der BKS einhergeht und eine wesentlich teurere Untersuchung darstellt. Fälschlich wird der Nachweis des CRP oft mit einem positiven Rheumafaktor gleichgesetzt, was bei der Anamnese oder Befundübermittlung zu Verwirrungen Anlaß geben kann.

Aus differentialdiagnostischen Gründen sollte auch eine Untersuchung der Rheumafaktoren vorgenommen werden, die allerdings bei reaktiven Arthritiden fast stets negativ sind; nur bei ausgeprägten Infektionen werden gelegentlich Erhöhungen in einer geringen Titerstufe gefunden. Bei fraglichem Verdacht auf einen Lupus erythematodes oder eine andere Autoimmunerkrankung ist die Bestimmung der antinukleären Antikörper hilfreich. Wenngleich Immunkomplexe in der Pathogenese reaktiver Arthritiden offensichtlich eine große Rolle spielen, so sind diese Untersuchungsmethoden derzeit noch zu wenig ausgereift, um in die Routinediagnostik eingeführt zu werden. Vor allem die bloße Bestimmung der C_{1q}-bindenden Komplexe ist nicht ausreichend, da vermutlich viele Komplexe Komplement über den alternativen Weg aktivieren und nicht C_{1q} binden.

Die direkte Erregeranzüchtung vor allem aus dem Stuhl bei entsprechend erkrankten Patienten ist selten erfolgreich, da häufig zum Zeitpunkt des Auftretens der Gelenkerkrankungen keine Bakterienausscheidung mehr stattfindet oder aber Antibiotika verabreicht wurden. Dennoch sollte eine solche Untersuchung bei Bestehen von Durchfällen dringend durchgeführt werden.

Im Vergleich zu der klinischen und Laboruntersuchungen nehmen andere Untersuchungsverfahren zur Abklärung der Gelenkaffektion eine untergeordnete Rolle ein. Hier zu nennen sind Röntgenuntersuchungen, die in akuten Fällen in der Regel keine arthritischen Zeichen mit Ausnahme einer Weichteilschwellung zeigen. Hingegen sind Untersuchungen der Sakroiliakalfugen mit sorgfältiger Einstellung dieser Gelenke und gegebenenfalls der Durchführung von Schichtaufnahmen wegweisend zur Feststellung einer begleitenden Sakroiliitis. In einem chronischen Stadium finden sich dann bei Übergang in eine ankylosierende Spondilitis häufig Syndesmophyten und andere radiologische Veränderungen (s. Kap. 8).

Ergänzend kann noch eine Skelettszintigraphie durchgeführt werden, die in der Regel einen Überblick über die am meisten betroffenen Gelenke verschafft.

Klinische Symptomatik

Enteropathische Arthropathien

Wie bereits eingangs erwähnt, gibt es eine auffallende Assoziation von Arthritiden mit entzündlichen Darmerkrankungen. Warum vor allem diese Erkrankungen artikuläre Begleiterscheinungen haben, ist noch nicht hinreichend geklärt, jedoch erscheint von Bedeutung, daß bei den entzündlichen Darmerkrankungen die Integrität der Darmschleimhaut geschädigt ist, so daß eine große Zahl antigenen Materials in die Zirkulation eindringt. Daran anschließen könnten sich pathogenetische Mechanismen, wie sie zuvor behandelt wurden.

Zusammengefaßt unter den Begriff enteropathische Arthritiden sind zum einen Folgeerkrankungen bei akuten Darmerkrankungen nach Yersinien, Shigellen, Salmonellen, Campylobacter und zum anderen aber Begleiterkrankungen bei chronisch entzündlichen Darmerkrankungen, der Bypass-Arthritis oder dem Morbus Whipple.

Reaktive Arthritiden bei akuten entzündlichen Darmerkrankungen

Yersinien

Die Krankheitsgruppe der reaktiven Arthritiden soll exemplarisch am Beispiel der klinisch bedeutsamen Yersinia-Arthritis dargestellt werden, da zahlreiche Parallelen zwischen den durch die einzelnen Erreger ausgelösten Arthritiden bestehen. Zwei Subspecies sind von Bedeutung: die *Yersinia enterocolitica* und die *Yersinia pseudotuberculosis.* Yersinien sind gramnegative Bakterien, die erst seit den 60er Jahren charakterisiert sind, vor allem durch die Arbeitsgruppe um W. Knapp. Häufigster Erreger ist die *Yersinia enterocolitica,* die für über zwei Drittel der Erkrankungen verantwortlich ist.

Anamnese und Klinik: Yersinien-Infektionen äußern sich zumeist als Gastroenteritiden, die epidemisch, zum Beispiel nach Trinken verseuchter Milch, aber auch sporadisch auftreten können. Eine häufige Begleiterscheinung dieser Entzündungen sind abdominelle Schmerzen im rechten Unterbauch, die oft als Appendizitis mißinterpretiert werden. Kommt es aufgrunddessen zu einer Laparotomie, imponieren häufig vergrößerte mesenteriale Lymphknoten oder eine akute terminale Ileitis (Abb. 2), die leicht mit einem akuten Beginn eines Morbus Crohn verwechselt werden kann. In der Anamnese finden sich neben Fieber oft Rachenentzündungen, flüchtige Karditiden, charakteristischerweise auch das Erythema nodosum, das sich wie bereits oben erwähnt, als ein schmerzhaftes, bläulich rot gefärbtes Infiltrat meist über der Streckseite der Unterschenkel manifestiert. Bei der Familienanamnese bestehen häufig Durchfallerkrankungen auch bei anderen Familienmitgliedern, jedoch ist die Arthritis in der Regel auf ein einziges Mitglied beschränkt. Zuweilen fehlt al-

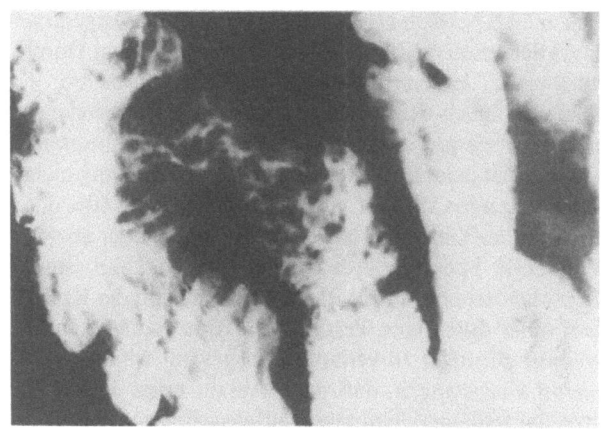

Abb. 2. Röntgen-Kontrastmitteldarstellung einer follikulären Hyperplasie im Bereich des terminalen Ileums bei florider Yersiniose. (Abb. freudlicherweise zur Verfügung gestellt von Herrn Dr. W. Stadler, Med. Universitätsklinik der Universität Erlangen-Nürnberg)

lerdings eine typische Durchfallerkrankung, so daß als einziges Begleitsymptom das Erythema nodosum oder nur die Arthritis vorhanden ist. Die Latenzzeit zwischen Darminfektion und Arthritis beträgt durchschnittlich etwa 10 Tage, selten mehr als 30 Tage.

Bei den meisten Patienten sind zwei bis vier große oder kleine Gelenke beteiligt, fast immer an den unteren Extremitäten mit vor allem Betonung der Knie und der Sprunggelenke. Zuweilen ist jedoch eine Monarthritis, in der Regel eines Knies, die einzige Manifestation. Bei einigen Patienten entwickelt sich bereits im Initialstadium eine Sakroiliitis mit typischen klinischen und radiologischen Befunden. Neben den o. g. Hautsymptomen bestehen häufig Augenentzündungen, vor allem Conjunctivitis und Iridocyclitis.

Von besonderem Interesse ist, daß offensichtlich Yersinia-Infektionen in verschiedenen Ländern unterschiedliche Ausprägungsmuster zeigen. Während in einigen Arbeiten keine ausgeprägten Geschlechts- oder Altersdispositionen gefunden wurden, han-

189

delt es sich bei dem eigenen Krankengut überwiegend um männliche Patienten (mehr als 80%) mit relativ jungem Durchschnittsalter von 27 Jahren (Streubreite 12–50 Jahre).

Auch bezüglich der Prognose sind die Ergebnisse der internationalen Arbeitsgruppen nicht einheitlich. Aus unseren Untersuchungen ist jedoch abzuleiten, daß die Erkrankung nicht generell rasch folgenlos ausheilt, sondern daß in ca. 30–50% der Fälle rezidivierende Gelenkbeschwerden auftreten, oder aber eine ankylosierende Spondylitis eingeleitet werden kann. Im Vergleich zum klassischen Morbus Bechterew erscheint der Krankheitsverlauf einer durch eine Yersinia-Infektion induzierten Sakroiliitis weitaus günstiger zu verlaufen. Insgesamt wird in der Literatur davon ausgegangen, daß nach Ablauf eines Jahres noch etwa 10% der Patienten Symptome aufweisen.

Labor: Bei den Laborparametern imponiert in der Regel eine starke Beschleunigung der BKS, eine mäßige Leukocytose mit möglicher Linksverschiebung, bei längerem Verlauf auch eine Anämie. Typische Ergebnisse der Synoviaanalyse sind in Tabelle 5 aufgezeigt. Wie bereits erwähnt, ist von zentraler Bedeutung die Bestimmung des HLA-B27-Antigens, das in unserem Patientengut in über 80% der Fälle positiv war. Wegweisend für die Diagnose ist die Bestimmung der Yersinien-Antikörper, wie bereits oben erwähnt.

Therapie: Therapeutisch steht im Vordergrund eine Therapie mit nichtsteroidalen Antiphlogistica, wobei sich vor allem Indometacin-Präparate (Dosierung bis 150 mg/die, in Ausnahmefällen bis 200 mg/die) und Acetylsalicylsäure-Präparate (4–5 g/die) bewährt haben. Zu achten ist hier jedoch auf gastrointestinale Nebenwirkungen, so daß gegebenenfalls Antacida oder säureblockende Medikamente zusätzlich eingesetzt werden müssen. Daneben ist die Einleitung einer intensiven krankengymnastischen Übungstherapie erforderlich, um die volle Beweglichkeit der betroffenen Gelenke aufrecht zu erhalten oder wieder herzustellen. Steroide haben in der Regel keinen Platz in der Therapie bakteriell assoziierter Arthritiden. Bei noch bestehenden Durchfällen oder aber bei der seltenen Komplikation einer septischen Verlaufsform einer Yersinia-Infektion sollten Tetracycline verabreicht werden. Penicilline sind in der Regel ohne Erfolg. Nach Abklingen der Durchfälle aber oder bei fehlenden Hinweisen auf eine Sepsis sind Antibiotika nicht mehr angezeigt.

Salmonellen

Salmonellen sind ebenfalls gramnegative Bakterien. Reaktive Arthritiden folgen am häufigsten Gastroenteritiden, zumeist ausgelöst durch *Salmonella typhimurium* oder *Salmonella enteritidis.*

Klinik: Die Gastroenteritis kann nahezu symptomfrei sein, ist jedoch häufig charakterisiert durch eine vorübergehende Durchfallerkrankung. Etwa 3% der an einer Salmonelleninfektion erkrankten Patienten bekommt eine Arthritis mit einem Geschlechterverhältnis von 1:1 ohne bestimmte Altersprädilektion. Die Arthritis beginnt gewöhnlich 1-2 Wochen nach der Infektion. Am meisten betroffen sind ebenfalls Knie- und Sprunggelenke, gelegentlich auch periphere Gelenke. Neben einer monarthritischen Verlaufsform gibt es auch eine springende Polyarthritis mit symmetrischem Gelenkbefall, die der chronischen Polyarthritis ähnlich ist und Monate anhalten kann. Alle Patienten erholen sich jedoch vollständig und bleibende Funktionseinschränkungen oder Gelenkdeformitäten sind nicht berichtet worden. Mögliche klinische Begleiterscheinungen sind Conjunctivititiden in etwa 20-30% der Patienten; eine Iritis wird selten beobachtet, und Hauterscheinungen oder sonstige extraartikuläre Symptome kommen bei Salmonellen-Arthritis nicht vor.

Labor: Die Laborergebnisse bei den Standarduntersuchungen entsprechen den Ergebnissen, die bei der Yersinia-Arthritis gefunden werden. Bei der Punktatanalyse ist die Bakteriologie besonders wichtig, da zuweilen auch septische Salmonella-Arthritiden beobachtet werden. Hier ist neben dem direkten Erregernachweis die Bestimmung des Komplements hilfreich, da dessen Erniedrigung bei der septischen Verlaufsform gefunden wird. Serologische Agglutinationstests für Salmonellen können in etwa der Hälfte der Fälle mit reaktiver Salmonellen-Arthritis negativ sein. Zu beachten sind die bereits erwähnten Kreuzreaktionen mit anderen enteralen Erregern. Bei der Gruppe dieser Erkrankungen ist die direkte Kultivierung aus dem Stuhl besonders wichtig.

Das HLA-B27-Antigen wird in etwa 60–80% der Patienten gefunden.

Therapie: Therapeutisch gelten ähnliche Empfehlungen wie für die Yersinia-Arthritis, Antibiotika sind in der Regel nicht indiziert. Besonders gewarnt werden muß vor dem Verabreichen von Steroiden, bevor eine septische Arthritis durch Punktatanalysen und andere Untersuchungen ausgeschlossen werden kann.

Campylobacter

Diese Species gehört zu den gramnegativen Erregern und hat insbesondere in den letzten Jahren durch neue Forschungsergebnisse große Bedeutung gewonnen. In zahlreichen Untersuchungen konnte nachgewiesen werden, daß etwa 5–14% aller akuten Durchfallerkrankungen durch *Campylobacter jejuni* hervorgerufen werden.

Klinik: Klinisch gibt es keine eindeutigen Hinweise, die eine durch Campylobacter ausgelöste Durchfallerkrankung von anderen Gastroenteritiden unterscheiden können. Das klinische Spektrum reicht von einer flüchtigen Diarrhoe bis zu einer wiederkehrenden Colitis, die der Colitis ulcerosa oder dem Morbus Crohn ähnlich sein kann. Im Vordergrund stehen Diarrhoen, abdominelle Schmerzen, Fieber, Übelkeit, Erbrechen und allgemeine Symptome. Häufig kommt es zu blutigen Stühlen mit bis zu 8 oder mehr Durchfällen pro Tag. Fieber besteht in etwa 80% der Erkrankten. Das Spektrum des Gelenkbefalls ist dem der Salmonella-Arthritis oder Yersinia-Arthritis sehr ähnlich, mit Betonung ebenfalls der HLA-B27 positiven Krankheitsgruppe.

Labor: Bakteriologische Untersuchungsverfahren besonders der direkten Kultivierung gestalten sich schwierig, da diese Erreger nur dann aus Stuhlproben isoliert werden können, wenn selektive Techniken angewendet werden, die das Wachstum kompetitierender Mirkoorganismen verhindern. Untersuchungen auf agglutinierende Antikörper werden derzeit nur in wenigen Instituten durchgeführt.

192

Therapie: Therapeutisch gelten gleiche Gesichtspunkte wie bei den vorgenannten reaktiven Arthritiden, der Erreger ist in der Regel sensibel gegenüber Tetracyclinen. Auch hier sollten Antibiotika nur bei Komplikationen eingesetzt werden, da die Erkrankung normalerweise selbst limitierend ist.

Shigellen

An dieser Stelle nur kurz erwähnt werden soll die reaktive Arthritis, die ausgelöst wird durch Shigellen-Infektionen. Da hier sehr häufig der Morbus Reiter als Folgeerkrankung vorkommt, findet sich an anderer Stelle dieses Buches eine ausführliche Darstellung (s. Kapitel 8). Die bedeutenden mit einer Arthritis assoziierten Species sind *Shigella dysenteriae* und *Shigella flexneri.*

Klinik: Klinisch imponiert eine innerhalb von 4 Wochen im Anschluß an die Diarrhoen auftretende Arthritis, die ebenfalls meist Knie und Sprunggelenk befällt. Bereits im Initialstadium können sakroiliakale Schmerzen vorkommen. Die meisten Gelenkerscheinungen klingen innerhalb von 3 Monaten ab, einige können jedoch bis zu einem Jahr oder länger andauern.

Tabelle 7. Wichtige Charakteristica akuter reaktiver Arthritiden nach Yersinia-, Salmonellen-, Shigellen- oder Campylobacter-Infektionen (Durchschnittswerte)

Patienten mit Arthritis bei enteraler Infektion (%)	3(-33[a])
Durchschnittlicher Erkrankungsbeginn (Jahre) (Streubreite)	30(10-70)
Geschlechterverhältnis (M:W)	1:1-10:1[b]
HLA-B27 positiv (%)	80
Durchschnittliche Dauer von Erkrankungsbeginn bis Beginn der Arthritis (Tage)	10-20
Durchschnittliche Erkrankungsdauer (Wochen)	20
Durchschnittliche Anzahl der betroffenen Gelenke	3-4
Patienten mit alleiniger Monarthritis (%)	4-20
Patienten mit Sakroiliitis (%)	7-10

nach A. Keat (N. Engl. J. Med. 309: 1606; 1983)
[a] Yersinia-Arthritis   [b] s. Text

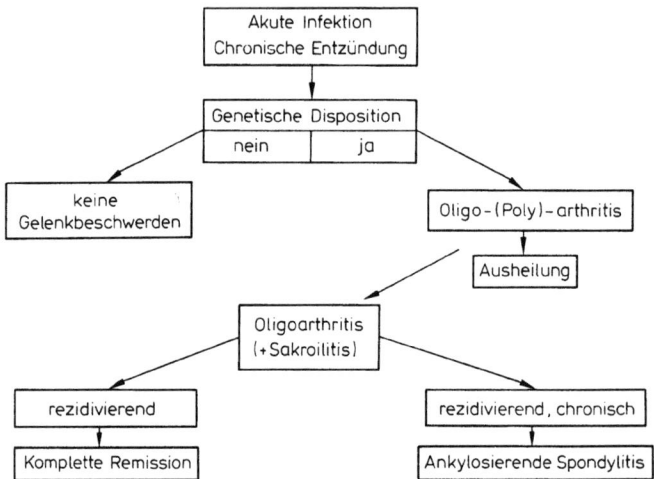

Abb. 3. Mögliche Verlaufsformen reaktiver Arthritiden bei akuten Darminfektionen. Bei genetisch disponierten Individuen (HLA-B27 positiv) kommt es zu typischen Gelenkmanifestationen, die meist folgenlos ausheilen. In einem bestimmten Prozentsatz der betroffenen Patienten (Tab. 7) kommt es jedoch zu rezidivierenden Gelenkbeschwerden, die ebenfalls wieder in eine komplette Remission übergehen können oder aber den Verlauf einer typischen ankylosierenden Spondylitis annehmen können

Labor: Bakteriologisch sind die Stuhlkulturen zum Zeitpunkt der Arthritis in der Regel bereits negativ. Dennoch sollten solche Kulturen angestrebt werden, da einige Patienten intermittierend Erreger freisetzen.

Hilfreich bei der Diagnostik sind agglutinierende Antikörper.

Die wichtigsten Kriterien der vorgenannten enteropathischen Arthritiden sind in Tabelle 7 aufgezeigt. Die möglichen Verlaufsformen sind in Abbildung 3 dargestellt.

194

Arthritiden als Begleiterkrankungen bei chronisch-entzündlichen Darmerkrankungen

Obwohl die Colitis ulcerosa und der Morbus Crohn viele unterschiedliche pathologische und klinische Eigenheiten aufweisen, sind die begleitenden entzündlichen Gelenkerkrankungen doch sehr ähnlich und werden daher zusammen behandelt. Bei diesen Arthritiden werden zwei unabhängige Arten unterschieden. Zum einen die colitische Arthritis mit hauptsächlichem Befall kleiner peripherer Gelenke. Zum anderen ist auffällig ein ca. 5–10fach gehäuftes Auftreten von Sakroiliitiden und Spondylitiden, die in der Regel nicht von der klassischen ankylosierenden Spondylitis unterschieden werden können (Synopsis s. Tabelle 8).

Colitische Arthritis

Diese periphere Verlaufsform der Arthritis ist charakterisiert durch akute, asymmetrisch auftretende Gelenkentzündungen, die hauptsächlich die unteren Extremitäten, insbesondere Knie, Sprunggelenke und seltener die Zehengelenke befällt. Häufig sind diese Gelenkentzündungen begleitet von periartikulärer Entzündung und Sehnenentzündungen mit besonderem Befall der Achillessehne. Interessanterweise ist eine solche Arthritis häufig eng assoziiert mit dem Auftreten der entzündlichen Darmerkrankung und geht oft zur entzündlichen Aktivität parallel. So ist auch die colitische Arthritis in der Regel gut durch eine erfolgreiche Therapie der zugrunde liegenden Darmerkrankung zu beeinflussen. Allerdings scheint die Entwicklung der Arthritis nicht in Zusammenhang mit dem Ausmaß der Darmerkrankungen zu stehen.

Wie bei der Yersinia-Arthritis ist hier das Erythema nodosum charakteristisch. Zuweilen kommt es auch zu Ulcerationen der Mundschleimhaut oder Uveitiden.

Bei den Laborparametern fehlen Rheumafaktoren und interessanterweise gibt es hier keine Assoziation mit dem HLA-B27-Antigen.

Die therapeutischen Maßnahmen richten sich vorwiegend auf die Grunderkrankung, da die Arthritis selbst selten zu Funk-

Tabelle 8. Klinisch-rheumatologische Merkmale enteropathischer Arthritiden

Krankheit	Häufigkeit der rheumatologischen Symptomatik	Beginn der rheumatologischen Symptomatik im zeitlichen Bezug zur GI-Symptomatik	Dauer des rheumatologischen Schubes bzw. der rheumatischen Beschwerden
Colitis ulcerosa mit *peripherem* Gelenkbefall	bis zu 20%	6 Monate bis mehrere Jahre nach GI-Symptomatik	im Durchschnitt 7 Wochen, 50% 1 Monat 25% 2 Monate 10% 6 Monate 10% 12 Monate 5% 1 Jahr
Morbus Crohn mit *peripherem* Gelenkbefall	bis zu 20%	akuter Beginn, 10 Monate bis 4 Jahre nach Beginn der ersten GI-Symptome	
Colitis ulcerosa mit *zentraler* Gelenkbeteiligung	je nach Literatur 1,1–25,6%, im Durchschnitt 4%	33% vor GI-Symptomen 42% simultan zur GI-Symptomatik 25% nach GI-Symptomen	jahrelang
Morbus Crohn mit *zentraler* Gelenkbeteiligung	3–16%		
Morbus Whipple	je nach Literatur 65–90%	akuter Beginn bis zu vielen Jahren vor Beginn der GI-Symptomatik	palindromisch, Stunden bis Tage oder chronisch
Intestinale Bypass-Operation	ca. 20–30%	wenige Wochen bis Jahre nach der Operation	chronisch rezidivierend für Tage bis Wochen
Morbus Behçet			extrem variabel

Gelenkbefallsmuster	Rezidive bzw. Exazerbationen der rheumatischen Beschwerden	Klinische Restbeeinträchtigung, Defektheilung oder Remission der rheumatischen Symptomatik
zumeist mittelgroße und große Gelenke, asymmetrischer Befall der unteren Extremität, zumeist Mono-/Oligoarthritis; Polyarthritis möglich	parallel zur GI-Symptomatik, insbesondere bei ausgedehntem Darmbefall, pseudomembranösen Polypen, Proktokolitis	klinisch rheumatologisch komplette Remission bei Remission der Grunderkrankung, diskrete klinische Defektrestzustände möglich
Oligoarthritis, zumeist mittelgroße und große Gelenke	geringe Parallelität zur GI- und zur Extra-GI-Symptomatik (Erythema nodosum, Uveitis, Pyoderma etc.)	klinisch rheumatologisch komplette Remission bei Remission der Grunderkrankung
Iliosakralarthritis Spondylitis	rheumatische Beschwerden dominieren über die GI-Symptomatik ohne Korrelation zur Krankheitsaktivität eines Morbus Crohn oder einer Colitis ulcerosa	kurze Remission möglich, differential-diagnostische Unterscheidung zu Morbus Bechterew schwierig
(Mono-), Oligo- und Polyarthritis 7% Iliosakralarthritis, 4% Morbus Bechterew, vagabundierend	keine Parallelität zur GI-Symptomatik	komplette Remission auf antibiotische Therapie
mono-, oligo-, polyartikulär, vornehmlich große Gelenke, Sakroiliitis und Spondylitis möglich	sekundäre Knochenschmerzen infolge Osteomalazie/Osteoporose möglich	zumeist komplette Remission
mono-, oligo-, polyartikulär, zumeist Knie- und Sprunggelenke, aber auch Gelenke der oberen Extremität	chronisch rezidivierend	komplette Remission möglich

tionsverlusten oder Gelenkzerstörungen führt. Auch hier können nichtsteroidale Antiphlogistica eingesetzt werden, obwohl zuweilen berichtet wird, daß unter dieser Therapie eine Exazerbation der Grundkrankheit auftreten kann, was allerdings nicht unwidersprochen geblieben ist. Häufig spricht die Arthritis gut auf eine Steroidtherapie an, die im Rahmen der Grundkrankheit durchgeführt wird. Die Gelenkerscheinungen allein stellen jedoch noch keine Indikation zur Steroidtherapie dar.

Ankylosierende Spondylitis

Wie bereits erwähnt, ist diese Gelenkmanifestation bei chronisch-entzündlichen Darmerkrankungen nicht zu unterscheiden von dem typischen Verlauf einer ankylosierenden Spondylitis. Auch hier sind die Mehrzahl der Patienten (ungefähr 80%) HLA-B27 positiv. Interessanterweise machen weibliche Patienten bis zu 40% dieses Krankengutes aus im Gegensatz zu der idiopathischen Form der ankylosierenden Spondylitis.
Im Unterschied zur vorgenannten colitischen Arthritis ist in der Regel kein Zusammenhang zwischen Auftreten oder Verlauf der ankylosierenden Spondylitis bei chronisch-entzündlichen Darmerkrankungen mit der Aktivität der Grunderkrankung zu erkennen. Häufig gehen die Gelenkerkrankungen dem Auftreten der Darmerkrankungen sogar voraus. Therapeutisch gelten die gleichen Empfehlungen, die bereits in dem Kapitel über ankylosierende Spondylitis ausgesprochen wurden (Kapitel 8).

Sonderformen

Bypass-Arthritis
Diese Erkrankung ist in Deutschland weniger von klinischer Bedeutung, da hier die jejunocolischen oder jejunoilealen Anastomosen aufgrund krankhafter Fettsucht selten durchgeführt werden, sondern vielmehr von wissenschaftlichem Interesse aufgrund der pathogenetischen Mechanismen, die dieser Erkrankung zugrunde liegen könnten. Diese Arthritis ist eine rezidivierend auftretende entzündliche Gelenkerkrankung, die vor allem Knie, Sprunggelenke, Handgelenke, aber auch kleine Gelenke

der Hand befällt, in der Regel jedoch nicht zu Deformitäten führt. Charakteristischerweise sind hier Hautläsionen, wie ein Erythema nodosum, aber auch generalisierte Erytheme oder skrofulöse Ausschläge zu finden.

In zahlreichen Patienten wurden zirkulierende Immunkomplexe nachgewiesen, von denen einige bakterielle Antigene enthielten.

Pathogenetisch ist ein Überwuchern der stillgelegten Darmabschnitte durch zahlreiche Erreger diskutiert worden, deren antigenes Material dann Zugang zur Zirkulation mit entsprechenden klinischen Folgen finden kann. Die Arthritis bildet sich nach Reanastomose vollständig zurück.

Morbus Whipple

Der Morbus Whipple ist eine seltene Erkrankung, die neben dem Auftreten von Arthritiden charakterisiert ist durch die Trias Malabsorption, Durchfälle und Gewichtsverlust. Charakteristisch ist ebenfalls hohes Fieber, das rezidivierend auftritt. Zusätzliche Organsymptome können Pneumonien, Pleuritis, Perikarditis sowie Thyreoiditis sein, bei einigen Patienten finden sich auch zentralnervöse Symptome. Bei der klinischen Untersuchung finden sich häufig Lymphadenopathien, Hyperpigmentation, Fieber, Ödeme, subcutane Knötchen, Hepatosplenomegalie und Zeichen einer Pleuritis. Die Erkrankung befällt überwiegend Männer (Verhältnis 10:1) jenseits des 30. Lebensjahres (Tabelle 9).

Bei allen Patienten mit unklarer Gelenkerkrankung, rezidivierendem hohem Fieber und anderen Organsymptomen sollte auch an das Vorliegen eines Morbus Whipple gedacht werden. Die Arthralgien gehen dem eigentlichen Beginn des Morbus Whipple häufig um 10 Jahre voraus. Beschwerden setzen akut ein und dauern in der Regel Stunden bis einige Tage, zuweilen kann ein Gelenk auch mehrere Jahre lang betroffen sein.

Charakteristisch ist ein wandernder Befall im Sinne einer Poly- oder Oligoarthritis, die Knie, Sprunggelenke, Schultern, Ellenbogen und Finger betrifft. In der Regel besteht kein Zusammenhang zwischen Durchfall und Ausmaß der Gelenkerkrankungen. Die Arthritiden hinterlassen in der Regel keine Deformitäten oder Funktionseinschränkungen.

Tabelle 9. Nichtintestinale Manifestationen des Morbus Whipple (nach Brackertz 1985)

Allgemein	Seröse Häute
Fieber	Perikarditis
Gewichtsverlust	Pleuraergüsse
	Ascites
Bewegungsapparat	
Polyarthritis	Haut
Sakroiliitis	Hyperpigmentierung
Ankylosierende Spondylitis	Nichtthrombocytopenische Purpura
Myopathie	
	Hämatopoetisches System
ZNS	Lymphadenopathie
Persönlichkeitsveränderungen	Anämie
Demens (präsenil)	Leukocytose
Myoklone Anfälle	
Spastische Paralyse	Kardiovaskuläres System
Akute Encephalopathie	Arterielle Hypotension
Hypersomnie	Myokarditis
Ophthalmoplegie	Endokarditis
	Plötzlicher Tod
Auge (Visusverschlechterung)	
Retrobulbäre Neuritis	Innersekretorische Drüsen
Bilaterale Zentralskotome	Panhypopituitarismus
Papillenödem	Hypothyreoidismus
Glaskörperentzündung	Impotenz
Gehör	
Hörverlust	

Die Diagnose wird gestellt durch eine Synovialbiopsie oder Biopsie im Gastrointestinaltrakt. Bei Synovialisbiopsie finden sich charakteristischerweise PAS-positive Granula innerhalb von Synovialmakrophagen; vor allem elektronenmikroskopische Untersuchungsverfahren demonstrieren hier Mikroorganismen (Abb. 4).

Abb. 4. *Oberes Bild:* Darstellung eines Makrophagen aus der Lamina propria eines Patienten mit Morbus Whipple mit typischen Phagolysosomen (P), die Bakterien in unterschiedlich weit fortgeschrittenen Abbaustufen enthalten, sowie Fettvakuolen. (F). *Unteres Bild:* Subepithelial lokalisierte rasenartige Anhäufungen bakterieller Mikroorganismen, deren Morphologie „Whipple-Bakterien" entspricht (Abbildungen freundlicherweise zur Verfügung gestellt von Herrn Dr. med. H. Schmidt, Med. Klinik der Universität Erlangen-Nürnberg)

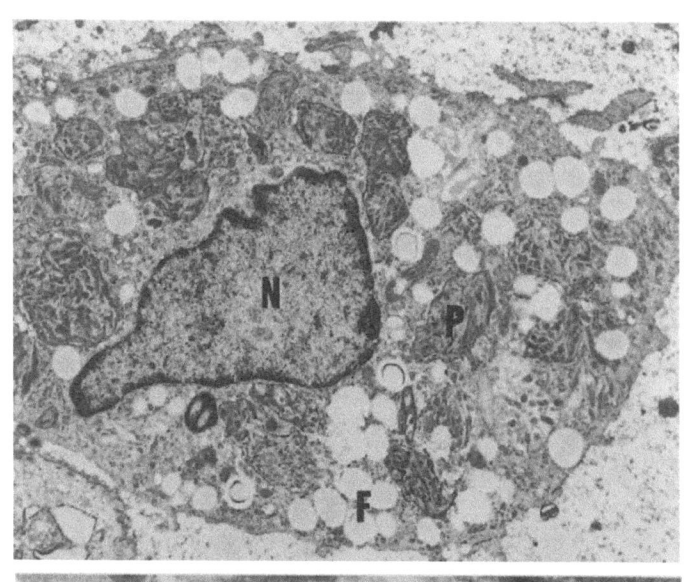

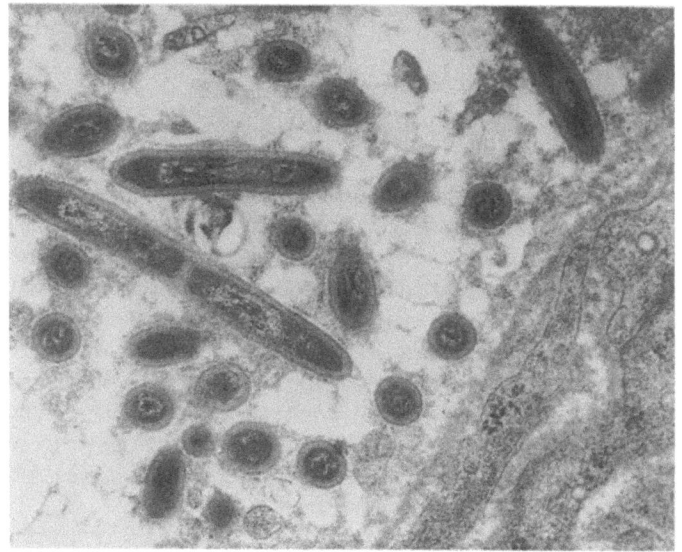

Pathogenetisch wird eine Defizienz der zellulären Immunität mit Unterfunktion der T-Lymphocyten angenommen, da sich bei dieser Erkrankung eine verminderte proliferative Antwort der T-Zellen sowie eine zahlenmäßige Verminderung findet. Nicht geklärt ist jedoch, ob diese T-Zellinsuffizienz nur sekundärer Natur ist, da auf entsprechende antibiotische Therapie hin sich auch die T-Zellfunktion wieder normalisieren kann.

Der Morbus Whipple spricht in der Regel sehr gut auf eine Therapie mit Tetracyclinen an. Die Therapie sollte für mindestens 12 Monate durchgeführt werden. Trotz laufender antibiotischer Therapie exazerbieren zuweilen jedoch einige Symptome, die ein Umsetzen auf beispielsweise Erythromycin erforderlich machen. Wegen möglicher Komplikationen vor allem im ZNS-Bereich sollten die Patienten lebenslang überwacht werden, so daß rechtzeitig ein aggressives antibiotisches Therapieschema Verwendung finden kann.

Virale Arthritiden

Arthritiden assoziiert mit dem Hepatitis B-Virus

Eine der bedeutendsten Infektionskrankheiten unserer Zeit stellt die durch das Hepatitis-B-Virus ausgelöste Hepatitis dar. Während der langen Inkubationszeit bei dieser Erkrankung kommt es im Prodromalstadium vor dem Ausbruch der eigentlichen Leberentzündung in etwa 10–30% der Erkrankten zu arthritischen Beschwerden. Pathogenetische Vorstellungen gehen dahin, daß sich in dieser Phase vor allem virales Antigen, jedoch nur wenige Antikörper in der Zirkulation befinden, deren Immunkomplexbildung dann analog der Serumkrankheit zu Ablagerungen im Synovium und anderen Organen mit typischer Beschwerdesymptomatik führt. Eine Geschlechts- oder besondere Altersdisposition ist nicht beschrieben, das Häufigkeitsmaximum liegt gewöhnlich in dem 3. Lebensjahrzehnt.

Klinisch äußert sich die Arthritis durch einen vergleichsweise plötzlichen Beginn in zahlreichen Gelenken mit häufig symmetrischer Verteilung und besonderer Beteiligung der kleinen Fingergelenke. In einigen Fällen kommt es jedoch auch zu asymmetrischen, springenden Gelenkmanifestationen. Die Gelenkschmerzen können einige Tage bis zu einem halben Jahr anhalten, dauern in der Regel jedoch wenige Wochen. Interessanterweise bekommen die meisten betroffenen Patienten keinen Ikterus. Bei der Minderzahl der ikterischen Patienten sind die Gelenkbeschwerden gewöhnlich mit dem Eintreten der Gelbsucht verschwunden.

Häufiges Begleitsymptom der Arthritis ist ein juckender Hautausschlag, gewöhnlich urtikariell oder fleckförmig, gelegentlich papulös oder petechial. Er tritt meistens an den Beinen auf, kann aber auch an den Armen, dem Stamm oder Gesicht manifest werden. Der Arthritis vorangegangene Symptome sind oft allgemeines Krankheitsgefühl, Halsschmerzen, Übelkeit, Gliederschmerzen und subfebrile Temperaturen.

Wenngleich das klinische Bild der durch das Hepatitis-B-Virus ausgelösten Arthritis oft der chronischen Polyarthritis sehr ähnlich ist, so fehlen hier in der Regel jedoch die typischen entzündlichen Blutveränderungen, die bei der letzteren Erkrankung gefunden werden. So werden ausgeprägte Blutkörperchensenkungserhöhungen, α_2-Globulinerhöhungen und hypochrome Anämie häufig vermißt. Neben der Bestimmung der Transaminasen (γ-GT, SGPT und SGOT), deren Erhöhung oft bereits im Prodromalstadium deutlich ist, ist der Nachweis von Antikörpern gegenüber dem HBs-Antigen vor allem der IgM-Klasse wegweisend für die Diagnose. Im Laufe der Erkrankung, vor allem gegen Ende der arthritischen Phase ist das HBs-Antigen gewöhnlich nicht mehr nachweisbar, und die Patienten entwickeln Antikörper gegen dieses Antigen oder gegen das HBc-Antigen.

In besonders ausgerüsteten Laboratorien können Kryopräzipitate untersucht werden, die vermutlich aus großen zirkulierenden Immunkomplexen bestehen und die Hepatitis-Antigen, Antikörper und Komplementfaktoren enthalten können. Entsprechend wird oft eine Erniedrigung der gesamthämolytischen Komplementaktivität und eine Erniedrigung des C_4 beobachtet. Allerdings haben zahlreiche Patienten mit Hepatitis assoziierter Arthritis normale Komplementspiegel. Rheumafaktoren oder antinucleäre Antikörper lassen sich nicht nachweisen.

Die Therapie dieser Arthritisform beschränkt sich auf die Gabe nichtsteroidaler Antiphlogistica, wobei vor allem Acetylsalicylsäure-Präparate häufig erfolgreich sind. Die Prognose der Hepatitis-assoziiierten Arthritis ist ausgezeichnet. Sie heilt aus, ohne bleibende Gelenkschäden zu hinterlassen.

Arthritiden, assoziiert mit Rötelninfektionen

Schon seit langem ist bekannt, daß mit einer Rötelninfektion häufig eine Arthritis verbunden ist. Verschiedene Arbeiten berichten, daß die Röteln-Arthritis vorwiegend eine Erkrankung erwachsener Frauen ist. Ebenso wie die hepatitisassoziierte Arthritis beginnt sie plötzlich, zeigt einen symmetrischen Gelenkbefall mit Steifigkeit und schmerzhafter Bewegungseinschränkung in den Fingern, Handgelenken und Knien, häufig ohne objektive Zeichen einer Entzündung. Die Dauer der Erkrankung ist kurz und die Symptome bildeten sich meist, ohne bleibende Schäden zu hinterlassen, innerhalb von 5–30 Tagen zurück.
Typische, durch die Röteln bedingte Begleiterscheinungen sind das Rötelnexanthem, das in der Regel zuerst hinter den Ohren und im Gesicht beginnt und dann kraniokaudal auf Stamm und Extremitäten übergeht. Die Effloreszenzen sind hellrot, nicht größer als linsengroß, ohne zu konfluieren; sie sind gering erhaben und haben manchmal einen anämischen Hof.
Im Rachen besteht ein mittelfleckiges Enanthem. Hohes Fieber ist nicht typisch für diese Erkrankung, nur selten werden höhere Werte als 38,5 °C erreicht. Wegweisend in der Diagnostik sind schmerzfreie Lymphknotenschwellungen, charakteristischerweise retroaurikulär und occipital.
Laborbefunde sind eine Leukopenie mit Lymphocytose und Vermehrung der Plasmazellen, gelegentliche Eosinophilie. In einigen Untersuchungen ist über das Auftreten von Rheumafaktoren in niedriger Titerstufe berichtet worden, andere Untersuchungen konnten dieses Ergebnis nicht nachvollziehen.
Eine der Röteln-Arthritis sehr ähnliche Erkrankung kann ebenfalls durch Rötelnimpfungen ausgelöst werden. Hier werden zusätzlich zu der natürlichen Infektion häufig auch die Knie allein oder die Handgelenke betroffen. Gelenkschmerzen treten im

allgemeinen ca. 2-4 Wochen nach der Impfung auf. Interessanterweise haben jedoch 10-30% der Patienten, bei denen eine Kniebeteiligung im Vordergrund steht, wiederkehrende Gelenkentzündungen, die z. T. bis zu 3 Jahren anhalten.

Die begleitenden sonstigen klinischen Symptome entsprechen der typischen Rötelninfektion, allerdings tritt das Exanthem hier sehr viel seltener auf.

Laborergebnisse sind ebenfalls den typischen Röteln sehr ähnlich. Auch hier gelang in einigen Fällen das Anzüchten des Virus aus dem Gelenkpunktat.

Sonstige Virus-assoziierte Arthritiden

In einigen Arbeiten wurde ebenfalls über das Auftreten von Gelenkentzündungen nach Infektion durch Coxsackie-B-Virus, Epstein-Barr-Virus, bestimmte Adenoviren und andere Viren berichtet. Es handelt sich hier jedoch in der Regel um sehr kleine Fallzahlen; die klinische Signifikanz dieser Arthritiden erscheint gering im Vergleich zu den beiden vorgenannten. Auch bei diesen durch bekannte virale Erreger hervorgerufenen Arthritiden ist die Prognose gut, die Arthritis ist selbstlimitiert, und bleibende Gelenkerkrankungen bestehen nicht.

Arthritis bei Sarkoidose

Die Sarkoidose ist eine chronisch granulomatöse Erkrankung, die vor allem Lymphknoten und Lunge befällt, deren Manifestationen jedoch auch in zahlreichen anderen Organen gefunden wird. Häufig ist eine Gelenkbeteiligung, die in etwa 5-35% der Fälle beschrieben wurde. Es imponieren zwei völlig unterschiedliche Bilder der Gelenkmanifestation.

Zum einen ist das sogenannte *Löfgren-Syndrom* zu nennen, das besonders bei den reaktiven Arthritiden differentialdiagnostisch einbezogen werden muß. Diese akute Manifestation einer Sarkoidose ist charakterisiert durch das gleichzeitige Auftreten eines Erythema nodosum, typischer bihilärer Lymphadenopathie und einer Arthritis, die typischerweise Sprunggelenke und proximale

Interphalangealgelenke, vor allem des Fußes befällt, jedoch auch in den Knien, Handgelenken und Ellenbogen vorkommt. Die Arthritis erreicht ihr Maximum innerhalb von 3 Tagen und kann 2 Wochen bis 4 Monate andauern. Häufig sind die Gelenkschwellungen nicht ausgeprägt, so daß die schmerzhafte Funktionseinschränkung im Vordergrund steht. Destruktive Gelenkveränderungen im Rahmen eines Löfgren-Syndromes sind nicht beschrieben worden.

Im Vordergrund der Diagnostik steht neben der Bestimmung entzündlicher Blutparameter eine Thoraxübersichtsaufnahme zum Nachweis der typischen bihilären Lymphadenopathie sowie die Bestimmung des „Angiotensin Converting Enzyme" (ACE), dessen Erhöhung häufig bei der Sarkoidose, aber auch bei anderen chronisch-granulomatösen Erkrankungen gefunden wird. Im Gegensatz zu der fortgeschrittenen Sarkoidose muß jedoch bei einem akuten Löfgren-Syndrom nicht unbedingt eine Erhöhung des ACE vorhanden sein. Gelegentlich wird das Auftreten von Rheumafaktoren in niedriger Titerstufe beobachtet, und in bis zu 25% der Patienten sind Hyperurikämien beschrieben worden.

Die andere Form der mit einer Sarkoidose assoziierten Arthritis verläuft chronisch und kann sich sowohl im Beginn als auch im späteren Krankheitsverlauf entwickeln. Gelegentlich kommt es zu akuten Exazerbationen über einen Zeitraum von mehreren Jahren. Bei dieser Verlaufsform der Arthritis ist eine mono- oder oligoartikuläre Gelenkmanifestation häufig, vor allem sind Knie und Sprunggelenke betroffen, gelegentlich besteht auch eine Monarthritis des Kniegelenkes. Auch diese Form der Arthritis führt nicht zu bleibenden destruktiven Veränderungen. Meist ist bei diesen Verlaufsformen die Diagnose der Sarkoidose bereits vorher etabliert, so daß differentialdiagnostisch nur in wenigen Fällen die Diagnose einer tuberkulösen Arthritis diskutiert werden muß. Eine klare Assoziation mit einem HLA-Antigen ist bislang weder für die akute noch die chronische Verlaufsform der Sarkoidose begleitenden Arthritis beschrieben worden.

Die Therapie der Sarkoidose-Arthritis richtet sich nach der Schwere und Chronizität der Grunderkrankung. Bei Patienten mit stärkeren Gelenkerkrankungen sollten zunächst nichtsteroidale Antiphlogistica wie beispielsweise Acetylsalicylsäure in einer Dosierung von 3-4 g oder Indometacin in einer Dosierung von 100-200 mg eingesetzt werden. In einigen Studien ist auch über die Wirkung von Colchicin (0,6 mg pro Stunde, bis zu einer Höchstdosis von insgesamt 7 mg/die) berichtet worden. Der Einsatz von Steroiden richtet sich ausschließlich nach dem Stadium der Grunderkrankung. In schweren Fällen einer Arthritis ist der Einsatz niedrig dosierter Steroidgaben von 5-15 mg Prednisolon pro Tag für einen begrenzten Zeitraum zu diskutieren.

Morbus Behçet

Eine Erkrankung, über die am wenigsten pathogenetische Vorstellungen existieren, und die sich durch einen vielfältigen Krankheitsverlauf auszeichnet, ist der Morbus Behçet. Die Behçet'sche Trias ist gekennzeichnet durch das Auftreten von oralen Aphten, genitalen Aphten, wobei eine bipolare Manifestation nicht die Regel sein muß, und Uveitis. Neben diesen 3 Kriterien gelten als weitere wegweisende Hinweise eine sich an der Haut manifestierende Vaskulitis, Synovitis und zentralnervöse Erscheinungen, häufig im Sinne einer Meningoencephalitis. (Tabelle 10) Von dem Krankheitsbild abzugrenzen ist die wiederkehrende benigne aphthöse Stomatitis und Vulvitis, die bei Mädchen und jüngeren Frauen auftritt und in der Regel folgenlos ausheilt.

Bei nahezu allen Patienten (99%) findet sich die wiederkehrende aphthöse Stomatitis, ohne die die Diagnose eines Morbus Behçet gleichsam nicht gestellt werden kann. In der Regel ist sie die Erstmanifestation der Erkrankung. Trotz des insgesamt charakteristischen Kranheitsbildes haben diese Läsionen die gleiche Morphologie wie die habituell auftretenden Aphthen und treten an der Wangenschleimhaut, den Lippen, der Zunge und auch im Rachen auf. Gekennzeichnet sind sie durch eine außerordentliche Schmerzhaftigkeit. Eine typische Hauteffloreszenz beträgt 2-10 mm im Durchmesser, hat einen gelblichen Grund und ist umgeben von einem überröteten Rand. Die Läsionen heilen innerhalb von 3-30 Tagen ab, gewöhnlich ohne Vernarbung.

Tabelle 10. Klinische Symptome des Morbus Behçet (nach Brackertz 1985)

A. Klassische Trias

1. Ulcerationen der Mundschleimhaut und des Magendarmtraktes
2. Ulcerationen der Genitalgegend (Vulva, Penis, Skrotum)
3. Oculäre Manifestationen
   Uveitis
   Hypopyon-Iritis (ca. 70%)
   Vasculitis der Retina (ca. 50%)

B. Begleitmanifestationen

1. Hautbefall 44% (Erythema nodosum, seltener polymorphes Erythem)
2. Gelenkbefall 50% (Arthralgie – Arthritis, insbesondere der Knie-,
   Sprung-, Schulter- und Ellenbogengelenke)
3. Neurologische Symptome 10–20% (Meningoencephalitis des
   Stammhirns, Hemi-, Monoplegien, Kleinhirnsymptome)
4. Gefäßveränderungen (Thrombophlebitiden, Arteriitiden der Retina, u. a.)

Die genitalen Ulcera, die in ca. drei Viertel der Patienten auftreten, haben die gleiche Morphologie wie die oralen Aphthen und werden an Vulva und Vagina bzw. typischerweise am Skrotum oder Penis gefunden.

Ein weiteres Charakteristikum der Behçet'schen Erkrankung ist die Uveitis, die früher vor allem durch das sog. Hypopyon charakterisiert war, einer Spiegelbildung von Eiter in der Vorderkammer des Auges. Diese typische Augenmanifestation der Behçetschen Erkrankung wird in den letzten Jahren, vermutlich bedingt durch den frühen Einsatz von lokalen Steroiden, zunehmend seltener beobachtet; heute stehen Iridocyclitis und Uveitis im Vordergrund. Die Uveitis ist in der Regel beidseitig, tritt in ca. zwei Drittel der Fälle auf, typischerweise mehrere Jahre nach dem Beginn der Aphthenbildung. Vor allem die Uveitis posterior ist eine gefürchtete Komplikation und kann zur Erblindung führen.

In über der Hälfte der Patienten tritt ebenfalls eine Arthralgie bis Arthritis auf, die am häufigsten Knie- und Sprunggelenke befällt, jedoch auch kleine periphere Gelenke betreffen kann. Destruktive Veränderungen werden selten beobachtet. Häufig ist der Beginn der Arthritis akut und ist eng gekoppelt an Krankheitsexazerbationen.

Beim Morbus Behçet finden sich typische Hautmanifestationen auch außerhalb der Schleimhäute. Charakteristischerweise kann es zu skrofulösen Effloreszenzen nach einer intravenösen Injektion oder Blutentnahme an der Einstichstelle kommen. Ein ähnliches Ereignis kann durch die Injektion von steriler Kochsalzlösung hervorgerufen werden. Interessanterweise ist dieses „Pathergie" genannte Phänomen jedoch nicht bei jedem Patienten reproduzierbar, so daß es beispielsweise nach der Blutentnahme zu einer solchen sterilen Pustel kommt, nach einer entsprechenden Provokation mit Kochsalzlösung aber eine Manifestation ausbleibt. Weitere Hauterscheinungen sind noduläre Läsionen, die an den unteren Extremitäten bevorzugt auftreten und dem Erythema nodosum sehr ähnlich sind, im Gegensatz zum letzteren jedoch ulcerieren können.

Gefürchtete Komplikation bei dieser Erkrankung ist die Meningoencephalitis, die manifestiert ist durch Kopfschmerzen, Fieber, Nackensteifigkeit mit entsprechender Zellvermehrung im Liquor. Die neurologische Symptomatik kann sehr vielfältig sein mit Pyramidenbahnzeichen, zerebellärer Ataxie, Pseudobulbärparalyse und Augenmuskellähmungen. Die Liquoranalyse zeigt eine Lymphocytose mit normalem Gammaglobulin im Gegensatz zu der Erhöhung dieser Fraktion bei der multiplen Sklerose. Therapeutisch wird hier neben dem Einsatz von hochdosierten Steroiden die Gabe von Chlorambucil empfohlen.

Weitere Manifestationen des Morbus Behçet sind venöse und arterielle Thrombosen, Aneurysmen und Gerinnungsstörungen. Im deutschen Raum handelt es sich bei den Erkrankten häufig um Patienten aus dem türkischen oder östlichen Mittelmeergebiet. Die Diagnose wird gestellt durch die typische Kombination von Aphthen, Uveitis und Gelenkbefall. Neben den entzündlich veränderten Laborparametern ist eine Häufung des HLA-B 5 im europäischen Krankengut beschrieben worden, so daß bei begründeten Verdachtsfällen die Bestimmung dieses Antigenes in geeigneten Labors durchgeführt werden sollte.

Therapie:
Bei dieser ätiologisch unklaren Erkrankung, bei der eine Immunstörung vermutet wird, sind neben den üblichen Antiphlogistica

(nichtsteroidal bzw. Korticosteroide) vor allem immunmodulatorisch wirkende Medikamente eingesetzt worden. Interessanterweise wurde einerseits über Erfolge durch immunsuppressiv wirkende Medikamente wie Chlorambucil vor allem bei okulären Manifestationen berichtet; andererseits wurden Erfolge mit dem immunstimulatorisch wirkenden Agens Levamisol beschrieben. Die beiden letztgenannten Medikamente sollten in der Regel nur bei okulären oder zentralnervösen Manifestationen und auch dann nur von entsprechend erfahrenen Zentren eingesetzt werden. Eine günstige Beeinflussung der Aphthosis und möglichen myositischen Beschwerden wird durch Colchicin erreicht. Eine zentralnervöse Beteiligung macht den Einsatz von Steroiden zwingend erforderlich.

Anhang

Bakterielle Endokarditis

Eine wichtige Differentialdiagnose bei unklaren Gelenkschwellungen, die mit Fieber assoziiert sind, ist die bakterielle Endokarditis. Häufig ist sie begleitet von Immunphänomenen wie Rheumafaktoren und Immunkomplexen (in bis zu 80%), die zunächst primär an eine rheumatische Erkrankung denken lassen könnten. Hier ist eine rasche Diagnosestellung erforderlich, da diese Krankheitsentität - bleibt sie unbehandelt - eine Letalität von nahezu 100% hat.

Ätiologie

Die bakterielle Endokarditis ist eine zunächst lokalisierte Infektion, die aus Ablagerungen von Fibrin, Thrombozyten und Mikroorganismen auf den Herzklappen besteht. Während ungeschädigte Herzklappen bemerkenswert resistent gegenüber dem Befall mit Bakterien sind, kommt es auf dem Boden einer rheumatischen Klappenschädigung, nach ärztlichen Manipulationen mit z. B. zentralen Kathetern oder bei ständiger Inokulation großer Keimzahlen bei Drogensüchtigen häufig zur mikrobakteriellen Besiedelung der vorgeschädigten Klappen. Die hauptsächlichen Erreger stellen Streptokokken, vor allem der Viridans-Gruppe, sowie Staphylokokken dar, wohingegen gramnegative Erreger oder Pilze nur eine untergeordnete Rolle spielen. Da die Keime durch Fibrin und Thrombocytenumhüllung vor dem phagocytischen Immunsystem geschützt sind, können sich große Ablagerungen bilden, die dann durch Embolisation in andere Gebiete des Körpers die weiteren klinischen Manifestationen verursachen.

Klinische Symptomatik

Obgleich die zentralen Symptome bei der bakteriellen Endokarditis Fieber unklarer Genese sowie ein Herzgeräusch darstellen, kann prinzipiell jedes Organsystem mit entsprechenden Symptomen entweder auf dem Boden der bakteriellen Embolisation oder sekundär durch immunpathologische Mechanismen beteiligt sein, wie in Tabelle 11 dargestellt ist.

Aus rheumatologischer Sicht sind besonders die Manifestationen interessant, die sich aus der Immunantwort des Körpers durch den massiven Befall mit Mikroorganismen ergeben. Ein wohl entscheidender pathogenetischer Gesichtspunkt ist dabei, daß aufgrund der beschriebenen Abkapselung der Bakterien diese nicht durch Phagocyten beseitigt werden können, daß aber die in großem Maße freiwerdenden Bakterienprodukte zu einer erheblichen humoralen Immunantwort mit Bildung pathogener Immunkomplexe führen. Im Vordergrund stehen dabei arthritische Symptome - vorwiegend an den unteren Extremitäten - mit zum Teil deutlichen Synovitiden und Ergußbildungen, glomerulonephritisartige Bilder sowie charakteristische Hautveränderungen. Diese bestehen vor allem aus Petechien - besonders an den Conjunctiven, der Mundschleimhaut und den Extremitäten - sowie den Osler-Knötchen - kleine, schmerzhafte noduläre Läsionen, besonders an den Handinnenflächen.

Tabelle 11. Klinische Manifestationen der infektiösen Endokarditis

Manifestationen durch *bakteriellen* Befall:
Fieber
Herzgeräusch
Splenomegalie
Zerebraler Insult (vorübergehend oder bleibend)
Subarachnoidalblutung
Periphere arterielle Embolisation
Milz-, Nieren- oder Lungeninfarkte, Pneumonien
Herzinsuffizienz
Anämie

Manifestationen durch *immunpathologische* Mechanismen:
Arthralgien, Arthritiden
Muskelschmerzen
Hauterscheinungen (Petechien, Osler'knötchen, Janeway-Läsionen)
Glomerulonephritis (Hämaturie, Proteinurie, evtl. Nierenversagen)
Netzhautveränderungen („Roth's Spots")

Tabelle 12. Laborveränderungen bei bakterieller Endokarditis

Hämatologie:
  BKS-Erhöhung
  Anämie
  Leukocytose (vor allem bei akuter Endokarditis)
  Thrombocytopenie, Leukopenie (seltener)

Routine-Serologie/Bakteriologie:
  Erhöhung der α_2 und γ-Globuline
  Enzymveränderungen je nach Organ-Befall
  Positive Blutkulturen

Nephrologie:
  Proteinurie
  Hämaturie
  Erythrocytenzylinder

Rheumatologie/Immunologie:
  Rheumafaktoren
  ASL/ASD (Streptokokken-Serologie häufig negativ!)
  Zirkulierende Immunkomplexe (typischerweise hoch-pos. zum klinischen
  Verlauf korrelierbar)
  Gemischte Kryoglobulinämie
  Komplement-Verminderung

Diagnose

Vor allem das klinische Bild mit unklarem Fieber, Herzgeräusch und Hautveränderungen, das besonders im Anschluß an Bakteriämien, z. B. nach zahnärztlichen, gynäkologischen oder urologischen Eingriffen auftritt, sollte an die Diagnose Endokarditis denken lassen, wenngleich auch ein charakteristisches Herzgeräusch in einigen Fällen (unter 10%) zunächst fehlen kann. Von besonderer Bedeutung sind rechtzeitige Blutkulturen *vor* Beginn einer antibiotischen Therapie, da nach einer solchen Behandlung aufgrund der besonderen Empfindlichkeit der Mikroorganismen der Erregernachweis lange Zeit negativ sein kann. Charakteristische Laborbefunde sind in Tabelle 12 aufgezeigt. An apparativer Diagnostik steht neben EKG und konventioneller Röntgendiagnostik die Echokardiographie im Vordergrund, die Vegetationen schon ab einer Größe von 2 mm erkennen kann.

Therapie

Die Behandlung der Endokarditis besteht in einer konsequenten Antibiotikatherapie, ausgerichtet an der Erregerisolierung durch Blutkulturen. Diese muß ausreichend lange in der Regel mindestens über zwei Wochen durchgeführt werden. Bei fortgeschrittenem Klappenbefall mit hämodynamischer Wirksamkeit ist zusätzlich ein endoprothetischer Klappenersatz erforderlich. Wichtig ist nach therapierter Endokarditis die Antibiotika-Prophylaxe bei ärztlichen Eingriffen, die zu einer Bakteriämie führen könnten, oder aber bei Infektionen, vor allem des Respirations- und Urogenitaltraktes.

Weiterführende Literatur

Blaser MJ, Reller B (1981) Campylobacter Enteritis. N Engl J Med, 305: 1444

Bluestein HG (1983) Enteropathic Arthropathies, Internal Medicine, First Edition. Edited by JH Stein. Little, Brown and Company, Boston, USA

Van Bohemen CG, Lionarons RJ, Van Bodegom P, Dinant HJ, Landheer JE,

Narbe AJJM, Grumet FC, Zanen HC (1985) Susceptibility and HLA-B 27 in post-dysenteric arthropathies. Immunol, 56: 377

Burmester GR, Locher P, Koch B, Winchester RJ, Dimitriu-Bona A, Kalden JR, Mohr W (1983) The tissue architecture of synovial membranes in inflammatory and non-inflammatory joint diseases. I. The localization of the major synovial cell populations as detected by monoclonal reagents directed towards I a and monocyte-macrophage antigens. Rheumatol Int, 3: 173

Ebringer R, Cooke D, Cawdell DR, Cowling P, Ebringer A (1977) Ankylosing spondylitis: Klebsiella and HL-A B27. Rheumatology and Rehabilitation, 16: 190

Geczy AF, Alexander K, Bashir HV (1980) A factor(s) in Klebsielle culture filtrates specifically modifies an HLA-B 27-associated cell-surface component. Nature 283: 782

Keat A (1983) Reiter's syndrome and reactive arthritis in perspective. N Engl J Med, 29: 1606

Kelly WN, Harris ED, Ruddy S, Sledge CB (1981): Textbook of Rheumatology. First Edition. W. B. Saunders Company, Philadelphia, USA.

Knapp W (1980) Yersiniosen als Ursachen von entzündlichen Gelenkerkrankungen. Therapie-Woche, 30: 7073

Knapp W, Lysy J, Knapp C, Stille W, Goll U (1973) Enterale Infektionen beim Menschen durch Yersinia enterocolitica und ihre Diagnose. Infection I, 2: 113

Müller W, Schilling F (1982): Differentialdiagnose rheumatischer Erkrankungen. Aesopus Verlag, Basel, Wiesbaden

Oertel I (1983) Zelluläre Immunreaktivität gegen Yersinia enterocolitica O-Gruppe I und V bei Patienten mit Yersinia-Arthritis, Patienten mit M. Bechterew und Kontrollpersonen. Inaugural-Dissertation, Universität Erlangen-Nürnberg

Panayi GS (ed.) (1985) Seronegative Spondyloarthropathies. Clinics in Rheumatic Diseases, Vol. 11

Pintag R (1983) Verlaufsuntersuchungen serologisch gesicherter Yersinia enterocolitica- und pseudotuberculosis-induzierter Arthritiden. Inaugural-Dissertation, Universität Erlangen-Nürnberg

Schilling F (1976) Yersinia-Arthritis. Deutsche Medizinische Wochenschrift, 42: 1515

Terasaki PI, Yu DTY (1987) Regarding the ankylosing spondylitis/Klebsiella/HLA-B 27 problem (editorial). Arthritis Rheum, 30: 353

8. HLA-B27-assoziierte Arthritiden (Spondylitis ankylosans, Morbus Reiter und Psoriasisarthritis)

D. Brackertz

Definition

Unter dem Begriff der HLA-B27-assoziierten Arthritiden wird eine Gruppe von Erkrankungen zusammengefaßt (Morbus Bechterew, Morbus Reiter und reaktive Arthritiden, Psoriasisarthritis, Enteroarthritiden, Morbus Behçet usw), die ursprünglich als Spielformen der chronischen Polyarthritis angesehen wurden, sich aber von dieser Erkrankung aufgrund bestimmter Merkmale klar abgrenzen lassen. Diese Krankheitsbilder, die wegen ihrer lokalisatorischen Eigenheiten auch als seronegative Spondarthritiden bezeichnet werden, zeichnen sich durch pathologische, immunologische, klinische und radiologische Gemeinsamkeiten sowie ihre enge Assoziation mit dem HLA-Antigen B27 als Ausdruck einer genetischen Disposition aus. Zu den gemeinsamen Charakteristika der HLA-B27-assoziierten Arthritiden gehören neben den entzündlichen Veränderungen an den Iliosakralgelenken bzw. am Achsenskelett auch Oligo- oder Polyarthritiden, die häufig asymmetrisch, bevorzugt an den größeren Gelenken der unteren Extremitäten auftreten.

Wie schon die Bezeichnung seronegative Spondarthritiden impliziert, lassen sich bei diesen Erkrankungen keine Rheumafaktoren im Serum nachweisen und folglich auch keine subcutanen Rheumaknoten. An weiteren Symptomen sind eine Reihe extraartikulärer Manifestationen, wie z. B. eine Uveitis, Conjuncti-

215

vitis, Haut- und Nagelveränderungen sowie urogenitale Infektionen mit Urethritis oder aber Prostatitis zu nennen (Tabelle 1). Außerdem werden häufig bei den Patienten atypische Verläufe bzw. klinisch inkomplette Syndrome beobachtet, bei denen sich die Symptome der verschiedenen Spondylitiden überlappen. Das klinische Bild, die häufige familiäre Aggregation sowie das Vorhandensein des HLA-Antigens B27 lassen dann jedoch vermuten, daß es sich in solchen Fällen dann um eine „forme fruste"-Spondylarthropathie handelt.

Wichtigstes Charakteristikum dieser Krankheitsbilder ist zweifelsohne der gemeinsame genetische Hintergrund, der zum einen in dem gehäuften Vorkommen des Histocompatibilitäts-Antigens B27 und zum anderen in der beträchtlichen familiären Häufung solcher Affektionen wie etwa der Spondylitis ankylosans, der Psoriasisarthritis und den enterocolitischen Spondylarthritiden zum Ausdruck kommt.

Schon vor der Entdeckung der Assoziation bestimmter rheumatischer Erkrankungen mit verschiedenen HLA-Antigenen wurde ein genetischer Hintergrund bei den Spondylarthropathien ver-

Tabelle 1. Klinische und serologische Gemeinsamkeiten der seronegativen Spondylarthropathien (nach Müller 1981)

1. Sakroiliitis (röntgenologisch) mit und ohne Spondylitis

2. Oligo- oder Polyarthritis (häufig asymmetrisch, bevorzugt größere Gelenke der unteren Extremitäten)
Dabei: Fehlen von Rheumafaktoren
Fehlen von subcutanen Rheumaknoten

3. Extraartikuläre Symptome
Augen: Uveitis anterior (Iritis, Iridocyclitis), Conjunctivitis
Ulcerationen: Mundhöhle, Gastrointestinaltrakt, Genitale
Urethritis, Prostatitis
Psoriasiforme Effloreszenzen (Haut, Nägel)
Erythema nodosum, Pyoderma gangränosum
Rezidivierende Thrombophlebitis
Herzveränderungen: AV-Block, Aorteninsuffizienz u. a.

4. Genetische Disposition
Familiäre Häufung
Gehäuftes Vorkommen von HLA-B27

mutet. Erste Hinweise hierfür ergaben sich z. B. aufgrund der familiären Aggregation von einer Sakroiliitis bzw. Spondylitis bei Erkrankungen wie dem Morbus Bechterew, dem Morbus Reiter, der juvenilen chronischen Polyarthritis, der Psoriasisarthritis sowie den Enteroarthritiden.

Wenn jedoch genetische Faktoren für die Entwicklung einer Erkrankung von entscheidender Bedeutung sind, so ist zu erwarten, daß die Krankheit unterschiedlich häufig in verschiedenen Populationsgruppen vorkommt. Außerdem zeigen genetisch determinierte Erkrankungen definitionsgemäß eine familiäre Häufung, und für eineiige Zwillinge ist das Risiko, an einem solchen Krankheitsbild zu erkranken, wesentlich größer als für zweieiige. Eine weitere Möglichkeit, die Bedeutung genetischer Faktoren für die Ursache und die Entwicklung einer bestimmten Erkrankung zu prüfen, ist die Suche nach einer Assoziation zwischen der Erkrankung und einem anderen genetischen Merkmal, wie z. B. den verschiedenen Blutgruppen oder aber bestimmten HLA-Antigenen (Tabelle 2). Dabei versteht man unter Assoziation allgemein ein gegenüber dem Zufall gehäuftes, gemeinsames Auftreten zweier separater, genetisch determinierter Merkmale in einer Population. Findet sich eine solche Beziehung, so unterstützt dies die Annahme, daß genetische Faktoren für die Ätiopathogenese der Erkrankung von Bedeutung sind. Die Mehrzahl der HLA-B27-assoziierten Arthritiden erfüllt diese vier Voraussetzungen.

Für sämtliche der seronegativen Spondarthritiden besteht wie bereits erwähnt eine signifikante Assoziation mit dem HLA-B27, woraus geschlossen werden darf, daß gemeinsame Pathomechanismen bei diesen Erkrankungen wirksam sind. Dennoch ist die Signifikanz dieser Assoziation noch weitgehend unklar. Drei Hauptmechanismen werden diskutiert:

- HLA-B27 dient als Rezeptor für ein infektiöses Agens.
- Es besteht ein starkes Kopplungsgleichgewicht zwischen HLA-B27 und einem bzw. mehreren Genen, die für die Krankheitsempfänglichkeit für die seronegativen Spondarthritiden kodieren, möglicherweise dadurch, daß sie die Immunantwort modifizieren. HLA-B27 selbst ist nicht in die Pathogenese involviert, sondern lediglich ein genetischer Marker für

Tabelle 2. Hinweise für Einfluß von genetischen Faktoren auf die Ätiopathogenese einer Erkrankung

1. Unterschiedlich häufiges Vorkommen der Erkrankung in verschiedenen Populationen
2. Familiäre Aggregation der Erkrankung
3. Das Erkrankungsrisiko ist für eineiige Zwillinge höher als für zweieiige
4. Assoziation der Erkrankung mit einem genetisch determinierten Merkmal in einer Population, z. B. einem bestimmten HLA-Antigen

Tabelle 3. Häufigkeit von HLA-B27 bei verschiedenen rheumatischen Erkrankungen

Erkrankung	% HLA-B27 positiv
Ankylosierende Spondylitis	90–100
mit Uveitis oder Aortitis	nahezu 100
Morbus Reiter	60– 80
mit Sakroiliitis oder Uveitis	90
Psoriasis	5– 10
Psoriasisarthritis *ohne* Sakroiliitis	5– 10
Psoriasisarthritis *mit* Sakroiliitis	50– 60
Juvenile chronische Polyarthritis	7– 10
Juvenile chronische Polyarthritis *ohne* Sakroiliitis	7– 10
Juvenile chronische Polyarthritis *mit* Sakroiliitis	40– 60
Entzündliche Darmerkrankungen	5– 10
Entzündliche Darmerkrankungen mit peripherem Gelenkbefall	5– 10
Entzündliche Darmerkrankungen mit Sakroiliitis	50– 70
Yersiniose	5– 10
Yersinia-Arthritis	80
Salmonellose	5– 10
Reaktive Arthritis bei Salmonellose	80– 90
Shigellose	5– 10
Arthritis nach Shigelleninfektion (epidemisches Reiter-Syndrom)	80
Uveitis	40– 50
Chronische Balanitis	90
Rubellaarthritis	5– 10
Mitteleuropäische Normalbevölkerung	5– 10

das/die Immunantwort- bzw. Krankheitsempfänglichkeitsgen(e).

- Es besteht eine antigenetische Kreuzreaktion zwischen HLA-B27 und pathogenen Krankheitserregern (Molecular-Mimikri-Theorie). Der Organismus ist dann nicht in der Lage, das Pathogen als fremd zu erkennen und zu eliminieren.

Die vielfachen Gemeinsamkeiten der Spondylarthropathien und die Überlappungen zwischen den einzelnen Krankheitsbildern, die so weit gehen können, daß im Einzelfall eine exakte Zuordnung der Symptome zu einer bestimmten Erkrankung schwierig, wenn nicht gar unmöglich wird, veranlaßten Wright und Moll, das Konzept von den seronegativen Spondarthritiden zu entwikkeln. Dieses Konzept ist auch für den praktisch tätigen Arzt von Bedeutung, da es eine bessere diagnostische Zuordnung der verschiedenen Symptome und damit eine raschere Diagnose bei atypischen Fällen von seronegativen Spondylarthritiden erlaubt.

Mit Hilfe der Gewebetypisierung bzw. der modernen Immungenetik läßt sich möglicherweise ein weiteres Problem der Erkrankungen des rheumatischen Formenkreises lösen, und zwar das Problem der Heterogenität der Krankheitsbilder. Wie bei vielen Erkrankungen, verbergen sich unter Umständen hinter der gegenwärtigen Klassifizierung verschiedene Entitäten, was eine Revision der bisherigen nosologischen Entität zur Folge haben dürfte. Wie aus der Tabelle 3 ersichtlich, ergab eine genauere Analyse der HLA-B27-assoziierten Krankheitsbilder, daß dieses Antigen teilweise nur bei solchen Verlaufsformen gehäuft vorkommt, die mit einer Sakroiliitis bzw. Spondylitis einhergehen, oder aber, daß die Assoziation von HLA-B27 mit einem Krankheitsbild, wie z.B. dem Morbus Reiter, wesentlich stärker wird, wenn dieser mit einer Sakroiliitis oder mit einer Uveitis einhergeht.

In Tabelle 4 sind wichtige Merkmale dieser Erkrankungen aufgeführt und miteinander verglichen, bevor die Krankheitsbilder im folgenden einzeln besprochen werden sollen.

Tabelle 4. Vergleich der Seronegativen Spondarthritiden (nach Calin 1984)

	Ankylosierende Spondylitis	M. Reiter	Psoriasis-Arthritis	Enteroarthritiden	Juvenile chronische Polyarthritis	Reaktive Arthritiden[a]
Geschlechtsverteilung	♂ ≥ ♀	♂ ≥ ♀	♀ ≥ ♂	♀ = ♂	♂ ≥ ♀	♂ = ♀
Manifestationsalter	≥ 20	≥ 20	jedes Alter	jedes Alter	< 25	jedes Alter
Uveitis	+	+ +	+	+	+ +	+
Prostatitis	+	+	–	–	–	±
Periphere Gelenke	Untere Extremität: häufig	Untere Extremität: i. d. Regel	Obere/untere Extremität	Untere/obere Extremität	Obere/untere Extremität	Untere/obere Extremität
Rheumaknoten	<1%	<1%	<1%	<1%	<1%	<1%
Sakroiliitis	immer	oft	oft	oft	oft	oft
Fersensporn	gewöhnlich	gewöhnlich	gewöhnlich	?	?	?
Rheumafaktor	<5%	<5%	<5%	<5%	<5%	<5%
HLA-B27 +	90%	90%	20%	5% &	20%	90%
Enthesiopathie	+	+	+	?+	+	?
Aorteninsuffizienz	+	+	?+	?	?	+
Ansprechen auf NSAR[b]	+ + +	+	+ +	+	+	+

± 50% mit Sakroiliitis (Psoriasis-Arthritis, Enteroarthritiden, Juvenile chronische Polyarthritis)

Erkrankungsrisiko für HLA-B27-pos. Individuen	?20%	20%	variabel	?	?	20%
Krankheitsbeginn	langsam	plötzlich	variabel	peripher: plötzlich iliosakral: langsam	variabel	plötzlich
Urethritis	−	+	−	−	−	+
Conjunctivitis	+	+++	+	+	+	+
Hautbeteiligung	−	+	+++	−	−	+
Befall der Schleimhäute	−	+	−	(+)	−	−
Befall der Wirbelsäule	+++	+	+	+	±	+
Befall peripherer Gelenke	25%	90%	90%	±	90%	90%
Symmetrischer Befall	+	−	−	+	±	±
Selbstlimitierend	−	+	±	±	±	±
Remissionen, Rückfälle	−	+	+	±	±	±

[a] bei Salmonellose, Shigellose, Yersiniose
[b] NSAR = Nichtsteroidale Antirheumatika

Spondylitis Ankylosans

(Spondylarthritis ankylopoetica, Morbus Strümpell-Marie-Bechterew, Morbus Bechterew, ankylosierende Spondylitis, Pelvi-Spondylitis rheumatica).

Definition

> Die ankylosierende Spondylitis ist eine chronisch entzündliche Systemerkrankung des rheumatischen Formenkreises. Außer an den Iliosakralgelenken, die in jedem Falle befallen werden, manifestiert sich die Erkrankung am Stammskelett sowie an den stammnahen Gelenken. Die ankylosierende Spondylitis wird heute als Prototyp einer Gruppe von Erkrankungen angesehen, die durch viele gemeinsame klinische, pathologische und röntgenologische Veränderungen sowie eine genetische Disposition charakterisiert sind und die auch als seronegative Spondarthritiden (Spondylarthropathien) bezeichnet werden. Die ankylosierende Spondylitis bleibt bei wechselhafter bis wenig schubweiser Aktivität über Jahre bis Jahrzehnte hin progredient und ist prinzipiell unheilbar. In jedem Stadium kann es jedoch zu einer Selbstinaktivierung mit zurückbleibenden Dauerschäden kommen.

Auf Konferenzen in Rom (1963) und New York (1968) wurden Kriterien zur Definition dieser Erkrankung erarbeitet (Tabelle 5), die sich jedoch für die tägliche Praxis als ebenso unzureichend erwiesen haben wie die stark vereinfachte Definition „symptomatische" Sakroiliitis. So ist z. B. bei den New-York-Kriterien die Einschränkung der Beweglichkeit der Wirbelsäule nicht definiert, und eine Verminderung der Atembreite tritt erst in fortgeschrittenen Stadien der Erkrankung auf. Auch die Definition „symptomatische Sakroiliitis" ist nicht unproblematisch, da

Tabelle 5. Klinische Kriterien für die ankylosierende Spondylitis

Rom-Kriterien (Kellgren, Jeffrey, Ball, 1963)
1. Länger als 3 Monate dauernde, tieflumbale Rückenschmerzen, verbunden mit Steifigkeit in der Lendenwirbelsäule.
2. Schmerzen und Steifigkeit im Bereich der Brustwirbelsäule.
3. Einschränkung der Beweglichkeit der Lendenwirbelsäule.
4. Einschränkung der Atembreite.
5. Rezidivierende Iritiden.
Eine ankylosierende Spondylitis liegt vor, wenn eine beidseitige Sakroiliitis mit einem dieser Kriterien vergesellschaftet ist.

New-York-Kriterien (Bennett und Wood, 1968)
1. Einschränkung der Beweglichkeit der LWS in allen 3 Richtungen (Anteflexion, Reklination, Lateralflexion).
2. Schmerzen im Bereich des thorakolumbalen Überganges oder in der LWS (in der Anamnese oder zum Untersuchungszeitpunkt).
3. Einschränkung der Atembreite auf 2,5 cm oder weniger (Messung in Höhe des 4. ICR).
Eine definitive ankylosierende Spondylitis liegt vor
– bei einer beidseitigen Sakroiliitis 3. bis 4. Grades (eindeutige röntgenologische Veränderungen bzw. Ankylose)
– bei einer einseitigen Sakroiliitis 3. bis 4. Grades bzw. bds. Röntgenveränderungen 2. Grades (geringe Veränderungen mit Sklerosierungen und Erosionen mit den o. g. Kriterien 1 bzw. 2 und 3.
Die Diagnose ist wahrscheinlich bei beidseitiger Sakroiliitis ohne klinisches Kriterium.

die Schmerzempfindlichkeit bekanntlich starken individuellen Schwankungen unterworfen ist.

Vorkommen und Häufigkeit

Die ankylosierende Spondylitis kommt weltweit vor. Während früher angenommen wurde, daß es sich bei der ankylosierenden Spondylitis um ein relativ seltenes Krankheitsbild handelt, ist heute allgemein akzeptiert, daß etwa 20% der Merkmalsträger des HLA-Antigens B27 eine ankylosierende Spondylitis entwickeln. Da etwa 6–8% der weißen mitteleuropäischen Bevölkerung und deren Nachkommen in Übersee (Kaukasier) HLA-B27-positiv sind, liegt die Incidenz der Erkrankung bei 1%, wobei in vielen Fällen die Erkrankung sicherlich subklinisch oder sehr mild verläuft.

In neueren epidemiologischen Studien war die früher berichtete Geschlechtsdisposition zugunsten des männlichen Geschlechtes nicht mehr so deutlich - Männer erkranken allenfalls 2-3 mal häufiger als Frauen - nachweisbar, woraus geschlossen werden kann, daß die Erkrankung bei Frauen milder verläuft und diese wesentlich seltener das Vollbild einer ankylosierenden Spondylitis entwickeln.

Geographische bzw. rassische Einflüsse sind zweifelsohne für die Entwicklung einer ankylosierenden Spondylitis von Bedeutung. Die unterschiedliche Erkrankungshäufigkeit ist dabei an die Frequenz des HLA-B27 in diesen Populationen gekoppelt. So beträgt die Frequenz des HLA-B27 bei Japanern und Schwarz-Afrikanern nur etwa 1%, während sie bei den Afro-Amerikanern etwa 3-4% und bei der weißen Bevölkerung bei 6-14% liegt. Die höchste Antigenfrequenz für B27 wurde bisher bei den Haida-Indianern in British Columbia beobachtet, wo die Hälfte der untersuchten männlichen Bevölkerung Merkmalsträger von HLA-B27 sind und 20% von ihnen an einer Sakroiliitis leiden. Wie auch aus Tabelle 6 ersichtlich, kommt B27 in be-

Tabelle 6. Zusammenstellung der Assoziationen zwischen HLA und einigen Erkrankungen des rheumatischen Formenkreises. Daten von McMichael und McDevitt (1977)

Krankheit	Rasse	HLA Antigen	Antigenfrequenz		Relatives Risiko
			Patienten	Kontroll personen	
M. Bechterew	Kaukasier	B27	89,9	8,0	87,8
	Japaner	B27	66,7	0,1	305,7
	Haida Indianer	B27	100,0	50,0	34,4
	Bella Coola Indianer	B27	100,0	20,2	20,2
	Pima Indianer	B27	36,0	18,0	2,6

stimmten Populationen unterschiedlich häufig vor, doch ist die Assoziationsrate abgesehen von den Haida- und Bella Coola-Indianern bei weitem nicht mehr so hoch wie bei den Kaukasiern. So sind nur 50% der an Morbus Bechterew erkrankten Pima-Indianer in Arizona/U.S.A. positiv für HLA-B27, obwohl das Gen in der Population sehr häufig vorkommt. In der japanischen Bevölkerung sind nur 66% der Bechterew-Patienten Merkmalsträger für HLA-B27.

Erkrankungen wie Psoriasis, entzündliche Enteropathien, Yersiniose, Shigellose und Salmonellose zeigen keine Assoziation mit HLA-B27. Im Gegensatz dazu sind jedoch die Arthropathien, die im Rahmen dieser Erkrankungen auftreten, HLA-B27-assoziiert, wobei bei Befall des Achsenskelettes die Assoziation mit B27 wesentlich stärker ist als bei Befall der peripheren Gelenke.

Das HLA-Antigen B27 wird entsprechend den Mendel'schen Regeln vererbt, und Familienstudien haben ergeben, daß 50% der Verwandten 1.Grades von HLA-B27-positiven Bechterew-Patienten ebenfalls Merkmalsträger für dieses Antigen sind. Von diesen wiederum leiden 13% an einer ankylosierenden Spondylitis (Abb. 1). Aus der Tatsache, daß nicht sämtliche Patienten mit ankylosierender Spondylitis Merkmalsträger für das HLA-B27 sind, kann geschlossen werden, daß neben HLA-B27 noch andere genetische Faktoren oder Umwelteinflüsse von Bedeutung für die Entwicklung dieser Erkrankung sein können.

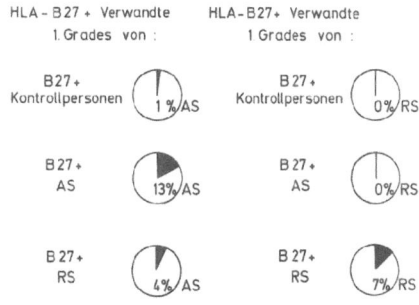

Abb. 1. Häufigkeit des Vorkommens einer ankylosierenden Spondylitis bzw. eines Reiter-Syndromes bei Verwandten I.Grades von Pat. mit HLA-B27-positivem Morbus Bechterew bzw. HLA-B27-positivem Reiter-Syndrom

225

Ätiologie

Die Ätiologie der ankylosierenden Spondylitis ist bis heute unbekannt, doch haben die Entdeckung des HLA-Systemes und die signifikante Assoziation des Antigens B27 mit dieser Erkrankung mehr Licht in das Dunkel gebracht. So wird eine infektiöse Genese für die Erkrankung diskutiert, wobei Oberflächenstrukturen, die mit HLA-B27 assoziiert sind, Rezeptoren für bestimmte Antigene von bestimmten Klebsiellenstämmen sein sollen. So konnt von einer australischen Arbeitsgruppe gezeigt werden, daß Antiseren, z. B. gegen den Klebsiellen-Stamm K 43 cytotoxisch für HLA-B27-positive Lymphocyten von Patienten mit ankylosierender Spondylitis sind, nicht jedoch für B27-positive Zellen von gesunden Probanden.

B27-positive Zellen von gesunden Kontrollpersonen können jedoch durch Antigene des Klebsiella-Stammes K 43 so modifiziert werden, daß sie durch Antikörper gegen Klebsiella K 43 in Gegenwart von Komplement lysiert werden können (Abb. 2; Tabelle 7). Kürzlich konnte gezeigt werden, daß ein solcher Effekt nicht nur durch Kulturfiltrate von bestimmten Klebsiellenstämmen erzielt werden kann, sondern auch durch solche von Shigellen, Salmonellen, *Escherichia coli* und *Campylobacter*. Diese Ergebnisse lassen vermuten, daß diese Bakterien einen spezifischen „modifizierenden Faktor" produzieren, der sich in Assoziation mit dem HLA-Antigen B27 an die Zelloberfläche bindet, wodurch ihm eine Schlüsselrolle in der Pathogenese der Spondylitiden und reaktiven Arthritiden zukommt. Diese Ergebnisse sowie die Beobachtung anderer Arbeitsgruppen, daß Patienten mit aktiver ankylosierender Spondylitis vermehrt Klebsiellen im Stuhl ausscheiden, blieben jedoch nicht unwidersprochen.

Wie bereits erwähnt, läßt sich bei etwa 90-95% der Patienten mit ankylosierender Spondylitis das HLA-Antigen B27 nachweisen, wohingegen dieses in der Normalbevölkerung in Mitteleuropa lediglich mit einer Frequenz von 6-8% vorkommt. Diese starke Assoziation zwischen dem Krankheitsbild und dem Antigen B27 deutet darauf hin, daß das Histokompatibilitäts-Antigen von entscheidender Bedeutung für die Pathogenese dieser Erkrankung

Tabelle 7. Modifikation einer B27-assoziierten Zelloberflächenkomponente durch Kulturfiltrate von Klebsiella K 43

Serum	Ziellymphocyten			Lyse
	B27$^+$	AS$^+$		+
	B27$^+$	AS$^-$		−
Anti-Klebsiella K 43	B27$^-$	AS$^+$		−
	B27$^-$	AS$^-$		−
	B27$^+$	AS$^-$	Kulturfiltrat von	+
	B27^{-+}	AS$^+$	Klebsiella K 43	−

HLA-ANTIGEN B 27 UND KLEBSIELLA K 43

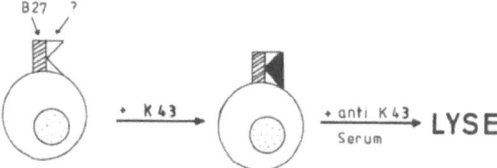

Abb. 2. Schematische Darstellung der spezifischen Modifizierung eines HLA-B27-assoziierten Zelloberflächenmarkers durch ein Antigen des Klebsiellen-Stammes K43. Derart modifizierte Lymphocyten sind durch ein Anti-Klebsiella-K43-Serum lysierbar

ist. Grundsätzlich kommen die auf Seite 218 diskutierten ätiopathogenetischen Mechanismen in Frage.

In jedem Falle muß jedoch berücksichtigt werden, daß auch solche Probanden an einer ankylosierenden Spondylitis erkranken können, bei denen sich das HLA-Antigen B27 nicht nachweisen läßt. Ein Gen-Dosis-Effekt für das HLA-Antigen B27 scheint nicht zu bestehen, denn Homozygotie für dieses Antigen prädisponiert bzw. führt nicht zu besonders schweren Verläufen der Erkrankung.

Interessanterweise wurde auch bei Untersuchungen an monozygoten Zwillingen ein diskordantes Verhalten festgestellt. Zusammenfassend läßt sich jedoch sagen, daß man aufgrund des gegenwärtigen Erkenntnisstandes davon ausgehen kann, daß die ankylosierende Spondylitis sich auf dem Boden einer genetisch bedingten Krankheitsdisposition entwickelt und autosomal dominant mit inkompletter Penetranz vererbt wird.

Pathologie

Die frühesten pathologisch-anatomischen Veränderungen findet man gewöhnlich an den Iliosakralgelenken, sie können aber auch überall am Stammskelett sowie an den stammnahen Gelenken auftreten. Dabei treffen drei verschiedene morphologische Komponenten zusammen, aus denen sich der klinische Befund und das Röntgenbild ableiten lassen:

- An den großen und kleinen Gelenken finden sich exsudativ-proliferativ fibrosierende Prozesse, die über eine chondroide Metaplasie und sekundäre Knorpelverschmelzungen zur Ankylose und späteren Ossifikation führen können.
- Im Bereich der Wirbelsäule führt die Erkrankung über einen wahrscheinlich eher flüchtigen entzündlichen Prozeß und über eine chondroide Metaplasie zur Ossifikation mit Ankylose.
- Exsudativ-osteolytische Prozesse, die sich wahrscheinlich im Anschluß an eine entzündliche Initialphase entwickeln, treten vorwiegend an der Wirbelkörper-Vorderfront auf, wo sie sich z. B. als Spondylitis anterior manifestieren.

Diese typischen pathologischen Veränderungen erklären auch den Verlust an Beweglichkeit bei der ankylosierenden Spondylitis, die eine fibröse und später knöcherne Ankylose der betroffenen Gelenke zur Folge hat.

Klinische Symptomatik

Die Erkrankung manifestiert sich vorwiegend zwischen dem 15. und 40. Lebensjahr mit einem Häufigkeitsgipfel im 3. Lebensjahrzehnt. Ähnlich wie die chronische Polyarthritis ist auch die ankylosierende Spondylitis eine Systemerkrankung, die sich nicht nur an den Gelenken, sondern auch an extraartikulären Geweben sowie inneren Organen abspielt.

Das voll ausgeprägte, lehrbuchmäßige Bild einer ankylosierenden Spondylitis zu diagnostizieren, das durch eine ausgeprägte Hyperkyphose der Brustwirbelsäule, eine eingeschränkte Beweglichkeit der gesamten Wirbelsäule sowie ein typisches Röntgenbild mit weitgehender Verknöcherung der Bandscheiben charakterisiert ist, bereitet keine Probleme. Im Initialstadium hingegen ergeben sich erhebliche differentialdiagnostische Schwierigkeiten, weshalb die genaue Kenntnis der Frühsymptome der Erkrankung von großer Wichtigkeit ist, denn je früher die Erkrankung diagnostiziert ist, um so wirkungsvoller kann die Therapie sein.

Häufig trägt schon die subtil erhobene *Anamnese* zur Diagnosefindung bei, was allerdings die genaue Kenntnis des Beschwerdebildes bzw. der Symptomatologie der ankylosierenden Spondylitis voraussetzt. Die bei der ankylosierenden Spondylitis sowie anderen HLA-B27-assoziierten Erkrankungen beobachtete familiäre Häufung wird nicht selten aufgrund der Familienanamnese bestätigt. Bei der Eigenanamnese ist gezielt nach tiefsitzenden nächtlichen Rückenschmerzen zu fragen, die gegen Morgen hin exazerbieren und auf Bewegung hin deutlich nachlassen. Typischerweise klagen die Patienten auch über ein morgendliches Steifigkeitsgefühl der Wirbelsäule mit einer Motilitätseinbuße des Achsenskeletts.

Leitsymptome der *Frühphase* der Erkrankung sind die bereits erwähnten lokalen Rückenschmerzen, die im Gegensatz zum mechanisch bedingten Rückenschmerz in Ruhe zunehmen und sich bei Bewegung bessern. Als Folge der Sakroiliitis kommen nicht selten ein- oder wechselnd beidseitig ischialgiforme Schmerzen hinzu, die in die Rückseite beider Oberschenkel bis zur Kniekehle und nur gelegentlich bis zur Wade hin ausstrahlen und die zunächst an das Vorliegen einer Diskushernie denken lassen können. Die oft wechselnde Seitenlokalisation, das Fehlen neurologischer Zeichen weisen jedoch auf die richtige Spur. In solchen aktiven Phasen der Erkrankung läßt sich häufig ein Iliosakralschmerz provozieren (Klopf-, Erschütterungs- und Abscherungsschmerz = Menell'sches Zeichen). Greift der Prozeß auf die Brustwirbelsäule über, so kommt es auch hier zu Schmerzen, oft mit gürtelförmiger Ausstrahlung. Entzündliche Veränderungen im Bereich der Sternocostalverbindung und der Synchondrose zwischen Manubrium und Corpus sterni können zu erheblichen lokalen Beschwerden führen. Die Patienten klagen über Thoraxschmerzen beim Atmen sowie ein Engegefühl (Brustwandstarre). In einer solchen Phase geht die Kompression des Brustkorbes mit nicht unerheblichen Schmerzen einher. Besonders frühzeitig sind bei Befall der kleinen Wirbelgelenke die Rotation und Seitneigung der Wirbelsäule schmerzhaft eingeschränkt.

Flüchtige Arthritiden sowie Mono- und Oligoarthritiden, vorwiegend der unteren Extremitäten und hier bevorzugt als Gonarthritis, können dem Befall der Wirbelsäule um Jahre vorausgehen. Die Arthritiden haben in der Regel meist nur eine geringe Destruktionstendenz. Ihre Häufigkeit in der frühen Erkrankungsphase wird mit 30–50% angegeben, wobei sie besonders bei Jugendlichen gehäuft vorkommen, und nicht selten sind sie das ausschließliche, zur ersten Arztkonsultation führende Symptom.

In etwa 3% der Fälle wird oft schon als Frühsymptom eine Iritis beobachtet, die gelegentlich zunächst einziges Krankheitsgeschehen sein kann.

Schon frühzeitig können sich im Rahmen der ankylosierenden Spondylitis Insertionstendinitiden (Fibroostitiden), besonders am Calcaneus (Calcaneodynie) und am Sitzbein mit einer Druck- und Spontanschmerzhaftigkeit sowie eine Achillestendinitis entwickeln, die sich in Form einer diffusen oder knöchelförmigen Verdickung bemerkbar macht.

Allgemeine Krankheitssymptome wie Müdigkeit, Abgeschlagenheit, teilweise auch subfebrile Temperaturen können die Frühsymptome begleiten, sind aber nicht pathognomonisch für die Erkrankung.

Im weiteren Verlauf der Erkrankung kommt es zusammen mit den Rückenschmerzen zu einer zunehmenden Verminderung der Wirbelsäulenbeweglichkeit, und zwar einerseits auf dem Boden der Arthritis (Spondylitis anterior, Wirbelbogengelenke) unter Einbeziehung der paraartikulären Strukturen und andererseits aufgrund der reflektorischen Muskelspasmen, vor allem der langen Rückenmuskeln. Den Patienten selbst fällt die Behinderung der Beweglichkeit der lumbalen Wirbelsäule bei so alltäglichen Tätigkeiten wie z. B. Schnürsenkelbinden auf. Die ventrale Flexionseinschränkung der Lendenwirbelsäule läßt sich mit Hilfe des lumbalen Schober'schen Zeichens sowie mit Hilfe der Bestimmung des Finger-Boden-Abstandes objektivieren, wobei bei letzterer Methode allerdings auch die Beweglichkeit in den Hüftgelenken mitgeprüft wird. Ausgehend vom Dornfortsatz des 5. Lendenwirbelkörpers wird bei der Bestimmung des lumbalen Schober'schen Zeichens eine Distanz von 10 cm nach cranial über der Wirbelsäule markiert. Bei maximaler Vorwärtsbeugung entfaltet sich diese Strecke beim Gesunden auf mindestens eine Distanz von 14 cm, während sie beim Bechterew-Patienten in diesem Stadium deutlich unter diesem Wert bleibt. Die Einschränkung der Wirbelsäulenbeweglichkeit schreitet ascendierend fort, und konsekutiv kommt es durch frühzeitigen Mitbefall der Costovertebralgelenke zu einer Einschränkung des inspiratorischen Zuwachses des Brustumfanges. Die Atembreite wird in Höhe des 4. bis 5. Intercostalraumes gemessen, wobei beim Gesunden die Differenz zwischen maximaler Inspiration und maximaler Exspiration 6 cm und mehr beträgt. Die Beweglichkeit der HWS wird in der Regel erst zuletzt eingeschränkt, was sich an der Veränderung der Differenz zwischen minimalem und maximalem Kinn-Jugulum-Abstand objektivieren läßt.

Dieses *intermediäre Stadium* der fortschreitenden Versteifung der Wirbelsäule geht mit typischen radiologischen Veränderungen sowie einer Atrophie der Rückenmuskulatur einher. Der früher in seiner Intensität zunächst noch wechselhafte Rückenschmerz verwandelt sich in einen tiefsitzenden, diffusen Schmerz, der bei Wetterwechsel oder abnormen Belastungen an Intensität zunimmt. Ein umschriebener lokaler Schmerz im Bereich der Wirbelsäule deutet auf eine Spondylodiscitis hin.

Erst im *Spätstadium* entwickelt sich dann infolge zunehmender Fibrosierungs- und Ossifikationstendenz der entzündlichen Veränderungen des Bindegewebes eine zunehmende Deformierung mit fixierter Fehlhaltung der Wirbelsäule. Röntgenologisch imponiert in diesem Stadium eine ausgedehnte Syndesmophytenbildung in fast allen Bereichen der Wirbelsäule. Es kommt typischerweise zur Ausbildung einer fixierten Hyperkyphose der Brustwirbelsäule, seltener hingegen ist die Entwicklung eines fixierten hohlrunden oder Flachrückens (Bügelbrettrücken). Die Atmung und der Kreislauf sind dadurch stark beeinträchtigt (Cyanose, Dyspnoe, Abnahme der Vitalkapazität, Emphysembronchitis, Rechtsherzbelastung). Aus der Erstarrung des Thorax und dem Zwang zur Zwerchfellatmung resultiert das „Fußballabdomen" mit Meteorismus, Inappetenz, Obstipation, wodurch Magen- und Gallenleiden vorgetäuscht werden können. Aus der fixierten Hyperkyphose der Brustwirbelsäule resultiert außerdem die charakteristische, nach vorn gebeugte Haltung des Bechterew-Patienten mit konsekutiver Einschränkung des Blickwinkels. Aufgrund der relativ späten Einbeziehung der oberen Halswirbelsäule sowie des atlantooccipitalen Gelenkes in das spondylitische Geschehen sind häufig noch größere Bewegungsausschläge wie z.B. Kopfnicken möglich. Ein objektives Maß für die Einschränkung der Retroflexion der Halswirbelsäule ist die sogenannte Flèche, der Abstand zwischen Hinterhaupt und Wand bei einem mit den Fersen an der Wand stehenden Patienten.

Arthritiden peripherer Gelenke, insbesonderer stammnaher Gelenke, werden bei fortschreitender Krankheitsdauer bei etwa 40% der Fälle beobachtet. Neben Hüft-, Knie- und Schultergelenken können aber auch Zehengrund- und Fingergelenke sowie Sterno- und Acromioclaviculargelenke befallen werden. Gern wird aber auch eine Symphysitis pubis oder eine Symphysitis sterni übersehen. Abgesehen von den Hüftgelenken kommt es erfreulicherweise an den peripheren Gelenken nur selten zu Ankylosen.

Im fortgeschrittenen *Endstadium* der ankylosierenden Spondylitis ist praktisch die gesamte Wirbelsäule in charakteristischer Fehlhaltung versteift, und weitere periphere Gelenke sind zerstört. Hinzu kommt häufig noch ein Teil der oben erwähnten visceralen Organmanifestationen, die dann mehr oder weniger die Therapie und Prognose der Patienten bestimmen.

Viscerale Organmanifestationen

Wie bereits erwähnt, ist die ankylosierende Spondylitis eine Systemerkrankung, die sich nicht nur an den Gelenken abspielt, sondern auch innere Organe befällt. Eine der häufigsten extraartikulären Manifestationen ist die Iritis, wobei die Angaben über die Häufigkeit zwischen 4 und 40% schwanken. Charakteristisch ist das akute Auftreten mit kurz dauerndem Verlauf und deutlicher Tendenz zum Rezidiv. In der Regel sind die entzündlichen Veränderungen an der Uvea meist voll reversibel.

Ähnlich häufig wie die Iritis ist die Urethritis und Prostatitis, wobei selbstverständlich bei jeder Urethritis des Mannes ein bakterieller Infekt sowie eine Entzündung durch Trichonomaden ausgeschlossen werden muß.

Eine Herzbeteiligung im Sinne einer Aortitis und eines AV-Blokkes 1. Grades sind zum Glück wesentlich seltener, ebenso wie die Aorteninsuffizienz, die bei zunehmender Krankheitsdauer in etwa 1–3% der Fälle beobachtet werden kann. Ähnliche kardiale Veränderungen werden auch beim Morbus Reiter beobachtet sowie gelegentlich auch bei der Psoriasis-Spondylarthropathie.

Lungenveränderungen im Sinne einer Lungenoberlappenfibrose mit Hohlraumbildung sind eine ausgesprochene Rarität bei der ankylosierenden Spondylitis. Trotz der häufig beim Morbus Bechterew beobachteten Thoraxstarre durch Ankylosierung der costo-transversalen und costo-vertebralen Gelenke wird erst relativ spät eine deutliche Verminderung der Totalkapazität und noch stärker der Vitalkapazität als auch der Ventilationsgrößen beobachtet.

Eine Nierenamyloidose wird bei ca. 1% der Patienten während des Krankheitsverlaufes beobachtet.

Auch neurologische Komplikationen treten in der Regel sehr selten auf, so ist eine intermittierende Insuffizienz der Arteria intervertebralis möglich. Gelegentlich kommt es im Rahmen der ankylosierenden Spondylitis ebenso wie bei der chronischen Polyarthritis zu einer atlanto-axialen Dislokation infolge Lockerung bzw. Zerstörung des Ligamentum transversum atlantis mit sämtlichen sich daraus ergebenden Komplikationen einer mehr oder weniger starken Kompression des Cervikalmarkes. Auch

Frakturen einer völlig eingesteiften HWS nach inadäquatem Trauma sind mehrfach in der Literatur beschrieben worden. Ein Cauda-equina-Syndrom gehört ebenfalls zu den seltenen Komplikationen bei lang dauerndem Verlauf eines Morbus Bechterew. Die Ursache ist unbekannt. Diskutiert werden eine vorausgegangene Arachnoiditis oder Ischämie. Die Patienten klagen über Schmerzen und Schwäche in der unteren Extremität sowie über Miktions- oder Defäkationsstörungen sowie gelegentlich auch eine Paraplegie.

Ankylosierende Spondylitis bei Kindern

Untersuchungen der letzten Jahre haben ergeben, daß die ankylosierende Spondylitis bereits im Kindesalter auftreten kann, in der Regel aber erst nach dem 9. Lebensjahr. Dabei erkranken Knaben etwa 6mal häufiger als Mädchen. Im Vordergrund des klinischen Bildes stehen zunächst nicht die Rückenschmerzen, sondern Mon- und Oligoarthritiden, vorwiegend der Hüft- und Kniegelenke. Charakteristisch ist auch eine Polyarthritis der Jugendlichen, die den Wirbelsäulenmanifestationen vorausgehen kann. Häufig ist die Familienanamnese in der Diagnosefindung hilfreich, da nicht selten andere Familienmitglieder ebenfalls an der ankylosierenden Spondylitis oder einer anderen HLA-B27-assoziierten Spondylarthropathie leiden.
Sehr oft dauert es Jahre, bis sich an den Iliosakralgelenken die typischen radiologischen Veränderungen nachweisen lassen, die die definitive Diagnose „juvenile ankylosierende Spondylitis" erlauben. In der Regel vergehen 6-7 Jahre vom Auftreten der ersten klinischen Symptome bis zum Auftreten der charakteristischen radiologischen Veränderungen im Sinne einer Sakroiliitis. Erschwert wird die Interpretation der Röntgenbilder des Beckens häufig durch die Tatsache, daß das Vorhandensein der sakralen Epiphysen nicht selten als Sakroiliitis fehlinterpretiert wird. Nicht ganz unerwartet wurde auch für die juvenile ankylosierende Spondylitis eine starke Assoziation mit dem HLA-Antigen B27 beobachtet.

Atypische Verläufe

Das lehrbuchmäßige Endstadium der ankylosierenden Spondylitis zu diagnostizieren, bereitet in der Regel keinerlei Schwierigkeiten, da es meist auf den ersten Blick zu erkennen ist. Schwierigkeiten hingegen bereitet nicht selten die Frühdiagnose, bevor es zur vollen Ausprägung des Krankheitsbildes kommt. Atypische Verläufe der ankylosierenden Spondylitis, die sich niemals zum Vollbild der Erkrankung entwickeln, sind ebenfalls nicht einfach zu diagnostizieren. In diese Kategorie gehören unter anderem zwei Gruppen von Patienten, deren Krankheitssymptome an das Vorliegen einer ankylosierenden Spondylitis denken lassen. So werden immer wieder Individuen beobachtet, die die klassischen Zeichen und Symptome einer ankylosierenden Spondylitis bieten, ohne daß sich entsprechende radiologische Veränderungen nachweisen lassen. Im Gegensatz dazu trifft man auch Personen, die gesund sind, hingegen aber die für die ankylosierende Spondylitis typischen radiologischen Veränderungen besitzen.

Im Rahmen von Familienuntersuchungen bei Morbus Bechterew werden gelegentlich Personen beobachtet, die über viele Jahre unter tieflumbalen Rückenschmerzen, verbunden mit einer Steifigkeit der Wirbelsäule leiden, ohne daß sich radiologische Hinweise für das Vorliegen einer Sakroiliitis bzw. Spondylitis ergeben. Zusätzlich können auch Schmerzen im Bereich der Iliosakralregion, eine Enthesopathie sowie eine Einschränkung der Beweglichkeit der Lendenwirbelsäule nachweisbar sein. Ähnlich wie ihre an Morbus Bechterew leidenden Verwandten 1. Grades sind auch diese Probanden positiv für das HLA-B27. Bei einigen solcher Familienmitglieder ließen sich mit Hilfe der Computertomographie geringgradige Veränderungen an den Iliosakralgelenken nachweisen.

Andererseits trifft man im Rahmen solcher Familienstudien gelegentlich auf B27-positive Familienmitglieder, die im Röntgenbild eindeutig Zeichen für eine Sakroiliitis aufweisen, ohne daß sie je entsprechende Beschwerden hatten. In solchen Fällen sollte die Diagnose einer asymptomatischen Sakroiliitis gestellt werden, obwohl schwer zu verstehen ist, welche anderen Erkrankungen außer einer ankylosierenden Spondylitis oder anderer verwandter Spondylarthropathien solche Veränderungen am Skelett hervorrufen können. Über die Häufigkeit asymptomatischer Sakroiliitiden in der Normalbevölkerung gibt es bis heute keine exakten Zahlen. Interessanterweise besteht für die asymptomatische Sakroiliitis keinerlei Geschlechtsdisposition. In seltenen Fällen kann sich eine klassische ankylosierende Spondylitis mit typischen klinischen sowie radiologischen Veränderungen entwickeln, ohne daß bei den Probanden jemals Rückenschmerzen oder ein Steifigkeitsgefühl im Bereich der Wirbelsäule auftritt. Man sollte sich deshalb in solchen Fällen davor hüten, gegenüber solchen Patienten von einem Morbus Bechterew zu sprechen, da sie hierdurch infolge Aufklärung durch die Laienpresse psychischen Schaden nehmen können und sich bereits im Endzustand der Erkrankung, nämlich im Rollstuhl, sehen.

Diagnose

Laborbefunde

Von den humoralen Parametern sind die Blutsenkungsgeschwindigkeit und das C-reaktive Protein (CRP) erhöht. Eine erhöhte Blutsenkungsgeschwindigkeit findet sich etwa bei 75% der Patienten, insbesondere in der frühen Phase. Andererseits wird auch eine normale Blutsenkungsgeschwindigkeit bei Patienten mit klinisch aktiver ankylosierender Spondylitis bei erhöhten CRP-Spiegeln beobachtet. Es besteht eine gute Korrelation zwischen den CRP-Spiegeln und der Aktivität bzw. der Progression der Erkrankung. In der Serumelektrophorese findet man entsprechend der Krankheitsaktivität häufig eine leichte α_2- und eine geringe γ-Globulin-Erhöhung. Rheumafaktoren, Antikörper gegen Streptokokkenexotoxine (AST) sowie die übrigen Autoantikörper kommen bei der ankylosierenden Spondylitis in etwa derselben Häufigkeit vor wie bei der Normalbevölkerung. Bei etwa 15% der Patienten läßt sich eine milde normochrome Anämie nachweisen, und gelegentlich ist auch die alkalische Serumphosphatase, möglicherweise als Ausdruck der Knochendestruktion bzw. -neubildung und Ostitis, leicht erhöht. Außerdem wird in einigen Fällen eine leichte Erhöhung der IgA- und IgM-Serumspiegel sowie der Spiegel einzelner Komplementkomponenten beobachtet. Daneben lassen sich erhöhte Spiegel von Spaltprodukten einzelner Komplementkomponenten sowie zirkulierender Immunkomplexe im Serum von Bechterew-Patienten nachweisen.

Die Gewebetypisierung für das HLA-Antigen B27 ist nur dann sinnvoll, wenn in der Frühphase der Erkrankung noch keine definitive Diagnose gestellt werden kann, wie z. B. bei einem jugendlichen Patienten mit unklarer Kniegelenksarthritis, tiefsitzenden Rückenschmerzen und zweifelhaftem Röntgenbefund der Iliosakralgelenke. Ein positiver Ausfall der Reaktion spricht für eine sich entwickelnde ankylosierende Spondylitis, während bei negativem Resultat die Wahrscheinlichkeit des Vorliegens dieser Erkrankung auf 10% reduziert wird.

Bildgebende Verfahren

Röntgenbefunde

Eines der wichtigsten Kriterien zur Diagnosefindung in der Frühphase der ankylosierenden Spondylitis ist zweifelsohne der Röntgenbefund (Tabelle 8). Beweisend für die Erkrankung ist die beidseitige Sakroiliitis, wobei die Dauer der radiologischen Latenz zwischen 6 Wochen und 3 Jahren liegt. Nach Untersuchungen von Dihlmann (1968) treten bei 99% der Patienten die ersten radiologischen Veränderungen an den Iliosakralgelenken auf, wobei ein primär einseitiger Befall nur bei etwa 11,4% der Patienten beobachtet wird. Die Veränderungen im thorakolumbalen Übergangsbereich der Wirbelsäule treten entweder gleichzeitig oder zu einem späteren Zeitpunkt auf.

Röntgenologisch handelt es sich bei den Veränderungen an den Iliosakralgelenken um eine Sakroiliitis vom Typ buntes Bild, die durch die Symptomentrias Destruktion, subchondrale Sklerose und knöcherne Ankylose charakterisiert ist (Tabelle 9). Alle drei Röntgenzeichen sind von Anfang an gleichzeitig nebeneinander nachweisbar, im Gegensatz zu den bakteriellen Sakroiliitiden,

Tabelle 8. Röntgensymptome der Spondylitis ankylosans (nach Müller 1981)

1. IS-Gelenke: Sakroiliitis (meist symmetrisch)
2. Wirbelsäule
   a. Osteoporose
   b. Syndesmophyten
   c. Spondylitis anterior, Spondylodiscitis
   d. Intervertebralgelenkveränderungen (Spondylarthritis)
   e. Atlasluxation (atlanto-axiale Dislokation)
   f. Bandverknöcherungen
3. Symphyse: Symphysitis
4. Periphere Gelenke:
   Coxitis, Omarthritis, Gonarthritis, Vorfußarthritis
   (MTP-Gelenke)
5. Insertionstendinitiden (Fibroostitiden)
   (entzündliche Enthesopathien)
   a. im Sitzbeinbereich
   b. im Fersenbereich

Tabelle 9. Röntgenzeichen der Sakroiliitis vom Typ ‚Buntes Bild' (nach Freyschmidt 1980)

Pathologisch-anatomischer Befund	Röntgenzeichen	Differentialdiagnose
Destruktion	unscharfe Konturen und subchondrale Strukturen, Pseudoerweiterungen des Gelenkspaltes, perlschnurartige oder sägeblattartige Usuren bzw. Erosionen, Dissektion (selten).	bakterielle Arthritis, Gicht, Hyperparathyreoidismus, Osteomalazie, traumatisch
Sklerose	rundliche, fleckige oder bandförmige, auch dreieckige subchondrale Verdichtungen, vorwiegend iliumseitig	Hyperostosis, triangularis ilei, Arthrosis, Sakroiliitis circumscripta, osteoplastische Metastasen, ossäre Beteiligung bei Morbus Hodgkin, Ostitis deformans, Paget
Ankylose	brückenartige Gelenkspaltverschmälerungen, gleichmäßige Gelenkspaltverknöcherungen	Mißbildungen, Zustand nach bakterieller Arthritis, reparative Kapsel-Band-Verknöcherungen

238

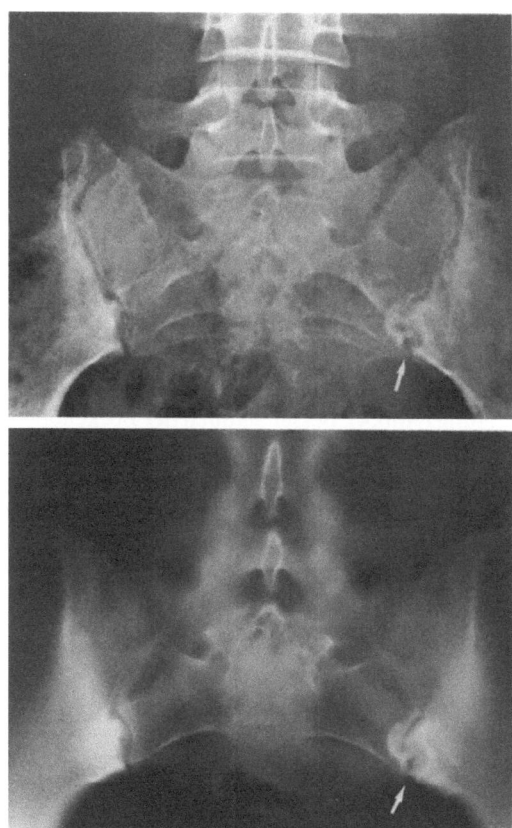

Abb. 3. Röntgenaufnahme der Iliosakralgelenke nach Barsony *(oben)* und dazugehöriges Tomogramm *(unten).* Typisches „buntes Sakroiliakalbild" mit der charakteristischen Simultantrias von Erosionen, subchondraler Sklerose und intraartikulären Knochenknospen (markiert am rechten Iliosakralgelenk). (Diese Bilder wurden freundlicherweise von Herrn Prof. Dihlmann, Hamburg, zur Verfügung gestellt)

bei denen Destruktion und Sklerose sowie knöcherne Ankylose nacheinander in dieser Reihenfolge ablaufen. Häufig jedoch geht dieser Phase eine sog. Pseudoerweiterung der Iliosakralgelenksspalten voraus, die durch eine Demineralisation der angrenzenden Knochenanteile bedingt ist. Eine Zusammenstellung der Destruktions-, Sklerose- und Ankylosezeichen der Sakroiliitis vom Typ buntes Bild sind in Tabelle 9 und Abbildung 3 wiedergegeben. So beobachtet man destruktive Knochenprozesse mit perlschnurartigen oder sägeblattartigen Usuren bzw. Erosionen sowie fleckband-, flächenförmige oder dreieckige subchondrale Sklerosen, die vorwiegend iliumseitig gelegen sind. Gleichzeitig kommt es zu zunächst brückenartiger Gelenkspaltverschmälerung und später zur gleichmäßigen Gelenkspaltverknöcherung (Abb. 4). Besser als auch der Beckenübersichtsaufnahme lassen sich die Iliosakralgelenke mit Hilfe der Spezialaufnahmen nach Barsony beurteilen. Eine optimale Darstellung der Iliosakralgelenke gelingt allerdings nur mit der Tomographie. In diesem Zusammenhang sei darauf hingewiesen, daß eine Sakroiliitis vom Typ buntes Bild keineswegs pathognomonisch für eine ankylosierende Spondylitis ist. Differentialdiagnostisch sind

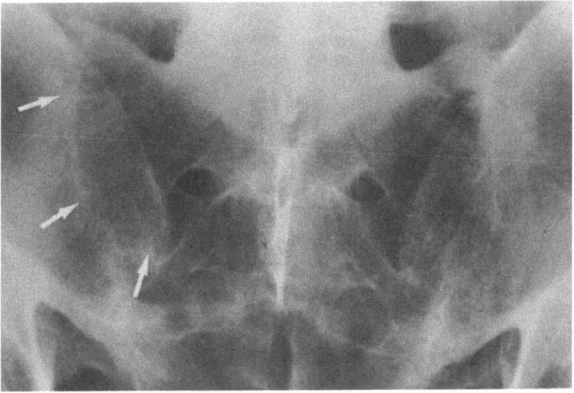

Abb. 4. Komplette Ankylose der Kreuz-Darmbeingelenke bei ankylosierender Spondylitis. Die Pfeile markieren den früheren Verlauf des Gelenkspaltes (Phantomgelenk)

noch eine Reihe von weiteren Krankheitsbildern abzugrenzen, die ebenfalls mit Veränderungen an den Iliosakralgelenken einhergehen können.

Zur sicheren Diagnose der ankylosierenden Spondylitis gehört neben der beidseitigen Sakroiliitis der gleichzeitige Befall der Wirbelsäule, wo sich schon in frühen Stadien der Erkrankung Syndesmophyten ausbilden (Abb. 5). Diese gehören zu den eindrucksvollsten Röntgenbefunden der ankylosierenden Spondylitis und treten bei etwa 61% der Fälle zuerst im thoracolumbalen Übergangsbereich der Wirbelsäule auf. Sie sind Ausdruck der verknöchernden metaplastischen Vorgänge und führen in voller Ausprägung zum sogenannten Bambusstab.

Bei den Syndesmophyten handelt es sich um Verknöcherungen in den äußeren Lamellen des Annulus fibrosus, der Bandscheibe

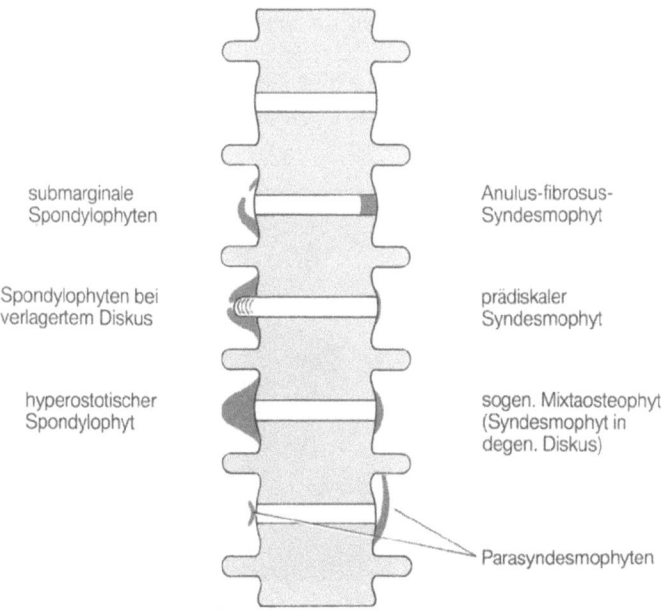

submarginale
Spondylophyten

Spondylophyten bei
verlagertem Diskus

hyperostotischer
Spondylophyt

Anulus-fibrosus-
Syndesmophyt

prädiskaler
Syndesmophyt

sogen. Mixtaosteophyt
(Syndesmophyt in
degen. Diskus)

Parasyndesmophyten

Abb. 5. Die verschiedenen Typen der vertebralen bzw. paravertebralen Ossifikationen (nach Dihlmann 1977)

sowie der subligamentär gelegenen Anteile des paravertebralen Bindegewebes. Röntgenmorphologisch wächst der Syndesmophyt generell in Längsrichtung der Wirbelsäule, also axial, als harmonisch geformte, zipflige oder bandförmige Knochenneubildung, die vom Annulus fibrosus oder von seiner unmittelbaren Umgebung entspringt und zum gegenüberliegenden Wirbelkörper zieht bzw. mit einem entgegenkommenden Syndesmophyten zusammenwächst. In Ausnahmefällen bei vorher degenerativ veränderten Zwischenwirbelscheiben kann der Syndesmophyt nicht immer harmonisch axial wachsen, vielmehr ist er gezwungen, sich etwas nach lateral oder vorne zu wölben. Solche Syndesmophyten werden als Mixta-Osteophyten bezeichnet und können mit einer hyperostotischen Spondylose verwechselt werden (Abb.6). Differentialdiagnostisch abzugrenzen sind auch die bei degenerativen Wirbelsäulenveränderungen auftretenden Spondylophyten (periostale Knochenneubildungen), die dadurch charakterisiert sind, daß sie zunächst lateral oder ventral verlaufen und erst später nach cranial bzw. caudal umbiegen, was ihnen ein henkel- oder schnabelartiges Aussehen verleiht (Abb. 7). Abzugrenzen von den Syndesmophyten sind außerdem

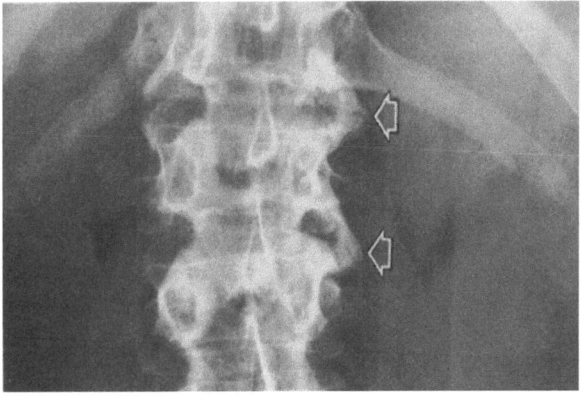

Abb.6. Sogenannte Mixta-Osteophyten bei vorher schon degenerativ veränderten Zwischenwirbelscheiben. Sie verlieren deshalb ihre harmonische, axial ausgerichtete Form und wölben sich zunächst etwas nach lateral vor

noch die Parasyndesmophyten, die beim Morbus Reiter bzw. bei der Psoriasisarthritis (Spondylitis psoriatica) auftreten können. Im Gegensatz zu den Syndesmophyten wachsen die Parasyndesmophyten nicht zusammen und finden keinen Kontakt mit dem benachbarten Wirbelkörper, sondern sie haben in der Regel nur knöchernen Kontakt mit einem Wirbel oder liegen als knochendichte Verschattung neben der Bandscheibe bzw. dem Wirbelkörper, ohne Kontakt zu diesen im paraspinalen Gewebe. Sie treten vorwiegend an der LWS und im thoracolumbalen Übergang auf. Es werden verschiedene Formen unterschieden:

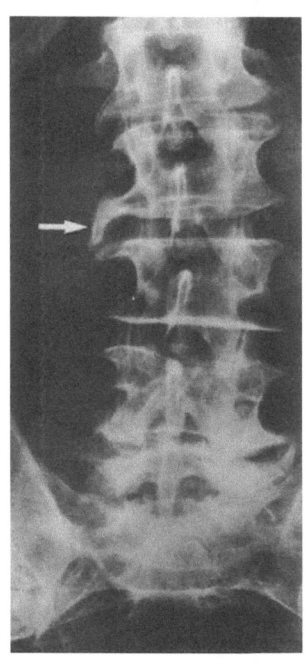

Abb. 7. Spondylosis deformans lumbalis mit spondylotischem Schaltknoten (→). Der degenerative Spondylophyt wächst zunächst nach lateral und setzt erst dann sein Wachstum nach caudal oder cranial fort. Im Bewegungssegment L1/2 haben die Intervertebralspangen jedoch (zufällig) Syndesmophytenform angenommen

– Stierhornartige Knochenschatten, die vom Wirbelkörper seitlich abgehen, leicht gebogen nach cranial oder caudal ziehen, aber keinen knöchernen Kontakt zum benachbarten Wirbelkörper finden (Abb. 8)
– gut abgrenzbare Knochenschatten seitlich neben dem Discus
– größere, längliche, unscharf begrenzte, knochendichte Verschattungen, die paradiscal liegen und sich neben den angrenzenden Wirbelkörpern nach cranial oder caudal ausdehnen können.

Entwickeln Patienten mit einer Spondylitis im Rahmen eines chronischen Reiter-Syndroms bzw. einer Psoriasisarthritis Parasyndesmophyten, so ist die Prognose bezüglich der Beschwerden bzw. der Versteifungsgefahr der Wirbelsäule wesentlich besser als bei solchen Patienten, die im Rahmen dieser beiden Erkrankungen Veränderungen am Stammskelett entwickeln, die sich klinisch und röntgenologisch nicht von der ankylosierenden Spondylitis unterscheiden lassen und die zu einer totalen Wirbelsäulenversteifung führen können.

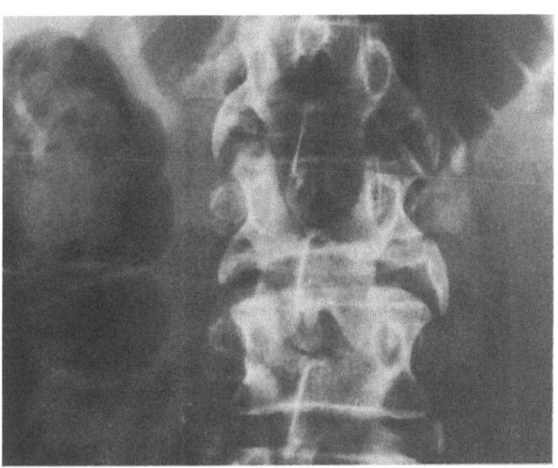

Abb. 8. Parasyndesmophyt vom „Stierhorntyp" bei Psoriasisarthritis

Im weiteren Verlauf der ankylosierenden Spondylitis kommt es neben einer langsam zunehmenden, fast durchgehenden Syndesmophytenbildung zu weiteren Form- und Konturveränderungen, die durch Destruktion und Knochenneubildung bedingt sind. An den Zwischenwirbelgelenken treten vorwiegend Kapselfibrose und Ossifikationen auf, während destruierende Veränderungen seltener beobachtet werden. Erst im Spätstadium kommt es

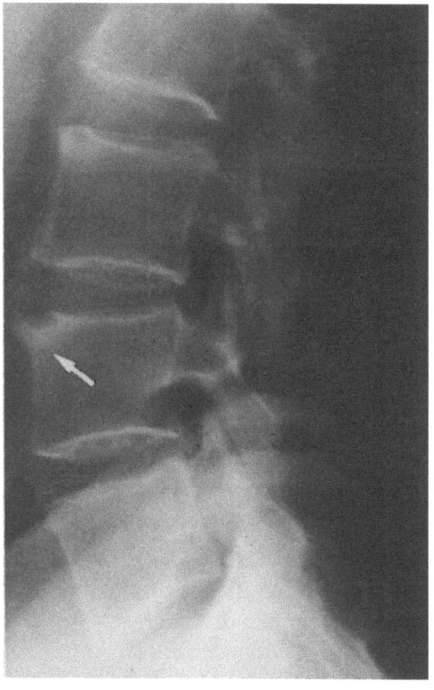

Abb. 9. Spondylitis anterior (Romanus-Läsion) bei ankylosierender Spondylitis. Es hat sich eine charakteristische Erosion mit perifokaler Sklerosezone an der Wirbelkörperrandleiste gebildet. Tritt diese Verdichtungszone an der Wirbelkörperkante ohne die Romanus-Läsion auf, so spricht man von einer „glänzenden Ecke" = „Shiny-(Shining-)Corner" im englischen Sprachgebrauch. Aus der Romanus-Läsion (Erosion) wächst im vorliegenden Falle ein Syndesmophyt heraus. Die Spondylitis anterior ist jedoch *keine* obligate Voraussetzung für die Syndesmophytenentstehung

zu der vielerorts als so typisch angesehenen Verknöcherung des vorderen Längsbandes.

Neben dem metaplastisch produktiven Anbau können aber auch destruktiv-resorptive Veränderungen an der Wirbelsäule auftreten. An erster Stelle sind hier die Spondylitis anterior („Romanus-Läsion") zu nennen, die auf eine subdiscale und marginale Randleistendestruktion zurückzuführen ist (Abb. 9). Radiologisch findet sich ein Konturdefekt im subdiscalen oder ventralen Bereich der Wirbelkörpervorderkante (besonders L3–L5). Nicht selten geht diesem Defekt eine umschriebene Spongiosaverdichtung (glänzende Ecke, „Shiny-Corner") in der Wirbelkörperkante voraus. Osteoplastische Vorgänge an der Wirbelkörpervorderkante (Filling-in) führen zur Kastenwirbelbildung. Bei gleichzeitig bestehenden Randleistendefekten oder Kantenablösungen kommt es zur Ausbildung sogenannter Tonnenwirbel (Abb. 10).

Ein destruktiver Prozeß zwischen Wirbelscheibe und der angrenzenden Wirbelkörper (Spondylodiscitis) wird als Andersson-Läsion bezeichnet, die häufig nur geringe Beschwerden verursacht. In seltenen Fällen können jedoch ernsthafte Komplikationen wie eine radikuläre Symptomatik oder aber auch eine Querschnittslähmung auftreten.

Bedingt sowohl durch Inaktivität als auch im Rahmen der Entzündung entwickelt sich nicht selten eine Osteoporose des Stammskelettes, die begünstigend auf die Entwicklung von transdiscalen Frakturen, vorwiegend im HWS-Bereich nach inadäquaten Traumen ist. Das Auftreten von atlanto-axialen Dislokationen mit den daraus resultierenden Komplikationen wurde bereits weiter oben diskutiert.

Auch auf das Vorkommen von Arthritiden der stammnahen Gelenke wurde bereits hingewiesen. So finden wir z. B. typischerweise eine konzentrische Gelenkspaltverschmälerung ohne Sklerosesaum an den Hüftgelenken, wobei destruktive Veränderungen mit Usuren bzw. synostosierende Verlaufsformen selten beobachtet werden.

Charakteristischerweise geht die ankylosierende Spondylitis auch mit einer Enthesiopathie einher. Solche nicht selten ossifizierenden Insertionstendinitiden (Fibroostitiden) treten bevor-

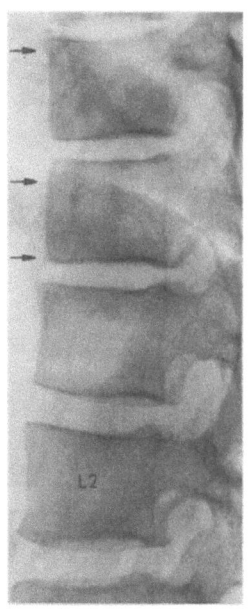

Abb. 10. Thorakale Kastenwirbelbildung bei Spondylitis ankylosans durch Knochenneubildung (→) – „Filling-in" der englisch-sprachigen Literatur – an der Wirbelkörpervorderkante bei einem Patienten mit ankylosierender Spondylitis

zugt am Sitzbein, Schambein, Fersenbein und gelegentlich auch am Trochanter major auf (Abb. 11). Gelegentlich wird auch eine Synchondritis mit Destruktionen an der Symphyse bzw. an der Syndesmose zwischen Corpus und Manubrium sterni beobachtet.

Szintigraphie
Die in die Szintigraphie gesetzten Hoffnungen hinsichtlich der radiologischen Früherkennung der Sakroiliitis bei der ankylosierenden Spondylitis haben sich leider nicht erfüllt. So ist aufgrund der pathologisch-anatomischen Vorgänge an den Iliosakralgelenken eine vermehrte Nuklidanreicherung in dieser Region zu erwarten. Infolge der sich stark überlagernden statistischen

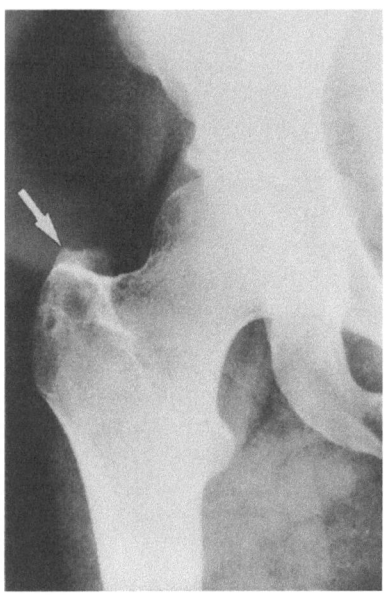

Abb. 11. Tendoostitis im Bereich des Trochanter major bei einer Patientin mit ankylosierender Spondylitis

Streubereiche der Nuklidanreicherung ist die Trennschärfe gegenüber gesunden Personen zu gering, so daß diese Methode keine zusätzlichen Informationen gegenüber dem Röntgenbefund liefert. Lediglich für die Verlaufsbeobachtung wird einem erhöhten Einzelwert eine diskriminierende Bedeutung zugestanden.

Computertomographie
Die Computertomographie der Iliosakralgelenke stellt eine echte Bereicherung des diagnostischen Repertoirs dar. So lassen sich mit dieser Methode die räumlichen Verhältnisse der Iliosakralgelenke besonders gut darstellen, wobei feinere Verkalkungen, besonders im Retroartikularraum, gut erfaßt werden können (Abb. 12).

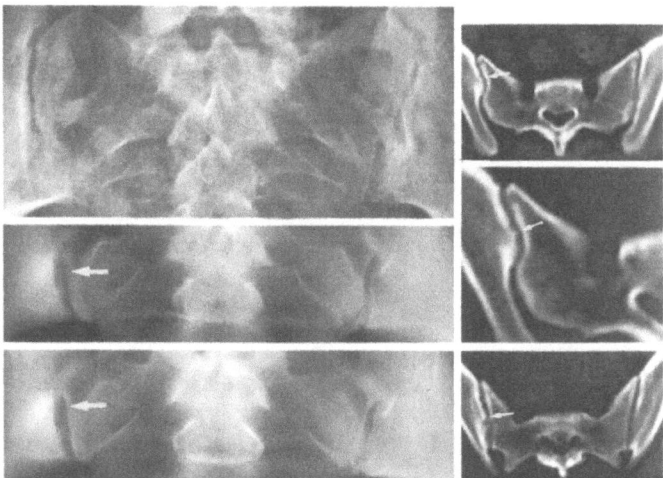

Abb. 12. Nativ-Röntgenaufnahme *(oben links),* konventionelles Tomogramm und Computertomogramm *(rechts)* der Iliosakralgelenke. Während die Nativ-Röntgenaufnahmen keinen Hinweis auf das Vorliegen einer Sakroiliitis gibt, zeigt die konventionelle Tomographie eine Pseudoerweiterung des rechten Iliosakralgelenkes. Die Computertomographie hingegen belegt eindeutig das Vorliegen einer unilateralen, rechtsseitigen Sakroiliitis mit einer ausgeprägten subchondralen Sklerose. Erosionen und intraartikulären Knochenknospen (→). (Diese Aufnahmen wurden freundlicherweise von Herrn Prof. Dr. W. Dihlmann, Hamburg zur Verfügung gestellt)

Differentialdiagnose

Da Rückenschmerzen bekanntlich nicht nur durch eine ankylosierende Spondylitis hervorgerufen werden können, gilt es, andere Ursachen hierfür differentialdiagnostisch auszuschließen. Zweifellos am schwierigsten und manchmal sogar unmöglich ist, zumindestens in der Frühphase, die Abgrenzung gegenüber den anderen seronegativen HLA-B27-assoziierten Spondarthritiden, die nicht selten ebenfalls mit einer Sacroiliitis bzw. identischen Veränderungen an der Wirbelsäule einhergehen können. Bei fehlenden weiteren wegweisenden Kriterien ermöglicht häufig nur

249

die regelmäßige Verlaufsbeobachtung eine definitive Diagnosestellung.

Die Abgrenzung der ankylosierenden Spondylitis gegenüber einer Arthrose der Iliosakralgelenke sowie einer Osteochondrose, Spondylose und Spondylarthrose bereitet meist keine Schwierigkeiten, da bei diesen Erkrankungen entzündliche Veränderungen fehlen, die Beweglichkeit in der Regel weniger eingeschränkt ist und auch röntgenologisch charakteristische Unterschiede bestehen. Das gleiche gilt auch für den Morbus Scheuermann. Die hyperostotische Spondylose der Wirbelsäule, eine Sonderform der Spondylosis deformans, bei der groteske Randzacken und Knochenspangen sowie zuckergußartig anmutende Verknöcherungen über größere Abschnitte der Wirbelsäule vorkommen, unterscheidet sich vom Morbus Bechterew besonders durch das Fehlen einer Sakroiliitis und entzündlicher Zeichen, aber auch durch den röntgenologischen Befund.

Differentialdiagnostisch müssen ferner eine Instabilitas vertebrae oder eine Spondylolisthesis mit oder ohne Spondylolyse sowie eine Discopathie mit neurologischen Kompressionssyndromen ausgeschlossen werden. Generell ist zu sagen, daß im Gegensatz zur ankylosierenden Spondylitis die Beschwerden bei den degenerativen Wirbelsäulenerkrankungen durch Bewegung bzw. Belastung verstärkt werden und in Ruhe abnehmen. Auch kommt es nicht zu einer Verminderung der Atembreite, und die Lateralflexion der Lendenwirbelsäule ist in der Regel nicht eingeschränkt, außerdem ergeben sich laborchemisch keinerlei Hinweise für das Vorliegen einer Entzündung.

Abzutrennen sind jedoch weitere entzündliche Erkrankungen wie eine Gicht, eine infektiöse Spondylitis bzw. Spondylodiscitis und Sakroiliitis sowie eine chronische Polyarthritis. Für das Vorliegen einer Gichtarthritis spricht die Hyperurikämie, doch sollte dabei nicht außer acht gelassen werden, daß Patienten mit einer ankylosierenden Spondylitis nicht selten an einer Hyperurikämie als Zweiterkrankung leiden.

Bei dem nur ausnahmsweise (11%) und temporär vorkommenden einseitigen Befall der Iliosakralgelenke müssen eine Tuberkulose und andere bakterielle Arthritiden sowie ein Drogenabusus ausgeschlossen werden. Die chronische Polyarthritis ist durch den Nachweis des Rheumafaktors und das Fehlen der typischen Wirbelsäulenveränderungen abzutrennen. Weiterhin ist die chronische Polyarthritis nicht mit dem HLA-Antigen B27, sondern mit dem Antigen DR4 assoziiert. Schwierigkeiten hingegen bereitet die Abgrenzung einer mit peripheren Arthritiden einhergehenden ankylosierenden Spondylitis häufig gegenüber der juvenilen chronischen Polyarthritis. So können beide mit Iliosakral- und Spondylarthritiden einhergehen.

Rückenschmerzen können außerdem durch so seltene Erkrankungen wie eine Fluorose, Ochronose, chronische Brucellose, Chondrocalcinose, eine Osteomalacie des Stammskelettes sowie durch einen Hyperparathyreoidismus hervorgerufen werden. Differentialdiagnostisch sollte außerdem immer an das Vorliegen von primären bzw. sekundären Geschwülsten der Wirbelsäule gedacht werden.

Prognose

Der Verlauf der Erkrankung ist sehr variabel und charakteristisch durch spontane Remissionen und Exazerbationen, wobei sich die Erkrankung über Jahre und Jahrzehnte erstrecken kann. Die Mehrheit der Patienten mit ankylosierender Spondylitis führt ein durchaus normales Leben und bleibt voll arbeitsfähig. Aufschlußreiche, interessante diesbezügliche Daten kommen von einer prospektiven Studie aus Kanada an 150 Kriegsveteranen, die seit 1947 beobachtet wurden. Nach 38 Jahren führten 92% der Überlebenden ein durchaus normales Leben, 68% klagten über Beschwerden von seiten der Erkrankung und nur bei 41% war es zu einer schweren Einschränkung der Beweglichkeit der Wirbelsäule gekommen. Weiterhin konnte aufgezeigt werden, daß ein frühzeitiger Befall peripherer Gelenke ein prognostisch ungünstiges Zeichen ist.

Nach klinischen und röntgenologischen Parametern lassen sich grundsätzlich drei verschiedene Verlaufsformen unterscheiden:
- Ein spondylarthritischer Typ (11%), bei dem der exsudativ-proliferative Prozeß mit Synovitis, Arthritis, Spondylarthritis, Spondylodiscitis und discovertebraler Destruktion überwiegt.

– Ein syndesmophytärer Typ (27%), der eine starke Ossifikationstendenz, unter anderen des Anulus fibrosus, des paravertebralen Gewebes sowie der Gelenkkapsel aufweist.
– In Abhängigkeit vom Alter entwickelte sich eine integrierte Kombination beider Typen mit wechselnder Gewichtigkeit der Symptomatik.

Von Schilling wurde für den Gestaltwandel der Krankheit in Abhängigkeit von Manifestationsalter der Begriff Nosomorphose eingeführt. Offensichtlich besteht eine gewisse Korrelation der Krankheitsausbreitung zum biologischen Terrain, das vom Lebensalter des Patienten zur Zeit des Krankheitsbeginnes geprägt wird. So ist z. B. das Iliosakralgelenk (ISG) nicht vor dem 10. Lebensjahr zum entzündlichen Umbau fähig.

Es ist evident, daß in Kenntis der Morbiditätsrate von 1–2% für die ankylosierende Spondylitis nur bei einem geringen Prozentsatz der Patienten Veränderungen an der Wirbelsäule im Sinne eines Bambusstabes auftreten. Bei vielen Patienten wird häufig erst nach vielen Jahren (im Durchschnitt nach 9–11 Jahren) mit nur mäßig ausgeprägten Rückenschmerzen die Diagnose eines ankylosierenden Spondylitis gestellt. Häufig kommt die Erkrankung in irgendeinem Stadium schon frühzeitig zum Stillstand. Auch gibt es Abortivformen ohne jegliche Versteifung, die als einziges Residuum eine Ankylose der Iliosakralgelenke aufweisen. So kann die Prognose im allgemeinen sogar günstig gestellt werden.

Das Reiter-Syndrom

Unabhängig voneinander beschrieben 1916 der deutsche Militärarzt Hans Reiter an der Balkanfront sowie seine französischen Kollegen Fiessenger und Leroy an der Somme im Anschluß an eine Dysenterie-Epidemie ein Krankheitsbild, das durch entzündliche Veränderungen an den Augen, der Urethra sowie an der Synovialis charakterisiert war. Synonyme für das nach Prof.

Reiter benannte Syndrom sind Reiter-Fiessenger-Leroy-Syndrom und Occulo-urethro-synoviales Syndrom. Seit den beiden ersten Berichten aus dem 1. Weltkrieg wurden bei der Erforschung des Reiter-Syndromes enorme Fortschritte erzielt.

Definition

Klassischerweise wird das Reiter-Syndrom als Trias aus non-gonorrhoischer Urethritis, Conjunctivitis und Arthritis definiert. Da aber Verlaufsformen beobachtet werden, die die klassische Trias nicht erfüllen (wir sprechen dann vom inkompletten Reiter-Syndrom) und um dieses Krankheitsbild besser von den anderen Spondylarthropathien abzugrenzen, wurde von der Amerikanischen Rheumatologischen Gesellschaft eine Kommission zur Definition dieses Krankheitsentität ins Leben gerufen, von der folgende vorläufige Kriterien erarbeitet wurden: „Reiter's syndrome consists of an episode of peripheral arthritis of more than one month duration occuring in association with urethritis and/or cervicitis". Demnach ist das Reiter-Syndrom definiert als eine Arthritis an peripheren Gelenken, die länger als 4 Wochen dauert und mit einer Urethritis und/oder Cervicitis einhergeht.

Interessanterweise hat diese auf einer wesentlich breiteren Basis erstellte Definition eine Sensibilität von 84,3% und eine Spezifität von 98,2%. Auch für diese Erkrankung besteht eine Assoziation mit dem HLA-Antigen B27.

Häufigkeit und Vorkommen

Über die Incidenz der Erkrankung liegen nur unzureichende Zahlen vor, doch dürfte der geschätzte Wert von 1/1000 zweifellos zu niedrig angesetzt sein, da es keinen absolut sicheren diagnostischen Test für die Erkrankung gibt. Eine weitere Schwierigkeit ergibt sich aus der Tatsache, daß vorwiegend junge, sich in der Ausbildung befindende Leute erkranken, die sich nicht besonders gut für Verlaufsbeobachtungen eignen. Häufig werden auch die entzündlichen Veränderungen im Bereich des Urogenitalsystemes, der Augen und des Gastrointestinaltraktes sowie die Mucocutanveränderungen übersehen, was bei persistierender asymmetrischer Arthritis, vorwiegend an den unteren Extremitäten, Anlaß zu Fehldiagnosen wie seronegative chronische Polyarthritis, ankylosierende Spondylitis bzw. Psoriasis-Arthritis ist.

Zweifellos besteht für diese Erkrankung eine Geschlechtsdisposition, wobei jedoch das häufig zitierte Verhältnis 20:1 zugunsten des männlichen Geschlechtes zu hoch sein dürfte. Neuere Untersuchungen zeigen, daß Frauen etwa 15% des Patientenkollektives ausmachen. Von der postdysenterischen Form des Reiter-Syndromes werden beide Geschlechter gleich häufig befallen.

Ätiologie und Pathogenese

Hypothetisch kann das Reiter-Syndrom als Modell für eine entzündliche rheumatische Erkrankung angesehen werden, die durch bekannte Mikroorganismen auf einem durch das HLA-Antigen B27 genetisch markiertem Terrain ausgelöst wird. Das Interesse konzentriert sich vor allem auf Umwelt- und Wirtsfaktoren, die für die Krankheitsempfänglichkeit von entscheidender Bedeutung sein dürften.

Bei keiner der sogenannten HLA-B27-assoziierten Arthritiden ist die Beziehung zwischen dem Auftreten einer entzündlichen rheumatischen Erkrankung und dem Eindringen von bestimmten infektiösen Erregern in den Organismus so evident wie beim Morbus Reiter. Interessanterweise entwickelt sich ein Reiter-Syndrom z.B. bei bis zu 2% der Kaukasier (Nachkommen der weißen mitteleuropäischen Bevölkerung) nach einer Infektion mit *Shigella flexneri*, nicht jedoch hingegen nach einer Infektion mit *Shigella sonnei* oder *Shigella dysenteriae*. Als weitere arthritogene Organismen, die eine reiterähnliche, reaktive Arthritis auslösen können, sind zu nennen *Salmonella typhimurium* und *S. en-*

teritidis, Yersinia enterocolica und *Y. pseudotuberculosis* sowie *Campylobacter jejuni.*
Wesentlich häufiger als die enterische Genese des Reiter-Syndromes ist die venerische. Als ätiologisch verantwortliche Erreger werden Gonokokken und *Chlamydia trachomatis* diskutiert. Chlamydia kann bei etwa 30–50% der männlichen Patienten mit unspezifischer non-gonorrhoischer Urethritis aus der Urethra isoliert werden. In diesem Zusammenhang erwähnenswert ist, daß auch die Mehrzahl der Patienten, die nach enteralen Infekten an einem Reiter-Syndrom erkranken, eine Urethritis entwikkeln, so z.B. auch Kinder, die nachgewiesenermaßen nie Geschlechtsverkehr hatten. Daraus muß geschlossen werden, daß die Urethra nicht notwendigerweise die Eintrittspforte für den krankheitsauslösenden Keim sein muß. Zusammenfassend ist demnach festzustellen, daß bestimmte Erreger (Tabelle 10) bei einem Patienten mit einem spezifischen genetischen Make-up entweder eine reaktive Arthritis oder ein Reiter-Syndrom hervorru-

Tabelle 10. Erreger, die in der Pathogenese des Morbus Reiter von Bedeutung sind

---

Unspezifische (nongonorrhoische) Urethritis durch
- *Chlamydia trachomatis*
- *Ureaplasma urealyticum*
Gastrointestinale Infektionen durch
- *Shigella*
   flexneri 1 b
   flexneri 2 a
- *Salmonella*
   typhimurium
   enteritidis
   cholerae-suis (?)
   heidelberg (?)
- *Yersinia*
   enterocolica (Serotypen 3 und 9)
   pseudotuberculosis (Serotyp 1?)
Campylobacter jejuni
Brucella abortus (?)
Gonococcus (?)

(siehe auch Kap. 19)

255

fen können, wofür sicherlich noch andere, bisher unbekannte genetische bzw. Umweltfaktoren verantwortlich sein dürften.

Ähnlich wie bereits für die ankylosierende Spondylitis beschrieben, wird auch das gehäufte Vorkommen des Reiter-Syndromes in bestimmten Familien beobachtet. Die entsprechenden Prozentzahlen schwanken zwischen 5 und 15%. Ähnlich wie für die ankylosierende Spondylitis besteht auch für das Reiter-Syndrom eine starke Assoziation mit dem HLA-B27. Aus umfangreichen Studien sowohl bei der postdysenterischen als auch bei der venerischen Form wissen wir, daß etwa 20% der B27-positiven Merkmalsträger ein Reiter-Syndrom nach Infektion mit den entsprechenden Erregern entwickeln. Unbeantwortet bleibt allerdings die Frage, warum die restlichen 80% der Probanden nach Kontakt mit diesen Erregern *keine* Arthritis entwickeln.

Symptomatik

Wie bereits ausgeführt, werden 3 unterschiedliche Formen des Morbus Reiter unterschieden:
- Die *postdysenterische* (meist epidemische) Form, die nach enteralen Infekten mit bestimmten Erregern auftritt.
- Die *venerische,* die bei weitem am häufigsten (etwa 50%) vorkommt.
- Die *idiopathische* (scheinbar ursachenlose) Form, bei der weder ein urogenitaler noch enteraler Infekt vorausgegangen sind, wobei der oder die Erreger nur vermutet werden können.

Die klinischen Symptome des Reiter-Syndromes sind in Tabelle 11 zusammengestellt. Wie ersichtlich, ist der Morbus Reiter eine multisystemische Erkrankung, die praktisch alle Organsysteme, in der Regel aber in unterschiedlicher Häufigkeit (Tabelle 12) befallen kann.

Klassischerweise entwickeln sich die rheumatischen Beschwerden nach einer Latenzperiode von etwa 1–3 Wochen im Anschluß an eine Enteritis bzw. Urethritis. Der Urethritis folgt in der Regel die Conjunctivitis und darauf eine Oligo- bzw. asymmetrische Polyarthritis, die bevorzugt die Gelenke der unteren

Tabelle 11. Klinische Symptome des Morbus Reiter

A. Hautsymptome (Trias bzw. Tetrade)

---

1. Urethritis (Urogenitalentzündung)
2. Conjunctivitis (oder Iritis bzw. Iridocyclitis)
3. Arthritis (Oligoarthritis oft asymmetrisch, vorwiegend an den unteren Extremitäten)
4. Reiterdermatose
   a. Balanitis circinata
   b. Keratodermie
   c. Onychopathie
   d. Psoriasis
5. Stomatitis aphthosa

B. Begleitsymptome

---

1. Entzündliche Enthesiopathien (Insertionstendinitiden)
2. Sakroiliitis, Spondylitis
3. Beteiligung innerer Organe
   a. Carditis einschl. Aorteninsuffizienz
      (weitgehend identisch mit der Spondylitis ankylosans)
   b. Pleuritis
   c. Hepatosplenogemalie
   d. Zentralvenöse Komplikationen
4. Fieber
5. Humorale Entzündungszeichen

Tabelle 12. Häufigkeit verschiedener typischer Krankheitssyptome in der Initialphase bei Morbus Reiter; n = 131 (nach Calin 1983)

Symptom	Prozent
Arthritis	100
Monarthritis	4
Polyarthritis	96
Urethritis/Cervicitis	90
Durchfall	18
Entzündliche Augenveränderungen	63
Rückenschmerzen	72
Fersenschmerz	56
Tendinitis	52
Mukocutane Veränderungen:	79
– im Mundbereich	27
– an der Glans penis (Balanitis)	46
– an den Nägeln	6
Keratoderma	22

Extremitäten befällt. Häufig kommen auch noch mucocutane Veränderungen hinzu, auf die hin der Patient jedoch sorgfältig untersucht werden muß, da die Balanitis, die Stomatitis sowie die Keratodermie klinisch asymptomatisch verlaufen. Auch die Urethritis kann sich hinter einem unbedeutenden Urinsedimentbefund verbergen, und erst auf genaues Befragen hin wird dem Patienten ein Brennen beim Wasserlassen sowie ein leichter Ausfluß aus der Harnröhre bewußt. Die klassische Symptomentrias von Urethritis, Conjunctivitis und Arthritis kommt jedoch nur bei einem Teil der Patienten vor, und inkomplette Formen werden beobachtet, bei denen Patienten lediglich ein oder zwei der typischen Symptome der Reiter'schen Trias bzw. Tetrade aufweisen.

Die Arthritis beginnt für gewöhnlich akut als Mon- oder Oligoarthritis an den unteren Extremitäten mit Befall vor allen Dingen der Sprung-, Knie-, Zehengrund- und proximalen Interphalangealgelenke. Sie kann kurzlebig sein, häufig heilt die Arthritis bei Morbus Reiter aber nur sehr verzögert ab. Sie kann rezidivieren und schließlich in ein jahrzehntelang weiterschwelendes, chronisches Stadium übergehen. Im weiteren Verlauf der Erkrankung werden auch die Gelenke der oberen Extremität, hier vor allem die Hand- und Interphalangealgelenke, dann auch die Costosternal- sowie die Iliosakralgelenke und die Wirbelsäulengelenke der Lendenwirbelsäule befallen. Die Sakroiliitis, die beim Morbus Reiter auch einseitig auftreten kann, entwickelt sich bei etwa 20–30% der Patienten mit chronischem Reiter-Syndrom. Anders als bei der ankylosierenden Spondylitis treten die sacroiliakalen sowie spondylarthritischen Veränderungen erst in späten Erkrankungsstadien auf. Bei nur kurz dauerndem Verlauf der Erkrankung kommt es nicht zu einer wesentlichen Zerstörung der Gelenke, im Gegensatz zum chronischen Reiter-Syndrom, wo z. T. schwere destruierende Gelenkprozesse beobachtet werden.

Das Reiter-Syndrom geht mit einer ausgeprägten Neigung zur Enthesiopathie einher, wobei sich die Beschwerden vor allen Dingen an den Sehnen- und Muskelinsertionsstellen im Bereich der Ferse, der Plantaraponeurose, der Lendenwirbelsäule und an den Ansatzstellen der Intercostalmuskeln abspielen können.

Die Conjunctivitis als eines der Hauptsymptome der klassischen Reiter'schen Trias kann sowohl fehlen als auch ein- bzw. beidseitig auftreten. Häufig verläuft sie als harmloser Reizzustand und wird dabei nicht selten übersehen. Sie kann aber auch als schwere Skleroconjunctivitis, meist im Rahmen einer Iridocylitis auftreten, die besonders beim chronischen Verlauf häufig rezidiviert. Bei einigen Patienten mit Reiter-Syndrom kann sich auch eine nichtgranulomatöse, anteriore Uveitis entwickeln, die zu Photophobie, Glaukom, Katarakten und Blindheit führen kann. Auch eine oberflächliche, sehr schmerzhafte Keratitis kann sich gelegentlich entwickeln. Etwa ein Drittel der Patienten, die den Ophthalmologen mit einer Uveitis aufsuchen, leiden an einer entsprechenden entzündlichen rheumatischen Erkrankung.

Von den Veränderungen, die sich im Bereich des Urogenitalsystemes abspielen ist zunächst die Urethritis zu erwähnen, die, häufig asymptomatisch verlaufen kann. Nicht selten ist sie aber durch einen mucopurolenten Ausfluß und eine Dysurie charakterisiert, wobei der Meatus externus der Urethra gerötet und ödematös geschwollen sein kann. Mit derselben Häufigkeit wie bei der ankylosierenden Spondylitis, nämlich mit 80%, wird auch eine Prostatitis beim Reiter-Syndrom beobachtet. Da eine Mitbeteiligung des Urogenitaltraktes bei der postdysenterischen Form beobachtet wird, muß angenommen werden, daß andere Mechanismen als eine direkte Infektion der Urethra für die Auslösung des Reiter-Syndromes verantwortlich sind. Andererseits werden Diarrhoen auch bei der venerischen Form des Morbus Reiter beobachtet.

Mucocutane Veränderungen kommen in einem hohen Prozentsatz beim Reiter-Syndrom vor, und zwar vorwiegend an der Glans penis sowie im Bereich der Mundschleimhaut.

Typischerweise verlaufen sie asymptomatisch und sind kurzlebig, weshalb sie gern sowohl vom Patienten als auch vom Arzt übersehen werden. Beim Keratoderma blenorrhagicum an den Handinnenflächen sowie an den Fußsohlen handelt es sich um pustulöse Hautveränderungen, die klinisch und histologisch sich kaum von einer Psoriasis unterscheiden lassen. Es besteht keine Korrelation zwischen dem Auftreten von Hautveränderungen und dem Schweregrad der Reiter'schen Erkrankung. Die Verän-

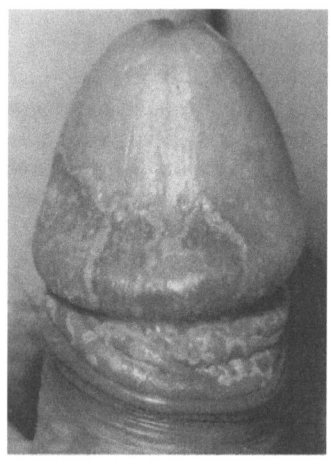

Abb. 13. Balanitis circinata bei Morbus Reiter

derungen im Bereich des Mundes beginnen zunächst als kleine Bläschen, Papeln oder Plaques, die später oberflächlich erodiert werden und dann von einem Erythem umgeben sind. Nicht selten sind diese Erosionen mit gräulichen Membranen belegt. Man findet sie vor allen Dingen am weichen Gaumen, an der Wangenschleimhaut und auf der Zunge. Bei der Balanitis circinata handelt es sich um schmerzlose, oberflächliche Erosionen an der Glans penis, die bei etwa 20–50% der männlichen Patienten vorkommen (Abb. 13). Dabei handelt es sich um multiple, oberflächliche, runde Erosionen mit einem recht scharfen Rand. Bei Frauen kann sich eine der Balanitis circinata analoge Veränderung in Form einer „Vulvitis circinata" an der Vulva finden. Die Balanitis kann den übrigen Manifestationen des Reiter-Syndromes um Jahre vorausgehen als Ausdruck einer „forme fruste" des Reiter-Syndromes. Onychopathien mit subungualer Parakeratose, rezidivierende Onychodystrophie und andere Haben enge Beziehungen zu den Nagelveränderungen bei der Psoriasis. Keine der mucocutanen Veränderungen hinterläßt Narben. Auffallend ist ferner, daß die beim Reiter-Syndrom beobachteten mucocutanen Veränderungen bei der doch in vieler Hinsicht so verwandten ankylosierenden Spondylitis nicht beachtet werden.

An kardiovasculären Komplikationen werden vor allen Dingen Überleitungsstörungen sowie eine Aorteninsuffizienz erwähnt, Veränderungen wie wir sie auch bei der ankylosierenden Spondylitis beobachten. Ausgesprochene Raritäten sind neurologische Komplikationen wie eine Opticusneuritis, Meningoencephalitis, transitorische Hemiplegie, Psychosen und periphere Neuropathien.

Diagnose

Laborbefunde

Die Blutsenkungsgeschwindigkeit ist in der Regel erhöht und kann schwanken zwischen 1 und 130 mm in der 1. Stunde. Offensichtlich besteht jedoch keine Korrelation zwischen dem Aktivitätsgrad der Erkrankung und diesem Parameter. So werden Patienten beobachtet, die eine völlig normale Blutsenkungsgeschwindigkeit haben während aktiver Phasen der Erkrankung und bei deutlichem Progreß. Das Blutbild zeigt in der Regel eine hypo- oder normochrome Anämie. In der Serumelektrophorese findet sich keine wesentliche Dyskrasie der Serumproteine. Rheumafaktoren oder antinukleäre Faktoren lassen sich beim Morbus Reiter im allgemeinen nicht nachweisen. Wenig hilfreich ist auch die Analyse der Synovialflüssigkeit, in der die Leukocytenzahlen in der Regel zwischen 5000 und 20000/mm^3 schwanken. Bei Patienten mit unspezifischer nongonorrhoischer Urethritis läßt sich bei 50% der Patienten *Chlamydia trachomatis* im spontanen Harnröhrenfluor nachweisen. Selbstverständlich muß eine Gonokokkeninfektion ausgeschlossen werden.
Das HLA-Antigen B27 kommt beim Reiter-Syndrom in ähnlich hoher Frequenz vor wie bei der ankylosierenden Spondylitis, so daß es für die differentialdiagnostische Abgrenzung gegenüber letzterer Erkrankung wenig aussagekräftig ist. Ein wesentlicher klinischer Unterschied zwischen einem HLA-B27-positiven bzw. einem HLA-B27 negativem Reiter-Syndrom besteht nicht. Auch für die Diagnosefindung beim Morbus Reiter ist die Gewebetypisierung für B27 wenig hilfreich, da ein relativ hoher Prozent-

261

satz der Patienten (etwa 20%) dieses Merkmal nicht aufweist. Die Abgrenzung des Morbus Reiter gegenüber der Gonokokken-Arthritis, die bekanntlich nicht mit HLA-B27 assoziiert ist, ist zu stellen.

Röntgenbefunde

Zum Teil zeigen Untersuchungsergebnisse, daß radiologische Veränderungen bei etwa 60–80% der Patienten mit Reiter-Syndrom im Laufe der Erkrankung auftreten. In der Frühphase der Erkrankung können die Röntgenbilder aber völlig normal sein, und lediglich im akuten Schub läßt sich dann eine Weichteilschwellung evtl. begleitet von einer gelenknahen Osteoporose, aufzeigen, die sich aber wieder völlig zurückbilden kann.

Geht die Erkrankung jedoch in ein chronisches Stadium über, dann lassen sich im Laufe der Zeit teilweise typische Veränderungen röntgenologisch nachweisen. Eine asymmetrische Arthritis der Gelenke der unteren Extremitäten, die sämtliche arthritischen Direktzeichen wie Signal- und/oder Begleitcysten, Abbau der subchondralen Grenzlamellen, Usuren, Destruktionen und Dissektionen sowie eine gelenknahe Osteoporose aufweist. Besonders typisch ist auch eine Periostitis, vor allen Dingen an den Sehnenansätzen im Bereich des Calcaneus, die sich als auf den Knochen von Ursprungs- und Ansatzbändern entzündlich übergreifende Reaktion interpretieren läßt. Daneben kommen aber häufiger auch Tendinitiden, so z.B. an der Achillessehne vor. Wie bei der ankylosierenden Spondylitis kann sich auch beim Morbus Reiter eine Spondylitis sowie eine Sakroiliitis vom Typ buntes Bild entwickeln mit den typischen Destruktions-, Sklerose- und Ankylosezeichen. Zu sehen sind Unschärfe der Gelenkkonturen, Pseudoerweiterungen, Demineralisation durch Spongiosaresorption, perlschnurform-, sägeblatt- und briefmarkenzähnelungsähnliche Formen. Im Gegensatz zur ankylosierenden Spondylitis beginnt die Sakroiliitis beim Morbus Reiter meist einseitig und bleibt auch längere Zeit unilateral betont. Der Wirbelsäulenbefall ist inkonstant, und die Veränderungen an der Wirbelsäule haben große Ähnlichkeit mit denen bei der Psoriasis-Arthritis. So finden sich beim Morbus Reiter statt der typischen Syndesmophyten häufig paraspinale Ossifikationen im lateralen Wirbelsäulenbereich, vorwiegend an der LWS, seltener an der BWS. Von Dihlmann (1968) stammt die Bezeichnung Parasyndesmophyten für diese meist lateral liegenden Ossifikationen. Sie sind keine Verknöcherungen des Anulus fibrosus wie bei der ankylosierenden Spondylitis, sie haben von diesem und von den Wirbelkörpern Abstand und zeigen keine Neigung zur Generalisation wie der typischen Syndesmophyt der ankylosierenden Spondylitis. Andererseits können gleichartige Syndesmophyten wie bei der ankylosierenden Spondylitis vorkommen, so daß Verwechslungen zwischen den beiden Erkrankungen möglich sind.

Prognose

Das Reiter-Syndrom ist keineswegs eine benigne Erkrankung, denn in etwa 75–85% der Fälle treten Rezidive auf, oder es entwickelt sich ein chronisches Reiter-Syndrom. Bei etwa einem Viertel der Patienten kann die Erkrankung so schwer verlaufen, daß ein Arbeitsplatzwechsel erforderlich wird oder Invalidität eintritt. Das Reiter-Syndrom ist demnach zu den chronischen rheumatischen Erkrankungen zu zählen, und sowohl der Arzt als auch der Patient sollten sich über Verlauf und Prognose der Erkrankung im klaren sein.

Die akute Form des Reiter-Syndromes mit Ausprägung der klassischen Trias von Urethritis, Conjunctivitis und Arthritis bereitet in der Regel keinerlei diagnostischen Schwierigkeiten. Schwieriger wird es schon, wenn nur eines oder zwei der drei zuvor erwähnten Hauptsymptome vorhanden ist, dann müssen eine infektiöse Arthritis, ein rheumatisches Fieber, eine Arthritis urica und vor allen Dingen eine Gonokokken-Arthritis abgegrenzt werden. Ein positiver Erregernachweis für *Neisseria gonorrhoe* in der Synovialflüssigkeit ist beweisend für das Vorliegen einer Gonokokken-Arthritis, ein negativer Test schließt jedoch eine solche Erkrankung keineswegs aus. (In diesem Zusammenhang sei, wie bereits an anderer Stelle dieses Buches geschehen, nochmals darauf hingewiesen, daß die Überlebenszeit von *Neisseria gonorrhoe* außerhalb des Wirtsorganismus sehr kurz ist und daß es für den Transport der Synovialflüssigkeit eines speziellen Transportmediums bedarf.) Differentialdiagnostisch hilfreich ist in einem solchen Falle das Vorhandensein einer Conjunctivitis sowie der charakteristischen mucocutanen Veränderungen die bei der Gonokokken-Arthritis nicht vorkommen. Da nicht selten beim Morbus Reiter simultan noch eine gonorrhoische Urethritis vorliegen kann, sollte im Zweifelsfalle immer mit einer adäquaten Dosis eines Antibiotikums behandelt werden, bis das Resultat der mikrobiologischen Untersuchung vorliegt.

Die Abgrenzung des Morbus Reiter gegenüber der chronischen Polyarthritis ist in der Regel nicht schwierig. So kontrastieren der plötzliche Beginn der Erkrankung nach vorausgegangener Urethritis, der asymmetrische Gelenksbefall bei Fehlen von Rheumaknoten und Rheumafaktoren deutlich zum schleichenden Beginn der symmetrischen Gelenkerkrankung bei der chronischen Polyarthritis.

Zwischen dem Reiter-Syndrom und der Psoriasisarthritis sowie der ankylosierenden Spondylitis bestehen eine Reihe klinischer und radiologischer Gemeinsamkeiten. So ähnelt die pustulöse Form der Psoriasis in gewisser Hinsicht dem Keratoderma blenorrhagicum, doch werden die Schleimhäute in der Regel von einer Psoriasis nicht befallen. Weitere Unterscheidungsmerkmale der Psoriasisarthritis vom Reiter-Syndrom sind der langsamere Beginn der Arthritis, die Chronizität der Hautveränderungen sowie das Fehlen einer Urethritis und Conjunctivitis und der seltene Befall der Schleimhäute. Im Unterschied zur ankylosierenden Spondylitis ist die Spondylitis beim Reiter-Syndrom häufig weniger schwer und progredient. Hingegen werden bei beiden Erkrankungen sowohl eine kardiale Mitbeteiligung, eine Enthesiopathie als auch occuläre Manifestationen beobachtet. Differentialdiagnostisch hilfreich sind der akute Beginn der asymmetrischen peripheren Arthritis begleitet von einer Urethritis, Conjunctivitis und den typischen mucocutanen Veränderungen beim Morbus Reiter. Auch kommt ein Befall der Hüftgelenke beim Reiter-Syndrom wesentlich seltener vor als bei der ankylosierenden Spondylitis.

Psoriasis-Arthritis

Definition

Obwohl das gleichzeitige Vorkommen von Arthritis und Psoriasis seit langem bekannt ist und die Psoriasis-Arthritis als eigenständiges Krankheitsbild anerkannt wird, gibt es bis heute noch keine endgültige Definition dieses Krankheitsbildes. Im weitesten Sinne handelt es sich bei der Psoriasis-Arthritis, für die auch die Synonyma Arthritis psoriatica und Psoriasisarthropathie verwandt werden, um eine seronegative Arthritis, die bei Kranken mit Hautpsoriasis oder in deren Familien auftritt und die sich durch besondere klinische und röntgenologische Merkmale von der chronischen Polyarthritis unterscheidet. Meist geht der Hautbefall der Arthritis um Jahre voraus, das Gegenteil ist wesentlich seltener der Fall. Weitere Charakteristika der Psoriasis-Arthritis sind das Nebeneinander von destruierenden und proliferativen Gelenk- und Knochenerkrankungen, ein spezifisches HLA-Muster sowie der Befall des Achsenskelettes in Form einer Sakroiliitis bzw. einer Spondylitis und das Vorkommen typischer Haut- und Nagelveränderungen.

Vorkommen und Häufigkeit

Die Psoriasis findet sich in der weißen Bevölkerung mit einer Häufigkeit von etwa 1–2%, und von diesen 1–2% erkranken wiederum etwa 5–6% an einer Psoriasis-Arthritis. Die Angaben über die Geschlechtsverteilung schwanken zwischen gleicher Verteilung bei beiden Geschlechtern und einem gehäuften Vorkommen bei Männern, wobei das Erkrankungsverhältnis etwa 3:1 beträgt. Zwar kann eine Psoriasis-Arthritis in jedem Lebensalter auftreten, doch liegt das Hauptmanifestationsalter zwischen dem 20. und 40. Lebensjahr.

Ätiologie und Pathogenese

Wie so häufig in der Rheumatologie, sind auch im vorliegenden Falle die Krankheitsursachen unbekannt. Aus Familienuntersuchungen an Verwandten 1. Grades wissen wir, daß eine familiäre Aggregation sowohl für die Psoriasis als auch für die Psoriasisarthritis besteht, was darauf schließen läßt, daß unterschiedliche genetische und Umweltfaktoren für die Entstehung beider Krankheitsbilder von Bedeutung sind.

Das gleiche trifft zu für das Vorkommen von Psoriasis in Familien von Probanden, die an einer Psoriasisarthritis leiden. Umgekehrt kommt jedoch die Psoriasisarthritis in Familien von Probanden, die an einer Psoriasis leiden, nicht gehäuft vor. Interessant ist allerdings in diesem Zusammenhang die Beobachtung, daß Patienten, die lediglich an einer Hautpsoriasis leiden, eine vermehrte Aufnahme von ^{99}Technecium-Diphosphonat in den periartikulären Geweben zeigen, ohne daß sich klinisch ein Hinweis für das Vorliegen einer Arthritis ergibt.

Gute Zwillingsstudien, die ebenfalls die Bedeutung genetischer Faktoren für die Empfänglichkeit für eine bestimmte Krankheit unterstreichen, gibt es nur für die Psoriasis, nicht jedoch für die Arthritis psoriatica. Bei monozygoten Zwillingen liegt die Konkordanzrate für die Psoriasis bei 63%, wohingegen sie bei dizygoten Zwillingen bei 20–25% liegt. Aus der Tatsache, daß bei eineiigen Zwillingen die Konkordanzrate nicht bei 100% liegt, d. h., nicht in jedem Falle beide Zwillinge gleichzeitig an Psoriasis erkranken, kann geschlossen werden, daß genetische Einflüsse nicht von *ausschließlicher* Bedeutung sind. Folglich dürften bei der Psoriasis neben genetischen auch anderen, wie z. B. Umweltfaktoren, ebenfalls eine bedeutende Rolle bei der Entwicklung dieser Erkrankung zukommen.

Die Bedeutung genetischer Faktoren sowohl für die Psoriasis als auch für die Arthritis psoriatica wird unterstrichen durch die Tatsache, daß für beide Erkrankungen teilweise starke Assoziationen mit Allelen von 4 verschiedenen HLA-Genorten, und zwar vom A-, C-, B- und DR-Locus beschrieben wurden (Tabelle 13). Primär würde man erwarten, daß diejenigen HLA-Antigene, die eine Assoziation mit der Psoriasis zeigen, auch bei Patienten mit

Tabelle 13. HLA-Antigene des A-, B-, C- und DR-Locus, die signifikant gehäuft bei der Psoriasis bzw. bei der Psoriasisarthritis vorkommen

HLA-Locus	Psoriasis	Psoriasisarthritis
A	1	26
B	13	13
	17, W57	17
	(27)	27
	37	37
		38
		39
C	W6	W6
DR	2	2
		4
	7	7
	W53	

Arthritis psoriatica signifikant häufiger vorkommen als bei der normalen, gesunden Kontrollpopulation. Grosso modo trifft das auch für die wichtigsten HLA-Antigene zu (B13, B17, Cw6, DR7), doch ist das relative Risiko für die Assoziation der HLA-Antigene mit der Psoriasis wesentlich stärker, als für die entsprechenden HLA-Antigene bei der Psoriasisarthritis. Ursächlich verantwortlich für die stärkere Assoziation der entsprechenden HLA-Haplotypen, und zwar der Haplotypen B13, Cw6, DR7 bzw. B17, Cw6, DR7 mit der Psoriasis dürfte eine Zunahme der Frequenz anderer HLA-Antigene bzw. HLA-gekoppelter Gene bei der Psoriasisarthritis sein. Tatsächlich ist die Psoriasisarthritis zusätzlich noch mit anderen HLA-Antigenen, und zwar insbesondere mit dem HLA-Antigen B27 und B38 assoziiert.

HLA-B27 ist nur mit der Psoriasis pustulosa assoziiert und nicht mit der Psoriasis guttata. Dabei ist ersteres Krankheitsbild klinisch nicht vom Keratoderma blennorrhagicum des Morbus Reiter zu unterscheiden. Bei der Psoriasisarthritis besteht die Assoziation mit dem HLA-Antigen B27 nur bei Befall des Achsenskelettes, nicht hingegen, wenn nur ein peripherer Gelenkbefall vorliegt. Im Gegensatz dazu prädisponiert das Antigen B38 für einen Befall peripherer Gelenke.

Die weitere Analyse der Stärke der Assoziation der verschiedenen HLA-Antigene bei der Psoriasis bzw. der Psoriasisarthritis erlaubt es, das Krankheitsrisiko für beide Erkrankungen auf dem Chromosom genauer zu lokalisieren, und zwar aufgrund der Tatsache, daß für einige HLA-Antigene ein Kopplungsungleichgewicht besteht. (Unter der Kopplung von 2 Genen versteht man die Lokalisation von 2 oder mehr Loci in so enger Nachbarschaft auf einem Chromosom, daß sie dazu neigen, *zusammen* und nicht mehr unabhängig voneinander zu segregieren. Dementsprechend versteht man unter einem Kopplungsungleichgewicht die Tendenz von einigen Allelen eng gekoppelter Loci, in einem bestimmten Haplotypen häufiger vorzukommen, als man aufgrund zufälliger Verteilung erwarten würde. Kommt z.B. jedes von 2 Allelen bei 1% der Individuen einer Population vor, so würde man erwarten, daß beide Allele nur bei 0,01% der Individuen vorhanden sind. Ist jedoch die Frequenz größer als 0,01%, so besteht ein Kopplungsungleichgewicht zwischen diesen beiden Allelen.

So besteht z.B. ein Kopplungsungleichgewicht zwischen B38 und A26 bzw. zwischen B38 und DR4. Beide, sowohl A26 als auch DR4, kommen vermehrt bei der Psoriasisarthritis vor, doch ist die Assoziation am stärksten für das Antigen B38 aus diesem Haplotypen. Es besteht ferner ein Kopplungsungleichgewicht für die Antigene B13, B17 und B37 mit Cw6. Außerdem besteht

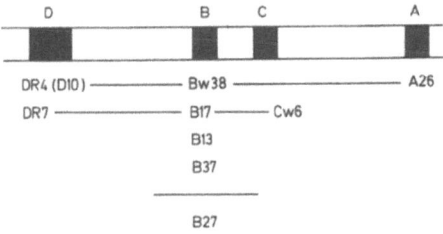

Abb. 14. Schematische Darstellung der HLA-Loci auf dem menschlichen Chromosom Nr. 6 sowie derjenigen HLA-Antigene, die mit der Psoriasis und/oder der Psoriasisarthritis assoziiert sind. Die Linien zwischen den verschiedenen HLA-Allelen sind Ausdruck eines Kopplungsungleichgewichtes (näheres siehe Text)

268

ein Kopplungsungleichgewicht zwischen B17 und DR7 (Abb. 14). Der erste Haplotyp A26/B38/DR4 kommt vor allen Dingen bei der Psoriasisarthritis vor, während die Kopplungsgruppe Cw6/B17/DR7 vor allen Dingen bei der Psoriasis vulgaris angetroffen wird. In dem ersten Haplotypen ist, wie bereits erwähnt, die Assoziation mit B38 und im zweiten mit Cw6 am stärksten, so daß im Falle der Psoriasisarthritis das Risiko für die Krankheitsempfänglichkeit mehr in der Nähe des B-Locus zu lokalisieren ist, im Gegensatz zur Psoriasis vulgaris, wo das Krankheitsempfänglichkeitsgen näher am C-Locus zu liegen scheint.

Solche genetischen Studien setzen zwangsläufig die Position solcher Krankheitsempfänglichkeitsgene innerhalb des HLA-Komplexes voraus. Ob solche genetischen Studien jemals von Relevanz für den klinischen Alltag werden, muß erst die Zukunft zeigen. Sicherlich werden noch eine Vielzahl weiterer diesbezüglicher Untersuchungen nötig sein.

Pathologie

Der entzündliche Gelenkprozeß bei der Psoriasisarthritis erfaßt primär die Synovialis und kann sekundär auch Knorpel und Knochen einbeziehen. Die morphologischen Veränderungen an den Gelenken sind gekennzeichnet durch eine synoviale Proliferation mit frühzeitiger Tendenz zur Fibrosierung, ähnlich wie bei der chronischen Polyarthritis nimmt das proliferative Synovialgewebe Kontakt mit dem Gelenkknorpel auf und zerstört diesen. Diese Knorpelresorption beginnt an den Rändern der artikulierenden Gelenkfläche.

Osteoblastische und osteoklastische Prozesse treten aber auch extraartikulär an der äußeren Corticalis sowie an der Gelenkkapsel nebeneinander auf.

Klinische Symptomatik

Bei der Psoriasisarthritis ist gegenüber der chronischen Polyarthritis das Prodromalstadium nicht so ausgeprägt, der Allgemeinzustand weniger beeinträchtigt, und viszerale Beteiligungen sind seltener. Die psoriatischen Hautveränderungen sind ein Schlüssel zum Verständnis dieses Krankheitsbildes. In etwa 70-75% der Fälle gehen die Hautveränderungen den arthritischen Erscheinungen in der Regel um Jahre (im Mittel etwa 10 Jahre) voraus. Die gegenteilige Beobachtung, das Auftreten einer Arthritis, ohne daß eine Psoriasis vorliegt (Arthropathia psoriatica sine psoriase) kommt wesentlich seltener vor (15-25% der Fälle). Noch seltener ist das simultane Auftreten von Psoriasis und Arthritis. Bisweilen ist den Patienten aber auch überhaupt nicht bewußt, daß sie an einer Psoriasis leiden. Da die Psoriasis autosomal dominant vererbt wird, ist die Frage nach der Schuppenflechte nicht nur im Hinblick auf die persönliche, sondern auch auf die Familienanamnese von entscheidender Wichtigkeit. Von Bedeutung ist außerdem die Beobachtung, daß in zwei Drittel aller Fälle Exazerbationen und Remissionen von Psoriasis und Arthritis simultan verlaufen. Außerdem besteht eine positive Korrelation zwischen dem Schweregrad der psoriatischen Hautveränderungen und dem Vorkommen bzw. der Schwere der Veränderungen am Achsenskelett sowie an den peripheren Gelenken. So gehen schwere deformierende Arthritiden häufig mit exzessiven, exfoliativen Hautveränderungen einher. Eine noch stärkere Korrelation wurde zwischen den psoriatischen Nagelveränderungen und einem Gelenkbefall des distalen Interphalangealgelenkes des entsprechenden Fingerstrahls in einer Häufigkeit von 90% beobachtet.

Die Suche nach der Psoriasis bei der körperlichen Untersuchung gehört zur Routine eines rheumatologischen Untersuchungsganges. Neben der banalen Form der Psoriasis vulgaris beobachtet man nicht selten eine Psoriasis capitis oder eine Psoriasis inversa, die Ähnlichkeit mit der Reiter-Dermatose hat. Prädilektionsstellen sind vor allen Dingen mechanisch beanspruchte Körperregionen wie die Streckseiten der Ellenbogen- und Kniegelenke, der Haarboden, die Kreuzbeingegend sowie die Schienbeine. Gezielt gesucht werden sollte auch an der Stirn-Haargrenze, hinter den Ohren, im Gehörgang, an der Nabel- und Analregion (Rima ani), interdigital und submammär.

Besonders aufschlußreich ist die Beobachtung der Fingernägel, die nicht selten die einzige Lokalisation der Psoriasis darstellen.

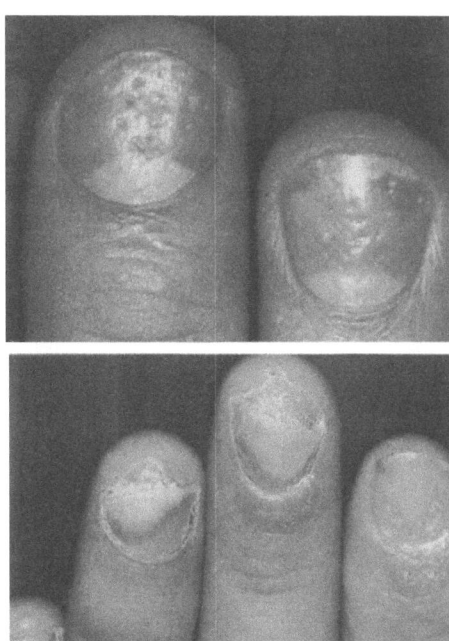

Abb. 15. Typische Nagelveränderungen bei der Psoriasis vulgaris: Tüpfel-Nägel sowie Onycholysis psoriatica durch Nagelbettpsoriasis

Dabei ist der so häufig zitierte Tüpfelnagel relativ selten, wesentlich häufiger hingegen ist die Onychopathia psoriatica, die charakterisiert ist durch eine subunguale Hyperkeratose mit typischer distaler weißlicher Verfärbung und Abhebung des Nagels, Krümelnägel sowie Rillenbildung, meist in Form von Querrillen (Abb. 15). An den Zehennägeln ist die Differentialdiagnose gegenüber der Nagelmykose praktisch nicht möglich. Das Kommen und Gehen der Veränderungen an den Fingernägeln, das jedoch anamnestisch zu erfragen ist, spricht für das Vorliegen einer Psoriasis und gegen einen Pilzbefall, der erfahrungsgemäß seine Lokalisation nicht spontan wechselt.

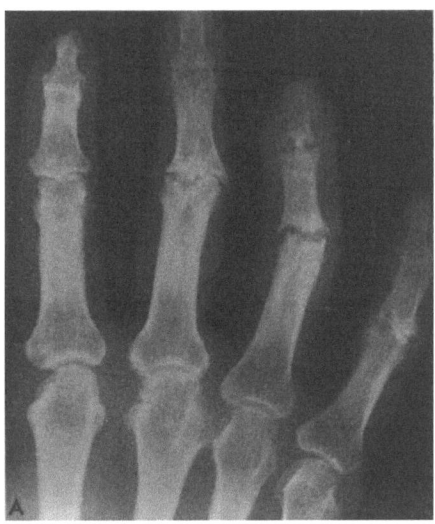

Abb. 16. Röntgenaufnahmen vom Befall der proximalen und distalen Interphalangealgelenke bei Psoriasisarthritis. An typischen Veränderungen finden sich eine Gelenkspaltverschmälerung, eine knöcherne Ankylose sowie marginale und zentrale Erosionen

Die Psoriasisarthritis zeichnet sich durch einen häufig akuten und mono- bzw. oligoartikulären Beginn (66% aller Fälle) sowie Schübe mit z. T. hoher Akuität aus, die anfallsweise auftreten und von langdauernden Remissionen gefolgt sein können. Chronische Verlaufsformen gehen nicht selten mit mehr oder weniger schweren, mutilierenden Gelenkveränderungen einher. Im Gegensatz zur chronischen Polyarthritis kommt es typischerweise zu einem asymmetrischen Gelenksbefall, einer Asymmetrie im Verlauf unter deutlicher Bevorzugung der Fingerend- und Zehenzwischengelenke (Abb. 16). Sind die Metacarpophalangealgelenke und die beiden dazugehörenden Interphalangealgelenke gleichzeitig betroffen, so sprechen wir vom *Befall im Strahl* (Abb. 17). Nicht selten entwickelt sich infolge begleitender Sehnenscheidenentzündung das Bild eines Wurstfingers bzw. einer Wurstzehe (Daktylitis psoriatica). Typisch ist fernerhin auch ein

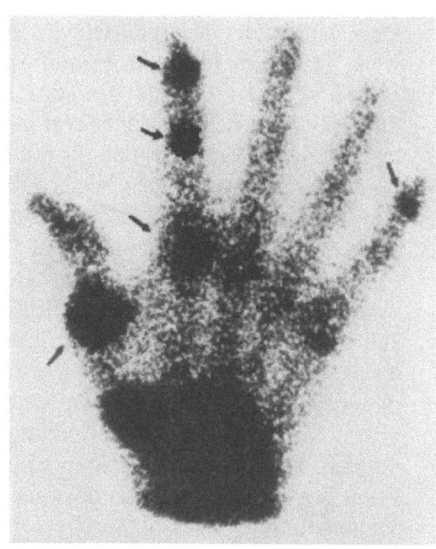

Abb. 17. Befall im „Strahl bei Psoriasisarthritis. Bei der Knochenszintigraphie der Hände mit Tc^{99m} MDP kommt es zu einer vermehrten Anreicherung des Radionuklids in den befallenen Gelenken. Ein charakteristischer „Strahl"-Befall liegt sowohl am II. als auch am V. Finger vor

Transversalbefall sämtlicher Fingerendgelenke und gelegentlich auch der proximalen Interphalangealgelenke einer Hand. Das klinische Bild der Arthritis zeichnet sich durch eine synoviale Schwellung, nicht selten verbunden mit Ergußbildung oder Rötung bzw. livider Verfärbung und Überwärmung aus. Die Gelenke können sehr druckempfindlich sein, insbesondere beim Befall im Strahl, wobei sich häufig auch ein periartikuläres Ödem tasten läßt. Weitere Merkmale sind eine Morgensteifigkeit, ähnlich wie wir sie bei der chronischen Polyarthritis beobachten. Rheumknoten kommen bei dieser Erkrankung nicht vor. Fünf verschiedene, mehr oder weniger klar voneinander abtrennbare Verlaufsformen werden unterschieden.

- Eine asymmetrische mon- oder oligoartikuläre Verlaufsform, bei der einzelne Gelenke oder wenige Finger- bzw. Zehengrund-, Mittel- und Endgelenke befallen sind. Kommt es zusätzlich noch zu einer Tenosynovitis der Beugersehnen, so entwickelt sich eine Daktylitis psoriatica. In diese Gruppe fallen etwa 70% der an Arthritis psoriatica leidenden Patienten.

- Die polyarthritische Verlaufsform mit Befall der distalen Interphalangealgelenke geht häufig mit einer Onychopathia psoriatica der entsprechenden Nägel einher. Obwohl diese Form von vielen als klassische Präsentation einer Psoriasis-Arthritis angesehen wird, macht sie nur etwa 5–10% aller Fälle aus.

- Eine dritte Gruppe von Patienten zeichnet sich durch eine seronegative, symmetrische Polyarthritis aus, die große Ähnlichkeit mit der chronischen Polyarthritis aufweist und bei Frauen etwas häufiger vorkommt. Die meisten klinischen Parameter dieser Fälle entsprechen dem Verhalten der chronischen Polyarthritis mit den für diese Erkrankung typischen Gelenkdeformitäten. Erscheinungsfreie Remissionen kommen bei dieser Form der Psoriasis-Arthritis häufiger vor als bei den anderen Verlaufsformen.

Zusätzlich zu dieser Gruppe werden Patienten beobachtet, die an einer Psoriasis sowie an einer symmetrischen Polyarthritis leiden und rheumafaktorpositiv sind. Dieser Typ stellt demnach eine chronische Polyarthritis dar, die mit einer Psoriasis einhergeht, sonst aber ohne jede psoriatische Prägung ist.

- Die Arthritis mutilans ist eine schwere deformierende Verlaufsform, die multiple kleine Gelenke an Händen und Füßen involviert. Die progressive Arthritis ist charakterisiert durch periartikuläre Erosionen, Osteolysen und Ankylosen, die schließlich zu erheblichen Funktionseinschränkungen führen. Eine Mitbeteiligung des Achsenskelettes ist häufig. Bei solchen Patienten verläuft die Schuppenflechte schwerer und tritt bei männlichen Probanden häufiger im Genitalbereich auf. Glücklicherweise kommt diese Verlaufsform mit einer Häufigkeit von weniger als 5% vor.

- Ähnliche Wirbelveränderungen wie bei der ankylosierenden Spondylitis und dem Morbus Reiter kommen auch bei der psoriatischen Spondylarthropathie vor, die mit oder ohne Befall peripherer Gelenke einhergehen kann. Im Gegensatz zu den beiden vor erwähnten Erkrankungen kann die Sakroiliitis und Spondylitis bei der psoriatischen Spondylarthropathie asymptomatisch verlaufen, und häufig wird sie erst im Rahmen von Routineröntgenuntersuchungen diagnostiziert. Nur selten kommt es zu schweren Wirbelsäulendeformierungen und nur bei massivem Befall zu einer Funktionsbehinderung mit Beschwerden. Andererseits können jedoch auch ausgedehnte Veränderungen auftreten, die bis zum Bild einer typischen Spondylitis ankylosans reichen.

An weiteren extraartikulären Manifestationen werden bei der Psoriasisarthritis neben den weiter oben erwähnten Haut- und Nagelveränderungen gelegentlich noch eine Conjunctivitis, Iritis oder Skleritis beobachtet. Wie bei den anderen seronegativen Spondarthritiden kommt auch bei der Psoriasisarthritis nicht selten eine Enthesitis vor, so z. B. im Sinne einer entzündlichen Calcaneopathie mit Tendoostitis achillea et plantaris. Sehr seltene Komplikationen sind eine renale Amyloidose oder aber eine Myositis.

Pustulotische Arthro-Osteitis ist als eine Sonderform der psoriatischen Spondarthritis anzusehen mit einer pustulösen Palmo-Plantarpsoriasis sowie einer ausgeprägten Osteitis im Bereich des Sterno-Costo-Claviculargelenkes.

Diagnose

Laborbefunde

Es gibt keine pathognomonischen, diagnostischen Tests für die Psoriasis-Arthritis. Zu den wichtigsten Parametern bei der Diagnosefindung gehört das Fehlen von Rheumaknoten und Rheumafaktoren in Kombination mit den entsprechenden klinischen und radiologischen Veränderungen. Eine Hyperurikämie wird bei etwa 10–20% der Patienten beobachtet, ähnlich wie bei der Hautpsoriasis.

Die humoralen Zeichen der Entzündung gehen meist der Akuität der Gelenkveränderungen parallel, jedoch können auch diskordante Ergebnisse beobachtet werden.

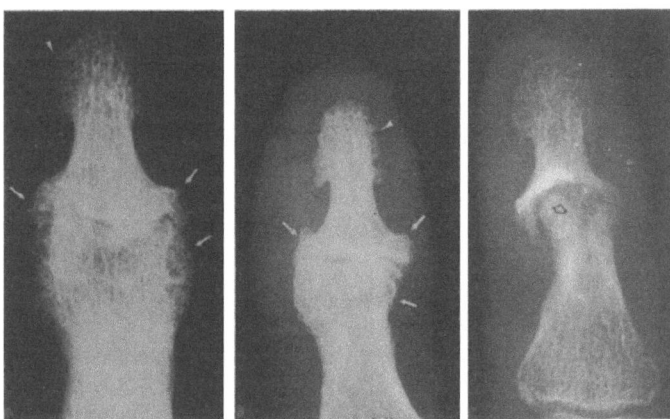

Abb. 18. Charakteristische röntgenologische Veränderungen an den distalen Phalangen und Interphalangealgelenken bei Psoriasisarthritis. Hierzu gehören die Weichteilschwellung, das Fehlen einer Osteoporose, die Gelenkspaltverschmälerung, Erosionen, die mit Protuberanzen (Osteoproliferationen) einhergehen, Mutilationen vom Typ „pencil in cup" (⇔) sowie Nagelfortsatz-Osteolysen (▶)

Röntgenbefunde

Röntgenologisch findet sich bei der Psoriasisarthritis ein charakteristisches Nebeneinander von abbauenden, durch- und anbauenden Prozessen, bei denen man feinste Appositionen an den Stellen des Gelenkkapselansatzes beobachtet. Neben unscharfen Erosionen an der Phalangenbasis oder Usuren beobachtet man osteophytische Proliferationen (Protuberanzen; Abb. 18), insbesondere an den distalen Interphalangealgelenken der Hände und Füße. Anders als bei der chronischen Polyarthritis wird eine gelenknahe, bandförmige Osteoporose im allgemeinen nicht beobachtet. Solche periostitischen Knochenanlagerungen können sowohl an den Phalangenseiten, Köpfchen und Basen auftreten. Besonders eindrucksvoll sind die Verdickungen der Phalangenbasen, die auch als *Kolbenphalangen* bezeichnet werden. Die osteolytischen Reaktionen rufen durch ihr zerstörerisches Wirken an der Basis und an den Köpfchen eine Gelenkspalterweite-

276

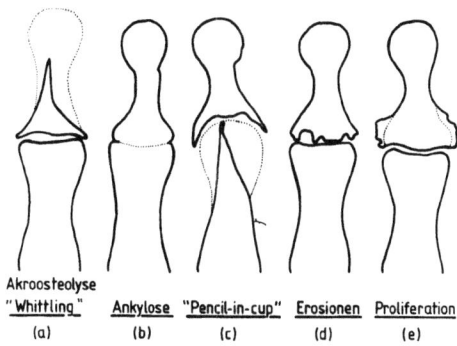

Akroosteolyse
"Whittling"   Ankylose   "Pencil-in-cup"   Erosionen   Proliferation
(a)   (b)   (c)   (d)   (e)

Abb. 19. Schematische Darstellung der verschiedenen röntgenologischen Veränderungen bei der Psoriasisarthritis (nach Wright, 1979)

rung hervor, wobei manchmal die distalen Enden der Metatarsalia-Metacarpalia so zugespitzt werden, daß sie wie abgelutscht wirken („Whittling"). Greifen diese Osteolysen auch auf die Diaphyse über, kann es zu einer bleistiftartigen Anspitzung bzw. zum völligen Verschwinden einer ganzen Phalanx kommen (Pencil-in-Cup-Joint; Abb. 19). Später entstehen daraus die typischen mutilierenden Arthropathien in Form sogenannter „Teleskop- oder Opernglasfinger", „Main-en-lorgnette". In etwa 25% kommt es im Spätstadium zu knöchernen Ankylosen. Osteolysen finden sich auch extraartikulär, vor allem an der Tuberositas unguicularis.

Ähnliche Wirbelsäulenveränderungen wie bei der ankylosierenden Spondylitis und beim Morbus Reiter kommen auch bei der psoriatischen Spondylarthropathie vor. Dabei finden sich typische paraspinale Ossifikationen (Parasyndesmophyten), teils in Form stierhornartiger Knochenspangen, die definitionsgemäß nur Kontakt mit einem Wirbelkörper haben (Abb. 3 und 4). Sie finden sich vor allem in der unteren BWS und LWS, im Gegensatz zu den meist in der BWS lokalisierten Syndesmophyten. Diese Ossifikationen können solitär und multilokolär vorkommen. Nur selten führen sie zu einer Wirbelsäulendeformierung mit entsprechender Funktionsbehinderung. Eine Kastenwirbelbildung wird praktisch kaum beobachtet.

Eine Sakroiliitis findet sich bei der Psoriasisarthritis in einem ähnlichen Prozentsatz wie eine Spondylitis, ohne daß die beiden Prozesse immer gleichzeitig vorhanden sein müssen. In annähernd der Hälfte der Fälle mit Beteiligung des Achsenskelettes ist das gesamte Stammskelett, d.h. Wirbelsäule einschließlich Iliosakralgelenke betroffen. In etwa ein Drittel der Fälle sind nur Veränderungen an den ISG-Gelenken nachweisbar, und bei dem Rest der Patienten nur an der Wirbelsäule. Ein einseitiger Befall der Iliosakralgelenke kommt bei etwa 50% der Fälle vor, eine doppelseitige Beteiligung in etwa 41% der Fälle. Viele dieser Arthritiden der Iliosakralgelenke verlaufen nicht selten symptomlos und unbemerkt.

An Ansatzstellen von Sehnen und Bändern können ähnlich wie beim Morbus Bechterew und beim Morbus Reiter ossifizierende Tendoperiostitiden auftreten (Enthesiopathien).

Differentialdiagnose

Differentialdiagnostisch abzuwägen sind eine Reihe von Erkrankungen, so z.B. der Morbus Reiter, der ähnliche Haut- und Nagelveränderungen aufweisen kann wie die Psoriasis-Arthritis. Beim Reiter-Syndrom sind jedoch größere Gelenke häufiger befallen als kleine unter Bevorzugung der Gelenke der unteren Extremität. Entzündliche Veränderungen an den Augen kommen bei beiden Erkrankungen vor. Die Incidenz des HLA-Antigens B27 ist beim Morbus Reiter wensentlich höher als bei der Psoriasis-Arthritis. Die radiologische Differentialdiagnose der beiden Krankheitsbilder kann unter Umständen bei Befall des Achsenskelettes sehr schwierig sein; auch eine Enthesiopathie kommt bei beiden Erkrankungen vor.

Die Differentialdiagnose gegenüber der ankylosierenden Spondylitis ist für gewöhnlich weniger schwierig, da diese nicht mit einer Schuppenflechte einherzugehen pflegt. Die Geschlechtsverteilung bei der ankylosierenden Spondylitis ist ähnlich wie bei der Psoriasisarthritis. Während die Veränderungen an den Iliosakralgelenken manchmal schwer zu unterscheiden sind, lassen sich meistens die verschiedenen paravertebralen Ossifikationen an der Wirbelsäule differenzieren. Weniger schwierig ist die Abgrenzung der Psoriasisarthritis gegenüber den Enteroarthritiden; hilfreich sind hierbei vor allen Dingen die Hautveränderungen bei der Arthritis psoriatica und die entzündlichen Darmerkrankungen bei den Enteroarthritiden.

Da initial nicht nur distale Interphalangealgelenke, sondern auch andere periphere Gelenke bei der Psoriasisarthritis befallen sein können, bereitet gelegentlich die Differenzierung gegenüber der chronischen Polyarthritis Schwierigkeiten. Wegweisend für die Psoriasisarthritis sind jedoch das Fehlen von Rheumaknoten bzw. Rheumafaktoren, die typischen psoriatischen Hautveränderungen sowie die Tendenz zum asymmetrischen Gelenkbefall. Auch sollten die charakteristischen radiologischen Gelenkveränderungen der Psoriasisarthritis eine Differentialdiagnose gegenüber der chronischen Polyarthritis ermöglichen.

Eine Fingergelenkspolyarthrose mit Befall der proximalen und distalen Interphalangealgelenke geht nicht selten mit einer Rötung und Schwellung der betroffenen Gelenke einher, was an das Vorliegen einer Psoriasisarthritis denken lassen kann. Da aber die Zehen nur selten befallen sind und das Prädilektionsalter das 6. Dezennium und Zeichen einer systemischen Entzündungsaktivität fehlen, ist die Differentialdiagnose in der Regel nicht allzu schwierig. Eine Monarthritis im Bereich des Großzehengrundgelenkes bei einem Patienten mit Hyperurikämie und schwerer Psoriasis kann neben einer Gicht an das Vorliegen einer Psoriasisarthritis denken lassen. Meist gelingt jedoch sehr rasch die Unterscheidung beider Krankheitsbilder aufgrund des klinischen Verlaufes.

Prognose

Die Psoriasisarthritis ist eine launische Erkrankung, die gekennzeichnet ist durch eine hohe Tendenz zu rezidivierenden Schüben, die durch oft jahrelange Intermissionen erscheinungsfreier Remissionen getrennt sein können. Andererseits gibt es Verlaufsformen, in denen die Schübe ineinander übergehen und schließlich konsequent zur Invalidität führen. Die Spondylarthropathie

Tabelle 14. Untergruppen der juvenilen chronischen Arthritis (nach Schaller, 1984)

Typ	Geschlechtsdisposition	Alter	Gelenkbefall	HLA-Assoziation	Besonderheiten Prognose
Systemischer Beginn	keine	jedes, überwiegend frühe Kindheit	gewöhnlich polyartikulär, symmetrisch	?	25% progrediente Arthritis, Anämie, hohes Fieber, Leukocytose, Polyserositis, Exanthem
Polyartikulär-seronegativ	Mädchen	jedes, gesamte Kindheit	alle Gelenke, symmetrisch	?	10–15% schwere progrediente Arthritis, Anämie
Polyartikulär-seropositiv	Mädchen	spätes Kindesalter	Polyartikulär und symmetrisch	DR4	50% schwere Arthritis, relativ häufig Übergang in Erwachsenenform
Oligoartikulär mit frühem Beginn	Mädchen	frühes Kindesalter	Große Gelenke asymmetrisch, IS- und Hüftgelenke ausgeschlossen	DRw8 DRw6 DR5	Selten, schwere Arthritis, 30–50% chron. Iridocyclitis
Oligoartikulär mit spätem Beginn	Knaben	spätes Kindesalter	Große Gelenke, asymmetrisch, unter Einschluß der IS- und Hüftgelenke	B27	Übergang in Spondylitis ankylosans möglich, 10% akute Iridocyclitis
Spondylarthropathie	Knaben	spätes Kindesalter	Große Gelenke, asymmetrischer Charakter, Ach-…	B27	Chron. Spondylarthropathie, akute Iridocyclitis

führt nur in den seltensten Fällen zu einer schweren Funktionsbehinderung des Patienten. Die Arthritis der peripheren Gelenke, insbesondere die Arthritis mutilans kann zu einer vorzeitigen Invalidisierung der Patienten führen (etwa 5%). Die Prognose der Psoriasis-Arthritis ist insgesamt wesentlich günstiger einzuschätzen als die der chronischen Polyarthritis, da die Erkrankung eine hohe Remissionsbereitschaft zeigt, und in solchen Remissionsphasen ist eine systemische Aktivität praktisch nicht mehr nachweisbar.

Juvenile chronische Polyarthritis

Die juvenile chronische Polyarthritis (JCA) wird aufgrund klinischer Kriterien in 6 Untergruppen unterteilt, bei denen es sich *nicht* um analoge Verlaufsformen der chronischen Polyarthritis im Kindesalter handelt (Tabelle 14). Wie ersichtlich, können auch bei der juvenilen chronischen Polyarthritis 2 Verlaufsformen mit entzündlichen Wirbelsäulenveränderungen einhergehen, wobei jedoch im Gegensatz zur ankylosierenden Spondylitis mehr periphere Gelenke befallen sind. An einer solchen seronegativen, asymmetrischen Oligoarthritis, vor allem der unteren Extremitäten, gelegentlich mit akuter Uveitis anterior sowie klinischen und röntgenologischen Symptomen einer Spondylitis bzw. Sakroiliitis erkranken vorwiegend HLA-B27-positive Kinder männlichen Geschlechtes. Verlaufsstudien der Gruppe mit oligoartikulärem Beginn im späten Kindesalter ergaben, daß einige dieser Patienten später eine ankylosierende Spondylitis oder eine andere Spondylarthritis entwickeln. Bei der zweiten HLA-B27-assoziierten Verlaufsform der juvenilen chronischen Polyarthritis dürfte es sich um eine im Kindesalter beginnende ankylosierende Spondylitis handeln. Der Krankheitsbeginn liegt in der Regel nach dem 8. Lebensjahr, und die Familienanamnese ist häufig positiv für Morbus Bechterew, oligoartikuläre Arthritiden, akute Iridocyclitiden, entzündliche Darmerkrankungen oder Morbus Reiter.

Therapie

Da für die meisten der HLA-B27-assoziierten Arthritiden die Ätiologie unbekannt ist, ist in der Regel auch eine causale Therapie nicht möglich. Es erstaunt daher nicht, daß die therapeutischen Maßnahmen bei der Behandlung dieser Erkrankungen wenig spezifisch sind und darauf abzielen, den Schmerz und die Steifigkeit bei den Patienten zu lindern, um die Gelenkfunktionen zu erhalten und die Behinderung der Patienten auf ein Minimum zu reduzieren. Die Evaluierung eines positiven therapeutischen Effektes wird allerdings durch das Fehlen einer Korrelation zwischen klinischen, funktionellen und radiologischen Veränderungen kompliziert. So beobachtet man nicht selten eine Zunahme der Wirbelsäulenversteifung bei Spondylitiden, wobei die Patienten häufig nur geringe oder gar keine Schmerzen empfinden, was möglicherweise darauf zurückzuführen ist, daß Patienten mit Morbus Bechterew erwiesenermaßen eine höhere Schmerzschwelle haben als gesunde Kontrollpersonen. Zwar ergeben sich je nach Art des Krankheitsbildes und dessen Ausprägung im therapeutischen Procedere gewisse Unterschiede, doch ist deren symptomatische Therapie in den Grundzügen sehr ähnlich. Dixon (1977) hat dies auf eine kurze Formel gebracht: „It's the doctor's job to control the pain and the patients job to keep moving". Daraus ergibt sich, daß der Schwerpunkt der therapeutischen Bemühungen darauf abzielt, die Motilität der Bewegungsorgane, insbesondere der Wirbelsäule, mit Hilfe krankengymnastischer sowie physikalisch-balneologischer Verfahren so lange wie möglich zu erhalten. Unterstützend kommen noch medikamentöse und evtl. chirurgische und strahlentherapeutische Maßnahmen zum Einsatz.

Spondylitis ankylosans

Sobald die Diagnose einer ankylosierenden Spondylitis gestellt ist, sollte vor Beginn einer Therapie das Krankheitsbild mit dem Patienten eingehend besprochen werden, insbesondere sollte dem Patienten klargemacht werden, daß es in seiner Hand liegt, durch kooperatives Verhalten bei den therapeutischen Maßnahmen einen positiven Einfluß auf die Entwicklung des Krankheitsbildes zu nehmen. Vor allen Dingen sollte ihm klargemacht werden, daß die Immobilisation der größte Feind entzündlicher Erkrankungen, sowohl der Wirbelsäule, als auch der peripheren Gelenke, ist.

Von entscheidender Bedeutung für die Prognose der ankylosierenden Spondylitis ist die aktive krankengymnastische Therapie in Kombination mit passiven physikalisch-therapeutischen Maßnahmen. Ziel dieser Maßnahmen ist es, die Funktion der Wirbelsäule und der übrigen Gelenke so weit wie möglich zu erhalten bzw. zu verbessern und Fehlhaltungen zu verhindern bzw. ihrer Fixierung durch Ossifikationsprozesse entgegenzuwirken.

Es versteht sich von selbst, daß das krankengymnastische Übungsprogramm dem Verlauf der Erkrankung anzupassen ist, d.h., während akuter Phasen sollte das Übungsprogramm reduziert werden, während nach Abklingen der akuten Phase erneut eine Intensivierung der Übungsbehandlung anzustreben ist.

Bei akuter Exazerbation des Krankheitsbildes muß man versuchen, den Patienten möglichst schmerzfrei zu bekommen. Eine wirksame Schmerzlinderung läßt sich einerseits durch medikamentöse Maßnahmen erzielen, und andererseits durch ausgewählte physikalische Anwendungen. Unter diesen passiven physikalisch-therapeutischen Maßnahmen sind vor allen Dingen eine lokale Kryotherapie zur Verminderung des Schmerzes und Dämpfung des Reizzustandes an Muskeln und Gelenken wie in akuten entzündlichen Schubsituationen zu erwähnen. Nach Abklingen der akuten Symptomatik läßt sich auch häufig mit einer lokalen Wärmetherapie in Form von Peloiden, Heißluft, Überwärmungsbädern, Hochfrequenztherapie oder ähnlichem erzielen. Ein schmerzhaft gesteigerter Muskeltonus (Hartspann) läßt sich durch klassische Lockerungsmassage positiv beeinflussen.

Einer progressiven Versteifung der Wirbelsäule läßt sich auch durch sportliche Tätigkeiten entgegenwirken, wobei sinnvolle Sportarten, welche die Wirbelsäule hinsichtlich ihrer Motilität fordern, aber gleichzeitig das Achsenskelett nicht allzusehr traumatisieren, Volleyball, Skilanglauf, Federball oder Tischtennis sind. Neben der langfristigen Planung des Übungsprogrammes ist auch eine entsprechende Rückendisziplin bei Patienten mit ankylosierender Spondylitis zu berücksichtigen, so zum Beispiel sachgemäße Lagerung des Bechterew-Patienten während der Nachtruhe. Hierbei ist vor allem auf eine physiologische Haltung der Wirbelsäule zu achten mit Flachlagerung des Kopfes. Aber auch der Arbeitsplatz sollte ergonomisch eingerichtet werden, damit sich keine Hyperkyphose der Brustwirbelsäule entwickeln kann.

Die medikamentöse Therapie zur Bekämpfung des Entzündungsprozesses und der hierdurch ausgelösten Schmerzzustände sollte sich auf die notwendige Dosis antirheumatischer bzw. antiphlogistischer Substanzen beschränken. Hierfür stehen eine Reihe von Medikamenten zur Verfügung, wobei sich Indomethacin, Flurbibrufen und neuerdings auch Piroxicam als sehr effektiv erwiesen haben. Zusätzlich können Medikamente je nach individueller Wirksamkeit und Verträglichkeit, wie z. B. Diclofenac, Ketoprofen, Naproxen, Thiaprofensäure und andere gegeben werden. Interessanterweise ist das im angloamerikanischen Sprachraum bei anderen entzündlichen rheumatischen Erkrankungen bevorzugte Aspirin bei der ankylosierenden Spondylitis weniger effektvoll, als die anderen vor erwähnten Präparate.

Die Dosis der nichtsteroidalen Antirheumatika richtet sich nach dem Grad der Entzündung und der Stärke der Schmerzen. Zur Behandlung des nächtlichen Ruheschmerzes eignen sich besonders gut Suppositorien und oral einzunehmende Retardpräparate. Nach Abklingen der akuten Schubsituation kann die Dosis der nichtsteroidalen Antirheumatika allmählich reduziert werden. In Remissionsphasen ist unter Umständen keine medikamentöse Therapie erforderlich. Beim Auftreten von Beschwerden hingegen müssen nichtsteroidale Antirheumatika wieder gegeben werden.

Eine Therapie mit Corticosteroiden ist selten indiziert und verlangt eine strenge Indikation. Sie ist lediglich in akuten Schubsituationen mit peripherem Gelenkbefall bei gravierenden Organmanifestationen, wie z. B. Iridocyclitiden, kurzfristig angezeigt. Eine Dauermedikation sollte insbesondere wegen der nicht unerheblichen möglichen Nebenwirkungen vermieden werden. Sehr günstig soll eine intravenöse Stoßtherapie mit 1 g Methylprednisolon bei solchen Bechterew-Patienten wirken, die auf nichtsteroidale Antirheumatika nicht angesprochen haben, wobei diese Resultate jedoch der Bestätigung durch andere Arbeitsgruppen bedürfen. Sehr günstig können hingegen lokale Applikationen von Steroiden bei Insertionstendinitiden oder rezidivierenden Gelenkergüssen wirken.

Eine sog. Basistherapie mit Gold, D-Penicillamin oder immunsuppressiven Substanzen, wie sie sich z.B. bei der chronischen Polyarthritis bewährt hat, ist bei der ankylosierenden Spondylitis meist wenig erfolgversprechend. Lediglich für die immunmodulierende Substanz Levamisol konnte ein positiver therapeutischer Effekt nachgewiesen werden, doch sprechen die vielen unerwünschten Nebenwirkungen, die unter einer solchen Therapie auftreten, gegen den routinemäßigen Einsatz dieses Pharmakons.

Die früher häufig durchgeführte Röntgentherapie bei der ankylosierenden Spondylitis ist heute weitgehend verlassen worden. Eine umfangreiche Studie an Bechterew-Patienten 5 Jahre nach einer Röntgenbestrahlung ergab, daß die Inzidenz von Leukämien und aplastischer Anämie im Vergleich zur Normalbevölkerung leicht erhöht war. Heutzutage wird die Radiotherapie nur noch bei unbeeinflußbaren Schmerzzuständen sowohl an der Wirbelsäule als auch an peripheren Gelenken angewandt.

Auch die früher gelegentlich durchgeführte intravenöse Therapie mit Radionukliden wie „Thorium-X = ^{224}Radium", wird heute praktisch nicht mehr durchgeführt. Die Nebenwirkungen dieser Therapie sind ähnlich denen der Röntgenbestrahlung. Radionuklide kommen hingegen bei therapieresistenten Arthritiden peripherer Gelenke im Rahmen einer Radiosynoviorthese zum Einsatz, doch lassen sich auch mit diesem Therapieverfahren Rezidive nicht immer verhindern.

Bei Versteifung der Wirbelsäule in funktionell ungünstiger Feststellung mit z.B. Rückwirkungen auf die Physiologie der Atmung oder einer fixierten Senkung der Blickachse unter die Horizontale können operative Eingriffe im Lumbal- bzw. Cervicalbereich zur Aufrichtung der Wirbelsäule erforderlich werden. Durch eine lumbale spinale Osteotomie ist eine Aufrichtung des

Patienten bis zu 60 Grad möglich, wird ein größerer Winkel gewählt, so ist das Risiko einer Aorten- oder Cavaruptur sowie Läsion der Nervenwurzeln sehr groß. Weitere Komplikationen sind ein postoperativer Ileus, ein Cauda-equina-Syndrom mit Paraplegie sowie pulmonale Komplikationen. Bei spondylitischer Halswirbelsäulendeformität läßt sich durch eine cervicale spinale Osteotomie nicht nur die Blickachse des Patienten verbessern, auch beugt man einer atlanto-axialen Subluxation vor und verringert die tracheale und ösophageale Obstruktion sowie die Nervenwurzelkompression. Eine Korrektur von etwa 20-40 Grad ist möglich. Trotz verbesserter operativer Technik sind solche Eingriffe relativ gefährlich und mit einer Mortalitätsrate von etwa 10% behaftet.

Von den peripheren Gelenken wird am häufigsten das Hüftgelenk befallen, und durch einen endoprothetischen Ersatz eines coxitisch zerstörten Hüftgelenkes kann die Mobilität eines Patienten entscheidend verbessert werden. In diesem Zusammenhang sind aber auch noch andere operative Verfahren zu erwähnen, die sowohl an der Hüfte als auch an anderen peripheren Gelenken durchgeführt werden können, wie z.B. Synovektomien, Korrekturosteotomien und in seltenen Fällen auch Arthrodesen. Bei sorgfältiger chirurgischer Technik sowie dosierter, frühzeitiger postoperativer krankengymnastischer sowie physikalisch-therapeutischer Nachbehandlung lassen sich häufig ausgezeichnete funktionelle Ergebnisse erzielen. Teilweise lassen sich aber auch durch Radiosynoviorthesen mit Betastrahlen gute bis sehr gute Ergebnisse erzielen.

Psoriasisarthritis

Da eine causale Therapie der seronegativen Spondarthritiden nicht bekannt ist, ist die symptomatische Behandlung bei dieser Erkrankung in den Grundzügen ähnlich der beim Morbus Bechterew. Daneben sind aber bei den einzelnen Erkrankungen neben den bisher genannten Therapieformen je nach Art der Erkrankung noch zusätzliche Maßnahmen erforderlich, die ganz im Vordergrund stehen können. Die Schmerzen bei der Psoriasis-Arthritis sollten wie bei den übrigen entzündlichen rheumatischen Erkrankungen mit Hilfe nichtsteroidaler Antirheumatika in angepaßter Dosierung behandelt werden. In Fällen, in denen eine Korrelation besteht zwischen der Exazerbation der Psoriasis und der Exazerbation der Arthritis ist es nicht selten erforderlich, die Hautveränderungen zunächst zu behandeln, wozu Teerpräparate, Zignolin, Salicylsäure oder steroidhaltige Salben geeignet sind. Eine erfolgreiche Photochemotherapie der Dermatose mit Psoralen und UV-A-(Puva)-Strahlen hat jedoch keinen Effekt auf die Arthritis.

Bei peripherem Gelenkbefall zeigt eine Goldtherapie nicht selten einen positiven therapeutischen Effekt, ohne daß vermehrt toxische Reaktionen beobachtet werden. Bei stark ausgeprägtem Hautbefall ist jedoch bei einer Therapie mit Goldsalzen Vorsicht geboten, da es unter Umständen zu einem exfoliativen Verlauf der Dermatitis kommen kann. Kontrollierte Studien über den Einsatz von D-Penicillamin bei der Psoriasisarthritis liegen nicht vor, jedoch soll dieses Präparat bei der Psoriasisarthritis nicht so wirksam sein wie bei der chronischen Polyarthritis. Unter einer Therapie mit Antimalarika kann sich bei einigen Patienten die Psoriasis verstärken, obgleich sie die Gelenkerkrankung im allgemeinen günstig beeinflussen.

Immunsuppressiva sind bei schweren destruktiven Verläufen der Psoriasisarthritis indiziert, die auf andere basistherapeutische Behandlungsregime nicht angesprochen haben.

Über positive Effekte sowohl auf die Dermatitis als auch auf die Arthritis wird vom Methotrexat berichtet, das wöchentlich in niedrigen Dosen über eine Zeit von 48 Stunden gegeben wird, der sich am Zellcyclus der Epidermiszellen orientiert. Entsprechende Untersuchungen zum Turnover von synovialen Grenzzellen wurden hier nicht durchgeführt. Bei Überschreiten einer Gesamtdosis von 1,5 g ist es empfehlenswert, Leberbiopsien vorzunehmen, außerdem sollte der Alkoholgenuß eingeschränkt werden. Salicylate verdrängen Methotrexat im Plasma und können so toxisch wirken, während durch Trimethoprim der Effekt von Methotrexat reduziert wird. Auch durch Vitamin-A-Abkömmlinge, wie z. B. aromatische Retinoide, kann der Verlauf der Psoriasisarthritis günstig beeinflußt werden.

Morbus Reiter

Da der Morbus Reiter häufig eine infektiöse Genese hat, die nicht selten inapparent verläuft, ist eine etwa 3–4 Wochen dauernde antibiotische Therapie mit Tetracyclinen indiziert, wobei jedoch ein sicherer Einfluß auf den weiteren Krankheitsverlauf bzw. auf die Reaktivierung der Erkrankung bis heute nicht eindeutig nachgewiesen werden konnte. Zur Behandlung der Gelenksymptome reichen in der Regel nichtsteroidale Antirheumatika aus, nur bei Nichtansprechen auf eine solche Therapie und Entwicklung einer Karditis ist die systemische Gabe von Steroiden indiziert. Bei Oligoarthritiden ist die intraartikuläre Applikation von Steroiden am besten in Kombination mit einem Lokalanästhetikum, meist sehr wirksam. Wegen der klinischen Ähnlichkeit und der überlappenden Symptomatik zwischen der Psoriasisarthritis und dem Reiter-Syndrom wurde Methotrexat ebenfalls erfolgreich bei der Reiter'schen Erkrankung eingesetzt. Die Indikation für eine solche Therapie ist das Nichtansprechen der Arthritis bzw. des Keratoderma blenorrhagicum auf eine konventionelle Therapie mit Steroiden.

Therapie bei Komplikationen der Spondylarthropathie

Uveitis

Uveitiden und Iridocyclitiden können bei den HLA-B27-assoziierten Arthritiden auftreten, und ihre Behandlung besteht in der lokalen und periokkulären Anwendung von Steroiden sowie von Mydriatica. Eine solche Therapie sollte sofort zu Beginn dieser extraartikulären Manifestationen einsetzen, um die Bildung von Synechien zu verhindern. Da sich unter einer Therapie mit Steroiden Linsentrübungen sowie ein Glaukom entwickeln können, sollte eine solche Behandlung nur auf die akute Phase einer Iritis beschränkt bleiben und in jedem Falle in Kooperation mit dem Opthalmologen durchgeführt werden.

Wirbelsäulenfrakturen

Da eine Ankylose der Wirbelsäule häufig mit einer Osteoporose einhergeht, können leicht Wirbelsäulenfrakturen auftreten. Solche Frakturen sind sehr instabil und im Vergleich zu anderen Wirbelsäulenfrakturen mit einem hohen Mortalitätsrisiko behaftet. Bevorzugt treten solche Frakturen im Bereich der Halswirbelsäule auf, häufig nach inadäquatem Extensionstrauma, wobei diese Frakturen radiologisch schwierig darzustellen sind, insbesondere in Höhe von C6 und C7. Das therapeutische Procedere besteht zunächst in der Fixierung der Fraktur mit Hilfe einer cervicalen Traktion, um das Risiko einer Dislokation zu reduzieren bzw. um eine optimale Adaptation der beiden Bruchstücke für die knöcherne Frakturheilung zu erzielen. Dabei ist darauf zu achten, daß es infolge zu starken Zuges nicht zu Läsionen des Spinalmarkes mit neurologischen Komplikationen kommt. Ein chirurgisches Vorgehen in Form einer Laminektomie mit oder ohne Wirbelkörperverblockung ist nur indiziert, wenn die neurologischen Komplikationen, z. B. durch Entwicklung eines epiduralen Hämatoms zunehmen oder aber sich eine permanente Instabilität im Frakturbereich entwickelt, die sich durch temporäre Ruhigstellung nicht beheben läßt,

Es ist daher ratsam, Patienten mit einer Ankylose der HWS über die Risiken bzw. die möglichen Gefahren aufzuklären, die sich infolge geringfügiger Traumata der Halswirbelsäule im Rahmen von Verkehrsunfällen, cervikalen Manipulationen oder ähnlichem entwickeln können.

Atlanto-axiale Subluxation

Atlanto-axiale Subluxationen können bei der juvenilen ankylosierenden Spondylitis schon früh auftreten, während sie sich bei der Erwachsenenform erst zu einem späteren Zeitpunkt im Verlauf der Erkrankung entwickeln. Bei dieser Form der Dislokation gelten die gleichen therapeutischen Grundsätze wie bei der durch die chronische Polyarthritis bedingten Atlasverschiebung; so ist bei Auftreten der ersten neurologischen Komplikationen, wie z. B. starken Nackenschmerzen, Taubheitsgefühl der Hände und Füße, Schwinden der Muskelkraft, Miktionsstörungen, Paraparese und ähnlichem ein stabilisierender operativer Eingriff indiziert. Im Rahmen eines solchen operativen Vorgehens ergeben sich nicht selten erhebliche Probleme für den Anästhesisten.

Cauda-equina-Syndrom:

Ein Cauda-equina-Syndrom, das bekanntlich mit Sensibilitätssowie Miktions- und Defäkationsstörungen einhergeht, kann sich im Rahmen eines langen Krankheitsverlaufes eines Morbus Bechterew entwickeln. Eine exakte neurologische Untersuchung ist bei Auftreten dieser Komplikationen erforderlich; so werden nicht selten solche Patienten wegen einer vermeintlichen Prostatahyperplasie urologisch operiert, was dann eine verstärkte Harninkontinenz zur Folge hat. Eine causale Therapie für diese Komplikationen ist nicht bekannt, und ein chirurgisches Vorgehen sollte in jedem Fall vermieden werden, da es in der Regel zu einer Verschlimmerung der Beschwerden führt. Medikamentöse Therapieversuche mit Steroiden oder Indomethacin sind ebenfalls wenig erfolgreich. Erleichterung der Beschwerden bringt den Patienten eine intermittierende Selbstkatheterung bzw. eine Behandlung der Obstipation, die zugegebenermaßen nicht immer ganz einfach ist.

Herzbeteiligung

Eine Mitbeteiligung des Herzens in Form von Erregungsleitungsstörungen werden bei bis zu 33% der Patienten mit seronegativen Spondarthritiden beobachtet. Erfreulicherweise kommt ein totaler AV-Block jedoch nur sehr selten vor. Die Therapie des totalen AV-Blocks besteht in einer permanenten elektrischen Stimulation mit Herzschrittmacherimplantation, wobei die Indikationen hierfür Adam-Stoke'sche Anfälle, Schwindelzustände, Atemnot und Leistungsminderung sind. Weitere Indikationen für einen Schrittmacher sind ein AV-Block 2. Grades mit Dyspnoe bzw. Belastungsangina, Sinusstillstand oder Bradykardie-Tachykardie-Syndrom mit atrialer Fibrillation oder Sinusbradykardie.

Bei einigen Patienten ist auch ein Aortenklappenersatz indiziert, und zwar wenn das Aortenvitium mit einer schweren Angina pectoris, Dyspnoe oder Synkopen einhergeht, oder aber bei asymptomatischen Patienten mit drohendem Linksherzversagen, wobei die Operationsresultate im allgemeinen sehr gut sind.

Weiterführende Literatur

Calin A (Hrsg): Spondylarthropathies. Grune and Stratton, 1984

EULAR Symposium on Seronegative Polyarthritis: Clinical and Experimental Rheumatology Vol 5, S-No 1. Supplement Ausgabe 1987

Tiilikainen A: Spondarthritides, in Immungenetics. G.S. Panayi u. Ch.S. David (Hrsg), Butterworths, 1984

Wright V, Moll JMH (Hrsg.): Seronegative Polyarthritis. North-Holland Publishing Company 1976

Ziff M, Cohen SB (Hrsg): The spondylarthropathies, in Advances in Inflammation Research, Volume 9, Raven Press 1985

9. Rheumatoide Arthritis

E.-M. Lemmel und U. Botzenhardt

Definition

Die rheumatoide Arthritis (Synonyme: primär chronische Polyarthritis, progredient chronische Polyarthritis, chronische Polyarthritis) ist die klinisch und sozialmedizinisch wichtigste der chronisch entzündlichen Gelenkerkrankungen. Es handelt sich um eine Systemerkrankung mit einem bevorzugten Befall der Synovialmembran in den Gelenken und Sehnenscheiden. Sie tritt bei ca. 1% der Bevölkerung auf, ist an sich nicht direkt lebensverkürzend, führt jedoch aufgrund ihrer Tendenz zur zunehmenden Funktionseinschränkung des Bewegungsapparates häufig zu vorzeitiger Invalidität und wegen Komplikationen der Grunderkrankung bzw. der Therapie auch zu einer Minderung der Lebenserwartung.

Ätiologie

Die Ätiologie der rheumatoiden Arthritis (RA) hat sich bisher nicht klären lassen. Immunologische Faktoren sind aber mit Sicherheit an der Entstehung der Erkrankung und an deren Perpetuierung mit beteiligt, vielfach wird sie zu den Autoimmunerkrankungen gezählt. Als auslösendes Autoantigen werden hierbei insbesondere Kollagen- oder Kollagenspaltprodukte diskutiert. Als morphologisches Korrelat der immunpathologischen

292

Mechanismen findet sich in der entzündlich veränderten Synovialmembran eine Anreicherung von B- und T-Lymphocyten aller Aktivierungsgrade, von Makrophagen, Monocyten und Granulocyten. Mit serologischen Methoden kann die Gegenwart zahlreicher Antikörper, von Komplement und von Lymphokinen demonstriert werden.

Von vielen Autoren werden die beobachteten Immunreaktionen aber auch als Antwort auf einen exogenen Reiz gesehen, etwa in Form eines infektiösen Agens. Im Hinblick auf den chronischen Krankheitsverlauf müßte dieses Agens durch das Immunsystem schwer eliminierbar sein und so einen ständigen antigenen Reiz mit der Folge einer „frustranen" chronisch-immunologischen Reaktion verursachen. Das entsprechende Agens könnte aber auch eine körpereigene Struktur so verändern, daß diese für das Immunsystem als Antigen wirkt. Dies könnte insbesondere auf Knorpelbestandteile zutreffen. Zu den im Zusammenhang mit dieser Hypothese angeschuldigten Erregern gehören in historischer Reihenfolge Tuberkelbakterien, Streptokokken, Mykoplasmen und unterschiedliche Viren, insbesondere das Epstein-Barr-Virus.

Tiermodelle, in denen das jeweilige infektiöse Prinzip eine chronische Polyarthritis mit RA-ähnlichen Immunphänomenen zu induzieren vermag, stützen einige dieser Annahmen. Für die Ätiologie der Human-RA konnte aber ein einheitliches Pathogen trotz aufwendiger Untersuchungen nicht identifiziert werden. Jede Hypothese zur Klärung der Ätiopathogenese der RA muß neben dem chronischen Krankheitsverlauf auch die auffällige Bevorzugung des Gelenksystems als Reaktionsort der Erkrankungen berücksichtigen. Die bisher angebotenen Erklärungen reichen hierzu nicht aus.

Unabhängig von dem ungeklärten immunologischen Ausgangspunkt der Erkrankung kommt es im Zusammenhang mit der Immunreaktion in der Synovialmembran zu einer Aktivierung der unspezifischen Entzündungsreaktion, als deren zelluläres Element ein hoher Monocytenanteil imponiert. Die Gelenkzerstörung und die Beschwerden der RA-Patienten dürften zu ganz wesentlichen Teilen durch Produkte dieser aktivierten Zellen und auch der Granulocyten verursacht sein. Auch die gleichzeitig zu beobachtende Fibroblastenproliferation, der ebenfalls ein gelenkschädigender Einfluß zugeschrieben wird, mag durch Faktoren der immunologischen Reaktion, wie Lymphokine initiiert und unterhalten werden, könnte allerdings auch auf eigenständigen Ursachen beruhen.

Vielfach wird heute zur Erklärung des Krankheitsprozesses weniger ein einzelnes auslösendes Agens angenommen, sondern eine generelle immunologische Fehlsteuerung beim RA-Patienten ursächlich unterstellt. Nach dieser Ansicht reagiert möglicherweise das immunologische System entsprechend genetisch prädisponierter Personen auf Reize unterschiedlicher Art am Gelenk mit einer polyklonalen, nicht selbst terminierenden Immunreaktion, welche zu einer chronischen Synovitis führt. In diesem Zusammenhang einer generellen Überaktivierung des Immunsystems können auch die zahlreichen Autoantikörper bei RA-Patienten zwanglos eingeordnet werden, deren prominenteste die Gruppe der Rheumafaktoren darstellt. Letztere sind, wie man inzwischen weiß, für die Krankheit weder spezifisch noch ist ihr Auftreten für die RA zwingend, eine besondere pathogenetische Bedeutung kommt ihnen nur in Ausnahmefällen zu (Hyperviskositätssyndrom).

Morphologie

Alle am Gelenk beteiligten Gewebe können durch den entzündlich-rheumatischen Prozeß betroffen werden, wobei ein krankheitsspezifischer morphologischer Befund fehlt. Die wichtigsten morphologischen Frühveränderungen liegen im mikrovasculären Bereich in Form einer gesteigerten Gefäßpermeabilität mit einer Extravasation von Serumbestandteilen und Zellen. Wird die Synovialmembran von diesem Geschehen betroffen, so kann dies den Ausgangspunkt des Prozesses bedeuten, der schließlich zur Gelenkdestruktion führt. Substanzen, wie z. B. Fibrin, welche aus den geschädigten Gefäßen austreten, stellen offensichtlich einen Proliferationsreiz für die Synovialiszellen dar. Diese beginnen sich zu vermehren, Lymphocyten und Plasmazellen wandern ein, und eine Fibroblastenproliferation beginnt. Aus der ursprünglich einzelligen Deckzellschicht wird im Laufe dieses Prozesses ein dickes, zottiges Gewebe, der Pannus. Histologisch finden sich im Pannus Lymphfollikel, Riesenzellen, Granulocyten, Fibroblastenwucherungen, also alle bereits erwähnten Bestandteile eines immunologischen Reaktionsfeldes. Der Pannus führt auf einem immer noch nicht endgültig abgeklärten Wege zu einer Zerstörung der benachbarten Gewebe, wie z.B. Knorpel, Sehnen und auch Knochen. An dem Prozeß der Gewebezerstörung sind mit hoher Wahrscheinlichkeit Enzyme der den Pannus bildenden Zellen wie z.B. Kollagenasen, andere Proteasen sowie sonstige Enzyme wesentlich beteiligt. Schlimmstenfalls wird der Gelenkknorpel völlig zerstört und ebenso der Knochen, bis hin zur Öffnung der Markhöhle, ebenso kann es zur Ruptur von Bändern und Sehnen kommen. In allen Stadien der Entzündung kann aber auch aus unbekannten Gründen der destruktive Prozeß zum Stillstand kommen mit der Konsequenz einer „Vernarbung" mit mehr oder weniger stark beeinträchtigter Organfunktion.

Epidemiologie

Die RA ist eine häufige Erkrankung. Nach epidemiologischen Untersuchungen in vielen Ländern muß man davon ausgehen, daß mindestens 1% der Bevölkerung an einer RA leidet. Frauen sind 2- bis 3mal häufiger befallen als Männer, die Erkrankung kann in jedem Lebensalter beginnen, Erkrankungsgipfel im 2.-4. Lebensjahrzehnt, mit steigendem Lebensalter einer untersuchten Population nimmt die Häufigkeit der Erkrankung entsprechend zu. Ganz ohne Zweifel besteht eine genetische Prädisposition. Dieser lange Zeit umstrittene Punkt ist inzwischen durch die Entdeckung der Assoziation der RA mit dem HLA-Antigen DR4 geklärt worden, wobei die Wirkung des genetischen Einflusses beim Ausbruch der Erkrankung nach wie vor unklar bleibt. Das HLA-Antigen DR4 findet sich in der Normalbevölkerung bei ca. 20% der untersuchten Personen, bei RA-Patienten in ca. 60%. Das Ausmaß der Assoziation des Antigens mit der Erkrankung ist also längst nicht so ausgeprägt, wie etwa die über 95%ige Assoziation des HLA-B27-Antigens und dem Auftreten der Bechterew'schen Erkrankung. Das relative Risiko eines Merkmalträgers von DR4, an einer RA zu erkranken, ist ungefähr fünfmal so hoch wie das Erkrankungsrisiko einer HLA-DR4 negativen Person.

Die RA kommt auf der ganzen Welt, in jeder Klimazone und bei allen ethnischen Gruppen vor. Die Erkrankung beginnt möglicherweise etwas häufiger in der kalten Jahreszeit, oft werden die Symptome der Erkrankung bei kalter und feuchter Witterung sowie bei Luftdruckabfall von den Patienten vermehrt geklagt. Versuche, bestimmte Persönlichkeitsmerkmale oder Berufsgruppen mit der Erkrankung in Verbindung zu bringen, brachten bisher keine eindeutigen Resultate.

Klinische Symptomatik

Diagnoseschemata

Das klinische Bild der RA ist ganz außerordentlich variabel. Die Diagnose kann in machen Frühfällen bei charakteristischem Gelenkbefallsmuster und klassischer Anamnese im wörtlichen Sinne auf der Hand liegen, bei einer Vielzahl von Patienten wird sie aber erst nach geraumer Beobachtungszeit und Ausnutzung aller Hilfsmittel der Diagnostik möglich sein. Es gibt keinen einzelnen klinischen, serologischen, röntgenologischen oder sonstigen Parameter, der für sich allein das Vorliegen einer RA beweisen oder ausschließen kann. Selbst das Auftreten typischer Rheumaknoten muß nicht mit dem Krankheitsbild einer RA verknüpft sein.

Die Diagnose einer RA wird also im allgemeinen auf einer Synopsis von Anamnese, klinischem Befund, Labor und Röntgenuntersuchungen beruhen müssen. In Sonderfällen werden auch histologische Befunde berücksichtigt werden können. Weltweit hat in der Rheumatologie ein Schema diagnostischer Kriterien der

Tabelle 1. Diagnostische Kriterien für die chronische Polyarthritis ARA, Revision 1958 (Symptome 1-11) und Cioms 1963 (Symptome 1-8[a])

1. Morgendliche Steifheit
2. Bewegungs- oder Druckschmerz: mindestens 1 Gelenk (ärztlich festgestellt)
3. Weichteilschwellung und/oder Erguß (nicht nur Knochenverdickung): mindestens 1 Gelenk (ärztlich festgestellt)
4. Schwellung mindestens eines weiteren Gelenkes. Freies Intervall max. 3 Monate (ärztlich festgestellt)
5. Bilateral-symmetrische Gelenkschwellung (nicht Fingergelenke; im Bereich der Finger-Mittel- und Grundgelenke und der Zehen-Grundgelenke wird keine absolute Symmetrie verlangt). Dauer der Symptome 1-5 mindestens 6 Wochen
6. Subcutane Knoten über Knochenvorsprüngen, Streckmuskeln oder juxta-artikulär (ärztlich festgestellt)
7. Typische Röntgenbefunde, mindestens gelenknahe Osteoporose
8. Positiver Rheumafaktortest mit einer bei normalen Kontrollen max. 5% positiv reagierenden Methode
9. Synovialflüssigkeit; schwaches Muzinpräzipitat
10. Charakteristische histologische Veränderungen der Synovialmembran; mindestens 3 der folgenden Kriterien
    - starke Zellbildung
    - Proliferation der oberflächlichen Synovialzellen, die sich oft palisadenartig anordnen
    - deutliche Infiltration mit chronischen Entzündungszellen (Lymphocyten und Plasmazellen) mit einer Tendenz zur Bildung von Lymphfollikeln
    - Ablagerung von Fibrin, entweder an der Oberfläche oder im Interstitium
    - herdförmige Zellnekrosen im Interstitium
11. Charakteristische histologische Veränderungen in subcutanen Knoten

[a] Nach Rainer F und Siegmeth W (1984) Handbuch der inneren Medizin - Rheumatologie B. Mathies B (Hrsg), Springer Berlin

*A*merican *R*heumatism *A*ssociation (ARA) Verbreitung gefunden, welches in Tabelle 1 wiedergegeben ist. Erfüllt ein Patient zwei dieser Kriterien, im Falle der Kriterien 1-5 über einen Zeitraum von mindestens sechs Wochen, so liegt nach dieser Nomenklatur bereits eine mögliche RA vor. Sind drei Kriterien erfüllt, so handelt es sich um eine „wahrscheinliche", bei fünf erfüllten Kriterien um eine „definitive" und bei sieben erfüllten Kriterien schließlich um eine „klassische" RA. Diese Einord-

Tabelle 2. Chronische Polyarthritis: Ausschlußliste (ARA, Revision 1958)[a]

1. Typisches Exanthem des Lupus erythematodes disseminatus (LED)
2. Hohe Konzentration von LE-Zellen im Blut
3. Histologischer Nachweis der Panarteriitis nodosa
4. Schwäche der Nacken-, Rumpf- und Rachenmuskulatur bei Dermattomyositis
5. Sichere generalisierte Sklerodermie (nicht nur auf die Finger beschränkt)
6. Charakteristisches klinisches Bild eines rheumatischen Fiebers mit flüchtigen Gelenkserscheinungen und Zeichen einer Endocarditis
7. Charakteristisches Bild einer Gicht mit akuten Schüben mit Schwellung, Rötung und Schmerz in einem oder mehreren Gelenken, besonders wenn auf Colchicin Besserung erfolgt
8. Tophi
9. Mikrobiell verursachte Arthritis
10. Bakteriologisch oder histologisch nachgewiesene Gelenkstuberkulose
11. Reiter-Syndrom (Urethritis, Conjunctivitis und Arthritis; akut und meist wechselnde Gelenksbeteiligung)
12. Charakteristisches Bild eines Schulter-Hand-Syndroms
13. Charakteristisches Bild einer Osteoarthropathie hypertrophiante pneumonique
14. Neurogene Arthropathie
15. Alkaptonurie
16. Nachgewiesene Sarkoidose
17. Multiples Myelom
18. Erythema nodosum
19. Myeloische oder lymphatische Leukämie
20. Agammaglobulinämie

[a] Nach Rainer F und Siegmeth W (1984) Handbuch der inneren Medizin - Rheumatologie B. Mathies H (Hrsg) Springer, Berlin

nung ist aber nur dann erlaubt, wenn nicht gleichzeitig sog. Ausschlußkriterien vorliegen, die für sich betrachtet Hinweise auf andere Erkrankungen mit Gelenkbeteiligungen darstellen (Tabelle 2). Das Vorhandensein einer Reihe von ARA-Kriterien bei einem Patienten darf also nur als Hinweis verstanden werden und enthebt den diagnostizierenden Arzt nicht von eigenen, umfangreichen differentialdiagnostischen Überlegungen.

Insbesondere sollte man sich auch der Tatsache bewußt sein, daß viele der nach dieser Kriterienliste als wahrscheinliche bzw. sogar als definitive RA eingestufte Patienten in der weiteren klinischen Langzeitbeobachtung keine chronisch progrediente Polyarthritis entwickeln, entweder also ausheilen oder aber in andere

Krankheitsbilder münden. Aufgrund dieser Unzulänglichkeiten gibt es immer wieder Bemühungen, andere Kriterienlisten aufzustellen. Im deutschen Schrifttum sollen hier diejenigen von Mathies und Schilling erwähnt werden. Bei der Mannigfaltigkeit der Symptome von RA-Patienten, dem völlig unterschiedlichen und vielfach unvorhersehbaren Verlauf der Erkrankung und den umfangreichen differentialdiagnostischen Möglichkeiten wird eine Schematisierung der Diagnose dem Krankheitsbild des einzelnen Patienten nur schwer gerecht werden können.

Krankheitsbeginn

Den faßbaren Erstsymptomen der Erkrankung gehen häufig unspezifische Prodromi wie Abgeschlagenheit, rasche Ermüdbarkeit, schwer lokalisierbare Schmerzen und Mißempfindungen im gesamten Bewegungsapparat sowie das Gefühl einer Steife des ganzen Körpers bzw. einzelner Abschnitte voraus. Der eigentliche Krankheitsbeginn ist dann typischerweise schleichend, über einen Zeitraum von mehreren Wochen oder sogar Monaten entwickeln sich Schwellungen, Schmerzen und Überwärmung der betroffenen Gelenke oder auch Sehnenscheiden, eine Hautrötung am betroffenen Gelenk ist eher selten. Klassischerweise zuerst befallen sind die Fingergrund- und -Mittelgelenke, häufig des II. und III. Strahles beidseitig symmetrisch, oft aber auch die Zehengrundgelenke, insbesondere der Kleinzehen. Auch ein Befall der Halswirbelsäule kann früh in der Erkrankung vorkommen und äußert sich in diagnostisch evtl. schwer einzuordnenden Kopf- und Nackenschmerzen, Bewegungseinschränkungen der Halswirbelsäule sowie Mißempfindungen im gesamten Schultergürtelbereich.
Im allgemeinen sind die Beschwerden der RA-Patienten in den Morgenstunden am stärksten, oft als Morgensteifigkeit imponierend. Diese reicht bis in die Vormittagsstunden hinein, ihre Dauer wird oft als Aktivitätsparameter in der Verlaufsbeobachtung benutzt.
Bei ungefähr 20% der Patienten beginnt die Erkrankung dramatischer, die Gelenkbeschwerden entwickeln sich innerhalb von

Tagen, und es können subfebrile Temperaturen auftreten. Eine migratorische Polyarthritis, wie etwa beim rheumatischen Fieber, wird aber nicht beobachtet. Unabhängig vom akuten oder schleichenden Krankheitsbeginn kann auch die Verteilung der betroffenen Gelenke zu Beginn atypisch sein. So sieht man nicht selten Mono- bzw. Oligoarthritiden großer Gelenke, auch in nicht symmetrischer Form, insbesondere bei älteren Patienten.

Es gibt wohl kein Gelenk des Körpers, welches nicht von einer RA betroffen werden kann. Dies gilt auch für die DIP-Gelenke der Hände, deren Aussparung im Rahmen einer RA durchaus nicht zwingend ist. Man sollte bei der Untersuchung eines RA-Patienten keinesfalls darauf verzichten, alle Gelenke des Körpers zu überprüfen, man wird hierbei immer wieder befallene Gelenke entdecken, deren Erkrankung dem Patienten selber aus dem einen oder anderen Grunde noch nicht deutlich geworden war. Hierzu gehören insbesondere die Akromio-Clavicular-Gelenke, die Kiefer-Gelenke, die Sterno-Clavicular-Gelenke und die Zehen-Gelenke.

Auch die atypisch beginnenden Krankheitsverläufe münden aber zumeist in ein chronisch rezidivierendes, polyarthritisches Bild. Insbesondere muß bei fast allen Patienten mit fortlaufender Aktivität nach einigen Jahren mit einem Befall der Hände gerechnet werden, sei es nun im Bereich der Fingergelenke oder der Handwurzel oder generalisiert.

Es wurde schon bemerkt, daß nicht immer die Gelenkmanifestationen am Anfang der Erkrankung stehen. Ein isolierter Befall von Sehnenscheiden als Erstmanifestation kann erhebliche differentialdiagnostische Schwierigkeiten verursachen, ferner können sogar Symptome außerhalb des Bewegungsapparates bis hin zum isolierten Auftreten von Rheumaknoten ohne Polyarthritis beobachtet werden. An besonderen Verlaufsformen soll ferner noch ein Krankheitsbild erwähnt werden, welches der juvenilen RA ähnelt und von einzelnen Autoren als Still'sche Erkrankung des Erwachsenen bezeichnet wird. Dieses Krankheitsbild ist gekennzeichnet durch heftige, relativ akut auftretende rezidivierende Polyarthritiden, verbunden mit Fieber und Leukocytose, die sich mit relativ beschwerdefreien Intervallen über Jahre hin abwechseln können und bei denen häufig Ankylosen der Handgelenke und im HWS-Bereich resultieren. Eine weitere Sonderform stellt die „maligne" RA dar. Sie ist charakterisiert durch hohe Entzündungsaktivität, Neigung zu rascher Gelenkdestruktion, zu visceraler Beteiligung und zu vasculitischen Veränderungen in größeren Arterien. Sie erweist sich gegenüber dem Einsatz der Antirheumatika der I. und II. Wahl (s. Abschnitt Therapie) häufig als resistent und spricht selbst auf den Einsatz von Corticoiden und Cytostatika nicht immer an. Patienten dieser Verlaufsform sind trotz aller Bemühungen gelegentlich schon nach wenigen Jahren weitgehend invalidisiert, sowie durch Komplikationen auch vital bedroht.

Bei Patienten mit Erkrankungsbeginn in hohem Lebensalter treten als Sonderform im Rahmen einer RA manchmal heftige Monarthritiden bevorzugt der Schulter- und Kniegelenke, verbunden mit ausgeprägten serologischen Entzündungszeichen auf. Bei nur geringem systemischem Befall kann es zu einer raschen Zerstörung des hauptbetroffenen Gelenkes kommen.

Verlauf und Prognose

Auch ohne die eben bereits erwähnten Sonderformen ist der Verlauf der Erkrankung und auch ihre Prognose außerordentlich variabel. Eine den medizinisch-statistischen Ansprüchen der heutigen Zeit genügende Beobachtung eines unbehandelten Patientenkollektivs über einen längeren Zeitraum existiert nicht, über den Spontanverlauf der Erkrankung sind daher keine gesicherten Angaben möglich. Die langfristigen Effekte der heute gebräuchlichen Therapie lassen sich dementsprechend immer nur im Vergleich zu anderen Therapieverfahren sehen, nicht aber zu einem unbeeinflußten Krankheitsverlauf.

Es überrascht nicht, daß ein gleichzeitiger Befall vieler Gelenke und der Nachweis einer dauernden hohen entzündlichen Aktivität des Krankheitsprozesses mit einer schlechteren Prognose einhergeht als ein oligoartikulärer Befall mit gleichzeitig bestehender geringer entzündlicher Aktivität. Seropositive Fälle verlaufen im allgemeinen etwas schwerer als seronegative, letztere gehen allerdings häufig später in seropositive über. Auch bei lebenslang seronegativen Patienten werden aber immer wieder Fälle rascher Progredienz zu finden sein. Der weitaus überwiegende Teil der Patienten nimmt einen teils dauernd, teils schubweise progredienten Verlauf mit mehr oder weniger rascher Verschlechterung. Ein Stillstand der Erkrankung kann in jedem Stadium auftreten, wobei aber häufig die vorher entstandenen Schäden irreversibel sind. Eine Einteilung von RA-Patienten in prognostische Gruppen früh nach Erkrankungsbeginn ist ein noch nicht gelöstes Problem, dessen Bearbeitung sicher einen großen epidemiologischen Aufwand rechtfertigen würde. Auf das Vorkommen von milden und kurzdauernden Krankheitsverläufen, die nach einem oder wenigen Schüben ohne Funktionsverlust sistieren, wurde hingewiesen. Unter denjenigen Patienten, die wegen ihrer Arthritis einen Arzt aufsuchen, ist ihr Anteil wohl gering, aber nicht zu vernachlässigen, in epidemiologischen Studien dagegen dürften sie zu den dort berichteten, relativ hoch erscheinenden Prozentsätzen von RA-Patienten in der Bevölkerung durchaus beitragen. Eine Minderheit der Patienten schließlich, deren Anteiligkeit mit 10–15% angegeben wird, zeigt eine kontinuierliche, schwer zu beeinflussende hochentzündliche Aktivität mit massiver Gelenkdestruktion, die in zunehmenden Funktionsverlust und Invalidität mündet.

Verschiedene Klassifizierungssysteme der jeweiligen Krankheitsaktivität, des röntgenanatomisch feststellbaren Ausmaßes der Gelenkzerstörung und des funktionellen Zustandes sind vorgeschlagen worden. Der Wert dieser Einteilungen liegt unseres Erachtens im wesentlichen in der Gruppierung eines größeren Patientengutes und nicht so sehr bei der Beurteilung des Einzelfalles. Auch hier sind die im angelsächsischen Raum benutzten Steinbroker-Stadien, die in den Tabellen 3 und 4 wiedergegeben sind, auch bei uns die gebräuchlisten. Hierbei bezieht sich die röntgenanatomische Einteilung naturgemäß nur auf den Zustand einzelner oder mehrerer Gelenke. Die Ankylose eines einzelnen Gelenkes bedeutet hier also bereits eine Klassifizierung nach Steinbroker Stadium IV, ungeachtet des Zustandes der anderen Gelenke.

Daß die RA als chronisch schmerzhafte, potentiell invalidisierende Erkrankung für den Patienten zusätzlich zur somati-

Tabelle 3. Klassifikation der c. P. nach Stadien des Krankheitsprozesses (American Rheumatism Association). Steinbroker et al. (1949)[a]

Stadium	Röntgenbefund	Muskelatrophie	Extraartikuläre Veränderungen (subcut. Knoten) Tendovaginitis	Gelenkdeformation	Ankylose
I	keine destrukt. Veränderungen, Osteoporose	0	0	0	0
II	Osteoporose (evtl. geringe Destruktion des subchondr. Knochens)	Umgebung	evtl. vorhanden	Einschränkung der Beweglichkeit evtl. vorhanden	0
III	Osteoporose, Knorpel- und Knochendestruktion	ausgeprägt	evtl. vorhanden	Subluxation, ulnare Deviation, Hyperextension	0
IV	wie III, mit knöcherner Ankylose	ausgeprägt	evtl. vorhanden	wie III	fibröse oder knöcherne Ankylose

[a] Nach Rainer F und Siegmeth W (1984) Handbuch der inneren Medizin – Rheumatologie B. Mathies H (Hrsg) Springer, Berlin

Tabelle 4. Klassifikation der c. P. hinsichtlich der Funktionsfähigkeit (American Rheumatism Association) Steinbroker et al. (1949)[a]

Grad	Definition	Charakteristik
I	volle Aktivität	voll arbeitsfähig, uneingeschränkte Hausarbeit
II	geringe bis mäßige Einschränkung	arbeitsfähig mit leichteren Modifikationen, unabhängig von fremder Hilfe, alle Hausarbeiten außer schwere
III	starke Einschränkung	nur sehr leichte Arbeit oder Hausarbeit, teilweise abhängig von Hilfspersonen
IV	ausgeprägte Funktionsstörung, invalide	100% arbeitsunfähig, abhängig von Hilfspersonen

[a] Nach Rainer F und Siegmeth W (1984) Handbuch der inneren Medizin - Rheumatologie B. Mathies H (Hrsg) Springer, Berlin

schen Funktionseinschränkung erhebliche psychische und soziale Probleme mit sich bringt, ist offensichtlich. Der Patient selbst, seine Familie und persönliche Umgebung, sowie das gesamte Gesundheits- und Sozialwesen sind hier ständig gefordert, Unterstützung zu leisten und Hilfsmöglichkeiten zu erschließen.

Die RA als solche ist nicht lebensverkürzend. Dennoch ist die Mortalität von RA-Patienten gegenüber derjenigen der Normalbevölkerung etwas erhöht. Hierfür konnte aber bisher keine RA-typische Ursache gefunden werden, augenscheinlich erliegen RA-Patienten leichter Infektionskrankheiten, Herz-Kreislauf-Erkrankungen usw. Direkt oder indirekt auf die Erkrankung zurückzuführende Todesursachen kommen vor in Form von Komplikationen bei atlanto-axialer Dislokation, visceraler Beteiligung wie Pleuritis und Perikarditis, Nierenversagen bei sekundärer Amyloidose und schließlich als Komplikation und/oder Nebenwirkung therapeutischer Maßnahmen.

Artikuläre Manifestationen

Hand: Es gibt nur wenige RA-Patienten, die von einem Befall der Hände im Rahmen ihrer Erkrankung verschont bleiben. Nach einer Erkrankungsdauer von 3 Jahren oder mehr muß bei über 90% der Patienten mit Schäden an den Händen gerechnet werden, wobei das distale Radio-Ulnar-Gelenk hier in die Betrachtung einbezogen wird. Neben den Schäden an Knorpel und Knochen wird gerade die Hand auch besonders häufig von Tenosynovitiden betroffen. RA-typische Veränderungen an der Hand sind in Form der Ulnardeviation, dem Schwanenhalsfinger und der Knopflochdeformität jedem rheumatologisch Interessierten bekannt. Schwanenhalsdeformität und Ulnardeviation beruhen auf einer durch die Erkrankung geänderten Biomechanik. Bei gelockerter oder rupturierter Gelenkkapsel und geschädigtem Bandapparat kommt es durch Sehnenzug zu einem Abgleiten des Fingerskelettes aus der physiologischen Achse heraus. Bei der Knopflochdeformität bewirkt eine Synovialitis des darunterliegenden PIP-Gelenkes eine Schädigung und so ein Auseinandertreten der Zügel der Strecksehne des zugehörigen Fingers, die Strecksehnenzügel gleiten unter den Drehpunkt des Gelenkes ab und werden so funktionell zu Beugesehnen. Das PIP-Gelenk tritt hierbei wie ein Knopf durch das Knopfloch durch die Sehne hindurch. Eine aktive Fingerstreckung ist nicht mehr möglich. Immerhin bleibt aber, im Gegensatz zur Schwanenhalsdeformität, die Fähigkeit zum Faustschluß erhalten. Synovialitiden der Sehnenscheiden können im Extremfall bis hin zur Sehnenruptur führen, in jedem Fall verursachen sie aber mindestens eine schmerzhafte Bewegungseinschränkung sowie häufig Verklebungen der Sehne mit der Sehnenscheide. Der sogenannte schnellende oder schnappende Finger beim RA-Patienten ist ebenfalls eine Konsequenz einer Tenosynovialitis, wie auch das beim RA-Patienten so häufig anzutreffende Carpaltunnel-Syndrom. Unter dem Ligamentum carpi transversum hindurch verlaufen zusammen mit dem N. medianus Beugesehnen der Hand. Synovialitiden der Sehnenscheiden führen hier zu Schwellungen, ein erheblicher Druck auf den Nerven resultiert. Häufig kann hier nur operativ Abhilfe geschaffen werden.

Ellenbogengelenk: Früherscheinungen der RA am Ellenbogengelenk manifestieren sich häufig in Form einer Streckhemmung, die vom Patienten selbst oft kaum bemerkt wird. Als Besonderheiten kann es in diesem Gelenk zu Kompressionssyndromen des N. ulnaris und gelegentlich auch des N. radialis kommen, ausgelöst jeweils durch Entzündungen der den Nerven benachbarten Strukturen und nachfolgender Kompression. Bei der Untersuchung des Ellenbogengelenkes wird man häufig Rheumaknoten finden, deren Prädilektionsstelle an der Streckseite des Unterarmes subcutan entlang der Ulna bekannt ist. Differentialdiagnostisch sind Bursitiden der Bursa olecrani bzw. deren Folgezustände und Gichttophi abzugrenzen.

Schultergelenk: Bei einem Befall des Schultergelenkes wird am frühesten die Fähigkeit zur Abduktion und extremer Innenrotation verloren. Neben dem Befall des Gelenkes selbst sind am Schultergelenk häufig die Bursa subdeltoidea und subacromialis von der Erkrankung betroffen; auch Rupturen der Rotatorenmanschette kommen vor. Auf den bevorzugten Befall des Schultergelenkes im Rahmen einer Alterspolyarthritis wurde hingewiesen.

Fuß: Ein Befall der Füße bei der frühen RA ist wohl ebenso häufig wie ein Befall der Hand, wird aber möglicherweise nicht immer gleich diagnostiziert. Im Laufe der Erkrankung kommt es typischerweise zu einer Abweichung der Zehen nach lateral und cranial („Hammerzehen"), die Zehengrundgelenke werden nach unten gezogen und die Köpfchen der Metatarsalia werden gewichttragend. Wie auch an der Hand können die Fußwurzelknochen zu größeren Einheiten ankylosieren, sowohl ein Befall des unteren Sprunggelenkes als auch des oberen Sprunggelenkes mit entsprechenden Funktionsverlusten sind möglich. Auch Tendovaginitiden werden am Fuß beobachtet.

Kniegelenk: Ähnlich wie beim Ellenbogengelenk ist *funktionell* das erste Zeichen eines Kniegelenkbefalles häufig eine Streckhemmung, und es ist wichtig, einer drohenden Beugekontraktur dieses Gelenkes energisch entgegen zu wirken. Die wohl bekannteste Besonderheit des Kniegelenkes bei der Rheumatoiden

Arthritis ist die Entstehung von sogenannten Baker-Cysten. Diese imponieren als fluktuierende Schwellung in der Poplitealgrube, und können entweder durch Flüssigkeitsansammlung in einer der hier befindlichen Bursen, als Hernie der Kniegelenkskapsel oder als Aufweitung der Bursa bei gleichzeitig bestehendem Kniegelenkserguß und einer Verbindung zwischen Bursa und Kniegelenkspalt entstehen. Insbesondere zwischen der Bursa semimembranosa und dem Kniegelenk scheinen derartige Verbindungen häufig zu existieren, ein Ventilmechanismus kann sich ausbilden. Die Cysten an sich machen häufig geringe Beschwerden, gelegentlich kommt es aber zu Rupturen dieser Cysten und die austretende Flüssigkeit breitet sich im gesamten Unterschenkelbereich akut aus. Es resultiert eine schmerzhafte Schwellung der Wade sowie eine Abflußbehinderung von Blut und Lymphflüssigkeit. Hierdurch entstehen Sprunggelenksödeme und venöse Stauung. Die Differentialdiagnose zu einer tiefen Beinvenenthrombose kann schwierig sein. Aufmerksame Patienten können jedoch durch die Angabe einer plötzlich entstandenen Unterschenkelschwellung bei gleichzeitig geringer werdendem Spannungsgefühl im Knie wertvolle anamnestische Hinweise geben.

Wirbelsäule: Im Rahmen der RA ist ein Befall der Halswirbelsäule häufig. Die anderen Wirbelsäulenabschnitte sind demgegenüber selten befallen. Besonders gefürchtet ist die atlantoaxiale Dislokalisation, die im Extremfall tödliche Konsequenzen haben kann. Lockerungen in diesem Gebiet beruhen im wesentlichen auf einer Synovialitis der Bursen, die den Dens axis umschließen. Diese entzündlichen Veränderungen können zu einer Lockerung oder Zerstörung des Ligamentum transversum führen, welches den Dens nach hinten umschließt. Bei Insuffizienz dieses Bandes kann C1 auf C2 nach vorne abkippen. Der Dens axis komprimiert dann das hinter ihm befindliche Rückenmark.
Eine gleichartige Instabilität der HWS kann durch destruktive Arrosion des Dens selbst verursacht werden. Je nach Ausmaß können neurologische Störungen aller Arten und Schweregrade resultieren. Disciiden und Intervertebralarthritiden finden sich

in allen anderen Abschnitten der HWS bei der RA, dagegen nur selten in der Brust- und Lendenwirbelsäule. Häufig ist, wie auch an anderen Abschnitten des Skelettes, eine generalisierte Osteoporose festzustellen. Diese krankheitsbedingt vorhandene Osteoporoseneigung wird durch die Gabe von Corticoiden zusätzlich verstärkt, eine Tatsache, der sich jeder verordnende Arzt bewußt sein sollte (Kaiser). Veränderungen an den Iliosacralgelenken fallen röntgenologisch immer wieder auf, verursachen aber augenscheinlich kaum Beschwerden.

Extraartikuläre Manifestationen

Extraartikuläre Manifestationen finden sich häufiger bei RA-Patienten mit hoher Krankheitsaktivität und positivem Rheumafaktor als in weniger aktiven Fällen. Hierbei beruhen Pleuritis und Perikarditis möglicherweise auf dem gleichen ungeklärten Mechanismus wie die Synovialitiden, da eine embryonale Verwandtschaft dieser Gewebe besteht. Viele der anderen extraartikulären Manifestationen lassen sich auf eine Vasculitis zurückführen, ob auch die Entstehung von Rheumaknoten primär auf einer obstruierenden Vasculitis beruht, ist unklar.

Die Rheumaknoten liegen meistens in der Subcutis, können aber alle Bestandteile des Bewegungsapparates umfassen. Darüberhinaus können sie auch visceral auftreten. Sie verursachen nur bei ungünstiger Lage Schmerzen und ihr Wachstum bzw. ihr unter Umständen spontanes Verschwinden wird von den Patienten oft kaum bemerkt. Prädilektionsstellen sind mechanisch stark beanspruchte Gebiete wie etwa die Streckseiten der Unterarme, der Unterschenkel prätibial, an der Achillessehne im Bereich des Schuhrandes, im Sacralbereich, am Hinterkopf usw. Sie können monströse Größen erreichen. Histologisch handelt es sich bei ihnen zentral um fibrinoides, nekrotisches Material, welches von einem Fibroblastenwall umgeben ist. Gefürchtet ist ein Durchbrechen dieser Knoten durch die sie bedeckende Haut mit nachfolgender Infektion.

Herz und Lungenbeteiligung: Pleuritis und Pleuraergüsse werden gelegentlich im Rahmen einer RA beobachtet. Sie sind normalerweise asymptomatisch. Der Proteingehalt im Punktat ist hoch, der Glukosegehalt niedrig, Monocyten und Granulocyten überwiegen als celluläre Elemente. Rheumaknoten können im Bereich der gesamten Lunge auftreten, und bereiten naturgemäß große differentialdiagnostische Schwierigkeiten. Typischerweise sitzen sie pleuranah. Als Kaplan-Syndrom wird ein gleichzeitiges Auftreten einer Pneumokoniose und einer RA bezeichnet. Das Syndrom ist gekennzeichnet durch multiple, derb knotige Veränderungen im gesamten Lungenparenchym und tritt bei starker Staubexposition der Lunge auf. Der pathogenetische Mechanismus ist nicht geklärt, weder die RA der betroffenen Patienten noch deren Pneumokoniose zeigen sonstige Besonderheiten. Diffuse Lungenveränderungen in Form einer interstitiellen Fibrose sind sehr selten und als Teil einer malignen Verlaufsform einer RA zu werten.

Eine Perikarditis scheint nach autoptischen und echokardiographischen Befunden bei RA-Patienten keine Seltenheit zu sein, fällt allerdings kaum jemals klinisch auf. Fälle, die therapeutische Konsequenzen erfordern, sind selten. Ebenso sind myokardiale und endokardiale Veränderungen bei RA zwar bekannt, aber zumeist ohne klinische Konsequenz.

Augenmanifestationen: Die wohl häufigste Augenkomplikation im Rahmen der RA ist die Keratoconjunctivitis sicca im Rahmen des Sjögren-Syndroms. Skleritis und Episkleritis können ebenfalls beobachtet werden, wobei die Komplikation der Skleromalazia perforans glücklicherweise selten ist. Wegen der Gefahr einer bleibenden Augenschädigung durch eine Skleritis gehören diese Patienten unbedingt in die Hand eines Ophtalmologen. Nicht unerwähnt bleiben sollten in diesem Zusammenhang ebenfalls die möglichen Netzhautschäden durch den Einsatz von Antimalariamitteln als Antirheumatika II. Wahl sowie Deposition von Goldsalzen und Antimalariamittel in der Cornea, ferner die Entwicklung von Steroidkatarakten.

Vasculitiden: Massive vasculitische Bilder im Zusammenhang mit einer RA werden gelegentlich beobachtet. Das klinische Bild ist gekennzeichnet durch Hautinfarzierungen und Ulcerationen, mehr oder weniger ausgedehnte gangränöse Bezirke an Fingern und Zehen sowie manchmal eine Angina abdominalis. Die rheumatoide Vasculitis scheint auf seropositive Patienten mit hohen Rheumafaktortitern beschränkt zu sein. Ein Befall der Vasa nervorum verursacht eine diffuse Polyneuropathie. Am häufigsten findet sich allerdings eine relativ milde Verlaufsform der Vasculitis, klinisch diagnostizierbar durch kleine, schwärzliche Flecken am Rande der Nagelfalze von Händen und Füßen sowie andere kleine schwärzliche Hautbezirke mit guter Heilungstendenz.

Felty-Syndrom: Als Felty-Syndrom bezeichnet man das gleichzeitige Vorkommen von RA, Splenomegalie und Leukopenie. Es tritt bei weniger als 1% der RA-Kranken auf. Hierbei handelt es sich meistens um Patienten mit deformierender, seropositiver Erkrankung. Die Leukopenie beruht ganz wesentlich auf einer Verminderung der Neutrophilen. Immunfluoreszenzuntersuchungen haben gezeigt, daß die zirkulierenden Granulocyten große Mengen von Immunkomplexen enthalten. Der Mechanismus der Neutropenie ist noch nicht geklärt. Die Patienten neigen zu chronischen Infekten sowie zu großen Ulcera crura. Ein möglicher Zusammenhang mit Vasculitiden wird diskutiert.

Als weitere, klinisch weniger wichtige oder seltene extraartikuläre Manifestation der RA ist noch eine Hyperpigmentation der Haut über den befallenen Gelenken erwähnenswert, eigenständige Neuropathien bzw. Myopathien ohne Vasculitis wurden beschrieben, auf die Möglichkeit der Entwicklung einer sekundären Amyloidose wurde hingewiesen.

Diagnose

Labordiagnostik

Die Labordiagnostik ist aus der heutigen Rheumatologie sowohl zur Sicherung einzelner Krankheitsbilder als auch zur Verlaufsbeobachtung nicht mehr wegzudenken. Man muß sich aber bewußt bleiben, daß es, wie auch für andere Erkrankungen des „rheumatischen Formenkreises", für die RA keinen alleinbeweisenden oder ausschließenden Laborbefund gibt.

Den wohl prominentesten Platz im Rheumalabor nehmen nach wie vor die Rheumafaktoren ein. Bei diesen handelt es sich um Immunglobuline der Klassen IgA, IgG und IgM, welche als Autoantikörper aufzufassen sind. Ihre antigene Spezifität richtet sich gegen das Fc-Stück des humanen IgG. Am einfachsten ist der Nachweis der IgM-Rheumafaktoren. Man bedient sich hier des Latex-Fixationstestes bzw. des Waaler-Rose-Testes. Beim Latex-Test werden mit humanen IgG beladene Latex-Kügelchen mit dem Patienten-Serum zusammengebracht; falls dieses IgM-Rheumafaktoren enthält, kommt es zur Agglutination der Partikel. Diese kann mit bloßem Auge leicht abgelesen werden, durch serielle Verdünnung des Patientenserums ist eine semiquantitative Analyse möglich. Der Latex-Fixationstest ist bei ca. 80% aller Patienten mit RA positiv. Beim Waaler-Rose-Test dienen Schaferythrocyten, die mit einem spezifischen Kaninchen-IgG gegen Schaf-Erythrocyten beladen sind, als Indikatoren. Seine Sensitivität ist geringer, seine Spezifität höher als der Latex-Test. Beide Testverfahren weisen jedoch überwiegend nur IgM-Rheumafaktoren nach. Dies beruht darauf, daß das IgM-Molekül mit seinen fünf Antigenbindungsstellen weit eher in der Lage ist, die Latexpartikel bzw. Schaferythrocyten miteinander zu vernetzen als die IgG-Rheumafaktoren, die nur zwei Antigenbindungsstellen haben. IgG-Rheumafaktoren liegen außerdem häufig bereits im Patientenserum komplexiert mit ihrem Antigen bzw. mit anderen Rheumafaktormolekülen vor und zeigen dann im Testverfahren keine Bindungsaktivität mehr. Der Nachweis von IgG-Rheumafaktoren ist technisch schwierig und hat noch keinen Einzug in die Routinediagnostik der rheumatischen Erkrankungen gefunden. Ähnliches gilt für die IgA-Rheumafaktoren. Da auch die IgG- und die IgA-Rheumafaktoren augenscheinlich keine höhere Krankheitsspezifität für die RA aufweisen, wird man sich in der normalen Routine-Diagnostik auch weiterhin auf den Nachweis der agglutinierenden Rheumafaktoren beschränken können.

Es ist allgemein bekannt, daß Rheumafaktoren auch bei einer ganzen Reihe anderer Erkrankungen als der RA nachgewiesen werden können. Hierzu gehören Erkrankungen des rheumatischen Formenkreises wie SLE und Sklerodermie, Virusinfektionen wie Mononucleose und Hepatitis, chronisch entzündliche Erkrankungen wie Tuberkulose, Endokarditis, Syphilis, chronische Lebererkrankungen, Sarkoidose und eine ganze Reihe mehr. Wichtig ist auch, zu wissen, daß in der gesunden Normalbevölkerung mit zunehmendem Alter immer häufiger positive Rheumafaktortiter anzutreffen sind (siehe Kap. 19). So zeigen im Alter von 40 Jahren bereits 5% der Bevölkerung einen positiven Latex-Test, die 60jährigen in ca. 10% und die über 70jährigen in ca. 20%. Rheumafaktoren der IgG-Klasse haben sich mit empfindlichen Nachweissystemen zu noch weit höheren Prozentsätzen in der Normalbevölkerung nachweisen lassen. Die Titerhöhe der in der Normalbevölkerung nachweisbaren Rheumafaktoren ist allerdings im allgemeinen niedriger als bei RA-Patienten. Bei der RA selbst besteht interindividuell keine strenge Korrelation zwischen der Krankheitsaktivität und der Höhe der Rheumafaktoren, man sieht aber doch immer wieder ein Abfallen der Rheumafaktortiter unter antirheumatischer Therapie, insbesondere beim Einsatz von Antirheumatika der II. Wahl und nach immunsuppressiver Therapie. Bei Patienten mit extraartikulären Komplikationen werden häufig exzessiv hohe Titer beobachtet; diese können in extremen Fällen ein Hyperviscositäts-Syndrom verursachen.

Neben den Rheumafaktoren lassen sich bei der RA häufig noch eine Reihe anderer Autoantikörper nachweisen. Differentialdiagnostische Probleme können hierbei die antinucleären Faktoren verursachen, die insbesondere bei schwerer RA gehäuft auftreten. Die Abgrenzung des Krankheitsbildes gegenüber anderen Kollagenosen wie SLE, Sklerodermie und MCTD (*M*ixed *c*onnective *t*issue *d*isease, gelegentlich auch Sharp-Syndrom genannt) kann hierdurch erschwert werden. Von relativ geringem klinischem, aber großem theoretischem Interesse sind die hier zu beobachtenden Antikörper gegen Kollagen. Ihr Auftreten wirft die Frage auf, ob Kollagen, und hier insbesondere das Kollagen des Typs II, das eigentliche Autoantigen der Rheumatoiden Arthritis ist, oder ob es sich um ein sog. Abräum-Phänomen handelt. Hierunter versteht man die Bildung von Antikörper gegenüber körpereigenen Strukturen, welche bereits durch andere Erkrankungsmechanismen vorgeschädigt wurden. Das Auftreten anderer Autoantikörper bei RA ist ebenfalls bekannt, z. B. gegen carcinoembryonales Antigen, gegen das „extractible nuclear antigen" wie bei MCTD, gegen Granulocyten und andere Antikörper mehr.

Neben der Bestimmung der Rheumafaktoren kommt der Untersuchung der Entzündungsparameter wie BSG, CRP und Elektrophorese im Rahmen der Rheumadiagnostik die größte Bedeutung zu. Die BSG ist im allgemeinen mäßig bis stark erhöht und bietet einen guten Verlaufsparameter. Es kommen allerdings auch immer wieder Fälle mit anderweitig gesicherter, destruierender RA und kaum erhöhter BSG zur Beobachtung. Der differentialdiagnostische Wert der Entzündungsparameter wird weiter dadurch eingeschränkt, daß viele andere Erkrankungen, welche mit Gelenkbeschwerden einhergehen, ebenfalls chronisch entzündlicher oder sogar neoplastischer Natur sind. Zur Abgrenzung gegenüber polyarthrotischen Krankheitsbildern eignen sich dagegen die Entzündungsparameter gut. Die α_2- und die γ-Globuline sind bei RA-Patienten häufig erhöht, ebenso das Fibrinogen. Im Blutbild findet sich gelegentlich eine mäßiggradige Leukocytose, beim Felty-Syndrom eine Leuko-, insbesondere Neutropenie.

Patienten mit chronisch aktiver RA weisen normalerweise eine Anämie mit Hb-Werten zwischen 8 und 11g% auf. Die Anämie ist hypochrom bis normochrom, häufig leicht mikrocytär. Das Serumeisen ist in Parallelität zur entzündlichen Aktivität erniedrigt. Hierbei handelt es sich nicht um den Ausdruck eines allgemeinen Eisenmangels, sondern um die Folge einer Fehlverwertung: Das Eisen wird, wie auch bei anderen chronisch-entzündlichen Erkrankungen, im retikuloendothelialen System abgelagert, aus dem Kupfer gleichzeitig freigesetzt wird. Entsprechend ist der Serum-Kupferspiegel erhöht. – Eine Substitutionstherapie mit parenteralen oder oralen Eisenpräparaten ist unter diesen Bedingungen nicht möglich, da zugeführtes Eisen wie auch das Eisen der normalen Zellmauserung in das RES abwandert und zur Blutbildung nicht zur Verfügung steht.

Der Nachweis des bei RA-Patienten in ca. 60% der Fälle vorkommenden HLA-Antigens DR4 ist wegen seiner relativ geringen Spezifität für die Erkrankung (60% der RA-Patienten, 20%

der Normalbevölkerung Merkmalsträger) für eine Routinediagnostik zu wenig aussagefähig und außerdem recht aufwendig. Bei differentialdiagnostisch unklaren Fällen, die etwa an das Vorliegen eines Morbus Bechterew mit überwiegend peripherer Gelenkbeteiligung denken lassen, lohnt sich dagegen die Bestimmung des HLA-B27-Antigens. Dieses kommt bekanntlich in über 95% der Bechterew-Patienten gegenüber nur ca. 8% in der Normalbevölkerung vor.

Insbesondere in differentialdiagnostisch schwierigen Fällen kann eine Gelenkpunktion hilfreich sein. Das Punktat beim RA-Patienten ist von niedriger Viskosität, die Farbe häufig grünlich-gelb. Die Leukocyten-Werte liegen in Abhängigkeit von der Entzündungsaktivität zwischen 5000 und knapp 50000, hierbei ca. 70% Granulocyten. Im arthrotischen Erguß liegen die Zellzahlen niedriger, die Viskosität ist höher, bei Gicht ist die Granulocytenzahl hoch und es können Uratkristalle nachgewiesen werden. Die bakteriologische Untersuchung des Punktates sollte zum Ausschluß infektiöser Ursachen des Ergusses keinesfalls versäumt werden (siehe auch Kap. 19).

Wichtig ist die Laboratoriumsdiagnostik im Rahmen der RA auch in der Verlaufskontrolle. So spiegelt die BSG sehr gut die Gesamtkrankheitsaktivität wieder. Der Einsatz vieler Antirheumatika, insbesondere solcher der II. Wahl und der Immunsuppressiva erfordert regelmäßige, engmaschige Laborkontrollen. Diese umfassen im allgemeinen die BSG, großes Blutbild einschließlich Thrombocyten, Leberenzyme wie SGOT, SGPT, γ-GT und AP sowie Kreatinin. Ebenfalls unabdingbar ist ein regelmäßiger Urinstatus, um eine Proteinurie bzw. Erythrocyturie als Therapienebenwirkung rechtzeitig zu erkennen.

Röntgendiagnostik

Die Röntgenologie spielt in der Differentialdiagnose und Verlaufsbeobachtung der RA eine große Rolle. Die Art und insbesondere das Verteilungsmuster von röntgenologisch sichtbaren Läsionen ist bei RA-Patienten häufig ein ganz entscheidender Hinweis für die Diagnose. Sowohl in der Früherkennung als auch in der Verlaufskontrolle sind Röntgenaufnahmen der befallenen Skelettabschnitte unerläßlich. Gelegentlich entdeckt man dabei, insbesondere im Bereich der Zehengrundgelenke, erosive Knochenveränderungen, denen kein entsprechendes subjektives oder klinisches Korrelat gegenübersteht. Das Vorhandensein solcher Erosionen und insbesondere das Fortschreiten solcher Veränderungen kann, wie überhaupt der röntgenologische Nachweis von Skelettveränderungen bei der RA, die einzuschlagende therapeutische Strategie entscheidend bestimmen.

An die Qualität der Röntgenaufnahmen müssen hohe Anforderungen gestellt werden. Frühveränderungen in Form zarten Erosionen sind auf unscharfen Aufnahmen naturgemäß nicht erkennbar, Weichteilschwellungen auf zu harten Aufnahmen nicht sichtbar. Der beurteilende Arzt sollte Spezialkenntnisse der Röntgenologie rheumatischer Erkrankungen besitzen.

Die früheste röntgenologisch sichtbare Veränderung bei der RA ist die auch klinisch imponierende Weichteilschwellung. Dies trifft selbstverständlich auch auf andere entzündliche Gelenkerkrankungen zu. Sie fällt am ehesten an den Fingern und den Zehen auf, aber auch an großen Gelenken kann man durch Verdrängung der Fettkörper röntgenologisch Rückschlüsse auf das Vorliegen eines Gelenkergusses ziehen. An den Fingergelenken ist die Schwellung typischerweise fusiform. Das nächste Frühzeichen einer Rheumatoiden Arthritis ist eine gelenknahe Osteoporose, deren Beurteilung aber viel Erfahrung erfordert. Der Eindruck einer gelenknahen Osteoporose kann durch eine massive Schwellung des Gelenkes verstärkt oder möglicherweise sogar vorgetäuscht werden. Eine generalisierte Osteoporose findet sich dagegen in den späten Stadien der Erkrankung sowohl an den betreffenden Skelettanteilen als auch im gesamten Skelett. Insbesondere an der Wirbelsäule kann dies zu Komplikationen führen.

In Ausnahmefällen kann der Gelenkspalt der synovitisch befallenen Gelenke zunächst erweitert erscheinen, wenn z. B. massive Ergüsse oder Pannusbildungen vorliegen. Normalerweise kommt es aber bei der RA relativ rasch zu einem Verlust des Gelenkspaltes, welcher dann gleichmäßig verengt erscheint. Die Gelenkspaltverengungen werden häufig vor dem Auftreten der ersten Erosionen gesehen, können aber auch gleichzeitig mit diesen auftreten. Gelegentlich kann es zu kleinen ektopen Verkalkungsfiguren an den Kapselansätzen und in der Gelenkkapsel kommen, diese Kalkappositionen sind aber normalerweise sehr zart und längst nicht so ausgeprägt wie etwa bei degenerativen Gelenkveränderungen oder der Psoriasisarthropathie. Gegenüber diesen beiden Krankheitsbildern und auch gegenüber der Gicht ist es gerade das Fehlen neugebildeten Knochenmaterials, das die RA charakterisiert. Später in der Erkrankung, wenn der subchondrale Knochen teilweise oder völlig zerstört ist, nimmt der Gelenkspalt und das gesamte Gelenk schließlich eine irreguläre Form an.

Die Erosion ohne gleichzeitiges appositionelles Knochenwachstum ist das wichtigste röntgenologische Zeichen der RA. Sie beginnt in der Regel am Ansatzpunkt der Gelenkkapsel am Knochen. In diesem Bereich ist die Knorpelbedeckung am dünnsten. Die Grenzlamelle der Corticalis und die darunterliegenden Anteile erscheinen zunächst rarefiziert und werden dann zerstört. Erosionen dieser Art finden sich an der Hand typischerweise am medialen und lateralen Aspekt der Metacarpalköpfchen, an den Ecken der darüberliegenden Grundphalangen und ebenso in den PIP-Gelenken mit gleicher Verteilung. Im Bereich der Handwurzel sind Prädilektionsorte die Processus styloideus ulnae und radii, ferner auch die Gelenkflächen von Radius und Ulna gegenüber der Handwurzel und untereinander. Prädilektionsorte am Fuß sind die Köpfchen der Metatarsalgelenke, insbesondere am lateralen Aspekt des V. Strahls. An den anderen Metatarsalia erscheinen sie eher medial. Bleibt der Krankheitsprozeß weiter aktiv, so vergrößern sich diese Erosionen und eine weitere Knochenresorption entwickelt sich, wonach ein grobcystisches Bild der betroffenen Gelenkabschnitte entstehen kann. Schließlich kann es zu einer weitgehenden Zerstörung des Gelenkes mit Resorption ganzer Knochenanteile kommen, Subluxationen und Luxationen entwickeln sich. Im Extremfall kommt es zur Ausbildung von ankylosierenden Veränderungen. Prädilektionsorte hierfür sind die Handwurzel und Fußwurzelknochen mit der möglichen Entstehung eines Os carpale bzw. Os tarsale.

Tabelle 5. Klassifikation des rheumatoiden Prozesses. Stadien- bzw. Gradeinteilung der c. P. nach radiologischen Kriterien[a]

	nach Steinbroker 1949	nach Larsen 1975
0	–	–(-ose)
I	Osteoporose, keine oder minimale Destruktionen	Ungewisse Frühphase: periartikuläre Schwellung, evtl. reversibel, gelenknahe Porose, leichte Gelenkverschmälerung
II	Osteoporose, leichte Knorpel- oder subchondrale Knochendestruktion	Definitive Frühphase: Erosionen und Gelenkspaltverschmälerung
III	Osteoporose, Knorpel- und Knochendestruktion, Subluxation und/oder Deformierung	Mittlere destruktive Phase: fortgeschrittene Erosionen und fortgeschrittene Gelenkspaltverschmälerung
IV	= III + Ankylose	Schwere destruktive Phase: Erhebliche Destruktion und Gelenkspaltschwund, Deformierungen
V		Mutilierende Phase: Schwund der Gelenkkonturen, Knochendeformierung

[a] Nach Schilling F (1984) Handbuch der inneren Medizin - Rheumatologie B. Mathies H (Hrsg) Springer, Berlin

Es wird immer wieder beobachtet, daß Erosionen scheinbar auch wieder verschwinden. Normalerweise bleiben dann aber doch die Ränder der früheren Erosionen sichtbar, insbesondere an den großen Gelenken. Der Randsaum einer „inaktiven Erosion" erscheint dann röntgenologisch vermehrt sklerosiert. Stadieneinteilungen der röntgenologischen Veränderungen sind u. a. von Steinbroker und Larsen angegeben worden (Tabelle 5). Diese beziehen sich naturgemäß zunächst nur auf den Zustand einzelner Gelenke, können aber zu einer Gesamtpunktzahl unter Berücksichtigung sämtlicher befallener Gelenke zusammengezählt werden. Konsequent durchgeführt können röntgenologische Vergleichsuntersuchungen am Skelett in standardisierter

Form zur Kontrolle von Langzeittherapieeffekten herangezogen werden.

Abschließend sei noch auf einige Besonderheiten im Bereich der oberen Halswirbelsäule hingewiesen. Dieses Gebiet ist eine besondere Domäne der Röntgendiagnostik in der Rheumatologie. Knöcherne Veränderungen in diesem Bereich können vom Patienten unbemerkt oder nur wenig beachtet vorliegen und sind der klinischen Untersuchung nicht so gut zugänglich, wie etwa die der peripheren Gelenke.

Ein Befall der Halswirbelsäule bei RA-Patienten liegt bei mindestens einem Drittel, wenn nicht sogar der Hälfte der Patienten vor. Er imponiert in der Form einer Osteoporose, Intervertebralarthritiden, Discitiden, Dislokationen und Substanzverlusten an den Dornfortsätzen. Die wohl gefürchtetste Komplikation der HWS-Beteiligung ist die antlanto-axiale Dislokation. Diese geschieht normalerweise nach ventral, sie stellt eine der wenigen, unmittelbar lebensbedrohlichen Komplikationen der RA dar. Pathologisch-anatomisch beruht sie auf einer Lockerung oder Zerstörung des Ligamentum transversum atlantis, welches den Dens axis hinten umschließt. In diesem Bereich befindet sich eine Bursa, die mit Synovialis ausgekleidet ist. Eine Bursitis im Rahmen einer RA kann nun sowohl zu Zerstörungen am Dens als auch zur Zerstörung des Ligamentum transversum führen. C1 kann dann gegenüber C2 nach ventral abkippen, und der Dens auf das Cervicalmark bzw. die Medulla oblongata drücken. Multiple neurologische Symptome können resultieren, Querschnittslähmungen und Atemlähmungen wurden beschrieben. Frühe Anzeichen von Gefügelockerungen in diesem kritischen Bereich sind eine Erweiterung der Distanz zwischen der Hinterkante des Wirbelbogens von C1 und der Vorderkante des Dens axis in der seitlichen Aufnahme der HWS, welche 3, allenfalls 4 mm nicht überschreiten sollte. Eine größere Distanz weist auf die Gefahr einer Subluxation hin, Funktionsaufnahmen und eine neurologische Untersuchung sollten die Konsequenz sein. Ein anderes röntgenologisches Zeichen einer drohenden Luxation von C1 nach ventral liegt in einer Veränderung der Distanz zwischen dem hinteren Wirbelbogen von C1 und dem Dornfortsatz von C2 um mehr als 7 mm bei Funktionsaufnahmen.

Im Rahmen des Befalls der Halswirbelsäule kann es ferner zu Subluxationen sämtlicher anderer Wirbelkörper untereinander kommen, gelegentlich entsteht das sogenannte Stufenleiter-Phänomen, bei dem jeder Wirbelkörper gegenüber dem jeweils folgenden um einige Millimeter verschoben sein kann. Auch durch solche Subluxationen können schwerwiegende neurologische Komplikationen entstehen. Hingewiesen werden sollte schließlich noch auf die in diesem Bereich gar nicht so seltene rheumatische Discitis und Intervertebralarthritis.

Differentialdiagnose

Die Differentialdiagnose der RA ist zum größten Teil bereits in der Tabelle der Ausschlußkriterien der American Rheumatism Association auf Seite 296) wiedergegeben. Bei dem häufig sehr langsamen Krankheitsbeginn und dem sich schubweise hinziehenden Verlauf kann es unter Umständen längere Zeit dauern, ehe die Diagnose mit ausreichender Sicherheit gestellt werden kann.

Bei einem polyarthritischen Befall der Hand kommen neben der Diagnose einer RA im wesentlichen die Psoriasisarthropathie, die Polyarthrose der Hände sowie Kollagenosen, wie z.B. der SLE, differentialdiagnostisch in Betracht. Die primäre Polyarthrose befällt, im Gegensatz zur RA, neben den PIP-Gelenken hauptsächlich die DIP-Gelenke, oft mit Ausprägung der typischen Heberden'schen Knötchen. Auch ein Befall des Carpo-Metacarpalgelenkes I in Form der Rhizarthrose wird bei diesem Krankheitsbild häufig beobachtet. Die Metacarpophalangealgelenke bleiben dagegen normalerweise ausgespart. Das Faltenrelief der Haut erscheint oft vergröbert, bei RA ist es meist verstrichen.

Auch die Psoriasisarthropathie befällt sehr häufig die DIP-Gelenke, und zeigt zudem nicht die Symmetrieneigung der RA. Gar nicht so selten ist der Befall im Strahl bei dieser Erkrankung, womit ein Befall der MCP-Gelenke, PIP-Gelenke und DIP-Gelenke eines Fingers gemeint ist, während die Gelenke benachbarter

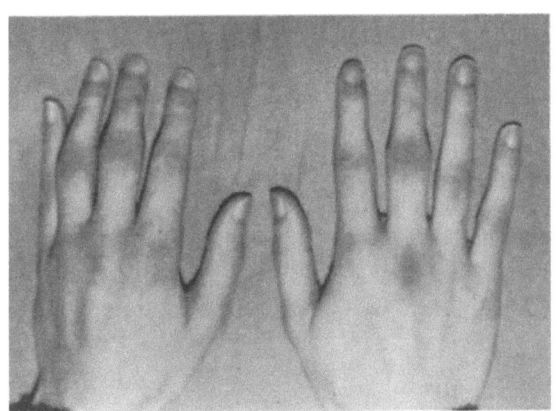

Abb. 1. Aktive RA, fusiforme Schwellung von PIP- und MCP-Gelenken. Livide Verfärbung der Haut darüber. Aussparung der DIP-Gelenke

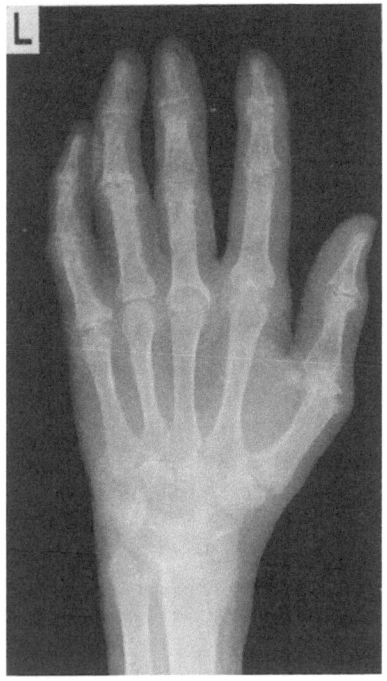

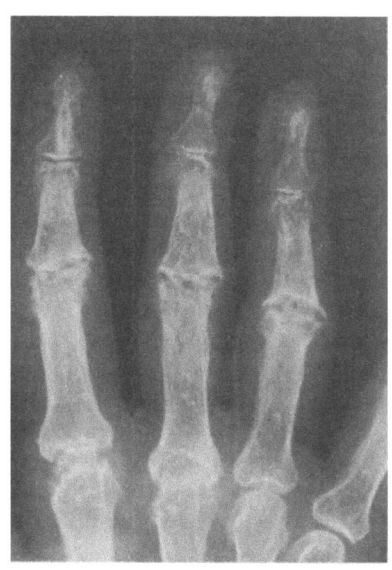

Abb. 3. Ausschnittsvergrößerung der Röntgenaufnahme der rechten Hand der gleichen Patientin mit den Metacarpophalangealgelenken II bis V sowie PIP-Gelenken II bis V, Veränderungen ähnlich wie in der vorigen Abbildung

◄───

Abb. 2. Linke Hände einer Patientin mit langdauernder RA. Man beachte den Verlust der Knorpellamelle und die Unschärfe der Gelenkspalten zwischen Radius und Ulna sowie zwischen Radius, Ulna und der Handwurzel. Usurierungen am Prozessus styloideus ulnae sowie Processus styloideus radii. Teilweise Verschmelzung der Mittelhandknochen untereinander. Multiple zystische Veränderungen an der Basis der Metacarpalia I und V ohne gröbere Sklerosierungsreaktion, die gleichen Veränderungen in den Köpfchen der Metacarpalia I, II, III und V bei noch fast ungestörter Struktur des Köpfchens von Metacarpale IV (beginnende Usur bei 10 Uhr). Hierbei unterschiedlich starker Befall der gegenüberliegenden Grundphalangen an Basis und Köpfchen, noch weitgehend gleichmäßiger Knorpelschwund im PIP III bei nur geringer Usurierung. Größere Veränderungen der PIP-Gelenke II, IV, V. Offensichtlicher Mitbefall der DIP-Gelenke

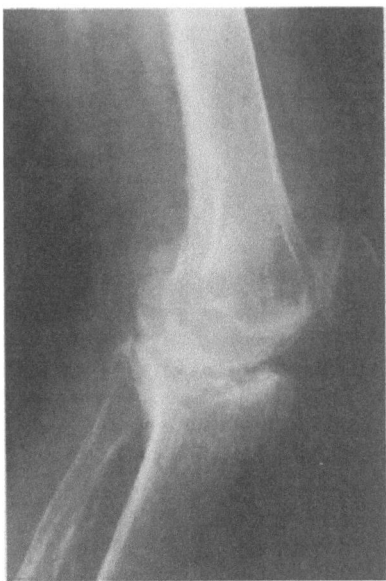

Abb. 4. Kniegelenksbefall bei langdauernder RA. Allgemeine Osteoporose, multiple kleinzystische Aufhellungen am ehemaligen Gelenkspalt, ein Knorpelsaum ist nicht mehr abgrenzbar, zystische Veränderungen aller Schweregrade an Femur, Tibia und Fibula sowie retropatellar. Keine reaktive Knochenanbauten

Finger möglicherweise völlig intakt sind. Stets sollte bei Arthritiden nach dem Vorliegen von Hautveränderungen im Sinne einer Psoriasis gefahndet werden, insbesondere auch an Finger- und Fußnägeln. Bei zweifelhaftem klinischem Bild hilft häufig die Röntgendiagnostik weiter. Bei der RA finden sich Osteoporose und Usuren ohne wesentliche Knochenneubildung, bei der Polyarthrose und der Psoriasisarthropathie dagegen in der Regel ein normaler oder sogar vermehrter Kalksalzgehalt der betroffenen Gelenke mit osteophytären Anbauten. Auch bei der Abgrenzung einer RA gegenüber Polyarthritiden im Rahmen von Kollagenosen kann das Röntgenbild entscheidende Hinweise liefern. Diese führen, abgesehen von einer Osteoporose, kaum zu gröberen

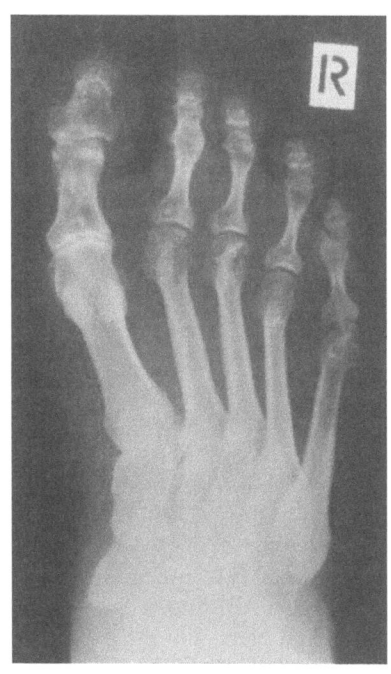

Abb. 5. Vorfußaufnahme. Gröbere zystische Auflockerungen und konzentrischer Verlust des Knorpelspaltes im MTP-Gelenk V, beginnende Veränderungen auch in den MTP-Gelenken II und III sowie I, hier in der Mitte der Grundphalanx-Basis beginnender zystischer Prozeß

röntgenologischen Veränderungen, wie auch klinisch deformierende Arthritiden bei Kollagenosen die Ausnahme sind. Allerdings kann es natürlich durch Hautveränderungen z. B. bei der Sklerodermie sekundär zu erheblichen Fehlstellungen der Finger kommen.

Laborchemisch finden sich bei der primären Polyarthrose der Hände, wie auch bei anderen Arthrosen, Normalbefunde, es sei denn, es handelt sich um den Ausnahmefall der sogenannten aktivierten Arthrose. Auch bei der Psoriasisarthropathie sind die serologischen Veränderungen trotz massiver Klinik oft erstaunlich gering.

Differentialdiagnostische Probleme können gelegentlich Patienten mit einem Morbus Bechterew oder Morbus Reiter mit atypischem, peripherem Beginn, verursachen. Bevorzugt befallene Gelenke sind hierbei die Hüften, die Knie, die Sprunggelenke sowie die Zehengrund- und -Mittelgelenke, Usurierungen können auftreten. Auch ein Befall der Halswirbelsäule kann, wie bei der RA, eine Erstmanifestation des Morbus Bechterew darstellen. Beschwerden im Bereich der LWS und der ISG-Gelenke sind bei der RA dagegen selten.

Die große Gruppe der Begleitarthritiden im Rahmen bakterieller oder viraler Infekte kann im klinischen Bild täuschend ähnliche Symptome verursachen, wie eine beginnende RA. Bekannt sind z. B. die Gelenkbeschwerden bei der Hepatitis, die anderen Symptomen der Erkrankung vorausgehen können. In die Gruppe dieser Begleitarthritiden gehört auch das rheumatische Fieber. Es ist zwar außerordentlich selten geworden, muß aber in die differentialdiagnostischen Überlegungen mit einbezogen werden. Im Gegensatz zu der RA werden beim rheumatischen Fieber im wesentlichen die großen Gelenke in Form asymmetrischer, migratorischer Arthritiden befallen. Bleibende Gelenkdeformitäten resultieren nicht. Ein mehr dem Morbus Reiter ähnelndes Gelenksbefallmuster findet sich dagegen bei den Arthritiden nach Yersinia-Infektionen.

Generalisierte Gelenksschwellungen beobachtet man im Rahmen vasculitischer Krankheitsbilder jeglicher Genese, wie z.B. der Panarteriitis nodosa. Allergische Krankheitsbilder können ebenfalls mit Gelenksschwellungen einhergehen. Dauernde Schäden entstehen nur sehr selten. Dies trifft auch auf die Begleitarthritiden bei Darmerkrankungen (Morbus Crohn, Colitis ulcerosa, Morbus Whipple) zu.

Symmetrische Polyarthritiden gibt es auch bei der Dermatomyositis und der Polymyalgia rheumatica. Leitsymptome dieser Erkrankungen sind aber eine Muskelschwäche der rumpfnahen Muskulatur, welche in dieser Form bei RA-Patienten nicht beobachtet wird. Die Erhöhung der CPK im Labor bzw. das histologische Bild einer Muskelentzündung bzw. Riesenzellarteritis klären dann endgültig die Diagnose.

Erhebliche differentialdiagnostische Probleme von großer Tragweite werfen die sogenannten paraneoplastischen Arthritiden auf. Klinisch kann deren Symptomatik oft von einer beginnenden RA nicht unterschieden werden, röntgenologisch ist bei Fehlen RA-typischer Usurierungen eine Differenzierung ebenfalls nicht möglich und laborchemisch ergeben sich in beiden Fällen die Zeichen einer aktiv-entzündlichen Erkrankung. Bei der Häufigkeit von Gelenkbeschwerden gerade älterer Patienten geschieht es immer wieder, daß das Auftreten zusätzlicher Krankheitssymptome wie Inappetenz und BSG-Erhöhung als Hinweise für das Vorliegen einer RA interpretiert werden, während in Wirklichkeit ein paraneoplastisches Syndrom vorliegt. Eine Sonderform dieser Arthritiden ist die hypertrophe Osteoarthropathie (Pierre-Marie Bamberger) bei Lungentumoren. Diese bietet ein typisches röntgenologisches Bild mit von distal nach proximal voranschreitenden Periostverkalkungen der langen Röhrenknochen.

Eigene differentialdiagnostische Erwägungen erfordern die mono- oder oligoartikulären Krankheitsbilder. Ein mono- oder oligoartikulärer Beginn bzw. Verlauf ist bei der RA selten, kommt aber vor. Wenig Probleme wird dabei diagnostisch der akute Gichtanfall bereiten. Mehr chronische, und nicht die typischen Prädilektionsorte wie Großzehengrundgelenk, Daumenwurzelgelenk, betreffende Verläufe der Gicht müssen jedoch mit in Betracht gezogen werden. Eine Analyse der Synovialflüssigkeit kann hier Aufschluß geben, wie überhaupt bei ätiologisch unklaren Mono- oder Oligoarthritiden die diagnostische Gelenkpunktion nicht versäumt werden sollte. Gichttophi werden immer wieder mit Rheumaknoten verwechselt, sind aber im Gegensatz zu diesen wesentlich härter. Bei Patienten weitverbreitet ist übrigens immer noch die Bezeichnung der Heberden-Veränderungen bei der Polyarthrose als Gichtknoten. Auch andere Kristallarthropathien können mehr oder weniger akute Monarthritiden verursachen.

Von großer Bedeutung ist der Ausschluß einer Gelenkinfektion bei Mon- oder Oligoarthritiden. Üblicherweise verlaufen Gelenkinfektionen zunächst unter dem Bild einer heftigen Monarthritis. Oft klärt die Anzucht des Erregers aus dem Gelenkpunktat die Diagnose. Bei Sepsis kann es durch hämatogene

Streuung zu einem infektiösen Befall mehrerer Gelenke kommen. Bei schlechter Immunabwehr des Patienten werden hierbei auch chronische Verläufe beobachtet. Einen protahierten Verlauf nehmen ferner die heute selten gewordenen tuberkulösen Gelenkinfektionen. Die Abgrenzung infektiöser Arthritiden kann gegenüber den bei älteren Patienten zu beobachtenden heftigen, aber isolierten Befall von Schulter- und Kniegelenken bei der RA zunächst schwierig sein.

Selbstverständlich muß bei allen Monarthritiden auch an das Vorliegen tumoröser Veränderungen im Gelenk gedacht werden. In Betracht kommen hier Synovaliome, Chondrome, Hämangiome usw. Ein Befall mehrerer Gelenke ist im Rahmen der villonodulären Synovitis möglich, auch bei Speicherkrankheiten kommen entsprechende Krankheitsbilder vor. Diese Diagnosen sind letztlich nur durch Probebiopsie bzw. Synovektomie zu sichern.

Abschließend sei darauf hingewiesen, daß sämtliche weiter oben erwähnten, im Regelfalle polyarthritisch geprägten Krankheitsbilder auch unter dem Bild einer Oligo- oder Monarthritis verlaufen können und in die differentialdiagnostischen Überlegungen mit einbezogen werden müssen.

Therapie

Die therapeutische Einstellung und Führung eines Patienten mit rheumatoider Arthritis stellt gleichermaßen an Hausarzt wie Fachrheumatologen außergewöhnliche Anforderungen. Auch wenn für einen gegebenen Einzelfall die Diagnose einer RA gesichert ist, ergibt sich hieraus noch kein therapeutisches Schema, das von Patient zu Patient in gleichem Ausmaß Wirksamkeit und Verträglichkeit vorgibt.

Eine kausale Therapie mit Aussicht auf volle Heilung steht für die RA nicht zur Verfügung. Dennoch kann mit sorgfältig überwachtem und individuell gewähltem Einsatz eines breiten Instrumentariums unterschiedlichster Möglichkeiten der Krankheitsverlauf in vielen Fällen günstig beeinflußt, den meisten Patienten zumindest das subjektive Beschwerdebild gemildert werden.

Bei der Wahl des therapeutischen Vorgehens ist zu berücksichtigen, daß in den meisten Fällen eine Dauerbehandlung erforderlich sein wird. Dies bedeutet, daß für jedes gewählte Therapieprinzip nicht nur eine kurzfristige Nutzen-Risiko-Überlegung zu erfolgen hat, sondern daß auch die kumulative Körper/Organbelastung zu berücksichtigen ist (Beispiel: Phenacetin, das trotz guter schmerzhemmender Wirkung auf Grund seiner kumulativ auftretenden Nephrotoxität für die Dauerbehandlung des Rheumapatienten ausscheidet).

Eine langfristig geplante Chemotherapie muß sich der spontan wechselnden Krankheitsaktivität anpassen, und zwar sowohl hinsichtlich der Wahl als auch der Dosierung der zum Einsatz kommenden Therapeutika. Eine optimale konservative antirheumatische Therapie besteht darüber hinaus in einer sinnvollen Kombination von chemotherapeutischen und physikalischen krankengymnastischen Maßnahmen, um auch dem sekundären Funktionsverlust (Muskelatrophie, Bewegungseinschränkung, Fehlstellung) entgegen zu wirken. Da der Krankheitsverlauf des Einzelpatienten nicht vorhersehbar ist, da andererseits auch Wirkung und Nebenwirkung der Chemotherapeutika von Patient zu Patient unterschiedlich sein können, kann ein verbindliches Therapieschema *nicht* gegeben werden. Eine wichtige Richtlinie für das therapeutische Vorgehen wird durch die individuelle klinische und serologische Entzündungsaktivität vorgegeben, der sich die therapeutische Führung anzupassen hat. Hieraus ergibt sich als allein verbindliches Therapie-Schema: so aggressiv, wie zum Schutz des Bewegungsapparates erforderlich, aber so schonend wie möglich, dem klinischen Verlauf maßgeschneidert angepaßt. Daß hierbei, auch insbesondere in der Einstellungsphase, ein häufiger Wechsel des Präparates erforderlich werden kann, muß dem Patienten frühzeitig als Teil einer zielstrebigen Strategie verdeutlicht werden, um als Arzt nicht in den Verdacht einer hilflosen Polypragmasie zu geraten.

Therapeutische Ziele sind die Unterdrückung der entzündlichen Reaktion (einschließlich Schmerz), Erhaltung der Gelenkfunktion, Erhalt bzw. Stabilisierung der gelenknahen Muskelkraft (Atrophie schon nach kurzdauernder Ruhigstellung/Schonhaltung!), Verhinderung von Fehlstellungen, gegebenenfalls orthopädisch/chirurgische Korrektur von Gelenkschäden, sofern hierdurch die Verbesserung der Gelenkfunktion, Verminderung des Schmerzempfindens oder eine Verbesserung der Statik gewährleistet sind, psychische Stabilisierung der durch die Tatsache ihrer Dauererkrankung (sowie der daraus resultierenden psychosozialen Folgen), durch chronischen Schmerz und/oder Bewegungseinschränkung alterierten Patienten.

Allgemein unterstützende Maßnahmen

Ruhigstellung

Akuter entzündlicher Befall, Ergußbildung, insbesondere auch von tragenden Gelenken, kann eine vorübergehende Ruhigstellung erfordern. Bei geringer Aktivität des Entzündungsprozesses (oder auch bei Befall von nur einzelnen Gelenken) ist die allgemeine Ruhigstellung jedoch eher kontraindiziert. Der Patient sollte angehalten werden, im Rahmen seines allgemeinen Leistungsvermögens regelmäßiges Bewegungs- und Muskeltraining der befallenen Regionen zu absolvieren, um der krankheitsbedingten Tendenz zu Versteifung und Abnahme der Muskelkraft entgegenzuwirken. Da die Erkrankung als Allgemeinerkrankung zu sehen ist (siehe auch serologische Veränderungen), sollte im Tagesablauf, insbesondere auch bei bestehender Berufstätigkeit, Möglichkeiten für Ruhepausen geschaffen werden.

Physikotherapie

Die selektive Ruhigstellung von Einzelgelenken während eines akuten Entzündungsstadiums steht in keinem Widerspruch zu der Notwendigkeit, durch Bewegungsübungen einer Versteifung oder Fehlstellung in den befallenen Gelenken und einer muskulären Atrophie entgegen zu wirken. Aus diesem Grund sollten gezielte passive und insbesondere auch aktive Bewegungsübungen zum täglichen Behandlungsprogramm auch in häuslicher Umgebung gehören. Sie sollten innerhalb der Grenzen durchgeführt werden, die durch Schmerz und körperliche Leistungsfähigkeit gesetzt sind. – Je nach Aktivität des lokalen Entzündungsprozesses kann die zusätzliche Anwendung von feuchtkühlen Umschlägen oder lokalen Eis-Packungen oder auch Wärme (mit zum Beispiel Fango-Packungen) über Muskelentspannung und/oder analgetische Wirkung den therapeutischen Effekt der kontrollierten Bewegungsübungen unterstützen und deren Durchführung erleichtern. Bei mäßiger Aktivität des Krankheitsprozesses können gezielte krankengymnastische Übungen im warmen Bad durch die Gewichtsentlastung der Gelenke in ihrer therapeutischen Wirkung gesteigert werden. In diesem Sinne ist bei der Behandlung des entzündlichen Geschehens der Rheumatoiden Arthritis der Wert einer Balneotherapie eher in den physikalischen Größen Wärme und Auftrieb (Körperentlastung) zu sehen, als in dem Gehalt des jeweiligen Wassers an entsprechenden Wirkstoffen. Diesen kann jedoch gegebenenfalls über kreislaufaktivierende Wirkungen ein zusätzlicher therapeutischer Effekt beigemessen werden.

Psychologische Betreuung

Der chronische Krankheitsverlauf mit Schmerz und Aktivitätsverlust stellt in sich eine starke psychische Belastung des betroffenen Patienten dar. Diese wird durch auftretende Funktionseinschränkungen, zunehmende Invalidisierung und hieraus resultierendem Verlust der altersentsprechenden sozialen Kontakte erheblich verstärkt. Eine entsprechende unterstützende Betreuung, die unter Umständen die unmittelbare Umgebung des Patienten einschließen muß, sollte Teil einer Langzeitbetreuung sein. Gegebenenfalls können periodisch Sedativa (zum Beispiel Valium, Lexotanil o. ä.) oder auch Antidepressiva (z. B. Tofranil, Alival o. ä.) zur Anwendung kommen. In einer fachkundig geleiteten und vielseitig ausgerüsteten Beschäftigungstherapie kann auch der durch fortgeschrittene Gelenkdeformationen schwerbehinderte, nicht operable Patient erlernen, sich unter Einsatz von Hilfsmitteln ohne Fremdhilfe bestmöglich selbst zu versorgen.

Pharmako-Therapie

Auf die im deutschen Sprachgebrauch häufig zu findende Gegenüberstellung von Basistherapie und symptomatischer Therapie wird in diesem Zusammenhang bewußt verzichtet. Ohne
Kenntnis der Ursache der RA ist zur Zeit der Anspruch auf eine
kausale Behandlung pharmakologisch nicht zu rechtfertigen,
nach heutiger Kenntnis der zu Grunde liegenden Pathophysiologie sowie der pharmakologischen Eigenschaften der zum Einsatz
kommenden Präparate dürfte eine reine symptomatische Wirkung den klinischen Effekt der nicht steroidalen Antirheumatika
nicht ausreichend erklären. In dem vorliegenden Rahmen wird
eine Differenzierung der zum Einsatz gelangenden Pharmaka gewählt, die sowohl den pharmakologischen Erkenntnissen als
auch der Strategie im klinischen Einsatz gerecht wird (Tabelle 6).

Antirheumatika „I. Wahl"

Trotz erheblicher Unterschiedlichkeiten in der chemischen
Strukturformel zwischen den einzelnen Großgruppen der Antirheumatika „I. Wahl", weisen sie doch einige pharmakologische
und physikochemische Eigenschaften von großer Ähnlichkeit

Tabelle 6. Einteilung antirheumatischer Pharmaka nach pharmakologischen
und klinischstrategischen Gesichtspunkten

I. Antirheumatika „I. Wahl"
  (entspricht: „nichtsteroidalen Antirheumatika", entspricht: Substanzgruppe mit raschem Wirkungseintritt und kurzer Wirkdauer (Stunden bis
  Tage), weitgehende Übereinstimmung mit dem Begriff „Symptomatika"
  in der deutschsprachigen Literatur).
II. Antirheumatika „II. Wahl"
  (entspricht: Pharmaka, die den Krankheitsablauf der Rheumatoiden
  Arthritis modifizieren, entspricht: Verzögerter Wirkungseintritt, anhaltende Wirkdauer (Wochen bis Monate), weitgehend überlappend mit
  dem Begriff „Basis-Therapeutika" in der deutschsprachigen Literatur).
III. Corticosteroide
IV. Immunsuppressiva
V. Immunmodulantien

---

auf. Sie haben hinsichtlich ihrer analgetischen und antiphlogistischen Wirkung einen schnellen Wirkungseintritt (Stunden bis maximal Tage), sie besitzen in gleicher Weise eine relativ kurze Serumhalbwertszeit/Wirkzeit (ebenfalls Stunden bis maximal Tage). Sie zeigen in der Regel eine hohe Neigung zur Eiweißbindung, deren Affinität wiederum die Grundlage bietet sowohl für Wirkung (Halbwertszeit) als auch für Nebenwirkungen (Verdrängung anderer eiweißbindender Pharmaka, wie z.B. Kumarinderivate, Antidiabetika sowie Antirheumatika untereinander). Der spezifische Angriffspunkt im Entzündungssystem ist für die meisten dieser Pharmaka nicht sicher definiert und vielleicht für verschiedene Substanzen unterschiedlich. Im wesentlichen hemmen sie den Arachidonsäuremetabolismus, und zwar sowohl über eine negative Beeinflussung der Cyclooxygenase als auch der Lipoxygenase. In welcher Anteiligkeit diese beiden Stoffwechselwege jeweils blockiert werden, dürfte für die jeweilige Wirksamkeit ausschlaggebend sein. Diese Unterschiedlichkeiten im Angriffspunkt des Entzündungsmechanismus bedingen jedoch auch die individuell unvorhersehbare Wirkung und Nebenwirkung: offensichtlich sind interindividuell und auch in Abhängigkeit von unterschiedlichen Krankheitsstadien beide Stoffwechselwege der Entzündung in unterschiedlichem Ausmaße beteiligt, so daß das Zielsubstrat der Antiphlogistika nicht nur von Patient zu Patient, sondern auch im Krankheitsablauf wechselt. Das geeignete Präparat muß somit in jedem Einzelfall (und auch in unterschiedlichen Krankheitsphasen) jeweils neu gesucht werden. Zu einer rationalen therapeutischen Einstellung gehört daher eine konsequente Anwendung einer Monotherapie, die nur bei bestimmter Indikation zugunsten einer Kombinationstherapie mit verschiedenen Monosubstanzen verlassen werden soll.

Die Unterteilung von Antirheumatika „I. Wahl" nach unterschiedlichen biochemischen Substanzgruppen darf in ihrer praktischen Bedeutung nicht überschätzt werden. Schon geringe Modifikationen eines Muttermoleküls können zu ausgeprägten Veränderungen von Wirksamkeit und Verträglichkeit sowie von Pharmakokinetik und Pharmakodynamik der Tochtersubstanz führen. Wohl sollte man beim Versagen eines Antirheumatikums zunächst auf ein solches einer anderen Substanzgruppe zurückgreifen, es ist aber keineswegs gerechtfertigt, beim Versagen etwa eines Indolsäureabkömmlings eine Behandlung mit einem anderen Indolsäurederivat von vorneherein als aussichtslos anzusehen.

Bei der therapeutischen Einstellung wird jeweils mit Monosubstanzen in optimaler Dosierung ein Behandlungsversuch über 5–10 Tage durchgeführt. Eine klinische Wirksamkeit ist in dieser Zeit feststellbar, Unverträglichkeiten können sich aber auch noch nach langfristiger problemloser Verabfolgung einstellen. Zu den gemeinsamen Nebenwirkungen nichtsteroidaler Antirheumatika gehören solche, die vom Patienten zumeist selbst wahrgenommen werden (Magenunverträglichkeit, ZNS-Störungen, Wassereinlagerung, Juckreiz u. ä.), gelegentlich aber auch solche, die nur laborchemisch erfaßt werden können (Störung der Blutbildung, der Leber- und Nierenfunktion, Cholestase). Bei einer Langzeitbehandlung ist daher die regelmäßige Kontrolle der relevanten Laborparameter erforderlich. Für die Präparate mit langer Serumhalbwertszeit sollte zur Vermeidung von Kumulationsgefahren eine intakte Nieren- und auch Leberfunktion vorliegen.

Salicylate: (z. B. Aspirin, Colfarit, Benortan, Fluniget u. a.). Sie gehören zu den ältesten und wirkungsvollsten Antirheumatika und weisen gleichzeitig eine geringe Gefährdung durch Nebenwirkungen auf. Die analgetische Wirkung wird schon bei 0,5–1 g erreicht, zur antiphlogistischen Wirkung sind 3, gelegentlich 5 g über den Tag verteilt erforderlich.

Nebenwirkungen: Gastrointestinale Beschwerden (weniger ausgeprägt bei dünndarmlöslichen Präparaten wie Colfarit), Beeinträchtigung der Blutgerinnung, Gehörstörungen, seltene allergische Reaktionen. Die individuell unterschiedliche obere Toleranzgrenze gegenüber Salicylaten wird durch Ohrenklingen angezeigt, das nach Reduktion der Dosis rasch reversibel ist.

Pyrazolone und Phenylbutazone: (z. B. Butazolidin, Elmedal, Ranoroc, Tomanol) oder Oxyphenylbutazon (Tanderil). Diese ebenfalls seit vielen Jahren bekannten Präparate haben ausgeprägte analgetische und antiphlogistische sowie leicht urikosurische Eigenschaften. Durchschnittliche Dosierung: 200–600 mg über den Tag verteilt mit den Mahlzeiten. Diese Substanzen sind neuerdings einer sehr engen Indikationsstellung vorbehalten: Morbus Bechterew bei hoher klinischer und serologischer Entzündungsaktivität; evtl. rheumatoide Arthritis bei hoher klinischer Aktivität und bei Versagen anderer nicht-steroidaler Antirheumatika. Eine zeitlich begrenzte Behandlungsdauer (etwa 10 Tage) sollte beachtet werden.

Nebenwirkungen: Magenunverträglichkeit (Nausea, Hyperazidität, Ulcus ventriculi), Natrium/Wasser-Retention, gelegentlich Exantheme, selten Schäden am blutbildenden System (Leuko- und Thrombozytopenie, Agranulozytose). Regelmäßige Blutbildkontrollen sind erforderlich! – Wichtig: Interaktion mit Cumarinderivaten. Bei entsprechend behandelten Patienten muß die Prothrombinzeit häufig kontrolliert, die Cumarindosis angepaßt werden. Auch die Wirkung der Sulfonylharnstoffe wird verstärkt! Zu dieser Substanzgruppe gehören auch die vorwiegend in den letzten Jahren eingeführten Präparate Eumotol, Kebuzon, Perclusone, Prolixan, Solurol u.a.

Arylpropionsäure-Derivate: (z.B. Alrheumun, Brufen, Feprona, Froben, Opturem, Orudis, Proxen, Naprosyn u.a.). Die klassische Substanz dieser Stoffgruppe ist das Brufen, das wegen guter Verträglichkeit und Wirksamkeit insbesondere im angelsächsischen Bereich eine breite Anwendung findet. Die Präparate dieser Gruppe unterscheiden sich außerordentlich hinsichtlich ihrer Halbwertszeiten, so daß Dosierungen, Nebenwirkungen und Indikationen für jedes Einzelpräparat berücksichtigt werden müssen. Die hier genannten Präparate sind vorwiegend erst in den vergangenen Jahren auf dem deutschen Markt eingeführt worden, sie scheinen insgesamt eine gute Verträglichkeit aufzuweisen.

Nebenwirkungen: Gastrointestinale Störungen, gelegentlich Wasserretention.

Arylessigsäure-Derivate: (z.B. Amuno, Imbaral, Rantudil, Rengasil, Tolectin, Voltaren u.a.). Die klassische Substanz dieser Stoffgruppe ist das Indometacin (Amuno), das eine entzündungshemmende und ausgeprägte analgetische Komponente besitzt.

Nebenwirkungen: Sie erscheinen innerhalb dieser Substanzgruppe außerordentlich unterschiedlich. Vorherrschend sind auch hier gastroduodenale Beschwerden, gelegentlich Kopfschmerzen und Störungen des ZNS (Schwindel, Benommenheit, Depression), letzteres insbesondere bei Amuno. Selten auch Knochenmarksdepression.

Anthranilsäure-Derivate: (z. B. Actol, Arlef, Parkemed, Ponalar, Tolectin u. a.). Diese Präparate besitzen noch eine verhältnismäßig untergeordnete Position. Der Nachweis einer analgetischen und antiphlogistischen Wirksamkeit war die Voraussetzung für ihre Einführung. Sie unterscheiden sich wiederum hinsichtlich ihrer Wirksamkeit und Verträglichkeit, auch hier stehen Magenunverträglichkeiten im Vordergrund der Nebenwirkungen.

Oxicame: (z. B. Felden, Tilcotil Liman). Es handelt sich um eine neuartige Substanzgruppe, die sich offensichtlich von den übrigen nichtsteroidalen Antirheumatika sowohl in der Serumhalbwertszeit (länger als 30 Stunden) als auch in ihrer Wirkungsweise am Angriffsort im Entzündungsprozeß zu unterscheiden scheint. Der Vorteil der langen Halbwertszeit ist die Möglichkeit zur einmaligen täglichen Applikation, ein evtl. Nachteil die Kumulationsgefahr bei Funktionsstörungen der entsprechenden Ausscheidungs- oder Metabolisierungsorgane (Beobachtung der Nieren- und Leberfunktion!).

Weitere Antirheumatika: Abgesehen von weiteren Einzelpräparaten der o. g. Substanzgruppen befinden sich u. a. mit Lederfen und Biarison zwei weitere Präparate auf dem deutschen Markt, die sich biochemisch den aufgeführten Stoffklassen nicht zuordnen lassen. Auch für sie ist die analgetisch/antiphlogistische Wirksamkeit nachgewiesen, ihre Stellung in der Langzeitbehandlung der RA ist bisher gering.

Ein neuartiges Therapiekonzept stellt Peroxinorm dar, das bei lokaler Applikation in den entzündlichen Bereich (insbesondere intraartikulär) die bei der Entzündungsreaktion freigesetzten und für den biologischen Ablauf bedeutsamen Sauerstoffradikale neutralisiert.

Antirheumatika „II. Wahl"

Es handelt sich um Substanzen mit langsamem Wirkungseintritt (Wochen bis Monate) mit entsprechend langsamem Abbau eines während der Therapie erzielten Gewebsdepots. Der eigentliche Wirkungsmodus bei der Behandlung der RA ist für diese Präparate unbekannt. Eine direkte analgetische oder antiphlogistische Sofortwirkung besteht nicht. Eine Beeinflussung der Bindegewebsproliferation und/oder immunologischer Vorgänge wird diskutiert. Gegenüber den Antirheumatika „I. Wahl" muß ihnen somit bei der Behandlung des akuten Schmerz und Entzündungssyndroms eine sekundäre Bedeutung zukommen. Für diese Präparate ist jedoch hervorzuheben, daß, gute Verträglichkeit vorausgesetzt, durch eine Langzeittherapie ein hemmender Einfluß auf die Progredienz des Krankheitsverlaufes nachgewiesen werden konnte.

Goldsalze (z. B. Aureotan, Auro-Detoxin, Tauredon): In der Behandlung der RA kommt den Goldsalzen nach wie vor eine große Bedeutung zu. Insbesondere bei Gabe im Frühstadium des Krankheitsprozesses sind volle Remissionen zu erzielen. Bei optimaler Dosierung ist ein Wirkungseintritt frühestens nach 2–3 monatiger Behandlung zu erwarten. Goldsalze sollten wegen ihrer potentiellen Nebenwirkungsgefahr in der Regel erst dann zum Einsatz kommen, wenn einerseits die Diagnose gesichert ist und zum anderen nichtsteroidale Antirheumatika zu keiner Besserung des klinischen Bildes führten oder nicht vertragen wurden. Die Dosierung richtet sich nach dem unterschiedlichen Goldgehalt der verfügbaren Substanzen, sie sollte in Anlehnung an die Angaben der Beipackzettel erfolgen. Grundsätzlich langsam einschleichende Behandlung in wöchentlichen Abständen, intramuskulär. Eventuelle Unverträglichkeitsreaktionen treten meist in den ersten Wochen der Behandlung auf, können jedoch auch nach mehrmonatiger Toleranz beobachtet werden. Während einer konsequenten Goldkur sollte eine Gesamtmenge von etwa 1–2 g metallisches Gold erreicht werden. Sind dann die klinischen und serologischen Aktivitätszeichen unterdrückt, empfiehlt sich eine Therapiepause. Bestehen Aktivitätszeichen fort, können die Behandlungsintervalle verlängert und eine Erhaltungstherapie über Monate fortgesetzt werden.

Nebenwirkungen: Es handelt sich um toxisch-allergische Reaktionen gegenüber dem metallischen Gold, die teilweise vom Patienten selbst bemerkt und dem Arzt gemeldet werden können (Dermatitis, in milden Fällen lediglich Juckreiz, Reizung der Schleimhäute wie Stomatitis), die allergische Reaktion kann jedoch auch die Nieren (Nephritis mit Albuminurie und Erythrocyturie) oder das hämatopoetische System (Störungen im Blutbild einschließlich Thrombocytopenie) betreffen. Da Nieren- und Knochenmarkschäden vom Patienten selbst nicht empfunden werden, sind regelmäßige Kontrollen des klinischen Bildes und der relevanten Laborparameter (Blutbild, Harnstatus) unter der Goldtherapie zwingend erforderlich! Die toxisch-allergischen Erscheinungen verschwinden nach Absetzen des Medikamentes meist spontan, ohne Defekte zu hinterlassen. Sie können jedoch über Wochen anhalten, da ihre Persistenz von der Abbaugeschwindigkeit des therapeutisch erreichten Goldgewebsspiegels abhängt. Bei Juckreiz und Dermatitis soll daher die Goldtherapie unterbrochen, bei schwerer Stomatitis, Proteinurie und erheblichen Blutbildveränderungen abgesetzt werden. Im Falle von schweren Nebenwirkungen einer Goldbehandlung ist die Gabe von Corticosteroiden, von D-Penicillamin (Metalcaptase, Trolovol) oder von N-Acetylcystein indiziert.

Neuerdings steht neben der parenteralen Goldtherapie auch eine orale Verabreichungsform zur Verfügung (Ridaura), tägliche Dosis 2–3 Tabletten. Die Wirkung entspricht etwa der parenteralen Goldtherapie, die Häufigkeit der Nebenwirkungen ist ebenfalls mit derjenigen der parenteralen Goldbehandlung vergleichbar, die Nebenwirkungen erscheinen jedoch weniger dramatisch. Vorwiegend werden Dermatitis von zumeist milderem Ausmaß, breiige Stuhlentleerungen bis hin zu Durchfällen, gelegentlich Veränderungen des Blutbildes, seltener Proteinurie festgestellt.

D-Penicillamin (z. B. Metalcaptase, Trolovol): Es handelt sich ebenfalls um Substanzen mit langsamem Wirkungseintritt (2–3 Monate) ohne direkte Sofortwirkung auf Schmerz und Entzündung. Eine Daueranwendung ist für den Erfolg notwendig.

Der Wirkungsmechanismus dieser Substanz ist nur ungenügend bekannt. Sie ist in der Lage, Makroglobuline zu spalten, eine kollagenolytische Aktivität wurde nachgewiesen, eine Hemmung zellulärer Immunreaktionen wird diskutiert. D-Penicillamin sollte im Hinblick auf die genannten Wirkprinzipien bevorzugt bei Formen der RA mit hohem Rheumafaktor-Titer zur Anwendung kommen (Hyperviskositäts-Syndrom, Vasculitis, Neuritis). Die *Dosierung* sollte langsam einschleichend erfolgen, beginnend mit 150 mg/die über jeweils 4-6 Wochen, danach Steigerung bis zu einer Maximaldosierung von 600-900 mg täglich.

Nebenwirkungen entsprechen in Häufigkeit und Art etwa denen der Goldtherapie (s.o.), auch sie beruhen auf toxisch-allergischen Reaktionen. Sie treten, wie die Nebenwirkungen der Goldpräparate, bevorzugt bei Patienten auf, die Träger des HLA-Merkmales DR3 sind. Eine regelmäßige Beobachtung des klinischen Bildes und der relevanten Laborparameter (Blutbild, Harnstatus) ist auch unter Behandlung mit D-Penicillamin unerläßlich!

Chloroquin: Auch dieser Substanz wird eine Beeinflussung des Krankheitsverlaufes bei milder RA (wie auch bei mildem Verlauf eines systemischen Lupus erythematodes) nachgesagt. Mit einem Wirkungseintritt ist nicht vor 3-5 Monaten einer konsequenten Behandlung zu rechnen. Auch hier besteht keine direkte analgetische und antiphlogistische Sofortwirkung.

Nebenwirkungen: Gastroduodenale Beschwerden, gelegentlich Exantheme, Haardepigmentierung. Gelegentlich Neuro- und Myopathien. Wichtig sind reversible Korneatrübungen und insbesondere irreversible Retinopathie mit Visusminderung. Eine Behandlung mit Chloroquin erfordert eine strenge ophtalmologische Verlaufsbeobachtung einschließlich Rotlichtperimetrie vor Therapiebeginn, danach in 3monatigen Abständen.

Salazosulfapyridin (Azulfidine): Dieser bei entzündlichen Darmerkrankungen seit langem bewährten Substanz wird nach neueren Untersuchungen ebenfalls eine Beeinflussung des Krankheitsverlaufes der RA zugeschrieben, wobei auch hier der Wirkungseintritt erst nach mehrmonatiger Gabe zu erwarten ist. Es besteht kein direkter analgetischer Effekt. Der Wirkungsmechanismus im Krankheitsgeschehen ist im Wesentlichen unbekannt. Dosierung: in wöchentlichen Stufen ansteigende Dosierung von anfangs 1 bis schließlich 2 × 2 Tbl./Tag. Nebenwirkungen: Gelegentlich Allergie, Cholestase, selten Auswirkungen auf die Blutbildung. Regelmäßige Kontrolluntersuchungen von Blutbild und alkalischer Phosphatase sind erforderlich.

Corticosteroide

Corticosteroide haben einen drastischen antiphlogistischen Effekt, so daß die subjektiven Beschwerden der rheumatischen Erkrankungen oft dramatisch beeinflußt werden. Ihr Wirkungsmodus im Krankheitsprozeß der RA ist im einzelnen nicht bekannt, eine entzündungshemmende Komponente kann auch hier nachgewiesen werden, zusätzlich dürften die immunpathologischen Reaktionen beeinflußt werden. Auf den Verlauf des Krankheitsablaufes scheinen Corticosteroide jedoch nur einen symptomatischen Einfluß zu haben, die Progredienz wird offensichtlich nicht gestoppt. Unter Berücksichtigung der chronischen Persistenz der Krankheit und der daraus resultierenden Notwendigkeit zur Dauertherapie muß im Hinblick auf die Nebenwirkungen von Corticosteroiden vor einer unkritischen Behandlung der RA mit cortisonhaltigen Präparaten dringend gewarnt werden! Ihr Einsatz muß strengen Indikationsstellungen vorbehalten bleiben: Vasculitis, maligne Verlaufsform der RA, viscerale Komplikationen, Kontraindikation für oder Versagen der o.g. Medikamente, temporäre Überbrückung eines hochaktiven Schubes der RA. Auch in diesen Fällen sollte versucht werden, mit einer Stoßtherapie auszukommen (beginnend mit 40–60 mg pro Tag, rasch abfallend auf 5 mg/Tag Prednisolon oder äquivalente Dosen anderer Corticosteroide). Zur Einsparung der Cortisondosis ist eine Kombinationsbehandlung mit o.g. anderen Stoffklassen angezeigt. Auch bei bestehender Indikation für Corticosteroide wie oben benannt, sind Depotpräparate für parenterale Dauerbehandlung abzulehnen: Die aktuelle Dosierung ist schwer überschaubar, der Tagesrhythmus der körpereigenen Cortisolsynthese wird nicht berücksichtigt, die Suppression der Nebennierenrindenfunktion ist eher zu befürchten als bei geeigneter oraler Applikation. Statt der peroralen Corticosteroidmedikation hat sich die Gabe von synthetischen ACTH-Präparaten bewährt (z. B. Synacthen, zu Beginn 1 mg täglich i. m., abfallende Intervalldosierung nach Abklingen der Beschwerden). Vorteil: Iatrogene Nebennierenrindenatrophie und die Nebenwirkungen einer Steroidmedikation werden vermindert. Nachteil: Die Höhe der effektiv wirksamen Corticoid-Dosis bleibt unbekannt. Auch die ACTH-Behandlung kann nicht als Dauermedikation akzeptiert werden!

Kombinationspräparate von Antirheumatika „I. Wahl" mit fixen Dosen von Corticosteroiden in der Behandlung der RA sind sowohl in der Tabletten- wie auch in der Injektionsform vollkommen abzulehnen!

Die lokale Corticosteroidinjektion (peri- und intraartikulär), wasserlöslich oder als Kristallsuspension, kann bei akutem Befall einzelner Gelenke zu rascher subjektiver Besserung führen. Die Nebenwirkungen systemischer Cortisonbehandlung können dabei vermindert, jedoch nicht völlig vermieden werden. Auch die lokale Applikation von Corticosteroiden kann nicht als Möglichkeit einer Dauerbehandlung angesehen werden. Indiziert erscheint eine Corticoidgabe allenfalls bei der Behandlung von akuten mono- oder oligoartikulären Formen, insbesondere bei extraartikulärem Befall (Bursitis, Tendovaginitis). Die Gefahr besteht, daß das durch die Cortisoninjektion akut schmerzfreie (jedoch nicht geheilte!) Gelenk normal, das heißt überbelastet wird.

Nebenwirkungen der Cortisontherapie: In der Dauerbehandlung der Rheumatoiden Arthritis mit Corticosteroiden überwiegen die Nebenwirkungen die Therapieeffekte, die insbesondere durch allgemeine Besserung des subjektiven Allgemeinbefindens (Lebensqualität) charakterisiert werden. Dabei sind Nebenwirkungen zu unterscheiden, die gemessen und gegentherapiert werden können (z. B. Steigerung des Blutdruckes, Entgleisung einer diabetischen Stoffwechsellage, cushingoide Entwicklung, Cortison-Akne, gegebenenfalls gastrointestinale Unverträglichkeit), von nicht kontrollierbaren und nicht therapierbaren Nebenwirkungen: Corticosteroide führen zur Drogenabhängigkeit, Absetzen des Cortisons nach längerer Medikation folglich zur klassischen

Entzugssymptomatik. Corticosteroide führen zur Osteoporose, die sich auf den krankheitsbedingten osteoporotischen Prozeß addiert und den destruktiven Prozeß im Gelenkbereich verstärkt. Zusätzliche Folgen: Aseptische Knochennekrosen, Behinderung der Immunvorgänge mit Abwehrschwäche, Glaukom, Katarakt, Myopathie.

Immunsuppressiva

Insbesondere für Alkylantien (Endoxan, Leukeran) konnte nachgewiesen werden, daß sie die Progression der RA hemmen können. Auch für Metotrexat und Imurek wurde eine therapeutische Wirksamkeit beschrieben. Im Hinblick auf die Beteiligung immunpathologischer Mechanismen im pathophysiologischen Ablauf erscheint eine immunsuppressive Behandlung als kausale therapeutische Möglichkeit. Im Hinblick auf die möglichen *Nebenwirkungen* von Cytostatika (Knochenmarkdepression, Schädigung von Leber, Niere bzw. Magendarmtrakt, Sterilität, fragliche Förderung von Tumorwachstum) sollten diese Substanzen nur bei strengster Indikationsstellung angewandt werden: Anhaltend akuter, anderweitig therapieresistenter maligner Krankheitsverlauf, insbesondere auch bei Unverträglichkeit oder Unwirksamkeit von Gold und D-Penicillamin. Indikationsstellung und Einleitung dieser Therapie sollte Fachrheumatolgen vorbehalten bleiben. Wegen der (therapeutisch erwünschten) Leukopenie (absolute Lymphozytenzahl um $500/\text{mm}^3$) und anderer Nebenwirkungen muß eine konsequente klinische und laborchemische Überwachung der Patienten, insbesondere des Differentialblutbildes, erfolgen, möglichst unter Zusammenarbeit mit einem in diesem Therapieverfahren erfahrenen Zentrum.

Immunmodulation

Bei der Beschreibung der pathophysiologischen Vorstellungen, die derzeit zur Erklärung der RA bestehen, wurde auf die Annahme einer Regulationsstörung im immunologischen und/oder Entzündungssystem hingewiesen. Es wird daher seit einigen Jahren nach Pharmaka gesucht, die als Immunmodulantien korrigierend in diese Regulationsstörungen eingreifen sollen.

In der Bundesrepublik sind derartige Präparate für den routinemäßigen Einsatz bei rheumatischen Erkrankungen derzeit nicht zugelassen. In einigen westeuropäischen Ländern wurde Levamisol mit einem gewissen klinischen Erfolg eingesetzt, als relativ häufige *Nebenwirkungen* wurden hier allergische Reaktionen sowie Agranulocytosen beobachtet. Ermutigende Berichte liegen vor für Cyclosporin A, Interferon-Gamma, Thymonox. Der klinische Einsatz dieser Präparate bei den rheumatischen Erkrankungen steht jedoch noch in einem eher experimentellen Stadium. In besonderen Verlaufsformen spezieller rheumatischer Erkrankungen (insbesondere bei vaskulitischen Komplikationen, wie auch bei Hyperviskositäts-Syndromen) hat sich gelegentlich eine Plasmapherese-Behandlung als therapeutisch wirksam erwiesen.

Antirheumatika zur äußeren Anwendung

Wegen der meist sehr begrenzten kutanen Resorption und der kaum möglichen unmittelbaren Penetration resorbierter Substanzen aus der Cutis in darunterliegende Gelenke und die umgebende Muskulatur ist die Wirksamkeit der in der Praxis beliebten, traditionellen Mittel beschränkt. Sie wirken vorwiegend durch lokale Hyperämisierung mit Effekten örtlicher Erwärmung schmerzlindernd sowie gering antiphlogistisch, nur selten ist bei ausreichender Resorption auch systemische Wirkung und Nebenwirkung möglich. Indiziert sind sie bei myalgischen Zuständen, leichten Periarthropathien, arthrotischen Reizzuständen und Insertionstendinosen.

Für neuere Präparate (z. B. Rheumon-Gel) wurden jedoch auch wirksame Blutspiegel und Synovialkonzentrationen nach percutaner Applikation nachgewiesen.

Chirurgische Maßnahmen

Diese können sowohl präventiv als auch therapeutisch korrigierend ausgerichtet sein. Sie werden in diesem Zusammenhang nur kursorisch angesprochen.

Gelenkpunktion

Gelenkergüsse, die nicht innerhalb von wenigen Tagen spontan resorbiert werden, sollten wegen ihres Gehaltes an proteolytischen Enzymen und auch aus diagnostischen Gründen abpunktiert werden. Bei längerer Persistenz massiver Ergüsse kommt es zudem zu einer Lockerung des Bandapparates. Die Punktion hat unter strengster Asepsis zu erfolgen: großflächige Hautdesinfektion, ggf. Rasur, Verwendung von Einmalspritzen. Bei korrekter Technik ist eine Lokalanästhesie nicht erforderlich. Nach vollständiger Abpunktion eines Ergusses kann anschließend ein Corticosteroid (s. o. Vorbehalte) oder auch Peroxinorm intraartikulär injiziert werden. Die Punktion selbst erfordert keine anschließende Ruhigstellung. Der Patient ist jedoch vor einer Überlastung des gebessert erscheinenden Gelenks zu warnen.

Synovektomie

Bei aktiver und therapieresistenter Verlaufsform ist bei Befall vorwiegend großer Gelenke eine Synovektomie zu erwägen. Diese kann in der Frühphase indiziert sein, um einer Knorpelschädigung vorzubeugen.
Sie kann ebenso in der Spätphase durch Entfernung des massiv proliferierten Gewebes (Pannus) zu einer Verbesserung der Gelenkfunktion führen. Gelegentlich wird eine generelle Besserung der Krankheitsaktivität nach Synovektomie aus einem akut befallenen Großgelenk beobachtet. Bei bereits eingetretenen Gelenkdeformationen können sowohl die Arthroplastik als auch die Osteotomie oder die Arthrodese eine orthopädisch indizierte Haltungs- oder Aktivitätskorrektur darstellen. Außerdem können nen diese Maßnahmen wesentlich zu einer Minderung der Schmerzen beitragen.
Insbesondere in den Frühformen synovialitischer Veränderungen kann einer operativen Synovektomie der Versuch einer Synoviorthese vorgeschaltet werden. Diese erfolgt mittels intraartikulärer Injektion alternativ chemisch (z. B. Varicocid) oder radiologisch (z. B. Yttrium).

Literatur

Ammon HPT (1981) (Hrsg) Arzneimittelneben- und -Wechselwirkungen. Wiss Verl Ges Stuttgart

Bier OG, Götze D, Mota I, Dias da Silva W (1979) Experimentelle und klinische Immunologie. Springer-Verlag, Berlin

Brune K (1982) Prostaglandins, inflammation and anti-inflammatory drugs. Eur J Rheumatol Inflammation 5: 335–349

Dihlmann W (1982) Gelenke-Wirbelverbindungen; Klinische Radiologie. Georg Thieme-Verlag, Stuttgart

Dubois EL (1976) Lupus Erythematodes. University of Southern California Press, Los Angeles

Dukes MNG (1981) Side effects of drugs. Excerpta Medica, Amsterdam

Fassbender HG (1975) Pathologie rheumatischer Erkrankungen. Springer-Verlag Berlin

Fehr K (1976) Allgemeine Labordiagnostik in der Rheumatologie. Fortbild Kurse Rheumatol Bd 4. Karger, Basel

Flower RJ (1974) Drugs which inhibit prostaglandin biosynthesis. Pharmacol Rev 26: 33–67

Forrester DM, Brown JC, Nesson JW (1978) The radiology of joint diseases. Saunders Company, Philadelphia

Forrester DM, Brown JC (1983) Radiological investigation in rheumatology. Clinics in Rheumatic Diseases 9: 289

Fudenberg HH, Stites DP, Caldwell JL, Wells JV (1978) Basic and Clinical Immunology. Lange Medical Publications, Los Altos, California

Gardner DL (1972) The Pathology of Rheumatoid Arthritis. Edward Arnold, London

Godt P, Malin J-P, Wittenborg A (1981) Das Schulter-Arm-Syndrom. Georg Thieme-Verlag, Stuttgart

Gschwend N (1977) Die operative Behandlung der chronischen Polyarthritis. Thieme-Verlag, Stuttgart

Holborow EJ, Reeves WG (1983) Immunology in Medicine. Grune and Stratton, London

Jacobs P (1975) Röntgenatlas der Hand. Springer-Verlag, Berlin

Jeffery MS, Carson Dick W (1983) The role of the laboratory in rheumatology. Clinics in Rheumatic Diseases 9: 3

Josenhans G et al. (1978) Funktionsprüfungen und Befunddokumentationen des Bewegungsapparates. Thieme-Verlag, Stuttgart

Kaganas G, Müller W, Wagenhäuser FJ (1978) Behandlungsprinzipien in der Rheumatologie. S. Karger, Basel

Kaiser H (1982) Praxis der Cortisontherapie. Urban u. Schwarzenberg, München

Kelley WN, Harris ED, Ruddy S, Sledge CB (1981) Textbook of Rheumatology. Saunders, London

Lemmel E-M, Botzenhardt U (1983) Nicht-steroidale Antirheumatika. Internist 24: 276

343

McCarty, Daniel J (1979) Arthritis and Allied Conditions. Lea & Febiger, Philadelphia

Mathies H (1984) Handbuch der inneren Medizin. Rheumatologie A, B, C. Springer-Verlag, Berlin

Mathies H, Wagenhäuser FJ, Siegmeth W (1980) Richtlinien zur Therapie rheumatischer Erkrankungen. Eular-Verlag, Basel

Moskowitz RW (1982) Clinical Rheumatology. Lea & Febiger, Philadelphia

Müller W, Schilling F (1982) Differentialdiagnose rheumatischer Erkrankungen. Aesopus Verlag, Basel

Polley HF, Hunder GG (1978) Rheumatologic interviewing and physical examination of the joints. Saunders Company, Philadelphia

Rothschild Bruce M, Masi Alfonse T (1982) Pathogenesis of Rheumatoid Arthritis; A Vascular Hypothesis. Seminars in Arthritis and Rheumatism 12: 11

Schilling F (1976) Radiologische Frühsymptomatik und Differentialdiagnose an Händen und Vorfüßen bei chronisch-rheumatischen Erkrankungen. Therapiewoche 26: 8133

Vorlaender KO (1980) Diagnostik unter Verwendung immunologischer Methoden. Thieme-Verlag, Stuttgart

Wagenhäuser FJ (1969) Die Rheumamorbidität. Klinisch-epidemiologische Untersuchung. Hans Huber, Bern

Wagenhäuser FJ (1976) Die rheumatologische Anamnese. Fortb-Kurse Rheumatol Bd 4. Karger, Basel

Wagenhäuser FJ (1977) Polyarthritiden. Hans Huber, Bern

10. Der systemische Lupus erythematodes (SLE), gemischte Kollagenerkrankung (MCTD)

J. R. Kalden

Definition

Dem systemischen Lupus erythematodes (SLE) liegt eine lokal oder systemisch ablaufende Immunkomplexvasculitis zugrunde. Die Komplexformation zwischen Antikörpern mit nativer Desoxyribonukleinsäure (ds-DNS) kann sowohl in der Blutzirkulation als auch lokal, z. B. im Bereich der Basalmembran der Niere stattfinden. Das pathogenetische Prinzip der immunkomplexinduzierten Vasculitis konnte sowohl im Versuchstier als auch durch klinische und immunologische Befunde bei Patienten nachgewiesen werden.

Tierexperimentelle Untersuchungen, klinische und immunologische Befunde bei Patienten mit einem systemischen Lupus erythematodes lassen als pathogenetisches Prinzip für die Entwicklung der Krankheitssymptomatik die Bildung von Antigen-Antikörper-Komplexen, von nativer DNS mit korrespondierenden Antikörper definieren. Dabei kann die Immunkomplexbildung lokal im Bereich eines Organs, z. B. Niere oder systemisch in der Blutzirkulation stattfinden.

Ätiologie

Der krankheitsinduzierende Mechanismus des SLE ist bislang nicht bekannt. Bei einer genetischen Prädisposition wird unter anderem eine Virusätiologie diskutiert, wobei eine Virusinfektion zu einer Inbalance immunmodulierender Reaktionsmechanismen führen könnte. Auch könnte eine Kreuzreaktivität von Antikörpern gegen allogene RNS oder DNS mit humaner DNS zu einer Komplexbildung führen. Der bei dem SLE beschriebene Verlust von T-Suppressorzellen kann in einer vermehrten Produktion von ds-DNS-Antikörpern resultieren, die sich mit dem korrespondierenden Antigen zu Komplexen verbinden und so die dem Krankheitsbild zugrundeliegende Symptomatik, eine systemische Vasculitis, hervorrufen. Untersuchungen an dem SLE-Versuchstiermodell der NZB-Maus und der NZB-F1-Hybriden lassen vermuten, daß die vorwiegende Erkrankung von Frauen mit hormonell bedingt ist. So ist die Entwicklung eines spontan auftretenden SLEs in weiblichen NZB-Mäusen durch die Gabe von Testosteron hinauszuzögern, eine neonatale Orchiektomie männlicher SLE-Mäuse beschleunigt die Etablierung des spontan auftretenden SLE-Syndroms.

Klinische Symptomatik

Allgemeinsymptome

Der systemische Lupus erythematodes ist eine Erkrankung, die vorwiegend junge Frauen (90%) mit einem Erkrankungsgipfel in der zweiten und dritten Lebensdekade erfaßt. Mit Ausnahme weniger Beobachtungen tritt der SLE meist sporadisch ohne familiäre Häufung auf. Wie bei anderen Autoimmunopathien können jedoch auch bei Familienmitgliedern eines SLE-Erkrankten vermehrt Autoimmun-Serumphänomene sowie die Manifestation autoaggressiver Krankheitsbilder beobachtet werden.

Die Allgemeinsymptome bei einem SLE-Erkrankten sind uncharakteristisch und bestehen in Fieber, wobei subfebrile Temperaturen gegenüber septischen Fieberbildern häufiger auftreten, Appetitlosigkeit, Abgeschlagenheit und verminderte Belastbarkeit sowie Gewichtsabnahme.

Organbezogene Symptome

Bewegungsapparat

Im Vordergrund der klinischen Symptomatik (Abb. 1) stehen Gelenkbeschwerden (über 90%), wobei häufig eine Diskrepanz zwischen klinischem Befund und den angegebenen Schmerzen auffällt. Etwa 10% der Patienten entwickeln Gelenkdeformitäten, wie sie charakteristisch für die chronische Polyarthritis sind. In der Regel lassen sich jedoch bei Patienten mit einem SLE röntgenologisch im Gegensatz zu der chronischen Polyarthritis keine Gelenkdestruktionen nachweisen. Klagen Patienten unter einer langdauernden Steroidtherapie über Gelenkbeschwerden, besonders in den statisch wichtigen Gelenken und vorwiegend im Bereich beider Hüftgelenke, ist an eine steroidinduzierte Hüft-

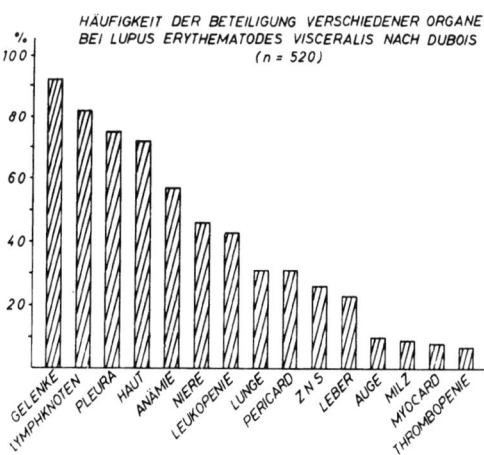

Abb. 1. Beteiligung unterschiedlicher Organsysteme bei einem SLE. Die Zusammenstellung erfolgte nach Dubois sowie eigenen Untersuchungen

kopfnekrose zu denken. In seltenen Fällen können auch unter einer langanhaltenden Steroidmedikation aseptische Knochennekrosen im Bereich anderer Gelenke auftreten.

Eine Beteiligung der Skelettmuskulatur findet sich in etwa 5% der Patienten. Wie bei der Polymyositis und Dermatomyositis oder bei der Polymyalgia rheumatica sind besonders der Becken- und der Schultergürtel betroffen. Bei einer SLE-assoziierten Myositis können die Muskelenzyme Aldolase und Kreatinkinase im Serum erhöht sein, was mit als ein differentialdiagnostisches Kriterium zur Abgrenzung der Polymyalgia rheumatica sowie anderer nichtentzündlicher Myopathien benutzt werden kann.

Haut

Das zweithäufigste Symptom bei SLE-Patienten sind Hautveränderungen (Tabelle 1). Das typische Schmetterlingserythem tritt jedoch nur bei weniger als der Hälfte der Patienten auf. Häufig sind diskoide Effloreszenzen mit scharfen Abgrenzungen, rötlich schuppend und erhaben im Stammbereich, und besonders an sonnenexponierten Körperpartien (Abb. 2) auffallend. Die Fotosensibilität, das Auftreten von rötlichen Hauteffloreszenzen nach Sonnenexposition stellen wichtige, in der Anamnese nachzufragende, Symptome dar. Im Bereich der unteren Extremitäten kann die dem SLE zugrunde liegende Vasculitis zu Ulcerationen, in seltenen Fällen im Bereich der Akren zu gangrenösen Veränderungen führen. Ulcera treten ebenfalls, wenn auch selten, im Bereich der Nasenscheidewand auf. Ein häufiges frühes Symptom im Hautbereich ist eine Alopecia areata (Abb. 3), die bei

Tabelle 1. Hautveränderungen bei 520 Patienten mit SLE (N. Dubois, 1974)

Schmetterlingserythem	37%
Photosensibilität	33%
Diskoide Läsionen	29%
Alopecia Areata	22%
Ekchymosen	21%
Unspez. makulopopulare Erytheme	19%
Mukomembranöse Läsionen	10%
Hyper-Depigmentationen	10%

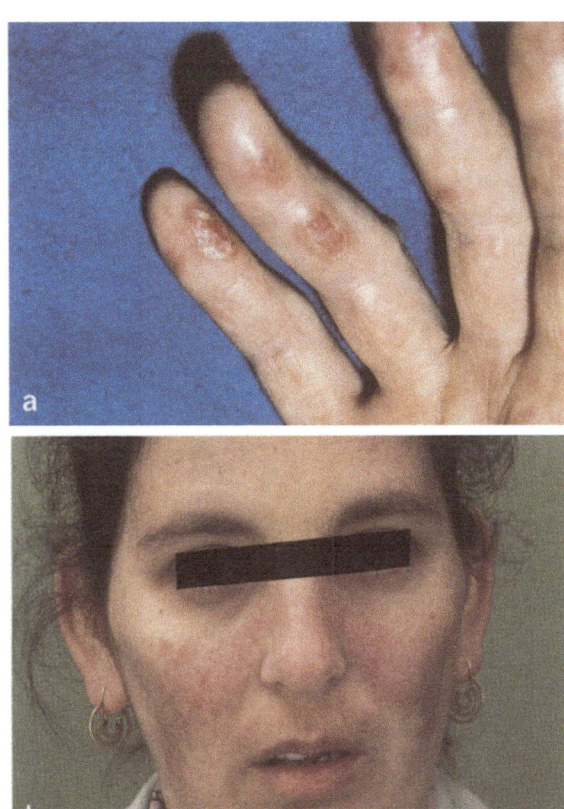

Abb. 2a, b. Manifestation einer Vasculitis in Form eines Schmetterlingserythems, ein SLE-typischer Befund, der jedoch nur in 40% bei Patienten mit dieser Erkrankung beobachtet wird, sowie vaskulitische Veränderungen im Bereich der Finger

anderen Krankheitsbildern aus dem Formenkreis der chronischen Bindegewebserkrankungen nur vereinzelt beobachtet wird.

Eine Purpura ist als Symptom einer vorliegenden Thrombocytopenie zu werten, jedoch ist bei Patienten unter einer langanhal

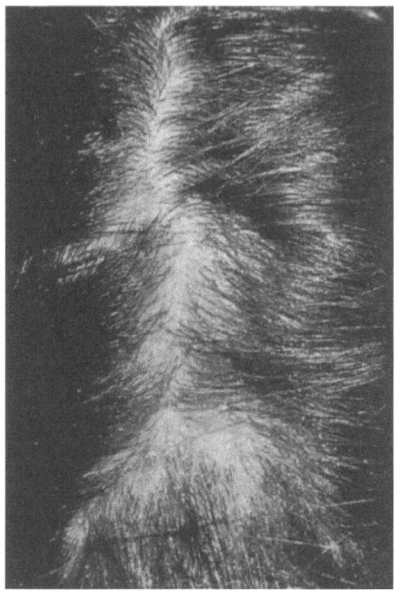

Abb. 3. Eine weitere typische Hautveränderung bei SLE-Patienten eine Alopecia areata, die in 20% der Erkrankung auftritt

tenden Steroidtherapie auch an eine erhöhte Gefäßfragilität zu denken. Eine Xerostomie wird nur in seltenen Fällen beobachtet, wird dieses Symptom angegeben, ist das Vorliegen eines Sjögren-Syndroms zu diskutieren. Ein Raynaudsyndrom wird in 10 bis 20% bei SLE-Patienten manifest.

ZNS

Symptome von Seiten des ZNS können einmal im Rahmen der Grunderkrankung auftreten bzw. sekundär infolge von Krankheitskomplikationen wie Urämie, Hypertention, Infektionen, erhöhter Thromboseneigung bzw. Folge einer Steroidmedikation sein.

Eine primäre Beteiligung des ZNS imponiert in etwa 30% der Patienten in Depressionen, Angst- oder Agitationszuständen, wobei sich besonders bei einer langanhaltenden Steroidtherapie die Differentialdiagnose zu einer medikamenteninduzierten Nebenwirkung stellt. Primär neurologische Begleiterkrankungen im Rahmen eines SLE sind Meningismus, Kopfschmerzen, apoplektischer Insult, Subarachnoidalblutungen, Grand Mal- und Petite Mal- sowie Jackson-Anfälle, eine Corea sowie im Rahmen einer Myelitis Zeichen einer Paraparesis bis hin zu Symptomen ähnlich einer multiplen Sklerose. Neurologische wie psychiatrische Zustandsbilder können als Erstmanifestation eines SLE imponieren, ohne daß sonst Zeichen eines systemischen Organbefalls bestehen müssen. Bei der Diagnostik von Krampfzuständen ist zu berücksichtigen, daß antikonvulsiv wirkende Medikamente wie Hydantoinpräparate das klinische Bild eines SLE induzieren können. Bei diesen Patienten läßt sich jedoch in der Regel kein Serumantikörper gegen native DNS nachweisen.

Ebenfalls, jedoch nur in sehr wenigen Fällen, kann eine Neuritis der Hirnnerven 3, 4 und 6 bestehen. Das Bild einer peripheren Neuropathie findet sich in etwa 5% der Patienten.

Nieren

Bei 50 bis 60% der Patienten entwickelt sich innerhalb der ersten Jahre der Erkrankung eine Beteiligung der Nieren in Form einer Immunkomplexnephritis (Abb. 4). Aufgrund von nierenbioptischen Untersuchungen ist die Nierenbeteiligung in vier Gruppen mit unterschiedlicher Prognose zu unterteilen.

a. Patienten mit einer mesangioproliferativen Glomerulonephritis haben in der Regel eine sehr günstige Prognose und entwikkeln nur selten eine klinisch zu diagnostizierende Nierenbeteiligung.

b. Eine fokalproliferative Glomerulonephritis kann entgegen früheren Annahmen in eine progressiv diffuse proliferative Nierenerkrankung übergehen. Die Prognose dieser Nierenbeteiligung ist in der Regel jedoch auch als gut zu bezeichnen. Ein nephrotisches Syndrom findet sich bei etwa 30%,

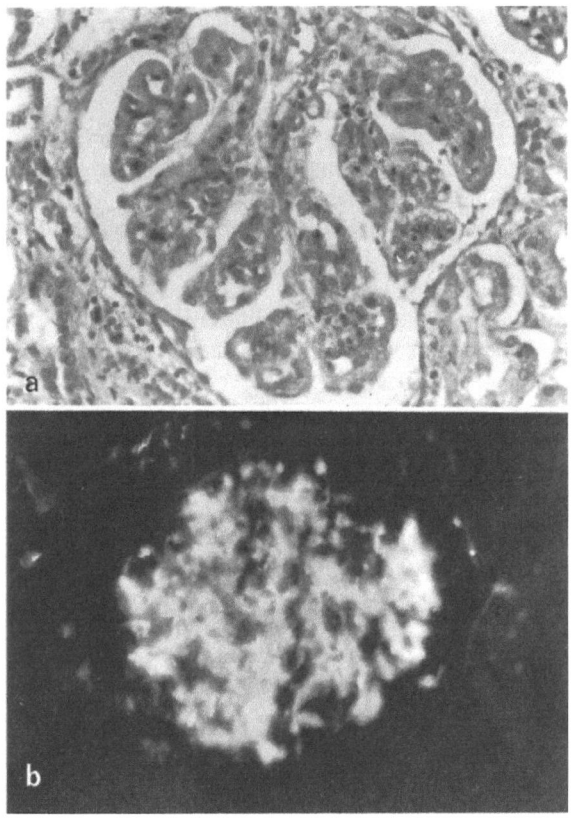

Abb. 4a, b. Typischer Befund einer immunkomplexinduzierten Glomerulonephritis. **a** Histologie, **b** Immunhistologie

eine Begleithypertonie sowie urämische Symptome sind selten.

c. Die diffus proliferative Glomerulonephritis hat eine wesentlich schlechtere Prognose, die in der Regel von einer Hypertonie und einer Erhöhung der harnpflichtigen Substanzen im Serum bei eingeschränkter Nierenfunktion begleitet wird. Die Mortalität bei dieser Nierenbeteiligung innerhalb der ersten drei Krankheitsjahre wurde bis vor wenigen Jahren mit 60% angegeben.

d. Eine bessere, jedoch auch insgesamt ungünstige Prognose haben Patienten, die eine membranöse Form einer Glomerulonephritis zeigen. Diese Nierenbeteiligung ist in der Regel mit einem nephrotischen Syndrom vergesellschaftet, jedoch im Gegensatz zu der diffus proliferativen Glomerulonephritis seltener mit einer Hypertension und Erhöhung der harnpflichtigen Serumsubstanzen korreliert.

Für die Diagnostik einer Nierenbeteiligung ist es wichtig, daß ein nur geringgradig pathologischer Urinstatus mit schweren immunhistologisch und lichtmikroskopisch nachweisbaren Nierenschäden einhergehen kann und somit eine Korrelation zwischen Urinbefund und Nierenbeteiligung nicht in jedem Fall bestehen muß. Diese Beobachtung hat auch den diagnostischen Wert der Nierenbiopsie bei SLE-Patienten zur Diskussion gestellt.

Lunge

Etwa die Hälfte der Patienten entwickelt Symptome im Thoraxbereich, meist eine bilaterale Pleuritis exsudativa. Seltener sind interstitielle Lungenerkrankungen im Sinne einer Pneumonitis (Abb. 5). Bei einer Pneumonitis besonders unter immunsuppressiver Therapie ist differentialdiagnostisch eine bakterielle Pneumonie auszuschließen. Eine Lungenfibrose findet sich häufiger bei Patienten mit einer gemischten Kollagenerkrankung bzw. bei Patienten mit einer progressiven systemischen Sklerose.

Herz

Eine Herzbeteiligung, die bei etwa 40% von Patienten gefunden wird, besteht vorwiegend in einer Perikarditis, häufig assoziiert mit einer Pleuritis. Eine konstruktive Perikarditis wird nur selten manifest. Rhythmusstörungen, eine sonst nicht zu erklärende Tachykardie können Zeichen einer Myokarditis sein. Eine Libman-Sachs-Endokarditis mit einem Mitralklappen- und in seltenen

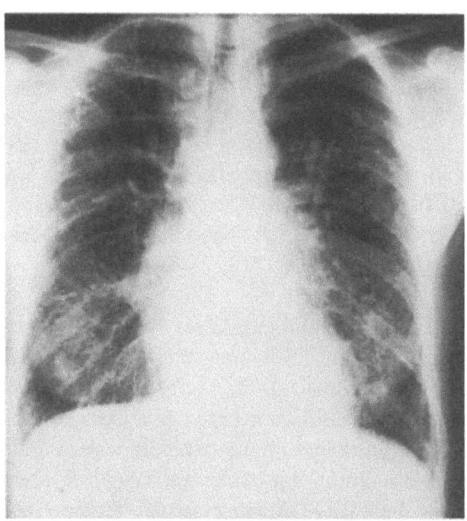

Abb. 5. Röntgenologischer Befund einer Pneumonitis bei einer Patientin mit einem SLE und akuter Krankheitsexazerbation

Fällen einem Aortenklappenfehler wird heute kaum noch beobachtet.

Abdomen

Nur wenige Patienten mit einem SLE zeigen Beschwerden im Sinne einer Peritonitis. Eine Pankreatitis ist eine seltene Komplikation, tritt sie auf, kann sie mit einer Steroidmedikation verbunden sein. Malabsorptions- sowie Proteinverlustenteropathien sind häufiger bei Patienten mit einer Sklerodermie und eher ungewöhnlich für SLE-Patienten. Eine Hepatomegalie wird in etwa 20% beobachtet. Dabei ist der im älteren Schrifttum gebrauchte Begriff der lupuiden Hepatitis nicht für eine Leberbeteiligung im Rahmen eines SLE zu benutzen, vielmehr wurde dieser Begriff gebraucht, um eine aktive chronische Hepatitis mit immunserologischen Parametern, aber ohne klinische Symptome eines multisystemischen SLE zu klassifizieren.

Hämatologisches System

Eine Leukopenie ist in etwa zweidrittel aller LE-Patienten zu finden. Eine Thrombocytopenie als mögliche Ursache einer Purpura besteht in 20 bis 25%. Selten findet sich eine coombspositive hämolytische Anämie. Noch seltener lassen sich Antikörper gegen die Gerinnungsfaktoren VIII, IX und X nachweisen. In seltenen Fällen wurden Antikörper mit inhibierender Wirkung auf die Konversion von Prothrombin zum Thrombin beschrieben. Besonders bei Patienten mit flächigen Hautblutungen oder mit Gerinnungsstörungen unklarer Genese ist an das Bestehen, bei sonst fehlender Symptomatik, eines systemischen Lupus erythematodes zu denken und die entsprechenden diagnosesichernden Untersuchungen durchzuführen. Das Auftreten von Phospholipidserumantikörpern (z. B. Cardiolipin) scheint mit einer erhöhten Thrombosegefahr bei SLE-Patientinnen korrelierbar.

Diagnose

Antinukleäre Antikörper

Tabelle 2 zeigt eine Zusammenfassung von Serumautoantikörperphänomenen bei SLE-Patienten. Von pathogenetischer und diagnostischer Bedeutung sind besonders Antikörper gegen unterschiedliche Kernantigene. Als Screeningmethode zum Nachweis von Kernantikörpern hat sich die indirekte Immunfluoreszenz unter Verwendung von Rattenleberschnitten oder Nierenschnitten bzw. die HEP2-Zellinie (Abb. 6) als antigenes Substrat durchgesetzt. Ist der Fluoreszenztest positiv, muß eine weitere Differenzierung der Antkörperspezifität erfolgen. Zum Nachweis von Antikörpern gegen native DNS dienen sowohl der Immunfluoreszenztest unter Verwendung des Flagellaten *Critidia lucilia,* ein Radioimmunoassay und neuerdings ein Enzymimmunoassay. Mit diesen Testsystemen lassen sich in 60 bis 80% der Patienten mit einem aktiven systemischen LE Antikörper ge-

Tabelle 2. SLE-assoziierbare Serum-Autoantikörper-Phänomene

Anti-nucleäre-Antikörper (ANA)
gegen
    native DNS (ds-DNS)
    Einzelstrang-DNS (ss-DNS)
    Histone
    native RNS
    Einzelstrang RNS
    extrahierbares Kernantigen (ENA)
    = SM-Antigen
    = Nucleoprotein (löslich oder partikulär)
    RO/SSA
    LA/SSB
Antizytoplasmatische Antikörper
gegen
    Mitochondrien
    Mikrosomen
Anti-T-Lymphocyten-Antikörper
Anti-Thrombocyten-Antikörper
Anti-Erythrocyten-Antikörper
Rheumafaktoren
Anti-ZNS-Antikörper
Antikörper gegen Gerinnungsfaktoren (Lupus Anticoagulanz)
Autoantikörper-Phänomene
(z. B. Schilddrüsen-, Magen-, Glatte Muskulatur-Antikörper)
Falsch pos. Syphilis-Reaktionen
Anti-Cardiolipin

(siehe auch Kap. 19)

gen native DNS nachweisen, die nur bei wenigen anderen Auto-immunerkrankungen erhöht im Serum gefunden werden (Tabelle 3). Mit dem ds-DNS-Serumantikörper steht ein krankheitsspezifischer Laborparameter zur Verfügung. Die Bestimmung von IgG anti-DNS-Antikörpern ist bedingt als Verlaufsparameter zur Analyse der klinischen Aktivität zu verwenden. Die Notwendigkeit der Durchführung von Testsystemen zum Nachweis von ds-

--→

Abb. 6 a–c. Nachweis von antinukleären Antikörpern unter Verwendung der HEp2 Zellinie. **a** Typisches Beispiel eines homogenen Fluoreszenzmusters, **b** Nachweis von Serumantikörpern gegen nucleoläre Antigene, **c** die Negativkontrolle

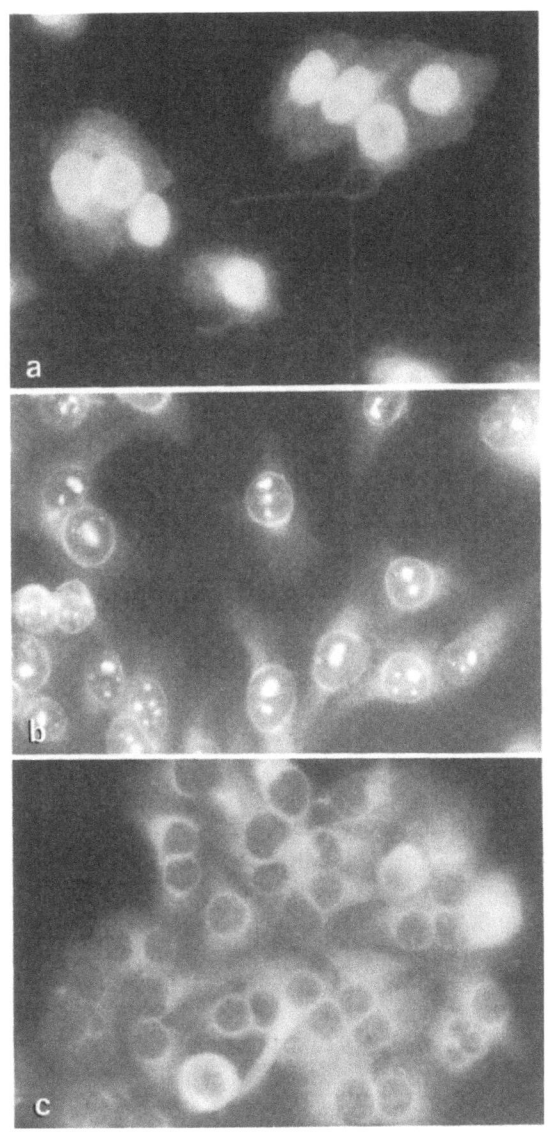

357

Tabelle 3. Anti-ds-DNS-Antikörper bei unterschiedlichen Krankheitsbildern

SLE (aktiv)	80%
SLE (inaktiv)	40–50%
MCTD	10%[a]
PSS	10%[a]
Sjögren-Syndrom	18%[a]
Sonstige	0– 5%
Gesunde Personen	0%

[a] Meist niedrige Bindungsaktivitäten
PSS = Progressive Systemische Sklerose

Tabelle 4. Antinucleäre Serum-Autoantikörper bei Autoimmunopathien und anderen Krankheitssituationen

Arzneimittelinduzierter SLE	über 90%
Sklerodermie	
Rheumatoide Arthritis	
Sjögren-Syndrom	5–80%
Polymyositis/	
Dermatomyositis	
Autoimmunerkrankungen	20–50%
Lungenfibrosen	
Akute Leukämien	5–30%
Neoplasien	
Mit ansteigendem Alter Verwandte von SLE-Patienten	
Nach Einnahme von oralen Kontrazeptiva	

DNS-spezifischen Antikörpern bei positivem Fluoreszenztest wird durch Tabelle 4 verdeutlicht, die zeigt, daß antinucleäre Serumantikörper im Fluoreszenzassay auch in einem hohen Prozentsatz anderer chronischer Bindegewebserkrankungen sowie Autoimmunopathien auftreten, wenn auch in vorwiegend niedrigen Titern. Für die Diagnostik des systemischen LE ist neben dem ds-DNS-Autoantikörper zusätzlich der Antikörper gegen das sog. Sm-Antigen, ein Ribonnukleoprotein, von Bedeutung. Dieser Antikörper wird mit einer Krankheitsspezifität bei 25% in SLE-Patienten nachgewiesen. Weitere zellkernspezifische Antikörperphänomene sind im Kapitel 19 „Relevanz labormedizinischer Untersuchungsmethoden" diskutiert.

Das LE-Zellphänomen ist in seiner Aussagekraft für die Diagnose eines SLE nicht spezifischer anzusetzen als der nukleäre Antikörpernachweis im indirekten Fluoreszenztest. Aus diesem Grund, sowie wegen der aufwendigen Technologie, wird der Nachweis des SLE-Zellphänomens in der Regel nicht mehr als Diagnostikum benutzt. Von den weiteren in Tabelle 2 aufgeführten Antikörper-Phänomenen, die mit einem SLE assoziiert sind, ist noch die Analyse von Phospholipid (Cardiolipin-Antikörpern) von Bedeutung, da ein Anstieg während der Schwangerschaft einer SLE-Patientin als ein Warnzeichen für einen drohenden Abort zu interpretieren ist. Weiterhin besteht bei schwangeren SLE-Patientinnen mit dem Vorliegen von Anti-RO/SSA-Antikörpern die Möglichkeit, daß das Neugeborene mit einem congenitalen Herzblock zur Welt kommt (s. auch der Systemische Lupus erythematodes im Kindesalter). Antikörper gegen Bestandteile des ZNS, gegen neurale Antigene sowie Antigene auf Neuroblastomzellen, wobei die Präsenz und der Serumtiter der Antikörper nicht absolut mit einer ZNS-Beteiligung zu korrelieren sind, sind von einer zu vernachlässigenden diagnostischen Bedeutung.

Serumkomplementaktivität

Neben dem Nachweis von Antikörpern gegen native DNS ist die Bestimmung der gesamthämolytischen Aktivität im Serum (CH50) sowie die Quantifizierung einzelner Serumkomplementkomponenten C3 und seiner Spaltprodukte, z. B. C3d, und C4 für die Diagnose und Verlaufsbeobachtung von klinischer Relevanz. Bei einer entzündlich aktiven Erkrankung findet sich eine Erniedrigung sowohl der CH50- als auch der Komplementkomponente C3, wobei eine Gegenläufigkeit zwischen dem Komplementspiegel im Serum und dem ds-DNS-Antikörpertiter besteht. Als Parameter für einen Komplement turn over hat sich die Analyse des C3-Spaltproduktes C3d bewährt. In einzelnen Fällen wurde eine Assoziation des SLE mit Komplementdefekten, z. B. C2- und C4-Defizienzen beschrieben.

Immunhistologie

Von diagnostischer Wertigkeit ist die immunhistologische Untersuchung von Nieren- und bedingt von Hautbiopsien. Im Bereich der Haut läßt sich bei einem aktiven systemischen LE das sog. Lupusbandphänomen, die Ablagerung von Serumimmunkomplexen an der Dermis-Epidermis-Grenze nachweisen, wobei Patienten mit diesem Phänomen in der Regel eine immunkomplexinduzierte Glomerulonephritis zeigen, die ebenfalls durch immunfluoreszenzhistologische Untersuchungen aufzuzeigen ist.

Immunkomplexe

Unter Verwendung unterschiedlicher Methoden ist das Auftreten von Serumimmunkomplexen beschrieben worden, wobei als Antigen in den zirkulierenden Immunkomplexen u.a. native DNS identifiziert wurde. Der Spiegel von C1q-bindenden zirkulierenden Immunkomplexen ist jedoch nur bedingt zu der klinischen Aktivität des Krankheitsbildes zu korrelieren.

Lymphozytenantikörper

Cytotoxische Antikörper gegen periphere Lymphocyten, die bei unterschiedlichen rheumatologischen Erkrankungen auftreten, wurden ebenfalls bei Patienten mit einem systemischen LE beschrieben, mit einer Spezifität gegen T-Suppressorzellen.

Histokompatibilitätsantigene

Untersuchungen in den letzten Jahren konnten eine signifikante Assoziation des Histokompatibilitätsantigens DR3 mit dem SLE aufgezeigen. Ebenfalls signifikant assoziiert fand sich der Haplotyp A1B8DR3. Das Histokompatibilitätsantigen DR4 wurde signikant häufiger bei Patienten mit einem medikamentös induzierten SLE als bei der idiopathischen Krankheitsform beobachtet.

Aufgrund des bunten klinischen Bildes (Abb. 1) sowie der unterschiedlichen klinischen Verlaufsformen kann die Diagnose des systemischen LE auch heute noch trotz des krankheitsspezifischen Laborparmeters des Serumautoantikörpers gegen native DNS Schwierigkeiten bereiten. Die Diagnose eines systemischen LE ist als gesichert anzusehen, wenn mindestens vier der in der Tabelle 5 aufgeführten klinischen Symptome bei einem Patienten manifest sind.

Tabelle 5. Modifizierte A.R.A. Kriterien zur Diagnostik des SLE

Vorliegen eines Schmetterlingserythems
Diskoide Lupusveränderungen der Haut
Raynaud-Symptomatik
Alopecie
Photosensibilität
Orale und/oder nasopharyngeale Ulcera
Nicht-deformierende Arthritis
Positiver LE-Zelltest und/oder Nachweis antinukleärer Antikörper in der indirekten Immunfluoreszenz mit einem Titer von größer als 1:20
Erniedrigtes Serumkomplement (C3) unter 50 mg% und/oder verminderte CH50-Aktivität
Proteinurie von über 1 g/Tag
Nachweis von Zylindern im Urinsediment (Erythrocyten, Hämoglobin, Granulocyten, Tubulus-Epithelien einzeln oder in Kombinationen)
Pleuritis, Perikarditis (Sicherung durch pleurale Schmerzen und/oder typisches Pleurareiben und/oder positiven Röntgenbefund, Sicherung der Perikarditis durch EKG, Perikardiale Reibegeräusche und/oder Sonographie)
ZNS-Symptome (Psychosen, Krämpfe, aseptische Meningitis)
Hämatologische Veränderungen (einzeln oder kombiniert): Coombs-positive hämolytische Anämie, Leukopenie unter 4000 Zellen PRO QMM, Thrombocytopenie unter 100000 Thrombocyten PRO QMM

Nachweis von Antikörpern gegen Doppelstrang-DNS (über 30 u/l im Kommerziellen RIA)

Risikofaktoren:
Sonnenexposition
Vorausgehende Schwangerschaft
Schwangerschaftsabbruch

Differentialdiagnose

Durch sein klinisches Erscheinungsbild ist der SLE vor allem von anderen Krankheitsbildern aus dem Formenkreis chronischer Bindegewebserkrankungen zu differenzieren. Dies geschieht aufgrund anamnestischer sowie klinischer Befunde und durch den Nachweis von Serumantikörpern gegen native DNS. Ebenfalls differentialdiagnostisch abzugrenzen ist der SLE, besonders bei einer ausgeprägten Beteiligung peripherer Lymphknotenstationen, von anderen entzündlichen und malignen Erkrankungen des lymphatischen Systems. Die differentialdiagnostische Abgrenzung gegenüber malignen Erkrankungen des lymphatischen Systems stellt sich besonders, da auch bei diesen Krankheitsbildern Zellkernantikörper im Serum auftreten,

Tabelle 6. Medikamente mit SLE-Symptomatik induzierender Wirkung

Antibiotika	Isoniazid
	Penicillin
	Sulfonamide
	Streptomycin
	Tetrazykline
	Nitrofurantoin
Antiepileptika	Phenytoin
	Primidon
Antihypertonika	Reserpin
	Methyldopa
	Hydralazin
Antiarrhythmika	Procainamid
	Practolol
Psychopharmaka	Chlorpromazin
Schilddrüsen-Therapeutika	Methylthiourazil
	Propylthiourazil
Andere	D-Penicillamin
	Kontrazeptiva
	Phenylbutazon
	Allopurinol
	Gold-Salze

die in der Regel jedoch keine Spezifität für native DNS besitzen (Tab. 4). Primär durch eine sorgfältige Anamneseerhebung ist der idiopathische SLE von medikamentös induzierten in der Symptomatik identischen Krankheitsbildern zu differenzieren. Die häufigsten potentiell ein LE-Syndrom induzierenden Medikamente sind in Tabelle 6 zusammengefaßt. Die labormäßige Abgrenzung eines medikamentös induzierten systemischen LE erfolgt zusätzlich durch den fehlenden Nachweis von Antikörpern gegen native DNS sowie der signifikanten Assoziation des Histokompatibilitätsantigens DR4 mit der medikamentös induzierten Krankheitsform und Serumantikörpern gegen Histone in 90%.

Das Pseudo-SLE-Syndrom konnte als ein medikamentös durch Venopyron induziertes Krankheitsbild identifiziert werden. Da dieses Medikament nicht mehr im Handel ist, ist das Pseudo-SLE-Syndrom, das sich durch die Präsenz hochtitriger antimitochondrialer Serumantikörper von einem klassischen SLE differenzieren läßt, nicht mehr aktuell.

Therapie

Aufgrund der verbesserten Diagnostik sowie der Bereitstellung wirksamer Therapiekonzepte hat sich die Prognose des SLE in den vergangenen Jahren erheblich gebessert. Lag die Fünfjahresüberlebensrate vor allem bei Patienten mit einer Nierenbeteiligung oder einer Involvierung des ZNS vor Einsatz einer konsequenten immunsuppressiven Medikation nur bei 20%, wurden in den letzten Jahren Überlebensraten zwischen 70 und 85% berichtet.

Tabelle 7 zeigt den Vorschlag einer Differentialtherapie unterschiedlicher Krankheitsstadien. Bei Patienten ohne Beteiligung lebenswichtiger Organe, mit einer Oligosymptomatik in Form von Arthralgien, Arthritiden ist der Therapieversuch mit nichtsteroidalen Medikamenten gerechtfertigt. Bestehen zusätzlich zu einer Gelenkbeteiligung Hautveränderungen sowie Zeichen einer Serositis ist eine kombinierte Steroid-Chloroquin-Medikation anzuwenden. Liegt eine Beteiligung lebenswichtiger Organe

Tabelle 7. Therapierichtlinien für den Systemischen Lupus erythematodes

Keine Therapie vor Sicherung der Diagnose

Vermeiden einer „Überbehandlung" (keine Therapie von Labor-Parametern)

Ohne Befall von ZNS, Niere oder Herz: Milder Verlauf: nichtsteroidale Antiphlogistica und Antimalaria-Medikamente; bei Therapieversagern zusätzlich vorübergehend niedrig dosierte Steroidmedikation

Ohne Befall von ZNS, Niere oder Herz: Hochaktiver Verlauf[b]: Steroide (Beginn 60 bis 100 mg Prednison/die[a]), nichtsteroidale Antiphlogistika und Chloroquinderivate. Keine Antimetaboliten oder Alkylantien

Befall von ZNS, Niere oder Herz: sofortige Gabe von: Steroide (1 g Prednisolon/die[a]) und/oder Alkylantien (Cyclophosphamid, Clorambucil); Zusätzlich Plasmapherese. Dauertherapie siehe oben.

[a] Therapie nach klinischem Bild
[b] siehe Tabelle 8

vor, des ZNS, des Herzens oder der Niere, ist der Einsatz von Immunsuppressiva, von Antimetaboliten oder alkylierenden Substanzen gerechtfertigt. Eine Hilfe zur Indikationsstellung einer immunsuppressiven Therapie gibt Tabelle 8, wobei ein Krankheitsaktivitätsindex über 40 die Durchführung einer immunsuppressiven Medikation postuliert. Die Dauer der immunsuppressiven Therapie richtet sich nach dem Krankheitsverlauf unter Hinzuziehung der Laborparameter, des Serumtiters der ds-DNS-Antikörper der IgG-Klasse und der Serumkomplementaktivität, wobei nach einer langmonatigen inaktiven Krankheitsphase in jedem Fall der Versuch eines Absetzens der immunsuppressiven Therapie durchgeführt werden muß.

Bei einem akut einsetzenden Krankheitsbild mit einer multisystemischen Organbeteiligung ist heute die Plasmapherese als eine Form der Akuttherapie eingeführt und gerechtfertigt. Da unter einer Plasmaseparation ein Reboundantikörperphänomen mit einer akuten Verschlechterung des Krankheitsbildes beobachtet wurde, sollte parallel zur Plasmapherese eine Immunsuppression mit hohen Dosen von Steroiden (1 g) zwischen dem Plasmaaustausch durchgeführt bzw. die Behandlung mit Alkylantien begonnen werden. Alternativ zur einer Plasmapherese wird bei einem akuten Krankheitsbild des SLE eine hochdosierte Steroid-

Tabelle 8. Aktivitätsindex

Merkmale	Indexzahl
BSG in der 1. Stunde bis 25 (einschl.)	0
26 bis 50 (einschl.)	5
über 50	10
Hautbeteiligung und/oder Alopecie	10
Periphere Vasculitis mit Hautnekrosen	30
Arthralgie	5
Arthritis	15
Serositis (inkl. Perikarditis), Pneumonitis	25
Herzmuskelbeteiligung (Karditis)	35
Nierenbeteiligung: Proteinurie über 1000 mg pro 24 h und/oder signifikante Erythrocyturie und/oder pos. Histologie/Immunhistologie und	
Creatinin bis 2,5 (einschl.)	30
Creatinin über 2,5	40
Dialysepflicht	50
Gesicherte ZNS-Beteiligung (Konvulsionen usw. entsprechend den ARA-Kriterien)	40
Hämatologische Veränderungen:	
Anämie: HB unter 10 g%	5
Leukopenie: unter 3000 pro cmm	5
Thrombopenie: 100000–50000 pro cmm	5
unter 50000 pro cmm	10

Aktivitätsindex > 40 = hochaktiver SLE
Aktivitätsindex < 40 = milder SLE

Puls-Therapie propagiert mit täglichen Dosen von 1 g Glucocorticosteroiden bzw. jeden 2. Tag bis zu 6 und 8 g Gesamtdosis. Bei der Notwendigkeit einer langdauernden Immunsuppression (z. B. bei progredienter Nierenbeteiligung) hat sich in letzter Zeit die einmalige monatliche Gabe von 1 g Zyklopheriphamid bewährt.

In den letzten Jahren ist eine offensichtliche Wandlung in der Indikationsstellung zur immunsuppressiven Therapie des SLE insofern festzustellen, daß Patienten ohne Beteiligung lebenswichtiger Organe keiner immunsuppressiven Therapie zugeführt werden. Auch ein signifikant erhöhter Serumantikörpertiter gegen native DNS läßt bei fehlender klinischer Symptomatik nicht die Indikation zur Einleitung einer Immunsuppression stellen. Therapieversuche mit Levamisol sowie Cyclosporin A sind in ihrem Effekt auf den Krankheitsverlauf noch nicht festzulegen. Vereinzelt durchgeführte Untersuchungen zum Effekt einer Ductusthoracicusdrainage haben nicht den erhofften Erfolg gezeigt.

Bei der Therapie des SLE mit nichtsteroidalen Antiphlogistika, einer Kombination mit Steroiden und Chloroquin-Derivaten sowie einer immunsuppressiven Therapie ist auf die bekannten Nebenwirkungen zu achten (siehe auch Kap. 9). Nicht zur therapeutischen Anwendung bei SLE-Patienten sollten solche Medikamente kommen, die das Bild eines systemischen LE induzieren können (Tab. 6).

Der systemische Lupus erythematodes im Kindesalter

Ein systemischer LE tritt in etwa 10% der Gesamterkrankungsfälle vor dem 16. Lebensjahr auf. Der Krankheitsbeginn ist meist akut mit Beteiligung visceraler Organe. Die klinische Manifestation ist zwar dem Krankheitsbild im Erwachsenenalter ähnlich, doch treten nach einer Untersuchung von Wallace und Mitarbeiter an 45 Kindern im Gegensatz zur Krankheitssymptomatik im Erwachsenenalter dermatologische Veränderungen in 96% auf, mit einer ebenfalls hohen Inzidenz hämatologischer Symptome. So findet sich eine Leukopenie in über der Hälfte der erkrankten Kinder, eine Coombs-positive Anämie läßt sich in etwa einem Drittel der Patienten nachweisen. In gleicher Frequenz kann eine Thrombocytopenie beobachtet werden. Auch das Auftreten von Antikörpern gegen Gerinnungsfaktoren mit Gerinnungsabnormalitäten kann in etwa einem Viertel der erkrankten Kinder nachgewiesen werden. Eine Nierenbeteiligung ist mit 80% höher als im Erwachsenenalter, wobei die Mehrzahl der Kinder im histopathologischen Bild eine diffus proliferative Nierenläsion

Tabelle 9. Organbeteiligung des Systemischen Lupus erythematodes im Kindesalter[a]

Cutane Manifestationen	>90%
Hämatologische Veränderungen	>90%
Nierenbeteiligung	>80%
Bewegungsapparat	80%
Lungenbeteiligung	65%
Lymphadenopathie und/oder Hepatosplenomegalie	60%
Herzbeteiligung	40%
Augenbeteiligung	30%
Gastro-Intestinale Symptome	30%
Hypertonie	30%
Amenorrhöe	20%
Fieber	96%
Wachstumsretardierung	35%

[a] nach Wallace et al. (1978)

zeigt. Eine Zusammenfassung der häufigsten Symptome des SLE im Kindesalter findet sich in Tabelle 9. Die Laborbefunde sind nicht unterschiedlich gegenüber den Laborparametern im Erwachsenenalter, wobei Antikörper gegen native DNS ebenfalls für die Erkrankung im Kindesalter einen krankheitsspezifischen Befund darstellen. In jedem Fall sollte bei Kindern mit einem SLE nach einem Defekt des Komplementsystems gesucht werden.

In der Therapie werden vorwiegend Glucocorticosteroide angewandt, wobei sich bei einer lebensbedrohlichen Situation auch die Indikation zu zusätzlichen immunsuppressiv wirkenden Medikamenten, möglicherweise parallel zu einer Plasmapheresebehandlung, stellt. Die Anwendung von Glucocorticosteroiden in Form einer Pulstherapie mit 500 mg intravenös verabreichten Steroiddosen ist hinsichtlich ihres Effektes bislang nicht systematisch untersucht worden. Auch Mitteilungen über einen Plasmaaustausch und Lymphapherese bei SLE-Kindern sind bislang nur als Einzelbeobachtungen mitgeteilt worden und so in ihrem Wirkungseffekt nicht sicher zu beurteilen. Im Gegensatz zur Erwachsenenform ist die Gabe von Chloroquin-Derivaten in ihrem Therapieerfolg nicht gesichert. In gleicher Weise, wie sich die

Prognose für die erwachsene Erkrankung innerhalb der letzten Jahre gebessert hat, konnte auch die Langzeitüberlebensrate bei erkrankten Kindern auf 90% erheblich gehoben werden. Hinsichtlich der Prognose gilt eine Beteiligung des Nervensystems als ungünstig, Infektionen infolge einer immunsupressiven Therapie können zu ernsthaften Komplikationen führen. Spontanremissionen werden nur selten beobachtet, was in der Regel eine Langzeittherapie von Kindern mit einem SLE notwendig macht.

Bei neugeborenen Kindern von Müttern mit einem manifesten SLE können sich Symptome im Sinne eines diskoiden LE innerhalb der ersten Lebenswochen entwickeln, wobei die Hautmanifestationen in der Regel nach einigen Monaten abklingen. Wiederholt beschrieben wurde, daß Kinder von Müttern mit einem SLE Herzveränderungen im Sinne eines kompletten kongenitalen Blockbildes entwickeln, häufig korrelierbar mit Serum anti Ro/SS'A Antikörpern im mütterlichen Serum, bei wenigen Kindern wurde eine Fibroelastose des Endokard beschrieben. Das Risiko bei Müttern mit einem manifesten SLE, ein Kind mit einem kompletten Herzblock zur Welt zu bringen, ist noch nicht gesichert, eine kürzlich veröffentlichte Studie von Gutierrez 1981 legt die Vermutung nahe, daß es sich um eine nicht selten auftretende Komplikation handelt.

Serologische Veränderungen, die bei neugeborenen Kindern beschrieben werden, sind das vorübergehende Auftreten von antinucleären Serumantikörpern, sowie eine passagere Leukopenie, Anämie oder Thrombocytopenie.

Gemischte Kollagenerkrankung (MCTD, Sharp-Syndrom)

MCTD

1972 definierten Sharp und Mitarbeiter ein Krankheitsbild, die gemischte Kollagenerkrankung (MCTD), die durch das gleichzeitige Auftreten von SLE-typischen Symptomen und klinischen Befunden einer rheumatoiden Arthritis, Sklerodermie und Myositis charakterisiert ist. Zusätzlich bestehen Allgemeinsymptome wie Fieber, Abgeschlagenheit und Lymphadenopathien. Bei einigen Patienten kann sich die überlappende Symptomatik parallel entwickeln, in der Regel treten anfänglich jedoch relativ geringe Beschwerden auf, z. B. eine ausgeprägte Raynaudsymptomatik mit Zeichen einer Myositis und/oder Arthralgien. Eine volle Ausprägung der typischen Symptomatik kann Monate bis Jahre brauchen, in seltenen Fällen ist ein foudroyanter Krankheitsverlauf, der in wenigen Monaten zum Tode führen kann, beschrieben worden.

Tabelle 10. Klinische Symptomatik der gemischten Kollagen-Erkrankungen sowie Zellkern-Antikörper-Phänomene in Abgrenzung zu dem klinischen Bild weiterer differentialdiagnostisch zu bedenkender Krankheitsbilder

	MCTD	SLE	PSS	PM	PAN
Raynaud-Phänomen	80%	15%	90%	5%	0%
Schwellung der Finger	70%	~1%	70%	~1%	0%
Lungenbeteiligung	60%	30%	50%	10%	40%
Myositis	50%	5%	35%	100%	10%
Polyarthritis	90%	90%	10%	10%	5%
Magendarmtrakt	60%[+]	10%	60%	(1)%	70%
Niere	20%	60%	10%	(1)%	80%
ZNS	(1)%	30%	(1)%	(1)%	~5%
Lymphadenopathie	50%	50%	(1)%	5%	(1)%
Leukopenie	20%	20%	(0)%	(0)%	0%
Hypergammaglobulinämie[++]	100%	100%	80%	60%	80%
ANA	(100)%	(100)%	80%	20%	10%
nRNP	(100)%	60%	1%	1%	0%
ds-DNS-Antikörper	~5%	60–80%	~10%	(1)%	0%
Sm[−]	0%	25%	0%	0%	0%
Hypokomplementämie	0%	50%	(0)%	(0)%	0%

MCTD = Mixed Connective Tissue Disease
SLE = Systemischer Lupus erythematodes
PSS = Sklerodermie (Progressive Systemische Sklerose)
PM = Polymyositis
PAN = Periarteriitis Nodosa
++ = in Abhängigkeit von der Krankheitsaktivität
+ = bei MCTD und Sklerodermie verminderte Motilität von Darm und Oesophagus

Eine Zusammenstellung der klinischen Symptomatik und der krankheitstypischen Laborparameter in Abgrenzung zu anderen rheumatologischen Krankheitsbildern gibt Tabelle 10. Eine Raynaudsymptomatik, die in ca. 85% der Patienten beobachtet wird, kann der Erkrankung um Monate bis Jahre vorausgehen. Gleichzeitig können die Patienten über rezidivierende Anschwellung im Bereich der Finger klagen, die den Verdacht auf eine Sklerodermie lenken. Myositische sowie arthritische Symptome entwickeln 75% der Patienten, wobei die Arthritis im allgemeinen nicht gelenkdestruierend ist und nur vereinzelt Gelenkerosionen beschrieben werden. Der Gastrointestinaltrakt ist in 60% im Sinne einer herabgesetzten Ösophagusmotilität beteiligt. Eine Lungenbeteiligung wird in der Regel im Sinne einer Fibrose manifest, wobei Funktionsstudien eine Verminderung der Diffusionskapazität zwischen 30 und 70% ergeben können. In einzelnen Fällen führen die Lungenveränderungen zu einer pulmonalen Hypertonie. Eine Herzbeteiligung, die im Erwachsenenalter nur selten gefunden wird, bei Kindern in 60% auftritt, imponiert meist im Sinne einer Perikarditis, wobei im Kindesalter zusätzlich Myokarditiden beschrieben wurden. Selten tritt eine Nierenbeteiligung in den Vordergrund der klinischen Symptomatik. Ist die Niere miterkrankt, handelt es sich in der Regel um eine membranös oder diffus proliferative Glomerulonephritis. Ein progressives Nierenversagen ist nur vereinzelt berichtet worden. Eine Beteiligung des ZNS wurde in ca. 10% beschrieben mit Symptomen wie Kopfschmerzen, Krampfanfällen, cerebralen Infarkte und peripheren Neuropathien. Damit sind die ZNS-Symptome denen ähnlich, die im Rahmen eines SLE auftreten können.

Die im Vordergrund stehenden Laborparameter sind eine Leukopenie sowie eine Anämie, die in 30 bis 40% der Patienten nachzuweisen ist, Thrombocytopenien sind dagegen seltener. Charakteristisch ist zusätzlich eine ausgeprägte Hypergammaglobulinämie. Serologisch ist die MCTD durch einen positiven antinukleären Antikörpernachweis in 100% der Patienten charakterisiert, wobei der Antikörper im Fluoreszenztest ein charakteristisches „Speckled"-Muster zeigt. Alle Patienten zeigen zusätzlich Autoantikörper gegen das Ribonukleoprotein nRNP, wobei Antikörper gegen das Sm-Antigen nicht nachzuweisen sind (Kapitel 19). Antikörper gegen native DNS werden in etwa 5% der Patienten beobachtet, Rheumafaktoren in 60%. Im Gegensatz zu einem aktiven SLE ist der Serumkomplementspiegel in der Regel normal.

Weitere „Overlap"-Syndrome

Neben dem Krankheitsbild der gemischten Kollagenerkrankung oder „Sharp"-Syndrom gibt es eine Reihe weiterer „overlap" Syndrome. So können Patienten mit einem SLE Zeichen eines Sjögren' Syndrom entwickeln mit einer Keratoconjunctivitis sicca und/oder Xerostommie. Etwa 0,5% von Patienten mit einer klassischen rheumatoiden Arthritis zeigen charakteristische Symptome eines SLE, in seltenen Fällen wurde das gleichzeitige Auftreten von SLE und Myasthenia gravis sowie Autoimmunerkrankungen der Schilddrüse, des Magens und der Nebenniere beschrieben.

Als UCTD (Unidentified chronic connective tissue diseases) wird eine Krankheitssituation bezeichnet, die in der Regel durch ein ausgeprägtes Raynaud-Syndrom charakterisiert ist, und aus der sich häufig eine Collagenerkrankung unterschiedlicher Provenienz entwickelt.

Die Therapie der gemischten Kollagenerkrankung gleicht der des SLE. Ein gutes Ansprechen wird auf die Medikation mit Steroiden berichtet. Aggressiv verlaufende Krankheitsformen machen wie im Falle des SLE den Einsatz von immunsuppressiven Medikamenten notwendig, möglicherweise kombiniert mit einer Plasmapherese. Das in letzter Zeit angewandte Cyklosporin A ist in seinem Therapieerfolg noch nicht abzuschätzen.

Weiterführende Literatur

Cruchaud A, Chenais F, Fournie GJ, Homai L, Lambert PH, Muli JG, Chatelant F (1975) Immune complex deposits in systemic lupus erythematosus kidney without histological or functional alterations. Europ J clin Invest 5, 297

Dubois EL (1974) Lupus erythematosus. University of Southern California Press Los Angeles, California

Escher E, Scott JS (1979) Congenital heart block and maternal systemic lupus erythematosus. Brit Med J i, 1235

Graham, Hughes RF (1979) Connective tissue disease. Blackwell Scientific Publ. 2nd ed

Gupta S, Talal N (1985) Immunology of rheumatic diseases. Plenum Medical Book Corp. New York

Gutierrez G, Imenez J, Mintz G (1981) Results of a prospective multidisciplinary approach to pregnancy and systemic lupus erythematosus. Arthritis and Rheumatism 24, 107

Halla JT, Hardin JG (1978) Clinical features of the arthritis of mixed connective tissue disease. Arthritis Rheum 21, 497

Kalden JR (1980) Klinik, Diagnostik und Behandlung des systemischen Lupus erythematodes. Intern Welt 4, 119

Kalden JR, Schranz W, Lösch G, Krapf F, Bartels O (1982) Neue Indikationsgebiete zur hochdosierten Immunglobulintherapie: Therapeutischer Plasmaaustausch, Autoimmunopathien. Beitr Infusionstherapie Klin Ernähr 9, 48

Schaller J (1982) Lupus in childhood. In: Systemic Lupus Erythematosus. Clinics in Rheumatic Disease. Ed Hughes GRV, Saunders Company ltd, London/Philadelphia/Toronto 8/1, 219

Sharp GC, Irvin WS, Tan EM, Gould RG, Holman HR (1972) Mixed connective tissue disease – an apparently distinct rheumatic disease syndrome associated with a specific antibody to an extractable nuclear antigen (ENA). Am J Med 52, 148

Sharp GC, Irvin WS, May CM, Holmann HR, McDuffie FC, Hess EV, Schmid FR (1976) Association of antiboidies to ribonucleoprotein and Sm antigens with mixed connective-tissue disease, systemic lupus erythematosus and other rheumatic diseases. N Engl J Med 295, 1149

Singsen BH, Landing B, Wolfe JF, Bernstein B, Oxenhandler RW, Sharp GC, Hanson V (1978) Histologic evaluation of mixed connective tissue disease in children and adults. Arthritis Rheum 21, 593

Systemic Lupus Erythematosus (1982) In: Clinics in rheumatic diseasis. Ed Hughes GRV. Saunders Company ltd London/Philadelphia/Toronto 8/1

Systemic lupus erythematosus and overlap syndromes (1981) In: Textbook of rheumatology: Ed Kelley W, Harris E, Ruddy S, Sledge CB, Saunders WB Company, Philadelphia/London/Toronto

Systemic lupus erythematosus Clincial and Laboratory Aspects (1979) In:

Arthritis and allied conditions. Ed McCarty DJ. Lear Fiebiger, Philadelphia

Systemic Lupus Erythematosus (1983) 25th Rheumatism Review. Arthritis Rheumatism 26, 301

Systemic Lupus Erythematosus: Clinical and experimental aspects. Ed Smolen JS, Zielinski ChC (1987) Springer

Tann EM (1979) Systemic Lupus erythematosus - immunologic aspects. In: Arthritis and allied conditions. Ed McCarty DJ. Lear Fiebiger, Philadelphia

Wallace C, Schaller JG, Emmery H, Wedgwood R (1978) Prospective study of childhood systemic lupus erythematosus. Arthritis and Rheumatism 21, 599

Wallace C, Striker G, Schaller JG, Wedgwood R, Emmery HM (1979) Renal histology and subsequent corse in childhood systemic lupus erythematosus. Arthritis and Rheumatism 22, 669

Winchester RJ (1986) Immunopathology of SLE and Related Diseases. Springer Seminar in Immunopathology 2/3. 117-305.

11. Sjögren-Syndrom

J. R. Kalden

Definition

Die klinische Symptomatik des Sjögren-Syndroms basiert auf einer chronisch-entzündlichen Erkrankung vorwiegend der Tränen- und Speicheldrüsen mit der Manifestation einer Keratoconjunctivitis sicca und einer Xerostomie. Weitere exokrin aktive Drüsen können beteiligt sein. Dem primären Sjögren-Syndrom wird das sekundäre Sjögren-Syndrom gegenübergestellt, das im Sinne eines Overlap-Syndroms bei Patienten mit anderen chronischen Bindegewebserkrankungen auftreten kann.

Frauen erkranken mit 90% wesentlich häufiger als Männer. Das primäre Sjögren-Syndrom, als eigene Krankheitsentität, ist durch eine Keratoconjunctivitis sicca und eine Xerostomie charakterisiert. Das sekundäre Sjögren-Syndrom manifestiert sich bei gleicher klinischer Symptomatik im Sinne eines Overlap-Syndroms bei anderen chronischen Bindegewebserkrankungen, am häufigsten bei Patienten mit einer chronischen Polyarthritis oder einem systemischen Lupus erythematodes. Von dem primären und sekundären Sjögren-Syndrom wird der Sicca-Komplex abgegrenzt, bei dem eine Trockenheit der Conjunctiven und Mundschleimhäute nicht auf einer chronischen Entzündung der Tränen- bzw. Speicheldrüsen beruht.

Klinische Symptomatik

Im Vordergrund steht die Augenbeteiligung, die sich in Beschwerden wie Fremdkörpergefühl, Augenbrennen, Gefühl der Augentrockenheit, Sehschwierigkeiten, Augenjucken und Lichtempfindlichkeit äußert. Die Beschwerden beruhen auf einer verminderten Tränensekretion, die durch Anwendung z.B. des Schirmertests objektiviert werden kann. Bei einer längeranhaltenden Keratoconjunctivitis können Komplikationen in Form von bakteriellen *(Staphylococcus aureus)*, Pilz- und Virusinfektionen auftreten. Weiterhin ist die Entwicklung eines Sympblepharon beschrieben worden, sowie die Manifestation von Cornea-Ulcerationen mit Perforation und daraus resultierenden Nachfolgeerkrankungen wie Uveitis, Cataract und Glaukombildung. Durch die Entwicklung eines entzündlichen Pannusgewebes ist ein Schrumpfen der Conjunctiva möglich. Am Augenhintergrund können Retinaexudate imponieren.

Im Gegensatz zu der Keratoconjunctivitis sicca ist die Xerostomie weniger gut objektivierbar. Eine verminderte Parotisspeichelsekretionsrate wird in 90% der Patienten beobachtet. Eine Biopsie der Speicheldrüsen ergibt in etwa 70% mit der Formation von fokalen lymphocytären Infiltrationen den Hinweis auf ein vorliegendes Sjögren-Syndrom, wobei diffuse lymphocytäre Infiltrationen auch im Rahmen anderer chronischer Bindegewebserkrankungen gefunden werden. Die Sialographie der Parotis mit dem charakteristischen Bild des entlaubten Baumes (Abb. 1 a) zeigt diese Veränderungen in etwa 60% von Patienten (Abb. 1 b).

Neben Tränen- und Speicheldrüsen können weitere exokrine Drüsen erkrankt sein und zu trockenen Schleimhäuten führen, so im Bereich der Nase, des Respirationstraktes und der Vagina.

Im Bereich des Gastrointestinaltraktes werden Symptome wie Schluckbeschwerden und in seltenen Fällen eine Achlorhydrie beschrieben. Wiederholt wurde eine Beteiligung des Pankreas im Sinne einer akuten oder chronisch rezidivierenden Pankreatitis beobachtet. Eine Hepatomegalie wird in bis zu 20% von Sjögren-Patienten gefunden. Eine Entzündung des exokrinen Lebersy-

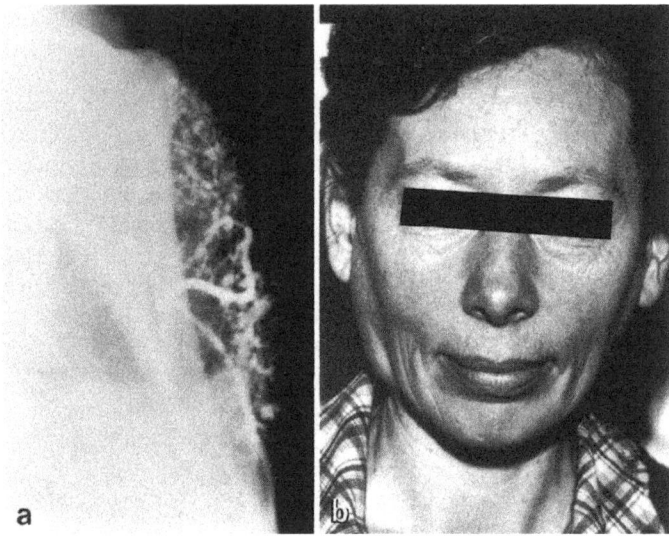

Abb. 1a, b. Ergebnis einer Sialographie (**a**) bei einer Patientin (**b**) mit einer Parotitis bei einem primären Sjögren-Syndrom. Das Röntgenbild zeigt das charakteristische Bild des „entlaubten Baumes"

stems in etwa 6% wird mit durch den Befund von antimitochondrialen Serumantikörpern untermauert. Histopathologisch wurden sowohl primäre biliäre Zirrhosen wie Bilder einer chronischen Hepatitis beschrieben.

Extraglanduläre lymphocytäre Infiltrationen werden im Bereich der Lungen, Lymphknoten und der Skelettmuskulatur sowie in der Niere gefunden. Neben einer interstitiellen Nephritis mit lymphocytären Infiltrationen und tubulärer Atrophie kann in seltenen Fällen das Bild einer Nephrocalcinosis manifest werden. Eine fokale Glomerulonephritis wird nur in wenigen Situationen beobachtet.

Arthritiden bestehen in 50 bis 75% von Sjögren-Patienten. Im Gegensatz zu der chronischen Polyarthritis ist die Arthritis im Rahmen des Sjögren-Syndroms in der Regel milde verlaufend ohne röntgenologische Zeichen einer Gelenkdestruktion und

selbst limitierend. Aufgrund der Arthritissymptomatik ist das primäre Sjögren-Syndrom von einem Sjögren-Syndrom bzw. Sicca-
Komplex im Rahmen einer chronischen Polyarthritis abzugrenzen, eine Unterscheidung, die für differentialtherapeutische
Überlegungen wichtig ist, da bei Patienten mit einer chronischen
Polyarthritis in bis zu 40% eine asymptomatische Keratoconjunctivitis sicca bestehen kann.

Laborbefunde

Bei den Laborparametern ist eine geringgradige Anämie in der
Regel vorhanden, Leukopenien und Thrombocytopenien werden nur selten beobachtet. Bei einem akuten Krankheitsgeschehen sind die unspezifischen Entzündungsparameter erhöht.
In gleicher Weise wie bei anderen Autoimmunopathien bestehen
multiple Serumautoantikörperphänomene. Rheumafaktoren
werden in 50% nachgewiesen. Antinucleäre Antikörper treten bei
etwa 60% der Patienten auf. Weitere Autoantikörperphänomene
mit Spezifität für glatte Muskulatur, Thyreoglobulin, mikroso-
males Schilddrüsen-Antigen oder Magenparietalzellen werden
in 3 bis 40% gefunden. Autoantikörper gegen Epithelzellen der
Speicheldrüsengänge sind bei einem primären Sjögren-Syndrom
in bis zu 10% beobachtet worden, wobei es sich bei diesem Phänomen wahrscheinlich um den Nachweis von antimitochondrialen Antikörpern handelt, und auf ein sekundäres Sjögren-Syndrom im Rahmen einer biliären Zirrhose hinweisen kann.
Wie Tabelle 1 zeigt, wurde durch die Entwicklung neuer Testsysteme zum Nachweis von Autoantikörpern gegen Zellkernbestandteile die Möglichkeit geschaffen, das Sjögren-Syndrom besser zu definieren. Dabei handelt es sich um Antikörper, die mit
einem säureextrahierbaren Kernantigen reagieren, das als SS-A
(Ro) bzw. SS-B (La) bezeichnet wird. Antikörperphänomene gegen beide Antigene sind in 50 bis 70% bei Patienten mit einem
primären Sjögren-Syndrom zu demonstrieren, kommen jedoch
auch in 15 bis 35% bei einem systemischen Lupus erythematodes
vor.

Tabelle 1. Inzidenz von Autoantikörpern gegen unterschiedliche Zellkern-Antigene bei Patienten mit einem Sjögren-Syndrom in Abgrenzung zu anderen rheumatologischen Krankheitsbildern[a]

	SS-A (Ro)[b]	SS-B (La)[a]
Sjögren-Syndrom	70%	50%
Sjögren-Syndrom und rheumatoide Arthritis	10%	3%
SLE	35%	15%
MCTD	–	–
Chronische Polyarthritis (RA)	–	–
Sklerodermie	–	–

[a] Für weitere Einzelheiten siehe Kapitel 19
[b] Eine Synopsis publizierter Befunde

Histokompatibilitätsstudien zeigen eine Assoziation des primären Sjögren-Syndroms sowie des Sjögren-Syndroms bei einem systemischen Lupus erythematodes mit den Histokompatibilitätsantigenen HLA-DR3 und HLA-B8.

Diagnose

Die Diagnose eines primären oder sekundären Sjögren-Syndroms basiert auf dem Vorliegen von zwei der drei klassischen Manifestationen: Xerostomie, Keratoconjunctivitis sicca und rheumatoide Arthritis. Bei diagnostischen Schwierigkeiten hat sich besonders der histopathologische Nachweis von lymphocytären Infiltrationen in Biopsien kleiner labialer Speicheldrüsen als ein Krankheitsspezificum erwiesen. Beim Vorliegen eines Sjögren-Syndroms ist, wie bereits erwähnt, nach dem Vorliegen einer anderen chronischen Bindegewebserkrankung zu suchen. Das Auftreten einer Lymphadenopathie in etwa 50% der Patienten macht zusätzlich den Ausschluß einer malignen Erkrankung des lymphoretikulären Systems notwendig, da besonders bei Patienten mit einem Sjögren-Syndrom eine erhöhte Inzidenz derartiger Krankheitsbilder bekannt ist. So wurden bislang 42 Fälle mit einem Retikulozellsarkom, Stammzellymphom, lymphocyti-

Tabelle 2. Krankheiten mit möglicher Speicheldrüsenschwellung

1. Neoplasien
   Primäre Speicheldrüsen-Tumoren (benigne/maligne)
   Maligne Lymphome
   Morbus Waldenström

2. Erkrankungen entzündlicher Genese
   Sjögren-Syndrom
   Sjögren-Syndrom und chronische Polyarthritis
   Chronische unspezifische Sialadenitis
   Tuberkulose
   Aktinomykose
   Histoplasmose

3. Verschiedenes
   Leberzirrhose/biliäre Zirrhose
   Malnutrition

schem Lymphom, einer Hodgkin-Erkrankung oder einem Morbus-Waldenström berichtet. Letztlich ist bei einer Schwellung der Speicheldrüsen differentialdiagnostisch an die in Tabelle 2 aufgeführten Krankheitsbilder zu denken.

Therapie

Die Behandlung des Sjögren-Syndroms ist unterteilt in eine lokale Therapie des Sicca-Komplexes, wobei in erster Linie künstliche Tränenflüssigkeit sowie künstlicher Speichel zu nennen sind. Bei einer auffallenden Entzündungsaktivität ist zusätzlich die vorübergehende Gabe von Glucocorticosteroiden kombiniert mit nichtsteroidalen Antiphlogistika indiziert. Bei schwerer Nierenbeteiligung, so bei einer tubulären Acidose, ist ein Therapieversuch mit Cyclophosphamid angezeigt.

12. Nekrotisierende Vaskulitiden

B. Manger und J. R. Kalden

Definition

Nekrotisierende Vaskulitiden sind durch das pathologische Substrat der entzündlichen Infiltration und Nekrose von Gefäßwänden gekennzeichnet. Dabei handelt es sich um eine sehr heterogene Gruppe von Erkrankungen mit verschiedenen Pathomechanismen und unterschiedlichsten klinischen Erscheinungsformen, wofür der bevorzugte Befall einzelner Gefäßregionen oder Organsysteme entscheidend ist. An eine Vaskulopathie sollte immer dann gedacht werden, wenn sich eine Fülle unterschiedlicher klinischer Symptome scheinbar auf keinen gemeinsamen Nenner bringen läßt.

Seit der Erstbeschreibung der Panarteriitis nodosa durch Kussmaul und Maier im Jahre 1866 wurden zahlreiche Versuche unternommen, andere Formen von Vaskulitiden abzugrenzen und eine Klassifizierung zu begründen. Obwohl diese Einteilungen zu einem besseren Verständnis und einer guten Übersicht über das Spektrum dieser Erkrankungen geführt haben, so besteht doch eine erhebliche Problematik in der Tatsache, daß sich verschiedene Krankheitsbilder innerhalb dieser Gruppe bezüglich ihrer pathologischen und klinischen Befunde sehr stark überlappen. Außerdem werden erschwerend gleiche Krankheitsentitäten öfters durch verschiedene Autoren unterschiedlich bezeichnet. Aus diesem Grunde soll zunächst ein Überblick über pathologische Charakteristika, immunologische Mechanismen und klinische Manifestationsmöglichkeiten der Vaskulitiden gegeben werden, um zu einer Klassifikation zu gelangen, in die alle diese Kriterien in ausreichender Weise eingehen.

Pathologie

Aus pathologischer Sicht ist der mikroskopische Nachweis von Entzündungszellen intra- und perivaskular essentiell für die Diagnose einer Vaskulitis. Hierbei handelt es sich vorwiegend um polymorphkernige, neutrophile und eosinophile Granulocyten. Einen besonderen diagnostischen Stellenwert nimmt die massive Eosinophilie in der Umgebung betroffener Gefäße bei der von Churg und Strauss 1951 beschriebenen eosinophilen granulomatösen Vaskulitis ein. Auch Lymphocyten, Plasmazellen und Histiocyten können in unterschiedlichem Ausmaß beteiligt sein. Riesenzellen sind wiederum charakteristisch für eine bestimmte Untergruppe nekrotisierender Vaskulitiden, die Arteriitis temporalis und die Takayasu-Arteriitis. Neben der entzündlichen Infiltration gehört auch die sog. fibrinoide Nekrose zum typischen histologischen Bild. Diese besteht aus Ablagerungen von Fibrin, Immunglobulinen, Komplementkomponenten und anderen Serumproteinen in der Gefäßwand.

Erhebliche Unterschiede zwischen den einzelnen Formen von Vaskulitiden bestehen bezüglich des Befalls von Gefäßen verschiedenster Größe und Lokalisation. So wird bei der klassischen Panarteriitis nodosa hauptsächlich eine Entzündung von kleineren bis mittelgroßen Arterien mit besonderer Bevorzugung von Gabelungs- und Aufzweigungsstellen berichtet. Für die Gruppe der Hypersensitivitätsangiitiden, bei denen sich in den meisten Fällen eine Immunkomplexgenese nachweisen läßt, wurden überwiegend vaskulitische Veränderungen an kutanen und visceralen Gefäßen unter 1 mm Durchmesser, wie Arteriolen, Kapillaren und Venolen beschrieben (Abb. 1a, b). Die sog. Riesenzellarteriitiden spielen sich hingegen nahezu ausschließlich an großen Gefäßen, vor allem an den Aufzweigungen des Aortenbogens und Hauptarterien im Kopfbereich ab, können jedoch auch systemisch manifest werden.

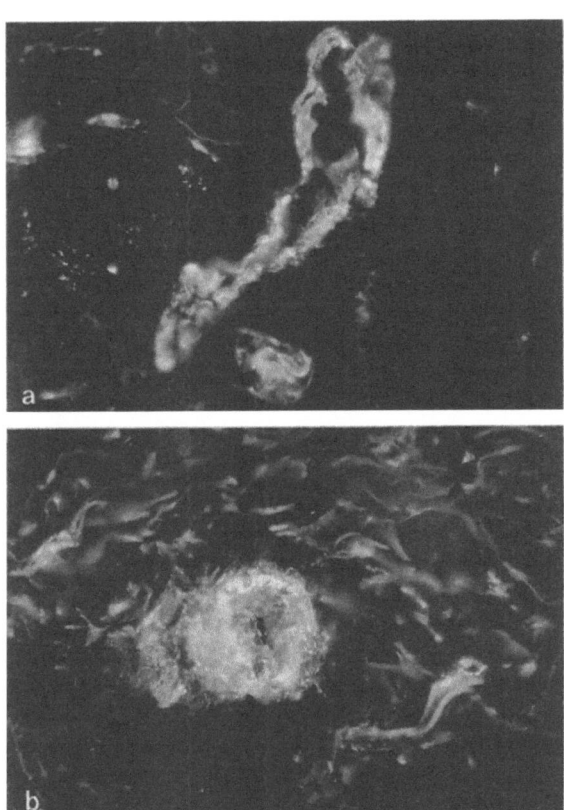

Abb. 1. a Fluoreszenzoptischer Nachweis von Immunkomplex-Ablagerungen mit dem Nachweis von IgG in einer Venole von einem Patienten mit einer Vaskulitis im Rahmen eines systemischen Lupus erythematodes. **b** Unter Verwendung der gleichen Technologie die Ablagerung von IgG-Molekülen in einer Arteriole

Ein weiteres pathologisches Charakteristikum ist bei der Panarteriitis nodosa-Gruppe der Nachweis von Mikroaneurysmen an Gefäßen unterschiedlicher Größe, die auch angiographisch gut darstellbar sind. Daneben sind bei diesen Erkrankungen verschiedenste Stadien der Entzündung, d. h. akute Infiltrationen,

Nekrose bis zur Narbenbildung, gleichzeitig an verschiedenen Gefäßen eines Präparates sichtbar. Hingegen liegen die entzündlichen Veränderungen bei den Hypersensitivitätsangiitiden im allgemeinen zu einem bestimmten Zeitpunkt an allen Gefäßen im gleichen Stadium vor.

Eine Untergruppe von Vaskulitiden ist gekennzeichnet durch die Formation von Granulomen unmittelbar an entzündeten Gefäßwänden oder in geringer Distanz von diesen. Zu dieser Gruppe sind der Morbus Wegener, die lymphomatoide Granulomatose und die eosinophile granulomatöse Vaskulitis von Churg und Strauss zu zählen. Häufig mitbefallen sind bei diesen Erkrankungen die oberen und unteren Luftwege.

Immunologie

Hauptsächlich immunologische Vorgänge werden für die Ausprägung vaskulitischer Syndrome als verantwortlich diskutiert. Eine pathophysiologische Schlüsselstellung nimmt die Formation von Immunkomplexen ein, ein im Prinzip physiologischer Mechanismus zur Elimination von fremden Antigenen (z. B. Mikroorganismen). Demgegenüber steht die Fähigkeit von Immunkomplexen über entsprechende Mediatorsysteme eine Entzündung und Zerstörung von Gefäßen hervorzurufen. Für diese pathogenen Auswirkungen sind hauptsächlich Größe und Zusammensetzung der Immunkomplexe verantwortlich. Es gilt als gesichert, daß Immunkomplexe, die entweder sehr groß oder sehr klein sind, selten zu Gefäßalterationen führen. Die potentiell gefährlichen großen Immunkomplexe werden rasch vom retikuloendothelialen System entfernt, während die kleinen kaum Komplement aktivieren und lange in der Zirkulation verbleiben können, ohne nennenswerte Gefäßschäden zu induzieren. Offensichtlich induzieren vorwiegend mittelgroße Komplexe vaskulitische Veränderungen, wobei zusätzlich eine genetische Prädisposition zu bestimmten klinischen Verlaufsformen diskutiert wird.

Die Vielzahl von autologen und allogenen Antigenen die zu einer Immunkomplexformation im Organismus führen können, ist

Tabelle 1. Erkrankungen mit Immunkomplexnachweis

Autologe Antigene	
– Immunglobuline	Rheumatoide Arthritis
	Essentielle Kryoglobulinämie
– Nucleinsäuren	Lupus erythematodes visceralis
– Zelluläre Antigene bei Autoimmunerkrankungen	Hashimoto-Thyreoiditis
	Juveniler Diabetes mellitus
	Immunhämolytische Anämie
– Zelluläre Antigene bei Neoplasien	Lungencarcinom
	Mammacarcinom
	Coloncarcinom
	Malignes Melanom
	Morbus Hodgkin
	Akute lymphoplastische Leukämie
	Chron. lymphocytische Leukämie
Fremdantigene	
– Bakterien	Akute Poststreptokokkenglomerulonephritis
	Syphilis
	Lepra
	Endokarditis lenta
– Viren	Akute Virushepatitis
	HB_s-Ag Trägerstatus
	Infekt. Mononucleose
	Dengue-Fieber
– Parasiten	Malaria
	Trypanosomiasis
	Schistosomiasis
	Leishmaniose
– Unbelebte Antigene (iatrogen)	Serumkrankheit
	D-Penicillaminnephropathie
	Goldnephropathie
	medikamenteninduzierte Hypersensitivitätsangiitis
– Sonstige bzw. nicht identifizierte Antigene	Allergische Alveolitis
	Nahrungsmittelallergie
	Morbus Crohn
	Colitis ulcerosa
	Morbus Behçet
	Dermatitis herpetiformis
	Lebercirrhose

Nach Nydegger und Lambert 1980; Rother 1981

in Tabelle 1 aufgeführt. Entsprechend sind exemplarisch Erkrankungen verschiedenster Gruppen angegeben, bei denen ein positiver Immunkomplexnachweis geführt werden kann, auch ohne daß dabei regelmäßig vaskulitische Manifestationen auftreten. Daß durch unterschiedliche Antigene die Eigenschaften des Komplexes in Bezug auf Interaktionen mit Mediatormechanismen sowie Verhalten in Zirkulation und Gewebe beeinflußen, ist evident.

Größe und Vernetzungsgrad der Immunkomplexe werden entscheidend durch das Verhältnis von Antigen zu Antikörper auf molekularer Ebene bestimmt. Die größten Komplexe erhält man im Äquivalenzbereich, während im Antigen- bzw. Antikörperüberschuß die Aggregatgröße abnimmt (Heidelberger Kurve). So wird verständlich, daß bei Verschiebungen dieses Verhältnisses durch therapeutische Maßnahmen wie Immunsuppression auch akute Verschlechterungen immunkomplexinduzierter Erkrankungen statt der erhofften Besserung auftreten können.

Einen Einfluß auf die Eigenschaften des Komplexes hat ferner die Klassen- und Subklassenzugehörigkeit des Antikörperanteils. Die Beteiligung von monomerem IgG oder pentamerem IgM bewirkt zum einen eine massive Veränderung des Molekulargewichts, zum anderen sind IgG-Subklassen teilweise nicht in der Lage, Komplement zu aktivieren. Neben IgG- und IgM-haltigen Immunkomplexen konnten kürzlich auch IgE-haltige Komplexe bei der Churg-Strauss-Vaskulitis nachgewiesen werden, die zu einer alternativen Komplementaktivierung führen. Ein ähnlicher Mechanismus wird bei der IgA-induzierten Glomerulonephritis bei der Purpura Schönlein-Henoch diskutiert.

Die Nachweisverfahren für zirkulierende Immunkomplexe beruhen auf verschiedenen physikochemischen und biologischen Eigenschaften, wie Kryopräzipitation, Präzipitation mit Polyethylenglycol, Komplementaktivierung, Bindung an Zellrezeptoren und Reaktion mit Rheumafaktoren. Daraus wird verständlich, daß keine der vorhandenen Methode universell anwendbar ist und jeweils nur bestimmte Aspekte erfaßt werden. Durch die simultane Anwendung verschiedener Tests kann die Nachweisquote für Immunkomplexe deutlich gesteigert werden.

Die Ablagerung von Immunkomplexen im Gewebe wird im allgemeinen durch die Identifikation von Immunglobulinen und Komplementfaktoren an identischer Stelle mittels Immunfluoreszenz gezeigt. Im englischen Sprachgebrauch werden diese Ablagerungen als „lumpy-bumpy" charakterisiert.

Die Bildung und Ablagerung von Immunkomplexen allein führt jedoch zu keiner Gefäß- und Gewebszerstörung. Vielmehr sind Immunkomplexe nur Initiatoren unterschiedlicher immunologischer Reaktionsformen, wobei der Aktivierung des Komplementsystems die größte Bedeutung zukommt. Bei der Aktivierung der klassischen Komplementkaskade kommt es durch die enzymatische Umwandlung der Plasmaproteine C1, C4 und C2 zur Spaltung des Faktors C3 in C3a und C3b. Zur selben Reaktion gelangt man durch die Auslösung des alternativen Wegs, wobei die Properdinfaktoren B und D involviert sind und eine geringe Konzentration an C3b bereits vorliegen muß. C3b-haltige Reaktionsprodukte sind dann in der Lage, über die gemeinsame Endstrecke der Komplementkaskade, welche die Faktoren C5-9 beinhaltet, den sog. „Membranangriffskomplex" zu formieren und so die Lyse von Zellen (z.B. Bakterien, Endothelien) herbeizuführen. Aktivierte Komplementkomponenten und deren Spaltprodukte regen ihrerseits andere Effektorsysteme an. So bewirkt das C5a eine Chemotaxis der neutrophilen Granulocyten und eine Freisetzung lysosomaler Enzyme. C3a und C5a können die Histaminausschüttung aus Mastzellen induzieren und wiederum andere Spaltprodukte (C2b, C3a, C4a) besitzen selbst eine kininähnliche Aktivität und steigern die Gefäßpermeabilität. Degranulierte Mastzellen sind bei Patienten mit kutaner Vaskulitis in Biopsien aus den betroffenen Arealen nachweisbar. Weiter bestehen Interaktionen zwischen Komplementfaktoren und zellulären Immunmechanismen. Als Hinweis hierfür kann der Nachweis von C3-Rezeptoren auf B-Lymphocyten, T-Lymphocyten-Subklassen und Monocyten/Makrophagen gelten.

Neben der klassischen immunkomplexinduzierten Vaskulitis, in der Klassifikation von Coombs und Gell als Typ III-Reaktion bezeichnet, können auch zelluläre Reaktionen vom verzögerten Typ (Typ IV) zu Gefäßentzündungen führen. Hierbei kommt es durch Freisetzung von Lymphokinen aus sensibilisierten Lymphocyten zur Ansammlung von mononucleären Zellen im Bereich von Gefäßwänden. Die Präsenz eines vorwiegend mononucleären Infiltrats oder von Granulomen, bestehend aus Monocyten, die zu aktivierten Makrophagen und schließlich Epitheloidzellen umgewandelt werden, kann als morphologisches Korrelat dieser Mechanismen angesehen werden. Andere zu Gewebszerstörung führende Mechanismen, etwa über spezifische Antikörper gegen Gefäßwände selbst oder mittels antikörperabhängiger zellulärer Cytotoxizität (ADCC) sind zwar potentiell möglich, jedoch bislang noch nicht ausreichend experimentell belegt.

Klinische Symptomatik

Das klinische Erscheinungsbild einer Vaskulitis wird durch die Folgen der entzündlichen Gefäßveränderungen geprägt. Durch Infiltration und Nekrose der Gefäßwand sowie Thrombocytenaktivierungen kann es einerseits zu Verschlüssen mit daraus resultierender Ischämie der abhängigen Bezirke und Infarzierungen größerer Organareale kommen. Zum anderen ist durch die erhöhte Gefäßpermeabilität der Austritt zellulärer Blutbestandteile möglich, wie dies an der Haut unter dem Bild der vaskulitischen Purpura bekannt ist. Blutungen größeren Ausmaßes können durch Rupturen von Mikroaneurysmen auftreten, wie sie vor allem bei der Panarteriitis nodosa beschrieben werden.

Vaskulitiden können in jedem Lebensalter vorkommen und sind nicht geschlechtsgebunden. Als gemeinsame klinische Kriterien finden sich meist erhöhte Temperaturen und, da nahezu immer bindegewebige Strukturen betroffen sind, auch „rheumatische" Beschwerden in Gelenken und Muskulatur. Wechselnd ausgeprägt sind Exantheme der Haut, neurologische Ausfälle, vor allem sensible und sensorische Störungen, Kopfschmerzen, abdominelle Beschwerden und periphere Durchblutungsstörungen. An eine Vaskulopathie sollte immer dann gedacht werden, wenn sich eine Fülle unterschiedlichster Symptome scheinbar auf keinen gemeinsamen Nenner bringen läßt. Mitentscheidend für das klinische Bild ist die vorherrschende Organbeteiligung.

Eines der wichtigsten Manifestationsorgane von generalisierten Gefäßentzündungen ist die Niere. Neben Vaskulitiden der versorgenden Gefäße können eine Glomerulonephritis sowie Niereninfarkte vorkommen. Dem Kliniker präsentiert sich eine Nierenbeteiligung in Form von Proteinurie, Hämaturie, Pyurie und Insuffizienz unterschiedlichen Ausmaßes bis hin zum Nierenversagen. Im weiteren Krankheitsverlauf kommt es häufig zur Ausbildung einer arteriellen Hypertension. Renale Komplikationen sind die häufigste Todesursache vor allem bei der Panarteriitis nodosa und dem Morbus Wegener. Kardiale Beteiligung bei Vaskulitiden äußert sich als Tachykardie, Arrhythmie, Kardiomegalie und Herzversagen. Entzündungen der Koronarien bewirken pektanginöse Beschwerden bis hin zum Myokardinfarkt.

Die häufigste Form einer neurologischen Manifestation besteht in einer peripheren sensomotorischen Neuropathie, meist unter dem Bild einer Mononeuritis multiplex. Entzündliche Infiltrationen der Vasa nervorum konnten als Ursache hierfür bioptisch nachgewiesen werden. Seltener ist eine zentralnervöse Symptomatik in Form von Verhaltensstörungen, Krämpfen, zentralen Lähmungen und Subarachnoidalblutungen.

Obere und untere Luftwege mit Lungen sind vorwiegend bei den granulomatösen Vaskulitiden (Morbus Wegener, Churg-Strauss-Syndrom, lymphomatoide Granulomatose) beteiligt. Im Vordergrund stehen Sinusitiden, Atemnot, Thoraxschmerzen und seltener Hämoptysen. Im Röntgenbild sieht man noduläre Veränderungen oder Infiltrate.

Die gastrointestinale Symptomatik von Vaskulitiden ist uncharakteristisch und umfaßt abdominelle Schmerzen, Übelkeit, Erbrechen und Durchfälle. Blutungen im Bereich des gesamten Verdauungstraktes kommen vor und auch Mesenterialinfarkte werden beschrieben.

Vielgestaltig sind auch die kutanen Manifestationen. Das klinische Bild reicht von maculösen, purpuraartigen über papulöse und bullöse bis hin zu ulcerativen und gangränösen Hauterscheinungen. Auch ist beim Erythema nodosum, das häufig parainfektiös oder bei anderen Grunderkrankungen (Sarkoidose, Morbus Crohn) auftritt, eine Vaskulitis in der Subcutis nachweisbar.

In seltenen Fällen können andere Organsysteme, wie etwa Sinnesorgane, Genitalorgane oder das Endokrinium befallen sein.

Diagnose

Beweisend für die Diagnose einer Vaskulitis sind die oben genannten histologischen und immunhistologischen Befunde. Liegt eine kutane Beteiligung vor, so ist Biopsiematerial relativ einfach zu gewinnen; es sollten hierfür möglichst frische Läsionen gewählt werden. Bei fehlenden Hauterscheinungen bietet die Muskelbiopsie die höchste Chance für einen positiven Nachweis entzündlicher Gefäßveränderungen.

Angiographische Maßnahmen (DSA) sind wertvoll zum Nachweis der charakteristischen Mikroaneurysmen bei Panarteriitis nodosa oder zur Diagnostik des Aortenbogenbefalls bei der Takayasu-Arteriitis.

Spezifische Laboruntersuchungen für die Vaskulitisdiagnostik existieren nicht. Neben allgemein entzündlichen Parametern wie BKS-Beschleunigung und Dyspoteinämie in der Eiweißelektrophorese, die nahezu immer nachweisbar sind, ist bei manchen Formen, vor allem bei der Churg-Strauss-Vaskulitis, eine markante Hypereosinophilie vorhanden.

Der immunologische Nachweis zirkulierender Immunkomplexe ist für die Klinik bisher von begrenzter Bedeutung. Die Problematik liegt vor allem darin, daß es, wie erwähnt, kein einzelnes umfassendes Nachweisverfahren gibt und keine Möglichkeit existiert, selektiv pathogene Immunkomplexe zu erkennen. Ein niedriger Spiegel an Komplementfaktoren darf als Hinweis auf pathogen wirksame Immunkomplexe gewertet werden.

Therapie

Die therapeutischen Möglichkeiten zur Beeinflussung von Vaskulitiden sind begrenzt. In einzelnen Fällen kann durch eine Eindämmung des Nachschubs pathogener Faktoren eine Besserung erreicht werden, etwa bei medikamenteninduzierten Formen oder durch gezielte Behandlung bei einer zu Grunde liegenden Infektion.

In den meisten Fällen systemischer Vaskulitiden ist eine Applikation von Steroiden erforderlich. Die Dosierung ist der Krankheitsaktivität anzupassen. Als Akuttherapie hochentzündlicher Verlaufsformen ist eine Stoßbehandlung mit je 1 g Prednisolonäquivalent an drei aufeinanderfolgenden Tagen gerechtfertigt. Anschließend sollte versucht werden, die Dosierung vorsichtig zu reduzieren, um eine der Prozeßaktivität angemessene Dauertherapie zu etablieren.

Bei Patienten, die darauf nicht in ausreichendem Maße ansprechen, ist eine Behandlung mit Cytostatika, vorzugsweise Cyclophosphamid, notwendig. Vor allem bei der Panarteriitis nodosa und beim Morbus Wegener konnte hierdurch eine deutliche Verbesserung der Therapieerfolge erzielt werden.

Ein weiteres Therapieprinzip stellt bei vielen immunologischen Erkrankungen vor allem in akuten Krankheitssituationen die Plasmaaustauschbehandlung (Plasmapherese) dar. Durch die Separation des Plasmas von korpuskulären Blutbestandteilen können pathogen wirksame Plasmabestandteile wie Autoantikörper oder Immunkomplexe rasch aus der Zirkulation entfernt werden. Eine rapide Besserung verschiedener renaler, kardialer und hämostaseologische Funktionsparameter unter Plasmapherese sind beobachtbar. Auf eine ausreichende medikamentöse Begleittherapie mit Corticoiden bzw. Immunsuppressiva sollte jedoch zur Verhinderung eines Rebound-Phänomens geachtet werden.

Klassifikation

Aufgrund der vorangehenden Ausführungen wird deutlich, wieviel verschiedene pathologische, immunologische und klinische Aspekte bei der Betrachtung der Vaskulitiden von Bedeutung sind. Die Problematik einer Klassifikation, in der all die genannten Kriterien ausreichend Berücksichtigung finden, ist bis zum heutigen Tag nicht völlig zufriedenstellend gelöst. Im weiteren soll hier nach der von Fauci eingeführten und vor allem für klinische Belange hilfreichen Klassifikation vorgegangen werden, die in Tabelle 2 dargestellt ist.

Tabelle 2. Das Spektrum von Vaskulitiden

„Panarteriitis nodosa-Gruppe" systemisch nekrotisierender Vaskulitiden
- Klassische Panarteriitis nodosa
- Allergische Granulomatose
  (Churg-Strauss)
- Systemische nekrotisierende Vaskulitis
  („overlap-syndrom")
Hypersensitivitätsangiitis
- Serumkrankheit und ähnliche Reaktionen
- Purpura Schönlein-Henoch
- Vaskulitis bei Autoimmunerkrankungen
- Vaskulitis bei malignen Erkrankungen
- Vaskulitis bei anderen primären Erkrankungen
Wegener Granulomatose
Lymphomatoide Granulomatose
Riesenzellarteriitis
- Arteriitis temporalis
- Takayasu Arteriitis
Mucocutanes Lymphknotensyndrom
Sonstige Vaskulitiden

Nach Fauci et al. 1978; Fauci 1980

Panarteriitis nodosa-Gruppe

Klassische Panarteriitis nodosa

Bei der Panarteriitis nodosa (Synonyma: Periarteriitis nodosa, Polyarteriitis nodosa), erstmals beschrieben 1866 durch Kussmaul, handelt es sich um eine relativ seltene (Inzidenz ca. 0,2 pro 100000 Einwohner) Entzündung kleiner und mittelgroßer Arterien. Histologisch zeigen sich verschiedene Entzündungsstadien nebeneinander mit einem Infiltrat überwiegend polymorphkerniger Leukocyten und eine Bevorzugung von Gefäßverzweigungsstellen. Die Erkrankung tritt bei Männern zwei- bis dreimal so häufig auf wie bei Frauen, wobei jedes Lebensalter betroffen sein kann.

Das klinische Bild ist vielgestaltig, bedingt durch die Tatsache, daß jedes Organsystem in den Krankheitsprozeß miteinbezogen sein kann. Allgemeinsymptome sind schlechtes Allgemeinbefinden, Fieber, Gewichtsverlust, hinzu kommen meist eine asymmetrische Polyarthritis ohne Gelenkdestruktionen, periphere Neuropathie (Mononeuritis multiplex), Muskelschmerzen und Hauterscheinungen (Livedo reticularis, Purpura, Nekrosen). Sehr häufig kommt es im Rahmen dieser Erkrankung zu renaler oder kardialer Beteiligung (bis zu 80%), bei 60 bis 70% der Patienten treten gastrointestinale Symptome meist in Form abdomineller Schmerzen auf. Veränderungen von Laborparametern bei der Panarteriitis nodosa sind uncharakteristisch und weisen auf die systemische Natur der Krankheit hin. Normalerweise findet man eine erhöhte BKS, normochrome Anämie, Leukocytose und Dysproteinämie mit Erhöhung der Globuline und Verminderung der Albumine. Rheumafaktoren sowie eine Erniedrigung von Komplementkomponenten können in manchen Fällen gezeigt werden.

Von möglicherweise auch ätiologischer Bedeutung ist der positive Nachweis des HB_s-Antigens in etwa 60% bei Panarteriitis nodosa-Patienten. Eine Ablagerung von Australia-antigenhaltigen Immunkomplexen konnte in Gefäßwänden und in der Basalmembran von Glomerula gefunden werden. Die exakte Rolle des Hepatitis B-Virus in der Pathogenese der Panarteriitis nodosa ist jedoch noch nicht geklärt.

Die Diagnose der Erkrankung ist schwierig zu stellen. Differentialdiagnostisch sind vor allem verschiedenste Infektionen sowie Malignome abzugrenzen. Wenn irgend möglich, sollte versucht werden, die Diagnose bioptisch zu bestätigen. Probeexzisionen aus Haut, Muskel oder Nervus surae bzw. eine Nierenpunktion bei Hinweis auf eine entsprechende Organ-Beteiligung haben die meiste Aussicht auf eine positive Histologie. Angiographische Methoden können durch die Demonstration der charakteristischen Mikroaneurysmen die Diagnose nahezu beweisen. In einzelnen Fällen sind Antikörper gegen zytoplasmatische Antigen (ACPA) neutrophiler Granulozyten nachzuweisen.

Die Therapie besteht in der Gabe von Corticoiden und Immunsuppressiva auch ATG (anti-Thymozyten Globulin) wurde erfolgreich eingesetzt. Bevor diese Behandlungsformen verfügbar waren, starben die meisten Patienten mit viszeraler Beteiligung innerhalb eines Jahres nach Ausbruch der Erkrankung. Bei renaler Beteiligung und Hypertonus ist die Prognose am ungünstigsten. Die Fünfjahresüberlebensrate von Patienten mit multipler Organbeteiligung unter Corticoidtherapie liegt bei etwa 50 Prozent.

Allergische granulomatöse Vaskulitis (Churg-Strauss)

Diese erstmals 1951 von Churg und Strauss beschriebene Erkrankung trägt zahlreiche Charakteristika der Panateriitis nodosa, unterscheidet sich jedoch in einigen Kriterien ganz grundlegend. Sie ist streng assoziiert mit einer allergischen Diathese, vor allem mit Asthma bronchiale. Ebenso findet man häufig eine Anamnese von chronischen Sinusitiden.

Ein weiterer grundlegender Unterschied zur Panarteriitis nodosa besteht darin, daß bei der Churg-Strauss-Vaskulitis in den meisten Fällen eine pulmonale Beteiligung im Sinne eines flüchtigen Lungeninfiltrates (Löffler-Syndrom) nachweisbar ist. Hingegen ist eine Nierenfunktionsstörung schwereren Ausmaßes eher selten. Die meisten Todesfälle bei dieser Erkrankung werden durch kardiales Versagen ausgelöst.

Charakteristische Laborveränderung ist eine massive Hypereosinophilie im peripheren Blutbild (normalerweise über 1500 pro mm^3), anteilmäßig in Einzelfällen bis zu 80 Prozent. Ein Vorherrschen der Eosinophilen wird auch bei der entzündlichen Infiltration der Gefäße in der Biopsie deutlich. Weiter kann bei den meisten Patienten eine Erhöhung des IgE-Spiegels im Serum nachgewiesen werden; Rheumafaktoren sowie eine C3-Verminderung können in schweren Fällen auftreten. Immunkomplexe mit IgE sind nachweisbar.

Hervorstechendes histologisches Merkmal dieses Krankheitsbildes sind kleine nekrotisierende Granulome in Gefäßnähe, die jedoch häufig bei einmaligen Biopsien dem Nachweis entgehen.

Die Prognose der Churg-Strauss-Vaskulitis ist besser als die der klassischen Panarteriitis nodosa; insbesondere läßt sich im allgemeinen ein sehr rasches und anhaltendes Ansprechen auf Corticoide beobachten, in schweren akuten Situationen kombiniert mit einer Plasmaseparation.

„Overlap syndrom":

Es werden immer wieder Fälle berichtet, die Kriterien beider voranstehend beschriebenen Erkrankungen tragen. So ist es etwa möglich, bei einem Patienten mit charakteristischen Mikroaneurysmen auch eine Eosinophilie und Lungeninfiltrate zu finden. Diese Fälle führten bisher zu großen Unsicherheiten bezüglich der Klassifikation. Inzwischen ist deutlich geworden, daß Überlappungen der etablierten Krankheitsentitäten in dieser Vaskulitis-Gruppe in erheblichem Maße auftreten und eine strenge Unterscheidung oft nicht möglich und aus therapeutischer Sicht wohl auch nicht immer erforderlich ist.

Hypersensitivitätsangiitis

Synonyma: Allergische Angiitis, Leukocytoklastische Angiitis. Bei den Hypersensitivitätsangiitiden handelt es sich um eine sehr heterogene Gruppe klinischer Syndrome. Ein Hauptunterschied zur Panarteriitis nodosa-Gruppe besteht im bevorzugten Befall kleinerer Arteriolen, Kapillaren und Venolen mit Infiltraten, die sich alle etwa im gleichen entzündlichen Stadium befinden. Bezüglich der Pathogenese läßt sich bei diesen Erkrankungen meist ein auslösendes Agens, wie etwa Medikamenteneinnahme oder eine Infektion und eine Immunkomplexbeteiligung nachweisen (Tabelle 1).

Klinisch führt die Hypersensitivitätsangiitis häufig zu einer cutanen Manifestation in Form einer palpablen Purpura, die durch endotheliale Schwellung, Infiltration und Exsudation hervorgerufen wird. Hauterscheinungen finden sich häufig an den unteren Extremitäten. Nach Abheilung vaskulitischer Läsionen bleiben meist hyperpigmentierte Areale zurück. Im allgemeinen ist die viscerale Symptomatik milder und damit die Prognose günstiger als bei der Panarteriitis nodosa.

Die Diagnosestellung ist in der Regel durch Hautbiopsien möglich. Die Behandlung der Hypersensitivitätsangiitis besteht in der Elimination des auslösenden Agens bzw. in der Therapie der zu Grunde liegenden Erkrankung. Falls dies nicht möglich ist oder im Falle einer schweren systemischen Beteiligung kann eine Corticoidmedikation erfolgen.

Serumkrankheit und ähnliche Reaktionen

Die klassische Form der Serumkrankheiten wird durch wiederholte Injektionen größerer Mengen heterologen Serums ausgelöst, wie es früher zur passiven Immunisierung bei Diphtherie, Tetanus und Pneumokokkenpneumonie Verwendung fand. Da Fremdserum heute nur noch bei sehr seltenen Erkrankungen wie Botulismus, Tollwut oder Schlangenbissen eingesetzt wird, ist diese Form der Vaskulitis kaum noch anzutreffen. Pathogenetisches Prinzip ist die Formation von Immunkomplexen mit dem Xenoprotein als antigenem Bestandteil. Eine sehr ähnliche Reaktion kann durch die Zuführung verschiedenster Medikamente, häufig bei Penicillinen, stattfinden.

Das klinische Bild der Serumkrankheit besteht charakteristischerweise in Fieber, Arthralgien, Urtikaria und Lymphadenopathie. Sie verläuft normalerweise mild und klingt nach einigen Tagen bis 2 Wochen wieder ab, nachdem die Zufuhr des auslösenden Antigens gestoppt wurde. Komplikationen sind im allgemeinen nicht zu erwarten.

Purpura Schönlein-Henoch

Synonyma: Anaphylaktoide Purpura, allergische Purpura.
Bei dieser Untergruppe handelt es sich um eine typische leukocytoklastische Vaskulitis, deren klinisches Bild durch eine nichtthrombocytopenische Purpura, Arthralgien, abdominelle Koliken und Nierenbeteiligung geprägt wird. Die Ätiologie ist in den meisten Fällen unbekannt, gelegentlich ist ein Zusammenhang mit einer vorangehenden Infektion, z. B. einem Streptokokkeninfekt der oberen Luftwege nachzuweisen. Interessanterweise sind bei dieser Erkrankung häufig Antikörper der IgA-Klasse an der Immunkomplexbeteiligung und Gefäßzerstörung beteiligt. Die Prognose der Purpura Schönlein-Henoch ist gut, da meistens eine spontane Rückbildung der Symptomatik innerhalb eines Monats erfolgt. Zugrundeliegende Infektionen sind in geeigneter Weise zu sanieren; ansonsten ist eine symptomatische Therapie in der Regel ausreichend.

Vaskulitiden bei Autoimmunerkrankungen

Nekrotisierende Vaskulitiden treten in unterschiedlicher Häufigkeit bei praktisch allen Kollagenosen auf: Lupus erythematodes, rheumatoide Arthritis (chronische Polyarthritis), Sjögren-Syndrom, Dermatomyositis, Sklerodermie. Normalerweise liegt der Vaskulitis eine Immunkomplexgenese zugrunde, wobei körpereigene Strukturen wie Gammaglobuline oder Zellkernbestandteile den Antigenanteil ausmachen.
Eine Vaskulitis im Rahmen einer rheumatoiden Arthritis beobachtet man meist bei schweren erosiven und Rheumafaktor-positiven Fällen. Klinisches Korrelat ist das Auftreten von subcutanen Rheumaknoten in Gelenknähe. Beim systemischen Lupus

erythematodes entwickelt sich in etwa 20% eine cutane Vaskulitis in Form einer palpablen Purpura bis hin zu digitaler Gangrän. Eine diffuse Gefäßbeteiligung des zentralen Nervensystems kann sich in Konvulsionen und psychotischen Symptomen äußern.

Neben der Behandlung der zu Grunde liegenden Erkrankung wird durch Corticoidapplikation im allgemeinen eine Besserung des entzündlichen Vorganges bewirkt, in schweren Fällen sind Immunsuppressiva erforderlich.

Vaskulitis bei malignen Erkrankungen

Als seltene Begleiterkrankung kann eine Vaskulitis bei malignen Prozessen beobachtet werden, hier vorwiegend bei lymphatischen und retikuloendothelialen Neoplasien. Bei einer Reihe von Tumorerkrankungen konnten Immunkomplexe nachgewiesen werden, die wohl aus Tumorantigenen und gegen diese gerichtete Antikörper bestehen. Die Therapie richtet sich nach Art und Ausbreitung des zu Grunde liegenden Malignoms.

Vaskulitis bei anderen Erkrankungen

Auch bei Krankheiten, wie dem Morbus Crohn, Colitis ulcerosa, primär biliärer Cirrhose, Goodpasture Syndrom und retroperitonealer Fibrose wurden Begleitvaskulitiden beschrieben.

Wegener Granulomatose

Im Jahre 1936 beschrieb Wegener einige Patienten mit nekrotisierender granulomatöser Vaskulitis (Abb. 2), mit einem typischen Befall von oberen und unteren Luftwegen sowie einer Glomerulonephritis. Die Erkrankung kann in jedem Alter auftreten. Eine Häufung liegt um das 40. Lebensjahr. Männer sind überwiegend etwa im Verhältnis 2:1 betroffen.

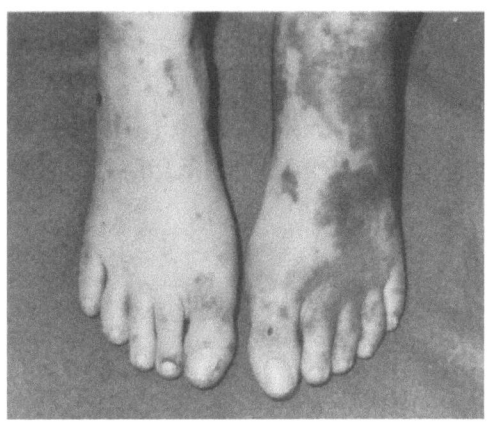

Abb. 2. Bild einer schweren gangränös verlaufenden granulomatösen Angiitis bei einer jungen Patientin mit einem Morbus Wegener

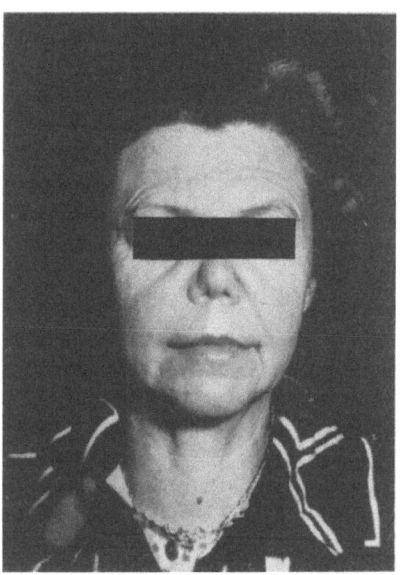

Abb. 3. Typischer Befund einer Sattelnase bei einer Patientin mit einem länger verlaufenden Morbus Wegener, wobei die Destruktion des Knorpels Folge der granulomatösen Entzündung ist

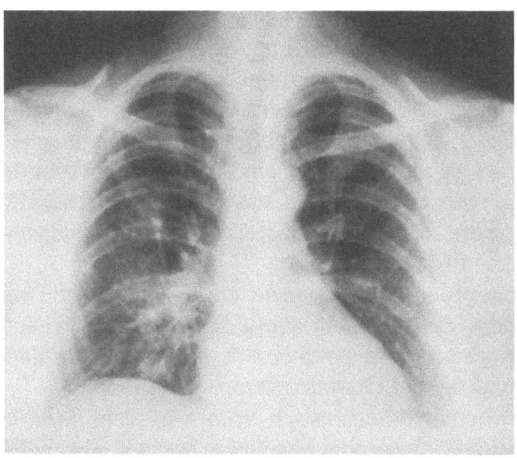

Abb. 4. Manifestiert die typische pulmonale Manifestation bei einer Wegenerschen Erkrankung mit flächigen nummulären Infiltraten, vorwiegend in der rechten Lunge

Das histologische Bild ist charakterisiert durch die Ausbildung von Granulomen in Gefäßnähe mit reichlich Langerhans-Riesenzellen.

Klinisch präsentiert sich die Erkrankung meist durch blutige oder purulente Rhinorrhoe und Sinusitis; im weiteren Ablauf kommt es zu septaler Perforation und Zerstörung des knorpeligen Nasenskeletts mit Ausbildung einer typischen Sattelnase (Abb. 3), Erosion der Nebenhöhlenwände und Otitis media. Bakterielle Superinfektionen der angegriffenen Schleimhäute sind häufig. Die Lungenbeteiligung äußert sich in der Regel durch Thoraxschmerzen, Husten und Hämoptysen. Das radiologische Bild zeigt wechselnde cavitäre Infiltrate und noduläre Verschattungen (Abb. 4). An den Nieren zeigt sich eine Glomerulonephritis, die akut auftreten und fulminant verlaufen kann oder sich auch schleichend und nur langsam progredient entwickelt. In selben Fällen kann sich die typische Krankheitsprogredienz von cranial nach caudal als sog. „decapitierte" Form, ohne die typischen Manifestationen im Kopfbereich, zeigen.

Vor dem therapeutischen Einsatz zytostatischer Medikamente entwickelte sich im Mittel ca. 5 Monate nach dem Auftreten erster Symptome ein terminales Nierenversagen. Seit dem Einsatz von Cyclophosphamid in der Therapie des Morbus Wegener hat dieser sich von einer fatalen Erkrankung in eine potentiell heilbare verwandelt. Unter einer Initialtherapie von 1 bis 2 mg pro kg Körpergewicht täglich lassen sich dramatische klinische Besserungen feststellen, eine zusätzliche Kortikoidgabe ist nicht in jedem Falle erforderlich.

Ein neuer Laborparameter zur Diagnostik und Verlaufsbeobachtung, der eine sehr große Krankheitsspezifität besitzt, ist der Nachweis von Antikörpern gegen zytoplasmatische Antigene neutrophiler Granulozyten (ACPA).

Differentialdiagnostisch muß von dem Morbus Wegner das Midline-Granulom abgetrennt werden. Das Midline-Granulom ist ein progressiv, meist lokalisiert destruktiv inflammatorischer Prozeß, der vorwiegend die Nase, paranasale Sinus und den Gaumen befällt. Im Gegensatz zum Morbus Wegener sind Lungen und Nieren nicht involviert, nur selten tritt eine dissiminierte Vaskulitis auf. Günstige Therapieerfolge sind durch eine lokale Strahlentherapie berichtet worden.

Lymphomatoide Granulomatose

Die lymphomatoide Granulomatose ist charakterisiert durch eine Infiltration verschiedener Gewebe, besonders der Lungen mit atypischen lymphocytoiden und plasmacytoiden Zellen. Eine Beteiligung der oberen Luftwege ist im Gegensatz zum Morbus Wegener selten, bei der Nierenbeteiligung sieht man keine Glomerulonephritis, sondern noduläre oder diffuse interstitielle Infiltrate. Anders als bei den meisten anderen Vaskulitisformen weisen die meisten Patienten Leukopenie und eine normale BKS auf. In einigen Fällen kann eine neoplastische Transformation in ein disseminiertes Lymphom auftreten. In der Behandlung wird das gleiche Therapieschema wie beim Morbus Wegener mit Erfolg angewandt.

Riesenzellarteriitiden

Arteriitis temporalis
(siehe auch Weichteilrheumatismus)

Diese Erkrankung tritt typischerweise ganz überwiegend bei Patienten im höheren Lebensalter, hauptsächlich in der 7. und 8. Dekade auf. Die vaskulitischen Läsionen betreffen vorwiegend die größeren Abzweigungen der Carotiden einschließlich der Temporalarterie. Histologische Kriterien sind die Formation von Riesenzellen und fibröse Proliferation der Gefäßintima. Die vaskulitischen Veränderungen können als isolierte Foci an mehreren Stellen im Verlauf eines Gefäßes auftreten, so daß singuläre kleine Biopsien oft ein falsch negatives Ergebnis liefern.

Neben unspezifischer Klinik mit Müdigkeit, Fieber, Gewichtsverlust, Schwitzen und Schwäche treten meist starke Kopfschmerzen als Frühsymptom auf. Manchmal sind oberflächliche Kopfarterien als derber, schmerzhafter Strang tastbar. Eine gefährliche Komplikation kommt durch okulären Arterienbefall zustande und äußert sich durch Gesichtsfeldausfälle bis zu plötzlicher Blindheit. Die Erkrankung ist so eng assoziiert mit der Polymyalgia rheumatica, daß beide von manchen Autoren als Teilaspekte einer Krankheitsentität angesehen werden.

Laborchemisch ist eine massive BKS-Beschleunigung, eine Erhöhung der Akutphasen-Proteine in der Elektrophorese sowie eine Thrombocytose auffällig.

Die Erkrankung spricht ausgezeichnet auf eine Corticoidtherapie an. In Anbetracht der möglichen okulären Komplikationen sollte sofort nach Diagnosestellung eine Behandlung mit etwa 100 mg Prednisolonäquivalent eingeleitet werden, worauf im allgemeinen eine rasche Besserung eintritt. Die Prognose der Erkrankung ist gut. Eine komplette Remission wird meist nach ein bis zwei Jahren erreicht, die auch nach völligem Absetzen der Therapie anhält.

Takayasu Arteriitis (Aortenbogensyndrom)

Hierbei handelt es sich um ein seltenes Syndrom, das hauptsächlich bei jüngeren Asiatinnen beobachtet wurde. Es besteht in einem vaskulitischen Befall vorwiegend des Aortenbogens und seiner Abzweigungen. Erste klinische Symptome sind neben allgemein systemischen Zeichen Blutdruckunterschiede an den verschiedenen Extremitäten, Stenosegeräusche und das Fehlen peripherer Pulse („pulsless disease"). Cerebrale, oculäre und pulmonale Symptome können in Abhängigkeit der Gefäßbeteiligung hinzukommen. Die Diagnose kann im allgemeinen angiographisch gestellt werden. Die Erkrankung zeigt gewöhnlich eine Tendenz zur allmählichen Verschlechterung, wobei Corticosteroide keinen so deutlichen Einfluß haben wie bei der Arteriitis temporalis. Todesfälle treten durch kardiale Congestion oder cerebrovaskuläre Prozesse auf.

Mucocutanes Lymphknotensyndrom (Morbus Kawasaki)

Diese Erkrankung tritt bei Kindern auf und beginnt mit hoch fiebrigen Temperaturen, die nicht auf Antibiotika ansprechen. Weiter treten beidseitige Conjunctividen und eine Stomatitis der oropharyngealen Mucosa, sowie cervikale Lymphknotenschwellungen auf. In den weitaus meisten Fällen klingt dieses Syndrom nach einigen Wochen wieder ab, in 1 bis 2% nimmt es jedoch einen fatalen Verlauf. Durch Vaskulitis der Coronararterien kommt es dann zu Myokardinfarkten und Karditiden mit plötzlichem Herzversagen. Daten über eine effiziente Therapie stehen bislang nicht zur Verfügung.

Sonstige Vaskulitiden

Es existieren noch eine ganze Anzahl anderer Erkrankungen, bei denen eine Vaskulitis in den Krankheitsprozeß involviert ist, die jedoch hier nicht ausführlich dargestellt werden sollen, wie Thrombangiitis obliterans, Morbus Behçet, Cogans Syndrom,

Eales Syndrom, Erythema exsudativum multiforme und Erythema elevatum diutinum. Das Sneddon-Syndrom ist charakterisiert durch eine Livedo Reticularis, neurologische Störungen, einen labilen Hypertonus, und in der Regel durch den Nachweis von Cardiolipin-Antikörpern. Vorwiegend werden junge Frauen betroffen. Es ist einem kürzlich von Hughes definierten Syndrom charakterisiert durch Thrombosierungen, Aborte und neurologischer Erkrankungen zuzuordnen.

Anhang: Arteriosklerose

Abschließend soll noch darauf hingewiesen werden, daß auch bei der Genese der Arteriosklerose neueren Erkenntnissen zufolge verschiedene immunologische Mechanismen diskutiert werden.

Im Tierexperiment konnte gezeigt werden, daß durch Immunkomplexe und celluläre Effektormechanismen in Verbindung mit einem erhöhten Serumcholesterinspiegel eine rasche und schwere arteriosklerotische Zerstörung von Gefäßwänden ausgelöst wird. Wiederum wird eine Läsion der Intima gefolgt von einer Immunantwort gegen Gefäßwandantigene. Auf diese Weise könnte durch immunologische Mechanismen eine Perpetuierung gefäßaggressiver Vorgänge bewirkt werden.

Weiterführende Literatur

Alarcón-Segovia D (1977) The necrotizing vasculitides. A new pathogenetic classification. Med Clin North Am 61: 241

Alarcón-Segovia D, Brown AL Jr (1967) Classification and etiologic aspects of necrotizing angiitides; an analytic approach to a confused subject with a critical review of the evidence for hypersensivity in polyarteritis nodosa. Mayo Clin Proc 39: 205

Baenkler HW (1982) Immunvaskulopathien. Fortschr Med 100: 1647

Calamia KT, Hunder GG (1980) Clinical manifestation of giant cell (temporal) arteritis. Clin Rheum Dis 6: 389

Castleman B, Scully RE, McNeely BK (1974) Case 23-1974. Henoch-Schönlein purpura, with diffuse proliferative and exsudative glomerulonephritis. Cutaneous vasculitis. N Engl J Med 290: 1365

Churg J, Strauss L (1981) Case 46-1980: Interstitial eosinophilic pneumonitis, pleuritis, and angiitis. N Engl J Med 304: 611

Copeman PWM (1970) Investigations into the pathogenesis of acute cutaneous angiitis. Brit J Dermat Suppl 5: 51

Diaz-Jouanen E, Alarcón-Segovia D (1980) Diagnostic and therapeutic approaches to the patient with vasculitis. Clin Rheum Dis 6: 453

Fauci AS (1980) Vasculitis. In: Parker CW (ed) Clinical Immunology. Philadelphia London Toronto

Fauci AS, Haynes BF, Katz P (1978) The spectrum of vasculitis. Clinical, pathologic, immunologic, and therapeutic onside-rations. Ann Int Med 89: 660

Fauci AS, Wolff SM (1978) Wegener's granulomatosis: studies in eighteen patients and a review of the literature. Medicine 52: 535

Fernandez-Diez J (1980) General Pathology of Necrotizing vasculitis. Clin Rheumat Dis 6: 279

Fisher RG, Graham DY, Granmayeh M, Trabanino JG (1977) Polyarteritis nodosa and hepatitis-B surface antigen: Role of angiography in diagnosis. Am J Roentgenol 129: 77

Fraga A, La Valle C (1980) Takayasu's Arteritis. Clin Rheum Dis 6: 405

Hughes CHV (1987) Connective tissue disease. Blackwell Scientific Publ. 3rd. Edition

Hunder GG, Conn DL (1981) Necrotizing Vasculitis. In: Kelley WN, Harris ED, Ruddy S, Sledge CB (eds) Textbook of Rheumatology. Philadelphia London Toronto

Manger BJ, Krapf FE, Gramatzki M, Nüsslein HG, Burmester GR, Krauledat PB, Kalden JR (1985) Ig E-containing circulating immune complexes in Churg-Strauss vasculitis. Scand J Immunol 21: 369

Nydegger UE, Lambert PH (1980) The role of immune complexes in the pathogenesis of necrotizing vasculitides. Clin Rheum Dis 6: 255

Poston RN (1981) Immunological aspects of atherosclerosis. In: Lessof MH (ed) Immunology of cardiovascular disease. New York Basel

Savage COS, Winearls CG, Jones S, Marshall PD, Lockwood CM (1987) Prospective study of radioimmunoassay for antibodies against neutrophil cytoplasms in Diagnosis of Systemic Vasculitis. Lancet 1: 1390

Sedlacek HH (1980) Pathophysiological aspects of immune complex diseases. Part. I. Interaction with plasma enzyme systems, cell membranes and the immune response. Klin Wochenschr 58: 543

Vertzman L (1980) Polyarteritis nodosa. Clin Rheum Dis 6: 297

Wegener F (1936) Über generalisierte septische Gefäßerkrankungen. Verhandlungen der deutschen Gesellschaft für Pathologie 29: 202

Wiggins RC, Cochrane CG (1981) Current concepts in immunology. Immune-complex-mediated biologic effects. New Engl J Med 304: 518

13. Sklerodermie

H. W. Baenkler

Definition

Der Begriff Sklerodermie umschreibt eine Gruppe von Erkrankungen, die durch Veränderung der Haut in Form einer Verdickung und Verhärtung gekennzeichnet sind. Neben der bei unterschiedlichem Ausmaß begrenzten und eindeutig auf das Integument beschränkten Form, die als focale Sklerose oder Morphea bezeichnet wird, gibt es die generalisierte und bei Beteiligung der Visceralorgane progrediente Form, für gewöhnlich progressive systemische Sklerose (PSS) genannt.

Bei der Sklerodermie handelt es sich um einen Prozeß des Bindegewebes, der in unterschiedlichem Ausmaß in Form einer Fibrose oder quasi degenerativer Veränderungen Parenchym und Gefäßapparat zahlreicher innerer Organe wie Lungen, Herz, Nieren, Magendarmkanal und Bewegungsapparat erfaßt. Die Zahl der Varianten ist groß; sie lassen sich teilweise auch als Übergangsformen zu anderen Immunopathien begreifen.

Ätiologie

Die Ätiologie der PSS einschließlich ihrer Spielarten ist unbekannt. Eine Reihe verschiedener humoraler und cellulärer Abnormitäten bei der Mehrzahl der Patienten spricht für eine wesentliche Beteiligung von Immunmechanismen. Diese Vermutung wird gestützt durch eine aufgrund klinischer und im Laboratorium erhobener Befunde eng zu verstehende Verwandtschaft zu gesicherten Immunopathien von Bindegewebe und Gefäßsystem, etwa dem systemischen Lupus erythematodes, der Dermato/Polymyositis und der gemischten Kollagenkrankheit.

Epidemiologie

Alle epidemiologischen Untersuchungen sind zum einen von der nicht seltenen Unschärfe der Erkrankung mit Übergangsformen zu anderen Krankheitsbildern und zum anderen durch den Mangel an zuverlässigen, objektiven Labormethoden belastet. Das Haupterkrankungsalter umfaßt die Periode zwischen dem 40. und 50. Lebensjahr. In Abhängigkeit von der Aktivität des Prozesses und dem Befallsmuster leben fünf Jahre nach der Diagnosestellung noch zwischen drei und sieben von zehn Patienten.

Unter allen epidemiologischen Daten imponiert die Dominanz der Erkrankung bei Frauen am meisten: auf eine Million Einwohner kommen etwa 20 Neuerkrankungen jährlich, davon sind 16 weiblichen und 4 männlichen Geschlechtes. Dieses Mißverhältnis zeigt sich am deutlichsten im dritten bis fünften Lebensjahrzehnt wogegen es außerhalb dieser Grenzen wenig ausgeprägt ist. In extremen Lebensaltern – Kinder erkranken so gut wie nie, eine obere Altersgrenze ist nicht beschrieben – trifft es Männer und Frauen etwa gleich häufig.

Über Mehrfacherkrankungen an PSS in Familien ist wiederholt berichtet worden. Häufiger ist zu beobachten, daß weitere Familienmitglieder mit Erkrankungen aus dem Kreis der Bindegewebsimmunopathien behaftet sind. Zwingende Gründe, eine genetische Belastung anzunehmen, gibt es ebenso wenig wie die Spekulation gerechtfertigt ist, es liege eine Infektionskrankheit vor. Dies geht auch daraus hervor, daß weder Rassenzugehörigkeit noch enger Kontakt mit Erkrankten zur PSS disponieren oder vor ihr schützen.

Klinische Symptomatik und Stadieneinteilung

Stadieneinteilung

Die Einteilung in Krankheitsstadien kann nach verschiedenen Gesichtspunkten erfolgen, etwa nach Organbeteiligung, Funktion und Zustand der betroffenen Gewebe oder nach sichtbaren Veränderungen. Der letztgenannte Punkt ist ein häufig gebrauchtes Merkmal. Bezogen auf die Symptomatik an den Händen können die drei Stadien des Ödem, der Induration und der Atrophie unterschieden werden. Im ödematösen Anfangsstadium findet sich beidseits und symmetrisch ein schmerzloses und eindrückbares Ödem an Fingern, Händen und Unterarmen, teilweise auch an Füßen und Unterschenkeln. Es ist bereits äußerlich an den faltenlosen, gedunsenen Fingern („Wurstfinger") erkennbar. Die Haut ist zu diesem Zeitpunkt gespannt, jedoch nicht verdickt. Dies tritt dann nach Monaten im nächsten Stadium ein, indem die Konsistenz der auch ohne Ödembildung nicht mehr faltbaren Haut zunimmt. Der folgende Verlauf, in seiner Progression schwer abzuschätzen und binnen Monaten, längstens Jahren abgeschlossen, führt zum Endstadium der Atrophie: die Haut wird dünn, pergamentartig, durchscheinend und vulnerabel, sodaß sich über knöchernen Vorsprüngen der Gelenke sogar spontan Risse bilden. Leicht zu erkennendes Zeichen dieses Stadiums ist eine Pigmentverschiebung mit helleren und dunkleren kleinen Flecken, woraus ein gesprenkeltes Aussehen resultiert. Daneben finden sich Teleangiektasien, vor allem an den Fingern und hier wiederum am Nagelbett.

Symptomatik

Die PSS ist zwar ihrem Wesen nach eine systemische Erkrankung, doch gilt sie insofern mit einer gewissen Berechtigung als dermatologische Krankheit, als etwa 95% der Patienten erste Erscheinungen an der Haut bemerken. Nur jeder 20. Patient bemerkt an sich Störungen des Befindens bei normalem Aussehen der Haut, was einer initialen viszeralen Manifestation entspricht und durch Verschlechterung der Verdauungsleistung, Atmung und körperlichen Leistungsfähigkeit charakterisiert ist. Diese Form der Symptomatik ist jedoch vieldeutig und trägt ohne weitere diagnostische Kriterien wenig zur Aufdeckung der Diagnose bei im Gegensatz zum typischen Hautbefund. Daraus ergibt sich die allgemein anerkannte Rangordnung bezüglich der Wertigkeit der vom Patienten geäußerten Beschwerden, wonach die Symptome des Integumentes vor denen der Visceralorgane rangieren.

Gefäßbedingte Veränderungen an Haut und Schleimhäuten

Bei neun von zehn Patienten beginnt die Erkrankung mit einer Raynaud-Symptomatik. Sie ist charakterisiert durch episodische Blässe oder Cyanose auf dem Boden einer kälteinduzierten Gefäßverengung, die reversibel ist und bei Wiedererwärmung von einer Gefäßerweiterung abgelöst wird. Diese Erscheinungen zeigen sich am häufigsten an den Händen, weniger oft an den Füßen. Noch seltener werden andere kälteexponierte prominente Körperteile wie Kinn, Nase, Ohren oder Stirn betroffen, die eher bei der Kälteagglutinin-Krankheit und der Kryoglobulinämie gleichsinnig mitreagieren. Im Hinblick auf die hohe diagnostische Wertigkeit im Sinne eines Frühsymptoms muß betont werden, daß von allen Patienten mit Raynaud-Symptomatik weniger als die Hälfte auch nach einem mehrjährigen Beobachtungszeitraum eine Sklerodermie entwickeln; die Angaben hierzu sind unterschiedlich und summarisch so zu verstehen, daß mit längerer Dauer der Symptomatik die Zahl der gesicherten Sklerodermiefälle bis zu dem genannten Wert zunimmt. Prognostische Rückschlüsse lassen sich jedoch nicht ableiten – hier ist die Beteiligung der inneren Organe bedeutsamer und darüberhinaus ohne engen Zusammenhang mit der peripheren Gefäßsituation.

Die Gefäßreaktionen führen im Laufe der Zeit zu einer Erweiterung der Capillarschlingen und kleinen Venen, wodurch es zu Teleangiektasien kommt. Sie sind an Fingern, Nagelbett, Hohlhand, Gesicht, aber auch an Lippen, Zunge und anderen Schleimhäuten zu erkennen. Möglicherweise sind sie Quelle von Blutungen in Gastrointestinaltrakt und Blase.

Die Beeinträchtigung der Gefäßversorgung führt zu weiteren charakteristischen Erscheinungen. In erster Linie sind kleine Ulcerationen an den Fingerspitzen zu erwähnen, die zu ausgestanzten Nekrosen führen (Rattenbißphänomen). Entsprechende Veränderungen an den Zehen finden sich nur selten.

Weitere äußere Merkmale

Jenseits der genannten Gefäßveränderungen ist eine zunehmende Spindelform der Finger Hinweis auf eine Sklerodermie. Des weiteren verkleinert sich die Mundöffnung und es kommt hier zu konzentrischer Faltenbildung (Tabaksbeutelmund). Nicht selten verkürzt und verdickt sich das Zungenbändchen.
Das Auftreten von körnigen oder flächigen Kalkablagerungen in der Haut, die schließlich zum Aufbrechen mit Hervorquellen der Massen führen können, wird im Zusammenhang mit dem sog. CREST-Syndrom ausführlicher beschrieben.

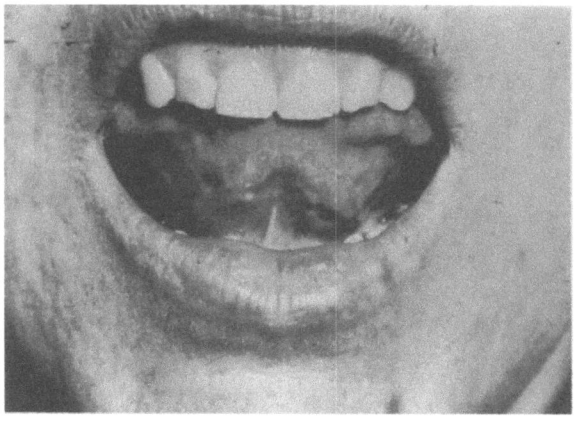

Abb. 1. Eingeschränkte Öffnung des Mundes. Verkürzung und Verdickung des Zungenbändchens

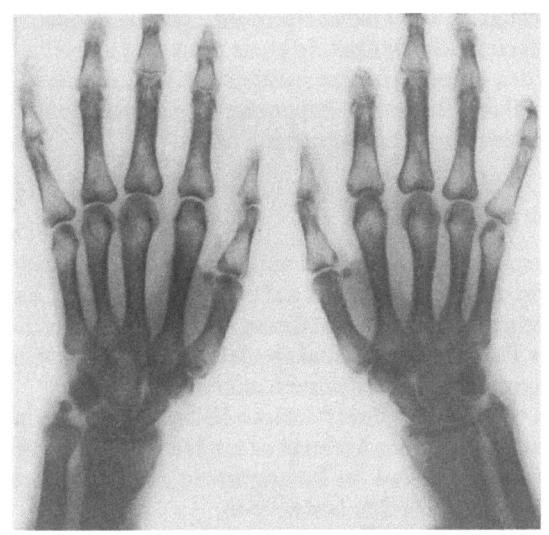

Abb. 2. Partielle Einschmelzung der Endphalangen bei Sklerodermie

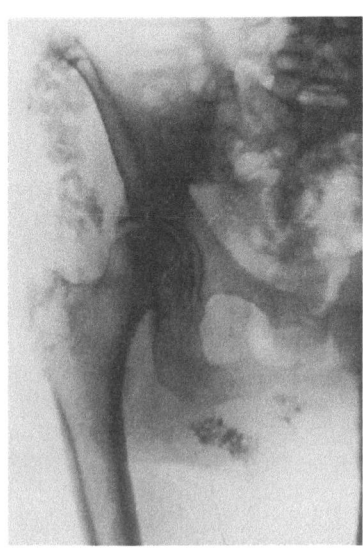

Abb. 3. Multiple Kalkeinlagerungen bei Sklerodermie
(Thibierge-Weissenbach-Syndrom)

Beteiligung des Bewegungsapparates

Muskulatur. Da auch die Muskulatur bei der PSS mehr oder weniger stark betroffen ist, klagen die Patienten gelegentlich über Schwäche und Kraftlosigkeit. Dies wird für gewöhnlich in den proximalen Anteilen deutlicher empfunden. Im weiteren Verlauf der Erkrankung bildet sich eine Atrophie aus.

Knochen. Obgleich das Skeletsystem nicht unmittelbar in die PSS einbezogen wird, finden sich nahezu regelmäßig charakteristische Veränderungen. Hier steht die Resorption der distalen Phalangen im Vordergrund. Sie entwickelt sich unabhängig von einer Sklerodaktylie und wird in dieser Form bei anderen Erkrankungen aus dem rheumatischen Formenkreis nicht beobachtet. Weitere Orte des Knochenabbaus sind Unterkiefer und Rippen, sodaß eine Instabilität des Thorax und eine Lockerung der Zähne eintreten.

Gelenke. Nahezu alle Patienten mit PSS beklagen eine Behinderung der Gelenkfunktion. Sie beruht im wesentlichen auf Veränderungen der bindegewebigen Anteile in der Nähe der Gelenke und der Atrophie der darüberliegenden Haut. Nur in wenigen Fällen kommt es zu Gelenkveränderungen, die den typischen sklerodermischen Symptomen vorausgehen. So setzt in weniger als 10% der Fälle zunächst eine symmetrische Polyarthritis der kleinen Fingergelenke ein, wobei Begleitphänomene der chronischen Polyarthritis wie subcutane Knotenbildung und humorale Veränderungen fehlen. Daß sich letztlich eine PSS daraus entwickelt, kann erst später unter Bewertung weiterer Symptome erkannt werden.

Beteiligung des Intestinaltraktes

Ösophagus. Etwa jeder dritte Patient mit PSS berichtet bereits zu Beginn der Erkrankung über Mißempfindungen im Bereich der Speiseröhre. Sie äußern sich als Schmerz unter dem Brustbein nach dem Schlucken von schlecht gekauten festen Speisen. Ebensoviele Patienten zeigen bei gezielter Untersuchung Anhaltspunkte für eine Beteiligung des Ösophagus auch ohne Beschwerden. Daher bedeutet der Nachweis einer Funktionsstörung der Speiseröhre einen wichtigen frühdiagnostischen Fingerzeig.

Duodenum. Die Beteiligung des Duodenum im Rahmen der PSS ist viel seltener als die der Speiseröhre. Die davon betroffenen Patienten vermögen diesbezüglich keine Beschwerden zu nennen. Aufgrund der Funktionsstörung, die in eine Malabsorption mündet, ist trotz ausreichender Nahrungszufuhr die kalorische Versorgung nicht mehr gewährleistet, woraus ein fortdauernder Gewichtsverlust resultiert.

Colon. Von sämtlichen Bereichen des Magendarmkanals ist der Dickdarm am seltensten bei der PSS betroffen. Die hier erkennbaren Aussackungen führen weder zu subjektiven Symptomen noch zu weiteren, ohne invasive Diagnostik erkennbaren Veränderungen des Organismus.

Weitere Organe. Veränderungen an Gallenblase und Bauchspeicheldrüse sind beobachtet worden. Inwieweit sie zur Störung der Verdauung und des Gedeihens beitragen, läßt sich im einzelnen nicht festlegen.

Lungenbeteiligung

Bezüglich der Beschwerden sind die Lungen nach Haut und Gastrointestinaltrakt an die dritte Stelle zu setzen. Hinweise auf eine Miterkrankung von Lungengewebe und Pleura im Sinne einer uncharakteristischen Atemnot werden erst vergleichsweise spät genannt, weil sie sich schleichend entwickeln und durch die aus anderen Gründen eingeschränkte Mobilität des Patienten nicht zum Tragen kommen. Gelegentlich imponieren auch Attacken mit unstillbarem Husten. Die physikalische Untersuchung bringt erst in den fortgeschrittenen Stadien sichere objektive Hinweise, etwa als Auskultationsbefund wie bei einer Fibrose. Daher muß die Objektivierung der Lungenbeteiligung durch apparative diagnostische Maßnahmen erfolgen.

Nierenbeteiligung

Die Beteiligung der Nieren bei der PSS stellt insofern eine Besonderheit dar, als auf der einen Seite weniger als 10% der Patienten Hinweise auf eine Funktionsstörung bieten, auf der anderen Seite nephrologische Komplikationen am häufigsten zum Tod führen. In Abhängigkeit von diagnostischer Breite und Krankheitsstadium wird eine Nierenbeteiligung zwischen 10% und 80% angegeben.

Uncharakteristisch sind die vergleichsweise spät auftretenden Beschwerden von Kopfschmerzattacken, Verschlechterung der Sehfähigkeit und allgemeiner Leistungsminderung, die der Patient in der Regel nicht als Erkrankung der Nieren deutet. Sie beruhen auf Gefäßveränderungen und dem daraus sich entwikkelnden Hochdruck, der später zum Versagen des linken Ventrikels führt. Erst im terminalen Stadium weisen eine Oligurie und Ödembildung unmittelbar auf das Nierenversagen hin.

Weitere Organbeteiligungen

Eine Beteiligung weiterer Organsysteme ist nicht selten, jedoch klinisch meistens ohne Belang. Daher werden nur Manifestationen an Herz und Nervensystem hier geschildert.

Hinweise auf eine Herzbeteiligung ergeben sich für den Patienten aus einer Arrhythmie und einer Leistungsminderung, die allerdings auch durch eine Lungenbeteiligung mitverursacht sein kann.

Bezüglich neurologischer Komplikationen sind im fortgeschrittenen Stadium bei etwa einem von zehn Patienten Polyneuropathien zu nennen, die sich häufig als Trigeminus-Neuralgie mit spontanen Mißempfindungen im Bereich des Gesichts bemerkbar machen.

Das CREST-Syndrom

Im Rahmen der verschiedenen Spielarten der PSS zeichnet sich eine Verlaufsform besonders ab, sie wird CREST-Syndrom genannt. Diese Bezeichnung weist auf die typischen Befunde hin:

Calcinose (C), Raynaud-Symptomatik (R), Oesophagusstarre (E), Sklerodaktylie (S) und Teleangiektasien (T).
Bereits bei der oberflächlichen Untersuchung imponieren Kalkablagerungen in der Haut, die unterschiedliches Ausmaß bis zu großflächigem Charakter aufweisen. Ulcerationen nach Zerreißen der Haut über prominenten Stellen sind bei Calcinose nicht ungewöhnlich. Die Finger sind mit großer Regelmäßigkeit betroffen, weshalb die Sklerodaktylie bei diesem Syndrom gesondert vermerkt ist. Dagegen kann die Beteiligung des Oesophagus fehlen, sodaß eine inkomplette Form oder CREST-Symptomatik vorliegt.

Jenseits des eigenartigen Befallmusters und der besonderen lokalen Verhältnisse bieten sich auch klinische Auffälligkeiten. Entgegen der markanten lokalen Befunde mit teilweise erheblicher funktioneller Beeinträchtigung verläuft diese Variante der PSS in der Mehrzahl der Fälle letztendlich günstiger als die klassische Form, weil die betroffenen Hautareale in ihrem Umfang sich allenfalls geringfügig vergrößern, mithin eine generalisierte Sklerodermie nicht eintritt. Auch ist das durchschnittliche Lebensalter bei der Erstmanifestation höher, es liegt bei annähernd 50 Jahren. Bemerkenswert ist die bereits anfangs deutlich ausgeprägte Raynaud-Symptomatik.

Die genannten Besonderheiten treffen zwar auf die große Mehrheit der Patienten mit CREST-Syndrom zu, kennen jedoch zahl- und variantenreiche Ausnahmen. Zu beachten sind in diesem Zusammenhang nicht selten zu beobachtende Übergänge und Kombinationen mit Sjögren-Syndrom und biliärer Cirrhose insbesondere bei Beteiligung des Oesophagus.

Histologie

In der Haut ist während der aktiven Phasen das Kollagen vermehrt. Kleine Blutgefäße hyalinisieren und veröden. Dies beruht auf einer bindegewebigen Proliferation mit Verdickung der Intima und anschließender Fibrose der Adventitia. Der Prozeß führt auch zum Verlust der Hautanhangsgebilde. Die Epidermis wird dünner. In den tieferen Schichten finden sich größere Ansammlungen von Lymphocyten, unter denen T-Zellen dominieren. In der Basalschicht ist vermehrt Melanin abgelagert, Ursache der Hyperpigmentation. Umgekehrt gibt es Areale mit nur spärlich vorhandenen melaninhaltigen Zellen, Ursache der Hypopigmentierung. Die Elektronenmikroskopie zeigt zahlreiche kollagene Fasern mit einem Kaliber von weniger als 100 nm und einem unreifen Muster in Gegenwart von doppelsträngigen Filamenten, wie sie vor allem in der Haut des Embryo vorkommen. Die Fibrose setzt sich im Verlauf der Erkrankung bis in die Subcutis fort. Dann veröden die Gefäße endgültig. Patienten mit CREST-Syndrom weisen darüberhinaus Ablagerungen aus Hydroxylapatit in Haut und Unterhaut auf.

Im Falle einer Gelenkbeteiligung ist die Synovia im Sinne eines sterilen Entzündungsprozesses mit Lymphocyten und Plasmazellen infiltriert. Die Oberfläche der Gelenkhaut zeigt häufig Fibrinauflagerungen.

Im Bereich des Gastrointestinaltraktes finden sich Veränderungen am deutlichsten im unteren Abschnitt des Oesophagus in Form einer Verdünnung der Mukosa und einer Atrophie der Muskulatur zugunsten eines erhöhten Kollagenanteils mit allgemeiner Fibrosierung. Im Dickdarm zeigt sich eine fleckförmige Atrophie der Muskularis, woraus sich die Divertikel entwickeln. Generell gleichen sich die Veränderungen in Oesophagus und Colon, indem Fibrose und Atrophie der glatten Muskulatur sowie eine Häufung von Immunocyten regelmäßig erkennbar sind.

In der Lunge dominieren diffuse peribronchiale interstitielle Veränderungen, die in eine alveoläre Fibrose münden. Gelegentlich findet sich auch eine Fibrose der Pleura.

Befunde des Herzens werden für gewöhnlich autoptisch gewonnen. Hier imponiert die Degeneration der Herzmuskelfasern und ihr Ersatz durch fibrotische Strukturen. Vereinzelt finden sich diese Veränderungen im Reizleitungssystem.

Die Nieren zeigen per se keine Veränderungen. Bei insgesamt intaktem Interstitium sind nahezu ausschließlich die Gefäße betroffen.

Bei der feingeweblichen Untersuchung ist, global betrachtet, das Gefäßsystem stets mehr oder weniger deutlich betroffen. Die

Proliferation des bindegewebigen Anteils bedingt eine Verdikkung der Intima und anschließend eine Fibrose der Adventitia. Kleine Blutgefäße hyalinisieren und veröden. Dies kann besonders in der Haut gut verfolgt werden. Doch auch im Gastrointestinaltrakt ist die Wand der kleinen Gefäße verdickt, sodaß sie teilweise veröden. In der Lunge zeigen die kleinen Arterien häufiger sklerotische Veränderungen. Analog sind auch im Herzen weniger die großen Gefäße als die kleinen in den Prozeß einbezogen, wo wiederum begrenzte Infiltrate mit Rundzellen zur Verdickung der Wand und Verlegung des Lumen führen. Besonders stark ausgeprägt innerhalb eines Organes sind diese Veränderungen in der Niere. Im fortgeschrittenen Stadium sind zahlreiche Mikroinfarkte in der Rinde erkennbar. Die Intima ist hyperplastisch deformiert und eine fibrinoide Nekrose zerstört einzelne Gefäßabschnitte. Bei Sichtung all dieser Befunde fällt auf, daß die Veränderung der Gefäße ein nahezu obligates Kriterium der PSS darstellt, wobei eine gewisse Monotonie mit einigen Varianten in den einzelnen Organen wiederkehrt. Dieses wie ein roter Faden verfolgbares Phänomen ist immer wieder angeführt worden, die PSS als eine Erkrankung des Bindegewebes, und zwar von den Gefäßen ausgehend, anzusehen. Hierzu kommen noch, wie zu erörtern bleibt, entsprechende immunhistologische Befunde.

Biochemie

Im Serum der Patienten mit PSS finden sich keine krankheitstypischen abnormen Werte, insbesondere sind Calcium, Phosphor und alkalische Phosphatasen im Normbereich. Dies gilt sogar für Fälle mit ausgeprägter Calcinose. In den erkrankten Hautarealen ist die Synthese des Kollagen vermehrt, ebenso der Gehalt an Protokollagen. Die Aktivität der entsprechenden Enzyme ist gesteigert. Auch weitergehende Analysen vermögen diese Veränderungen nicht zu interpretieren.

Röntgenbefunde

Bei der PSS und insbesondere bei der CREST-Symptomatik bringen Röntgenbefunde + charakteristische Veränderungen zutage. Bezüglich des Skeletsystems stehen Veränderungen an den distalen Abschnitten der Endphalangen im Vordergrund. Hier kommt es zu Auflösungsprozessen, die den knöchernen Anteil des Endgliedes wie „abgelutscht" erscheinen lassen bis hin zum totalen Verlust. Auch die distalen Abschnitte von Radius und Ulna sowie Rippen und Unterkieferwinkel können in diesem Sinne verändert sein. In den Gelenken zeigt sich die Erkrankung für gewöhnlich als Verdickung der umgebenden Weichteile zusammen mit einer gelenknahen Osteoporose. Erosive und destruktive Veränderungen sind hier selten. Beim CREST-Syndrom sind Kalkeinlagerungen deutlich erkennbar; sie geben gelegentlich Aufschluß über eine intramuskuläre Calcinose, selbst wenn äußere Untersuchungen diesen Befund nicht erheben lassen.

Am Gastrointestinaltrakt zeigt sich die PSS vor allem im Oesophagus. Hier kommen peristaltische Störungen nicht selten schon dann zur Darstellung, wenn der Patient davon nichts bemerkt. Charakteristisch ist der Verbleib eines Kontrastmittelrestes im unteren Rezessus des Larynx bis zu mehr als 30 Minuten nach einem einzigen Schluck. Im weiteren Verlauf des Magendarmkanales erweist sich die Passage durch eine wechselnd ausgeprägte Atonie und Dilatation als verzögert. Daneben gibt es Areale mit überstarker Haustrierung. Im Dickdarm schließlich kommen Aussackungen zur Darstellung.

Höchst aufschlußreich sind auch Aufnahmen des Thorax, wo der pulmonale Befund zumeist ein netzförmiges Muster linearer und nodulärer Verschattungen insbesondere in den unteren zwei Dritteln der Lungenfelder ergibt. Weit fortgeschrittene Fälle zeigen honigwabenähnliche und cystische Veränderungen.

Weitere apparativ erfaßbare Veränderungen

Lungenfunktion

Zumeist ist die Lungenfunktion die empfindlichste und damit frühest einzusetzende diagnostische Maßnahme. Auch ohne röntgenologisches Zeichen einer Beteiligung finden sich eine Erhöhung des Residualvolumens und später eine restriktive Ventilationsstörung, gelegentlich kombiniert mit einer obstruktiven Komponente.

Manometrie

Durch Druckmessung im Oesophagus werden eine Koordinationsstörung der Peristaltik und ein Verlust der kontraktilen Elemente nachgewiesen. Der Sphinkter am Übergang zum Magen weist einen herabgesetzten Tonus auf und bedingt so einen Reflux des Magensaftes.

Elektromyographie

Die Ableitung der Muskelpotentiale zeigt eine Abnahme der Amplitude und der durchschnittlichen Potentialdauer zufolge einer Atrophie und Nekrose der Muskelmasse bei Ersatz durch kollagenes Bindegewebe.

Herzkatheter

Durch Katheterisierung des Herzens kann eine pulmonale Hypertension objektiviert werden. Besonders beim CREST-Syndrom ist dieses Phänomen nahezu obligat.
Weitere Untersuchungsmethoden wie *Angiographie, Echokardiographie* und *Thalliumscintigraphie* (zum Nachweis einer Herzbeteiligung) sind für die Diagnosestellung von untergeordneter Bedeutung. Sie dienen der Komplettierung der Befunde.

Immunologie

Neben klinischen Gemeinsamkeiten mit immunologisch bedingten Erkrankungen haben irreguläre Immunphänomene die Vorstellung gestützt, daß auch die PSS als Immunopathie aufzufassen ist. Es ist noch immer offen, was sie bedeuten, und es ist
sogar wahrscheinlich, daß die humoralen Befunde lediglich Begleiterscheinungen darstellen und den pathogenetischen Mechanismus nicht repräsentieren.

Zelluläre Befunde

Die Charakterisierung der Lymphocyten im peripheren Blut ergibt hinsichtlich der verschiedenen Untergruppen keine Abweichungen gegenüber Gesunden. Die Analyse der Immunocyten in
den betroffenen Organen zeigt ein Überwiegen der T-Lymphocyten. Hinsichtlich ihrer Reaktionsbereitschaft gegenüber Mitoge-
nen läßt sich ein Unterschied zu Zellen gesunder Personen nicht
feststellen. Doch ist wiederholt gezeigt worden, daß die Lymphocyten von Patienten nach Kontakt mit verschiedenen Präparatio-
nen von Kollagen eine deutliche Aktivitätssteigerung erfahren.
Die dabei freigesetzten Substanzen sind unter anderem chemo-
taktisch für Fibroblasten, was wiederum die bei der PSS auffa-
lend stark ausgeprägten bindegewebigen Veränderungen erklären könnte. Für eine spezifische Reaktion der Lymphocyten
gegenüber Gefäßwandbestandteilen gibt es keinen sicheren An-
halt.

Humorale Befunde

Wie bei vielen Immunopathien mit ähnlichem Charakter zirku-
lieren bei Patienten mit PSS im peripheren Blut Autoantikörper.

Rheumafaktoren (Antikörper gegen Immunglobuline) finden
sich unter Verwendung der üblichen Techniken (passive Hämag-
glutination nach Waaler und Rose oder Latex-Agglutination) bei

etwa 30% der Patienten, wobei vergleichsweise hohe Titer (1 : 320 und mehr) erreicht werden.

Antinukleäre Faktoren werden unter Verwendung globaler Suchteste (Immunfluoreszenz und andere) bei etwa 40% der Patienten gefunden. Sie gehören überwiegend der IgG-Klasse an und vermögen Komplement zu binden.

Die *Differenzierung* der antinucleären Faktoren ergibt eine vorwiegend gegen einen Kernbestandteil gerichtete Spezifität, der als Scl-Antigen bezeichnet wird und ein basisches Molekül mit einem Gewicht von 70000 D mit Histoncharakter darstellt. Deutlich seltener, nämlich nur bei jedem fünften Patienten mit Kernantikörpern, ist die Spezifität gegen RNP gerichtet. Diese Patienten entwickeln häufig Übergangsformen in Richtung gemischter Kollagenkrankheit. Antikörper gegen doppelsträngige DNS (wie beim systemischen Lupus erythematodes) oder gegen das SM-Antigen finden sich nur selten. Beim CREST-Syndrom finden sich darüberhinaus charakteristischerweise Antikörper gegen das Centromer in etwa 90% der Fälle.

Immunhistologie. Ablagerungen von Immunglobulinen in der Gefäßwand oder auch in anderen Regionen betroffener Gewebe sind nachweisbar, doch ohne typisches Muster. Sie finden sich überwiegend an der dermoepidermalen Grenze und in der Niere. Etwa an gleicher Stelle zeigen sich auch Ablagerungen von Komplement, insbesondere der Komponente C3.

Weitere Anomalien

Von zahlreichen anderen Parametern, die auffallen, sind vor allem die Chromosomenbrüche zu erwähnen. Sie finden sich bei 9 von 10 Patienten und damit deutlich häufiger als bei anderen Immunopathien. Selbst Verwandte der Patienten weisen überdurchschnittlich Chromosomenbrüche auf.

Mikrozirkulationsstörungen und Temperaturunterschiede gehören ebenfalls zu den typischen Zeichen der Sklerodermie. Der einfachste Weg, Mikrozirkulationsstörungen nachzuweisen, ist die Betrachtung oberflächlich gelegener Kapillaren bei extremer

Lupenvergrößerung (10- bis 100fach), wozu sich das Nagelbett anbietet. Auch mit Thermosonden lassen sich Zirkulationsstörungen nachweisen. Sie dienen der Diagnostik nur in bescheidenem Umfang.

Diagnose

Symptomatik

Bei der Sklerodermie als einer vorzugsweise am Integument manifestierten Erkrankung stehen Hautsymptome im Vordergrund: etwa 90% der Patienten geben als ersten Hinweis das Raynaud-Phänomen an. Kaum weniger häufig werden gegebenenfalls episodisch auftretende symmetrische schmerzlose Ödeme mit Verdickung der Haut an Fingern und Händen genannt. Ein Drittel der Patienten mit PSS leidet an Gelenkbeschwerden, die mehr als Arthralgien und weniger als entzündlich bedingt imponieren. Muskelschwäche und -schmerz zählen zu den selten aufgeführten Beschwerden des Bewegungsapparates. In weniger als einem Drittel der Fälle lassen sich sehr früh auch viszerale Symptome wie Schluckbeschwerden, Atemnot und uncharakteristische Magendarmstörungen erfragen. Schwierigkeiten gibt es nur zu Beginn der Erkrankung, weil die Frage, ob aus einer Raynaud-Symptomatik sich später eine Sklerodermie entwickeln wird, ohne weitere Anhaltspunkte nicht beantwortet werden kann. Im fortgeschrittenen Stadium ist die Diagnose im allgemeinen leicht zu stellen; hier können allenfalls Misch- und Übergangsformen eine klare Zuordnung erschweren.

Apparative Diagnostik

Vergleichsweise frühzeitig sind im Röntgenbild Veränderungen erkennbar, insbesondere bei der Darstellung der Lungen und des Magendarmkanals. Strukturelle und funktionelle Auffälligkeiten lenken den Verdacht auf eine PSS. Beim CREST-Syndrom kommen die charakteristischen Kalkeinlagerungen hinzu.

Die Prüfung der Lungenfunktion kann noch vor einer dem Patienten erkennbaren Beschwerdesymptomatik eine restriktive Ventilationsstörung aufdecken.

Auch die Manometrie des Oesophagus zeigt häufig noch vor subjektiven Symptomen eine gestörte Peristaltik.

Die Messung der Mikrozirkulation, Hauttemperatur und myoelektrischen Potentiale ist als ergänzende Maßnahme sinnvoll, jedoch, für sich allein, von eingeschränkter Aussagekraft.

Feingewebliche Untersuchungen

Durch histologische Untersuchungen wird die Diagnose weitgehend gesichert. Die Wahl des Entnahmeortes ist so zu treffen, daß ein erkennbar verändertes Gewebestück (der Haut) unter Aussparung nekrotischen Materials gewonnen wird.

Biochemie

Relevante biochemische Parameter gibt es nicht. Veränderungen, etwa eine Vermehrung harnpflichtiger Substanzen, treten erst vergleichsweise spät auf. Die BKS-Beschleunigung ist zumindest bei der PSS obligat, wenngleich ohne differentialdiagnostische Bedeutung.

Immunologie

Von den immunologischen Daten sind nur die Autoantikörper von praktischer Bedeutung; hier müssen alle Möglichkeiten entsprechend ausgerüsteter Laboratorien genutzt werden, um auch die Abgrenzung gegenüber anderen Immunopathien einerseits und die Erkennung als Mischform andererseits zu gewährleisten. Titerhöhen sind weniger verwertbar als Titerbewegungen. Ideal, in der Praxis kaum realisierbar, ist die Analyse auch zellulärer Parameter.

Therapie

Die Behandlung der PSS ist wenig befriedigend. Obgleich auf der einen Seite die Kenntnisse stetig vertieft und auf der anderen Seite immer mehr Stoffgruppen entwickelt werden, gibt es für die Therapie noch kein allgemein gültiges Konzept. So kommt es, daß eine Reihe höchst unterschiedlicher Behandlungsformen mit jeweils günstiger Wirkung vorgestellt werden. Dies liegt allerdings auch daran, daß eine Objektivierung des Therapieerfolges wegen fehlender oder schwer zugänglicher Kriterien zur Beurteilung der Prozeßaktivität schwierig ist. So muß letztlich jede Therapie gemessen werden an den Beschwerden des Patienten und reproduzierbaren Größen, etwa Lungenfunktion und Oesophagusdruck. Dabei darf sich die Behandlung nicht in der Verabfolgung von Medikamenten erschöpfen, vielmehr ist eine Reihe flankierender Maßnahmen erforderlich, ohne die der Erfolg nicht zu sichern und erhalten wäre.

Im Anfangsstadium, insbesondere bei Raynaud-Symptomatik als Einzelsymptom, helfen gefäßerweiternde Stoffgruppen wie Reserpin, Nitroglycerin, aber auch Methyldopa, Phenoxybenzamin, Niphedipin sowie Prostacyclin und β-Blocker. Vereinzelt empfohlene Stoffgruppen wie Penicilline, Dextrane, Geschlechtshormone u.a.m. haben sich nicht breit durchsetzen können.

Sind bereits viscerale Symptome erkennbar oder die Beteiligung innerer Organe gesichert, so müssen andere Substanzen eingesetzt werden. Hier kommt dem D-Penicillamin insofern eine Sonderrolle zu, als es den Kollagenstoffwechsel beeinflußt und offensichtlich eine Änderung des Krankheitsverlaufes bewirkt, soweit dies meßbar ist. Die Dosis soll langsam von 150 mg täglich ausgehend um jeweils 150 mg bis auf 600 mg täglich gesteigert werden, wobei die Schritte in zweiwöchigem Abstand erfolgen sollen. In Phasen hoher Entzündungsaktivität in den Gelenken hat sich Acetylsalicylsäure bewährt. Steroide haben eine vergleichsweise geringe Effizienz. Am ehesten ist eine Verbesserung der Lungenfunktion zu erreichen. Als Monotherapie werden Steroide allgemein abgelehnt.

Unter der Vorstellung, die PSS sei eine Immunopathie, ist die Immunsuppression in die Therapie eingeführt worden. Bevorzugt werden Antimetabolite (vor allem Azathioprin) und Alkylantien (vor allem Cyclophosphamid). Die Kombination mit Steroiden gewährleistet bessere Verträglichkeit und ungeschmälerte Effizienz. Wegen der tiefgreifenden Nebenwirkungen auf sämtliche rasch proliferierende Gewebe (vor allem Knochenmark und Gonaden) ist die Indikation auf rasch progrediente Fälle beschränkt. Bei malignen Formen der PSS vermag Immunsuppression nachweislich den Prozeß zu verzögern. Wertigkeit und Indikationsbereich von Cyclosporin A werden gegenwärtig ermittelt.

Andere Maßnahmen, die ebenfalls die Immunreaktion beeinflussen sollen wie Plasmapherese oder Bestrahlung bedürfen zur endgültigen Beurteilung weiteren Einsatzes.

Jenseits der Pharmakotherapie ist bei Beteiligung des Oesophagus die mechanische Dilatation versucht worden. Durch Sympatektomie in den entsprechenden Segmenten wird die Raynaud-Symptomatik gebessert. Diese Maßnahmen können nur jeweils kurze Zeit (einige Monate) helfen, weshalb sie keine Verbreitung gefunden haben.

Schutz vor Kälte und Austrocknung durch wärmende Kleidung, Salben und Cremes bessert die Situation der exponierten Haut.

Vorbeugend gegen Muskelatrophie und Einschränkung der Gelenkfunktion sind Bewegungsübungen vorzunehmen. Bei Beteiligung des Magendarmkanals dämmt eine weiche und ausgewogene Kost Schluck- und Verdauungsbeschwerden ein.

Generell gibt es kein festes Therapiekonzept. Die hier erwähnten Prinzipien stecken lediglich den Rahmen ab, der durch Beobachtungen des Arztes wie des Patienten therapeutisch ausgefüllt werden muß. Ein Wechsel der Mittel ist erst dann vorzunehmen, wenn die Nutzlosigkeit früherer Maßnahmen gesichert ist, was ebenso schwierig ist wie die Sicherung des Erfolges.

Literatur

Alarcón-Segovia D (1976) Immunological aspects of scleroderma. In: Hughes GRV (ed) Modern topics in Rheumatology. Heinemann, London

Cunningham P-H, Andrews BS, Davis JS (1980) Immune complexes in progressive systemic sclerosis and MCTD. Journal of Rheumatology 7: 301-308

Emerit I (1976) Chromosomal breakage in systemic sclerosis and related disorders. Dermatologia 153: 145-146

Keystone EC, Gladman DD, Baron M, Cane D, Paplonski L (1981) Antigen-specific suppressor cell activity in patients with scleroderma. Journal of Rheumatology 8: 747-751

Krawitt E, Holdstock G, Bland J, Chastenay B, Albertini R (1982) Suppressor cell activity in progressive systemic sclerosis. Journal of Rheumatology 9: 263-267

Kühn K, Krieg T (1986) Connective Tissue: Biological and Clinical Aspects. Karger, Basel

LeRoy EC (1981) Scleroderma (Systemic sclerosis) In: Kelley WN, Harris ED, Ruddy S, Sledge CB (eds) Textbook of Rheumatology. Saunders, Philadelphia

Perlish JS, Basterey RJ, Stephens RE, Fleischmajer R (1976) Connective tissue synthesis by cultured scleroderma fibroblasts. Arthritis and Rheumatism 19: 891-901

Resnick D (1981) Scleroderma (Progressive systemic sclerosis) In: Resnick D, Niwayama G (eds) Diagnosis of Bone and Joint Disorders. Saunders, Philadelphia

Rodnan G (1980) Progressive Systemic Sclerosis (Scleroderma) In: Parker CW (ed) Clinical Immunology I. Saunders, Philadelphia

Seelig HP (1984) Antikörper gegen Zellkernantikörper. Gustav Fischer, Stuttgart

Talpos G, White JM, Horrocks M, Cotton LT (1978) Plasmapheresis in Raynaud's disease. Lancet I: 416-417

Wick G, Kraft D, Kokoschka EM, Timpl R (1976) The diagnostic application of specific anti-procollagen sera. I. Analysis of skin biopsies. Clinical Immunology and Immunopathology 6: 182-191

14. Weichteilrheumatismus

J. R. Kalden

Definition

Der Weichteilrheumatismus oder extraartikuläre Rheumatismus ist charakterisiert als eine Erkrankung des Unterhautbindegewebes, der Muskulatur, der Sehnen, Sehnenscheiden, Fascien, Bänder und Schleimbeutel. Zusätzlich werden unter dem Begriff des Weichteilrheumatismus Periarthropathien, Kompressionssyndrome sowie Reflexdystrophien subsummiert. Als auslösende Faktoren sind Mikrotraumen, Fehlbelastungen, entzündliche Erkrankungen des rheumatischen Formenkreises, endokrinologische Krankheitsbilder wie Carcinome und Stoffwechselerkrankungen und schließlich Klimaeinflüsse und psychische Komponenten zu nennen.

Tabelle 1. Klassifizierung des Weichteilrheumatismus I

Erkrankungen des Unterhautbindegewebes
Erkrankungen der Muskulatur
Erkrankungen der Sehnen, Sehnenscheiden, Fascien und Schleimbeutel
Periarthropathien
Kompressionssyndrome peripherer Nerven
Spinal ausgelöste Beschwerden

Die Bedeutung des Weichteilrheumatismus (Klassifizierung: Tabelle 1) für die tägliche Praxis wird dadurch unterstrichen, daß etwa 40% der Patienten mit einem rheumatischen Beschwerdekomplex an einer weichteilrheumatischen Erkrankung leiden.

Wie aus Tabelle 2 zu ersehen ist, ist bei dem Symptom Weichteilrheumatismus eine Vielzahl von unterschiedlichen Krankheitsbildern in differentialdiagnostischen Überlegungen einzubeziehen.

Tabelle 2. Ursachen weichteilrheumatischer Beschwerden

I. Systemisch
  A. Entzündlich
    1. Polymyalgia Rheumatica
    2. Prodromal und begleitend bei chronischer Polyarthritis, SLE, S.P.A., Polymyositis u. a. rheumatischen Erkrankungen
    3. Infektionserkrankungen
  B. Nicht-entzündlich
    1. Hypothyreose
    2. Morbus Parkinson
    3. Elektrolytstörungen (z. B. Hypokaliämie)
    4. Medikamente (Cortison-Depletion-Syndrom; Barbiturat-Abusus; Contraceptiva)
    5. Paraneoplasien
    6. Psychogen
II. Regional
    1. Panniculitis-Syndrome
    2. Fibrositis
    3. Fibromyositis
    4. Fasciitis
    5. Bornholm'sche Erkrankung
III. Lokal
    1. Tendopathien (z. B. Tennisellbogen)
    2. Bursitis
    3. Kompressionssyndrome (z. B. Carpaltunnelsyndrom)
    4. Verschiedenes (z. B. Dupuytren'sche Kontraktur)

Klinische Symptomatik

Erkrankungen des Unterhautbindegewebes

Die Panniculose, früher auch Cellulitis genannt, ist eine nichtentzündliche Erkrankung des subcutanen Fettgewebes, die ausschließlich ältere Frauen befällt. Die typischen Symptome sind bei der Inspektion und Palpation zu erkennen mit der Feststellung des Matratzenphänomens (kleinflächige Einziehungen der Haut), dem Orangenschalenphänomen (großporige Haut) sowie Verdickung und Induration der Subcutis mit einer gehemmten Verschieblichkeit der Haut gegenüber dem subcutanen Gewebe. Die Panniculose ist typischerweise vorwiegend im Bereich des Schultergürtels und des Beckengürtels der Oberarme und Oberschenkel manifestiert. Weitere nichtentzündliche Erkrankungen des subcutanen Gewebes (Tabelle 3) sind Lipome, die Lipomatosis dolorosa *Dercum,* die Limpomatosis nodosa und Fettgewebshernien, sog. *,Copmannsche'* Knötchen, in der Lumbal- und Parasakralgegend bei meist übergewichtigen älteren Frauen.

Den nichtentzündlichen Erkrankungen des subcutanen Gewebes sind entzündliche Krankheitsbilder wie die Panniculitis non suppurativa Pfeiffer-Christian-Weber und die Panniculitis Rothmann-Makai gegenübergestellt (Tabelle 3). Ob die Panniculitis non suppurativa Pfeiffer-Christian-Weber eine eigene Krankheitsentität darstellt, ist noch umstritten. Eine Weber-Christian-Erkrankung kann assoziiert mit einer Pankreatitis oder einem Pankreascarcinom auftreten. Liegt keine Pankreaserkrankung vor, erkranken in der Regel Frauen in der 4. bis 6. Lebensdekade

Tabelle 3. Erkrankungen des Unterhaut-Bindegewebes

I. Nicht-entzündlich
   A. Panniculose (Cellulitis)
   B. Lipomatosis dolorosa Dercum
   C. Lipome
   D. Fettgewebshernien (Copemansche Knötchen)
II. Entzündlich
   A. Panniculitis Pfeiffer – Christian – Weber
   B. Panniculitis Rothmann – Makai

Differentialdiagnosen:
   A. Erythema nodosum (s. Tabellen)
   B. Vaskulitiden – Panarteriitis nodosa
   C. (Panniculitis bei SLE)
   D. Poststeroid Panniculitis
   E. Panniculitis bei Pankreaserkrankungen
   F. Kältepanniculitis
   G. Lipodystrophie
   H. Subcutane Calcinose

---

mit schmerzhaften subcutanen Knoten im Bereich der Hüfte, des Stamms sowie im Glutäal- und seltener im Bereich der Extremitäten. Gelegentlich werden Ulcerationen festgestellt, die Heilung geht mit einer Atrophie des subcutanen Gewebes einher. Eine gezielte Behandlung ist nicht bekannt, Therapieversuche werden mit nichtsteroidalen Antiphlogistika und Cytostatika durchgeführt. In einigen Fällen wurden gute therapeutische Erfolge bei nachgewiesener Zinkdefizienz durch eine entsprechende Substitutionstherapie berichtet. Von den entzündlichen Erkrankungen des subcutanen Gewebes sind differentialdiagnostisch Krankheitsbilder abzugrenzen, die mit einem Erythema nodosum einhergehen, verursacht durch Infektionen, im Rahmen der Sarkoidose, entzündlicher Darmerkrankungen sowie als Folge einer Medikamenteneinnahme (Tabelle 4). Weiterhin ist das Erythema induratum, eine noduläre Vaskulitis, sowie Veränderungen im Rahmen einer systemischen Vaskulitis bei einem Lupus erythematodes, der Polyarteriitis nodosa oder dem Morbus Behçet differentialdiagnostisch abzugrenzen. Schließlich kann das akute Absetzen einer hochdosierten Langzeit-Corticosteroid-Therapie subcutane Entzündungsreaktionen mit der Erscheinung von

Tabelle 4. Erkrankungen assoziiert mit einem Erythema nodosum

Infektionserkrankungen:
  Yersiniosen
  Coccidiomykosen
  Histoplasmose
  Psittakose
  Tuberkulose
  Streptokokken-Infektionen
  Trichophyton-Infektionen
  Lymphogranuloma inguinale
Erkrankungen unbekannter Ätiologie:
  Sarkoidose
  Morbus Crohn
  Colitis ulcerosa
Medikamenten-induziert:
  Sulfonamide
  Contraceptiva

schmerzhaften subcutanen Knoten vorwiegend im Gesichtsbereich sowie im Bereich des Stamms und an den Extremitäten induzieren.

Erkrankungen der Muskulatur

Tabelle 5 gibt eine Einteilung der Erkrankungen der Skelettmuskulatur in entzündliche und nichtentzündliche Krankheitsbilder.

Tabelle 5. Erkrankungen der Muskulatur

I. Entzündlich:
Polymyositis
1. Primär idiopathische Polymyositis
2. Primär idiopathische Dermatomyositis
3. Dermatomyositis assoziiert mit malignen Tumoren
4. Kindliche Dermatomyositis mit Vaskulitis
5. Polymyositis – Dermatomyositis als „Overlap" Syndrom bei rheumatischen Krankheitsbildern
Infektiöse Myositiden
Myositis bei Sarkoidose
Polymyalgia Rheumatica
Mysthenia Gravis

II. Nicht-entzündlich:
A. Hereditäre Myopathien
   z. B. Curschmann-Steinert
   z. B. Dystrophia musculorum progressiva
B. Nicht hereditäre Myopathien
   1. Allergische + toxische Myopathien
   2. Metabolische Myopathien
   3. Endokrine Myopathien
   4. Paraneoplastische Myopathien
   5. Neurogene Myopathien
   6. Traumatisch bedingte Myopathien
   7. Erkrankungen der neuromuskulären Übertragung
C. Reaktive Myosen und Myalgien
   1. Hartspann (Myogelosen usw.)
   2. Tendomyopathie (Fibrositis-Syndrom)
   3. Insertionstendinosen
   4. Crampi

Das auffallendste Symptom einer Polymyositis ist die Muskelschwäche und Schmerzhaftigkeit im Bereich des Schulter- und Beckengürtels, meist progredient mit möglicher Einbeziehung der Atem- und Schlundmuskulatur. Der Beginn der Erkrankung wird als schleppend oder akut, mit ausgeprägter Muskelschwäche und verminderter Belastbarkeit bei zunehmender Atrophie der Muskelfasern beschrieben. Zusätzlich können Arthralgien bestehen. Die Altersverteilung zeigt zwei Gipfel: Den ersten im Alter von 5 bis 15 Jahren, häufig assoziiert mit einer begleitenden nekrotisierenden Vaskulitis und einen zweiten im Alter zwischen 50 und 60 Jahren.

Serumenzyme, vor allem Aldolase, CPK, GOT, GPT und LDH werden bei einer akuten Polymyositis sowie bei einer Exacerbation des Krankheitsverlaufes erhöht gefunden. Im Elektromyogramm findet sich im Gegensatz zur Myasthenia gravis und neurogenen Muskelerkrankung eine myopathische Reaktion.

Auffallend ist die hohe Assoziation der Polymyositis oder Dermatomyositis mit Neoplasien, die unterschiedlich zwischen 15 und 30% (30% bei Männern über 40 Jahre) angegeben wird. Eine exakte statistische Auswertung dieser Korrelation erscheint notwendig, um die häufig beschriebene, jedoch bislang nicht verifizierte Signifikanz dieses Befundes zu bestätigen. Neben der Assoziation mit malignen Tumoren sind wiederholt eine parallele Manifestation der Polymyositis mit der chronischer Polyarthritis, progressiver systemischer Sklerose sowie dem systemischem Lupus erythematodes im Sinne von Overlap-Syndromen beschrieben worden.

Infektiöse Myositiden sind häufig viralen Ursprungs in ihrer Krankheitssymptomatik ähnlich der Polymyositis, jedoch in der Regel nur passager auftretend. Eine Myositis bei Sarkoidose-Patienten wird in bis zu 30% diagnostiziert.

Die Therapie der primären Polymyositis sowie Dermatomyositis besteht in der Regel in einer kombinierten immunsuppressiven Therapie mit Steroiden und Medikamenten wie Endoxan oder Chlorambucil. Eine Kombination von Steroiden mit Azathioprin hat sich bei weniger progredienten Krankheitsbildern erfolgreich erwiesen. Der Stellenwert einer Plasmapharesebehandlung besonders bei akut einsetzenden Polymyositiden ist derzeit noch nicht klar abzuschätzen.

Polymyalgia rheumatica.

Eine wichtige Differentialdiagnose bei entzündlichen Muskelerkrankungen ist die Polymyalgia rheumatica. Dieses Krankheitsbild, das in der Regel bei Patienten in der 6. und 7. Lebensdekade auftritt und Frauen etwa viermal häufiger als Männer betrifft, ist durch ausgeprägte Schmerzen im Schulter- und Beckengürtel sowie in Oberarmen und Oberschenkeln charakterisiert. Die Schmerzsymptome sind meistens morgens am stärksten ausgeprägt.

Klinisch besteht eine Druckempfindlichkeit der betroffenen Muskulatur mit Bewegungsschmerz und ausgeprägter Muskel-

Tabelle 6. Diagnostische Merkmale der Polymyalgia Rheumatica

1. Beidseitige Schulterschmerzen und Schmerzen im
   O-Armbereich + Becken/O-Schenkel
2. Akuter Beginn (zwei Wochen oder weniger)
3. BKS > 40 mm/h
4. Alter > 65 Jahre
5. Depressionen, Gewichtsabnahme

CPK + Aldolase normal
EMG normal

Tabelle 7. Bioptische Befunde bei Patienten mit Polymyalgia rheumatica/ Arteriitis temporalis

Symptome	Bioptische Befunde		N
	pos.	neg.	
Lokale Arteriitis temp. ohne Myalgie	27	1	28
Lokale Arteriitis temp. mit Myalgie	42	4	46
Myalgie ohne lokale Arteriitis temp.	29	39	68

Nach Fauchold et al. und Sorensen et al.

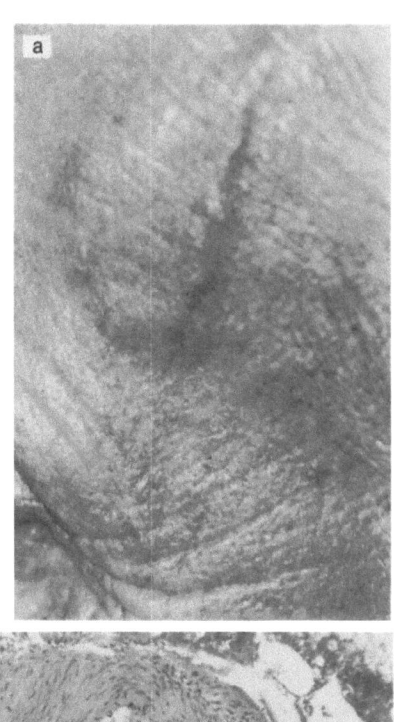

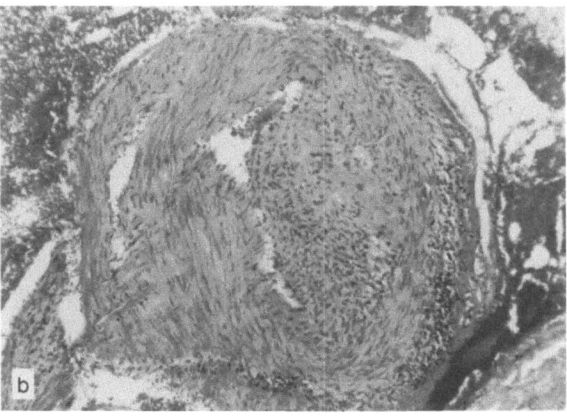

Abb. 1. a Klinischen Befund einer Arteriitis temporalis. Die auffallend prominente Arterie ist außerordentlich druckempfindlich. **b** Histopathologi-
sches Bild einer Riesenzellarteriitis, der Horton'schen Erkrankung oder Arteriitis temporalis

433

schwäche. Allgemeinsymptome wie Müdigkeit, Abgeschlagenheit, verminderte Belastbarkeit, nicht selten auch Arthralgien oder Arthritiden, mit der Schwierigkeit der differentialdiagnostischen Abgrenzung gegenüber der chronischen Polyarthritis, sind festzustellen. Zusätzlich können Schläfenkopfschmerzen eine Visusverschlechterung, das Auftreten von Doppelbildern sowie Hyperästhesien (z.B. beim Kämmen) der Kopfhaut manifest sein. Die wichtigsten klinischen und Laborparameter sind in Tabelle 6 zusammengefaßt, wobei anzumerken ist, daß in seltenen Fällen eine Polymyalgia rheumatica auch ohne eine stark beschleunigte Senkung zu diagnostizieren ist.

Die Angabe einer Amaurosis fugax muß neben arteriosklerotischen Veränderungen an eine Arteriitis temporalis denken lassen.

Wie Tabelle 7 verdeutlicht, ist die Polymyalgia rheumatica mit der Arteriitis temporalis (oder Horton'sche Erkrankung) signifikant assoziiert. Eine lokale Arteriitis ist blick- und palpationsmäßig zu diagnostizieren (Abb. 1a und b), histopathologisch ist sie durch eine Riesenzellarteriitis charakterisiert, wobei typische histologische Veränderungen meist nur durch eine stufenweise Aufarbeitung eines längeren Biopsiestückes festgestellt werden können. Tabelle 7 verdeutlicht weiterhin, daß eine Arteriitis temporalis auch dann bestehen kann, wenn die Patienten keinen entsprechenden Lokalbefund aufweisen und Beschwerden wie eine Visusverschlechterung oder das Sehen von Doppelbildern, Schläfenkopfschmerz oder eine Hyperästhesie der Kopfhaut nicht angeben.

Die Polymyalgia rheumatica reagiert sehr gut auf eine systemische hochdosierte Corticosteroidgabe (100 bis 250 mg/die) innerhalb von Stunden bis zu 2 Tagen. Eine hochdosierte Cortisongabe ist besonders dann sofort einzuleiten, wenn der Verdacht auf eine Arteriitis temporalis besteht, da diese unbehandelt rasch zur Erblindung führen kann.

Myosen und Myalgien

Mögliche Ursachen reaktiver Myosen und Mylgien sind in Tabelle 8 zusammengestellt. Myogelosen, die sowohl generalisiert

434

Tabelle 8. Ursachen reaktiver Myosen und Myalgien

Überbeanspruchung; Fehlbelastung Kälte-, Feuchtigkeits- und Wetterverhältnisse
Infektionserkrankungen
1. Erkrankungen des Bewegungs- und Stützapparates
2. Neural-Segmental bei Erkrankungen innerer Organe
Hormonal – metabolische Faktoren
Traumen
Psychogen

als lokalisiert auftreten und praktisch immer mit Tendomyosen und Insertionstendopathien kombiniert auftreten, verursachen an subjektiven Symptomen Schmerzen in einzelnen Muskelgruppen, besonders bei Druck und Belastung, die sich durch Wärmeanwendung bessern läßt, durch Kälteapplikation eine Verschlechterung erfährt. Häufig ist zusätzlich eine Abhängigkeit von Faktoren wie Feuchtigkeitsempfindungen und Witterungsverhältnissen festzustellen. Objektiv lassen sich bei diesen Patienten lokalisierte Muskelverspannung in Form von Myogelosen und Hartspann feststellen, ein Druck- und Kneifschmerz des betroffenen Muskelkorpus sowie Druck- und Spontanschmerzen der zugehörigen Muskelsehnenansätze.

Erkrankungen der Sehnen, Sehnenscheiden, Faszien und Schleimbeutel

Fibrositissyndrom

Bei der generalisierten Tendomyopathie oder dem Fibrositissyndrom handelt es sich um ausgedehnte Tendomyosen, vorwiegend im Bereich der Schulter-, Nacken- und Lumbalregion. Häufig leiden die Patienten zusätzlich an einem Kostosternalsyndrom, seltener werden Myoarthropathien im Bereich des Kiefers sowie Nervenkompressionssyndrome parallel gefunden. Zeichen einer zusätzlich bestehenden vegetativen Dysregulation sind häufig mit Symptomen des Dermographismus, der Hyperhidrosis sowie kalten Akren.

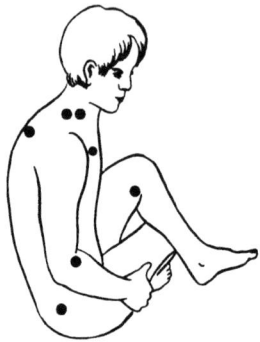

Abb. 2. Charakteristischen Druck- und Schmerzpunkte, die bei Patienten mit einem Fibrositissyndrom bekannt sind. Neben einer auffallenden Druckschmerzhaftigkeit dieser den Patienten in der Regel nicht bekannten Punkte sind zusätzlich Muskelverspannungen und generalisierte Tendomyopathien charakteristische Symptome

Das klinische Bild ist charakterisiert durch Muskelverspannungen mit einem ausgeprägten Druckschmerz der Schulter- und paravertebralen Muskulatur. Ein weiteres Basissymptom des Fibrositissyndroms sind charakteristische Druck- und Schmerzpunkte (Abb. 2), die dem Patienten in der Regel nicht bekannt sind. Vor allem eine Schmerzangabe bei Druck im Bereich des Epikondylus humeri radialis et ulnaris, des Trochanter major und des Pes anserinus sowie im Bereich der langen Bizepssehne und ein Druckschmerz der Knochenknorpelgrenzen im Thoraxbereich sollten an das Vorliegen eines Fibrositissyndroms denken lassen. Die kostosternalen Schmerzzustände, die bei Lokalisation im Bereich der 2. Rippe als Tietze-Syndrom bekannt sind, führen nicht selten primär zu einer kardiologischen Untersuchung des Patienten. Periphere Nervenkompressionssyndrome bestehen in bis zu 10% der Patienten. Tabelle 9 gibt eine Zusammenfassung der diagnostischen Kriterien des Fibrositissyndroms.

Differentialdiagnostisch ist das Fibrositissyndrom vor allem von Erkrankungen des rheumatischen Formenkreises wie der Polymyositis, der Dermatomyositis, vaskulitischen Krankheitsbildern und von der Polymyalgia rheumatica abzugrenzen.

Tabelle 9. Diagnostische Kriterien des Fibrositis-Syndroms

Uncharakteristische diffuse Skelettmuskel-Schmerzen, länger als drei Wochen

Druckempfindlichkeit charakteristischer Körperstellen (siehe Abb. 2)

Generalisierte morgendliche Steifheit und Müdigkeit

Zeichen einer vegetativen Dysregulation

BKS O.B.; Rheumafaktoren negativ; antinucleäre Antikörper negativ; Muskelzell-Enzyme negativ.

Tabelle 10. Therapiemöglichkeiten des Fibrositis-Syndroms

1. Physikalische Therapie
   Cave Kälteanwendung
2. Verminderung mechanischer lokaler Streßsituationen
   (z. B. Nackenstütze; harte Matratze)
3. Analgetika
4. Psychotherapie inklusive Psychopharmaka

Die zur Verfügung stehenden Möglichkeiten einer Therapie sind in Tabelle 10 zusammengefaßt. Im Vordergrund stehen physikalische-therapeutische Maßnahmen in Form einer intensiven konsequent betriebenen Krankengymnastik sowie der Anwendung von systemischer Wärme sowie lokale Wärmeapplikationen. Eine analgetisch wirkende Elektrotherapie kann vorübergehend eine Besserung der Beschwerdesymptomatik erzielen, gute temporäre Effekte wurden bei einem Teil der Patienten durch Akupunktur berichtet. Unterstützend wirken Maßnahmen im Sinne einer Verminderung mechanischer lokaler Streßsituationen sowie die Benutzung einer Nackenstütze und harten Bettmatratzen. Starke Schmerzzustände machen häufiger die Gabe von Analgetika notwendig, möglicherweise in Kombination mit muskelrelaxierenden Medikamenten. Ebenso wichtig wie eine konsequente physikalische Therapie ist eine parallel laufende Psychotherapie inklusive der Gabe von Psychopharmaka. Nur bei einer konsequenten Anwendung aller der aufgelisteten Therapiemöglichkeiten kann ein günstiger Effekt auf dieses therapeutisch schwierige Krankheitsbild ausgeübt werden und damit die Prognose, die bei einer ausgeprägten Krankheitssituation hinsichtlich einer Besserung der starken Schmerzzustände nur mit Vorsicht klassifiziert werden kann, gebessert werden.

Insertionstendopathien (Enthesiopathien)

Insertionstendopathien stellen eine zentrale Krankheitsgruppe innerhalb des weichteilrheumatischen Syndroms dar. Enthesiopathien bezeichnen Erkrankungen im Bereich der Muskelsehnenansätze am Knochen. Durch bestimmte anatomische Verhältnisse, dem Vorhandensein von druckausgleichenden Zellelementen zwischen den Sehnenfasern, sowie einer Knorpelschicht zwischen Sehne und Knochen wird ein Schutz der Sehnenfaserverankerung vor Überbelastung durch Zug und Abscheren möglich. Altersbedingt, wie bei Überbeanspruchung mit Rupturierungen der Sehnenfasern, kann es in Form von Reparationsmechanismen plus bei einer allgemeinen „osteoplastischen Diathese" (d. h. konstitutionellen Neigung zu überschießender Verknöcherung) zu einer Calcifizierung der Sehnen durch die Deposition von Kalciumapatit kommen, parallel zu einer Neuformierung von Knochensubstanz im Bereich des verletzten Knorpels

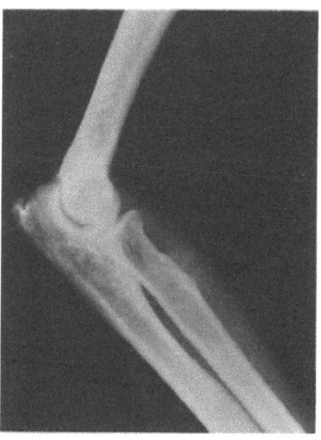

Abb. 3. Röntgenologischen Befund von Fibroostosen im Bereich des Ellenbogengelenkes

wie Knochens. Daraus resultiert die Formation von Entesophyten, analog zur Bildung zu Osteophyten bei degenerativen Gelenkerkrankungen (Abb.3).

Neben Tendinosen, die als Folge von Überlastungssyndromen häufig lokalisiert oder systematisiert als degenerative Entesiopathie auftreten, sind entzündliche Insertionstendopathien bzw. Insertionstendinitiden bei Systemerkrankungen wie der ankylosierenden Spondylitis, dem Reiter-Syndrom, der chronischen Polyarthritis und der Arthritis psoriatica bekannt.

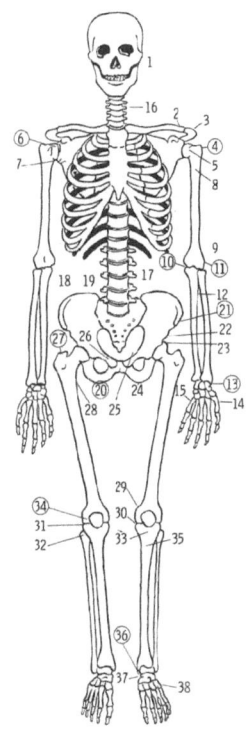

Abb. 4. Mögliche (n = 38) Lokalisation von Enthesiopathien. Im Vordergrund stehen Enthesiopathien im Bereich des Schultergelenkes, gefolgt von Insertionstendinopathien der Knie- und Sprunggelenke, der Ellenbogen- und Handgelenke

Ursachen der Insertionstendopathien sind chronische Überlastung, sowie Stoffwechselerkrankungen wie Ochronose, Chondrocalcinose und Hyperurikämie, sowie in seltenen Fällen ein primärer und sekundärer Hyperparathyreoidismus bei Hämodialysepatienten, der idiopathische Hypoparathyreoidismus und familiäre Hypophosphatämien.

Da bei degenerativen Gelenkerkrankungen gleiche Faktoren in der Ätiopathogenese diskutiert werden wie bei Entesiopathien, entwickeln sich häufig Arthrosen parallel zu Insertionstendinosen. Ebenso sind bei Periarthrosen in der Regel Insertionstendopathien festzustellen.

Schließlich werden ebenfalls psychogene Faktoren für die Entwicklung von Insertionstendinopathien diskutiert.

Die subjektiv angegebenen Beschwerden bestehen in umschriebenen Schmerzen an den Sehneninsertionsstellen, verbunden mit einer Hyperalgesie, und einer Schmerzausstrahlung entlang der Sehne in den zugehörenden Muskeln. Objektivierbar sind ein lokaler Druckschmerz an der Sehneninsertionsstelle, ein Dehnungsschmerz bei Bewegungen der Muskulatur mit einem Nachlassen der Schmerzsymptomatik in der Ruhephase bei Muskelentspannung. Die am häufigsten auftretenden Entesiopathien sind in Abbildung 4 dargestellt. Im Vordergrund stehen Entesiopathien im Bereich des Schultergelenkes, gefolgt von Insertionstendopathien des Knie- und Sprunggelenkes, der Ellbogen- und der Handgelenke.

Die Therapie der Entesiopathien ist problematisch. Bei einem akuten Krankheitsbild ist eine vorübergehende Ruhigstellung indiziert, doch sollten diese so kurz wie möglich gehalten werden, um die Entwicklung von Kontrakturen zu vermeiden. Die Anwendung von Wärme und anderen lokal durchblutungsfördernden physikalischtherapeutischen Maßnahmen ist hilfreich. Die Injektion oder Infiltration von Analgetika kann in Akutfällen durchgeführt werden, mit der Instillation von kristallinen Kortisonpräparationen sollte wegen der Gefahr möglicher auftretenden Nekrosen sehr zurückgehalten umgegangen werden. Bei einer gleichzeitig vorliegenden vegetativen Dysregulation ist die Anwendung von Psychopharmaka indiziert.

Tendinitis und Tendovaginitis

Die Funktion der Sehnen kann lokal durch Traumen oder im Rahmen systemischer entzündlicher Erkrankungen, durch Fibrosen und im Rahmen von calcifizierenden Krankheitsbildern oder Stoffwechselerkrankungen gestört sein. Infektiös-entzündliche Tendinitiden treten im Rahmen von Gonokokkeninfektionen auf, ebenso in seltenen Fällen bei einer Tuberkulose, der Coccidiomykose und selten bei der Sarkoidose. Eine granulomatöse Tendovaginitis wurde ebenfalls durch Beryllium induziert beschrieben. Entzündliche Tendinitiden und Tenodvaginitiden finden sich assoziiert mit der rheumatoiden Arthritis seltener mit dem systemischen Lupus erythematodes, rheumatischem Fieber und in nodulärer Form bei der Dermatomyositis. Sehnenrupturen werden in der Regel jedoch nur bei Tendovaginitiden bei einer chronischen Polyarthritis gefunden.

Neben den entzündlichen Formen sind Tendovaginitiden bei Stoffwechselerkrankungen, der Hyperurikämie wie bei der Hämochromatose bekannt, zusätzlich finden sich calcifizierende Tendinitiden und Tendovaginitiden durch die Ablagerung von Hydroxiapatitkristallen, bei Vitamin B-Hypervitaminosen, bei chronischen hämodialysierten Patienten und bei Patienten mit einer Hyperparathyroidismus induzierten Hypercalciämie.

Fasciitis und Fibrose

Das Krankheitssyndrom Fasciitis ist bislang weder klinisch noch histopathologisch klar definiert. Charakteristisch ist eine Proliferation von Fibroblasten mit einer Kollagenablagerung, wobei bei der idiopathischen oder nodulären pseudocarcinomatösen Fasciitis eine noduläre Anlagerung von Fibroblasten mit einer auffallenden Vaskularisierung charakteristisch ist. Die Häufigkeit einer pseudocarcinomatösen oder nodulären Fasciitis ist unbekannt, wahrscheinlich 30% aller Fasciitiden. Gewöhnlich präsentieren die erkrankten Patienten in der 4. oder 5. Lebensdekade eine schmerzhafte Infiltration im Bereich der Unterarme. Betroffen können sowohl die superfiziellen Faszien wie tiefliegende Fascien der Muskulatur und Fascien der Sehne sein. Die Prognose ist gut. Als eosinophile Fasciitis wird ein Krankheitsbild diskutiert, das erstmals von Shulman 1974 beschrieben wurde, und durch eine Eosinophilie sowie sklerodermiforme Indurationen der Haut im Bereich des Stamms und der Extremitäten charakterisiert ist. In Abgrenzung zur systemischen progressiven Sklerose ist eine systemische viscerale Manifestation sowie ein Raynaud-Syndrom normalerweise nicht vorhanden.

Biopsien zeigen neben einer auffallenden Verdickung der tiefen Fascien eine intensive inflammatorische Infiltration mit Lymphocyten und Plasmazellen. In seltenen Fällen wurde bei Patienten mit dem klinischen Bild einer eosinophilen Fasciitis eine pulmonale Fibrose berichtet. Ob die eosinophile Fasciitis eine Sonderform der systemischen progressiven Sklerose darstellt, steht derzeit noch in der Diskussion. Therapeutisch wird eine rapide Besserung des Krankheitsbildes durch die Gabe von Steroiden berichtet.

Bei der Dupuytren' Kontraktur handelt es sich um eine Proliferation von Fibroblasten ohne zusätzliche Infiltration von Entzündungszellen. Die Dupuytren Kontraktur wird häufiger bei Männern als bei Frauen gefunden mit einer bilateralen Manifestation

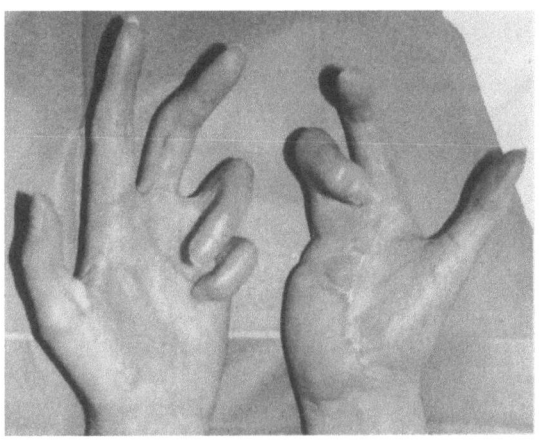

Abb. 5. Schwere planto-polmar Dupuytren'sche Kontraktur

in etwa 40%. Die Therapie dieser Erkrankung der Palmaraponerose ist in der Regel chirurgischer Art (Abb. 5).

Unter der Krankheitsgruppe der Fibrosen lassen sich idiopathische Formen, wie die Mediastinalfibrose, Retroperitonealfibrose oder Ormond' Erkrankung, das inflammatorische Aortenaneurysma, sowie die Peyronie' Erkrankung, das Auftreten von fibrösen Knoten im Bereich des Penis von medikamentös induzierten Fibrosen der Lunge und der Haut abgrenzen. Eine entsprechende Übersicht findet sich in Tabelle 11. Die lokalisiert auftretenden Fibrosen sind von dem Krankheitsbild der systemischen progressiven Sklerose abzugrenzen.

Die Therapie der idiopathischen Formen der Fibrose ist problematisch, bei vorliegenden Zeichen einer ausgeprägten Entzündungsaktivität ist ein Therapieversuch mit Steroiden kombiniert mit immunsuppressiven Medikamenten angezeigt.

Tabelle 11. Fibrosen und Fasciitiden

---

1. Lokale Fibrosen
   - Dupuytren'sche Kontraktur
   - M. Ledderhose
   - Peyronie's Erkrankung
   - Riedel's Struma
   - Balanitis xerotica obliterans
   - Celoide
   - inflammatorisches Aortenaneurysma
2. Viscerale Fibrosen
   - M. Ormond (retroperitoneale Fibrose)
   - Lungenfibrosen
     - Idiopathisch
     - Bei Kollagenosen
     - medikamentös induziert
   - Mediastinale Fibrose
   - Endomyokardinale Fibrose
   - Sklerosierende Cholangitis
3. Systemische Sklerose
Fasciitis

   - Eosinophile Fasciitis
   - Noduläre pseudokarzinomatöse Fasciitis
   - Proliferative Fasciitis

Erkrankungen der Schleimbeutel

Infektiöse Bursitiden sind in der Regel auf eine lokale und weniger auf eine hämatogene Infektion zurückzuführen, vor allem nach intraartikulärer Steroidapplikation. Bursitiden werden jedoch auch bei *Brucella*-Infektionen, im Rahmen einer *Candida*-Sepsis oder einer Tuberkulose wenn auch selten beobachtet. Bursopathien können traumatisch induziert sein und treten bei Erkrankungen der Sehnen und Sehnenscheiden im Rahmen rheumatologischer Krankheitsbilder und bei Stoffwechselerkrankungen wie Lipomatosen und der Hyperurikämie auf. In seltenen Fällen werden Bursitiden durch eine Tumorinfiltrationen hervorgerufen.

Periarthropathien

Periarthropathien können je nach Lokalisation in eine Periarthrosis humeroscapularis, Periarthrosis coxae, Periarthrosis genus und Periarthrose der Fußgelenke eingeteilt werden. Von klinischer Bedeutung ist vor allem die Periarthropathia humeroscapularis, die nach Wagenhäuser in die in Tabelle 12 gezeigten Vormen unterteilt werden kann.

Bei der Periarthritis humeroscapularis handelt es sich um plötzlich auftretendes Krankheitsgeschehen mit massiven Schmerzen im gesamten Bereich des Schultergelenkes, mit reflektorischer

Tabelle 12. Periarthropathia Humeroscapularis (PHS) - Syndrome

1. PHS Tendopathica simplex
   (Subacuta, chronica, partim ankylosans)
   - Supraspinatus-Syndrom
   - Biceps-longus-Syndrom
   - Biceps-brevis-Syndrom
2. PHS acuta
3. PHS pseudoparetica
4. PHS ankylosans
5. Mischformen
6. Schulter-Hand-Syndrom
   (PHS + Sudeck'sche Dystrophie der Hand)

Ruhestellung. Zusätzlich finden sich Zeichen einer ablaufenden Entzündungsreaktion. Dieser akuten Form liegt in der Regel eine Kristallbursitis zugrunde.

Die am häufigsten zu beobachtende Form der Perioarthrosis humeroscapularis ist die chronisch verlaufende Periarthrosis humeroscapularis simplex, in der Regel mit einer Beteiligung der Supraspinatus und/oder langen Bicepssehne. Neben einem spontanen Bewegungsschmerz werden zusätzlich nächtlich auftretende Schmerzattacken beim Liegen auf der erkrankten Seite berichtet. Das Supraspinatussyndrom ist durch eine Druckschmerzhaftigkeit unterhalb des Akromions am Ansatz der Supraspinatussehne gekennzeichnet. Parallel dazu findet sich eine schmerzhafte Abduktion. Charakteristisch für das Syndrom der langen Bicepssehne ist eine Druckschmerzhaftigkeit im Sulcus intertubercularis, wobei ein Bewegungsschmerz vor allem bei Anspannung des Biceps bei Innenrotation der Schulter angegeben wird. Eine Ruptur der Spinatussehne liegt der pseudoparalytischen Form der Periarthrosis humeroscapularis pseudoparentica zugrunde, eine Ruptur der langen Bicepssehne zeigt sich in einer Schwächung der Unterarmbeugung und einer typischen wulstigen Verformung der Oberarmmuskulatur an.

Die ankylosierende Form wird durch ein fibrosierenden kontraktierenden Prozeß der Gelenkkapsel hervorgerufen, die Schmerzhaftigkeit nimmt ab, eine zunehmende Versteifung der Beweglichkeit im Schultergelenk ist festzustellen. Diese Form der ankylisierenden Periarthrosis humeroscapularis wird auch als „frozen shoulder" bezeichnet. Ursachen für eine Schrumpfung der Gelenkkapsel sind entzündliche wie degenerative Erkrankungen des Schultergelenkes, insbesondere im Rahmen einer Ruhigstellung des infrage kommenden Arms bei entsprechend zugrundeliegenden Krankheitsbildern.

Insertionstendopathien sind in der Regel für die Schmerzhaftigkeit einer Periarthrosis coxae im Bereich der Trochanteren verantwortlich. Klinisch findet sich in diesem Bereich eine Druckschmerzhaftigkeit, sowie ein Spontanschmerz. Differentialdiagnostisch ist die Periarthrosis coxae von Hüftgelenkserkrankungen entzündlicher bzw. degenerativer Art abzugrenzen, wobei die Periarthrosis coxae eine Coxarthrose begleiten kann.

Die Periarthrosis im Kniegelenksbereich beruht auf einer Kombination von Insertionstendinosen, Bursopathien bei einer vorliegenden Gonarthrose, oder bei Fehlbelastungen im Bereich des Kniegelenkes. Auffallend häufig findet man eine Insertionstendopathie des Pes anserinus am medialen Tibiakondylus.

Kompressionssyndrome peripherer Nerven

Eine Zusammenstellung peripherer Nerven-Kompressionssyndrome gibt Tabelle 13. Die Kompression des Nervus medianus im Carpaltunnel stellt das am häufigsten vorkommende Kompressionssyndrom dar. Ein Carpaltunnelsyndrom mit einem brennenden Schmerz im Carpaltunnelbereich wird häufiger bei Frauen als bei Männern beobachtet, bei denen sich die Symptomatik in der Regel in Sensibilitätsstörungen im Bereich der Finger ausdrückt. Der Schmerz im Rahmen des Carpaltunnelsyndroms tritt besonders nachts oder bei Tätigkeit wie Nähen, Stricken, Schreiben und Hausarbeiten auf. Bei einem länger bestehenden Carpaltunnelsyndrom läßt sich eine Atrophie des Thenar-Muskel feststellen.

Die Diagnose läßt sich aufgrund der typischen Schmerzangaben sowie in einigen Fällen durch die Angabe eines prickelnden-stechenden Schmerzes im Mittelfingerbereich bei Druckapplikation auf den Nervus medianus im Carpaltunnel (Tinnel' Zeichen) bzw. durch einen prickelnden stechenden Schmerz im Bereich der Finger bei einer starken Dorsalflexion im Handgelenk (Phalen' Zeichen) etablieren.

Tabelle 13. Kompressionssyndrome

Radikuläre Kompressionserscheinungen (95%)
L5/S1 = 56%; L4/L5 = 44%
Periphere Kompressionssyndrome
1. Carpaltunnel-Syndrom
2. Kompression N. ulnaris
3. Kompression N. radialis
4. Tarsaltunnel-Syndrom

Zur differentialdiagnostischen Abgrenzung einer Osteoarthrose im ersten Carpometakarpalgelenk, die eine gleiche Beschwerdesymptomatik induzieren kann, sollte in jedem Fall eine elektrophysiologische Untersuchung durchgeführt werden.

Ein Carpaltunnelsyndrom kann assoziiert mit der Schwangerschaft auftreten, bei einer Akromegalie, einem Myxödem, sowie bei der chronischen Polyarthritis und in seltenen Fällen bei malignen Myelomen und Leukämien auftreten.

Eine Form der Behandlung des Carpaltunnelsyndroms, das sich spontan in einigen Fällen zurückbilden kann, ist die lokale Applikation von Glucocorticosteroiden medial von der Sehne des Palmaris longus, die jedoch in der Regel nur vorübergehend eine Verbesserung der Schmerzsymptomatik bringen. Eine chirurgische Intervention ist in jedem Falle bei einer Störung der Nervus medianus-Funktion angezeigt.

Eine Kompression des Ulnarnerven kann an drei Stellen, im Bereich des Ellenbogens, im Ulnartunnel des Handgelenkes sowie im Bereich der Hand, mit einer Kompression des tiefen Zweiges distal zum Os hamatum, auftreten. Ursächlich für ein Cubitaltunnelsyndrom kommen degenerative Gelenkerkrankungen sowie die chronische Polyarthritis des Ellbogengelenkes, Weichteilneoplasien und Ganglien in Betracht. In Frühfällen besteht die klinische Symptomatik in einem prickelnden stechenden Gefühl im 5. und dem medialen Anteil des 4. Fingers. Symptome, charakterisiert durch eine gestörte Muskelinnervation werden bei fortgeschrittenen Fällen manifest. Die Behandlung ist in der Regel konservativ mit der systemischen und lokalen Gabe von entzündungshemmenden Medikamenten, in fortgeschrittenen Fällen ist in gleicher Weise wie bei dem Carpaltunnelsyndrom eine chirurgische Intervention angezeigt.

Läsionen des Ulnarnerven im Bereich des Handgelenkes und der Hand sind sehr selten.

Eine Kompression des Nervus radialis tritt weit seltener auf als Kompressionssyndrome des Ulnarnerven bzw. Nervus medianus. In der Regel manifestiert sich ein Radialnerven-Kompressionssyndrom im Bereich des Ellenbogengelenkes. Eine progressive Schwäche der Radialis-innervierten Skelettmuskel ist das führende klinische Symptom.

Tabelle 14. Lumboischialgien

Radikuläres (Kompressions-) Syndrom – Pseudoradikuläres (Vertebragenes) Syndrom

Häufigste Lokalisation L5/S1; L4/L5	
Ursache: Diskushernie	Ursache: degenerative Veränderungen
Schmerz: im Innvervationsbereich der Nervenwurzel – lateral/dorsal zu den Zehen führend	Schmerz: meist lokal. Ausstrahlung nur zum Knochen keine neurologischen Ausfälle
Sensible/motorische Ausfälle Reflexstörungen L4 = PSR S1 = ASR	
Lasegue positiv	

Schmerz, besonders während des Laufens, ist das führende Symptom des Tarsaltunnelsyndroms, infolge einer Kompression des Nervus tibialis im Bereich des Tarsaltunnels, welcher durch das Retinaculum flexorum, das überbrückend über den medialen Malleolus und dem Calcaneus läuft, geformt wird. In fortgeschrittenen Fällen kommt es infolge von gestörten Muskelinnervierungen zu Fußdeformitäten. Die Verdachtsdiagnose wird durch elektrophysiologische Untersuchungen bestätigt.
Die Behandlung besteht in einer chirurgischen Intervention mit einer Neurolyse des tibialen Nerven im Tarsaltunnelbereich.
Radikuläre/cervicale Neuralgien infolge einer Nervenkompression im Bereich von C_4C_5 und C_5/C_6 sind von Schmerzsymptomen, die als pseudoartikulärer Schmerzausstrahlungen imponieren, abzugrenzen. Radikuläre Kompressionssyndrome im Bereich L4/L5 und L5/S1 (Tabelle 14), die zu der bekannten Symptomatik der Ischialgie führen, sind in der Praxis am häufigsten. Letztlich ist das Sternokostalsyndrom zu nennen, verbunden mit einem Spontan- bzw. Druckschmerz und assoziiert mit Tendomyosen im Pectoralisbereich und Insertionstendopathien im intercostalen Bereich. Aus der Lokalisation der Schmerzsym-

ptomatik ergibt sich die Notwendigkeit der differentialdiagnostischen Abgrenzung des Sternocostalsyndroms von Herzerkrankungen.

Literatur

Becker W, Krahl H (1978) Die Tendopathien. G. Thieme Stuttgart
Becker W, Krahl H (1979) Soft Tissue Rheumatism. In: Dixon A St J (ed) Cli-
nics in rheumatic disease. Saunders, London Philadelphia Toronto
Fauchald P, Rygvold O, Oystese B (1972) Temperal arteriitis and polymyal-
gia rheumatica. Clinical and biopsy findings. Ann Int Med 77: 845
Hazleman B (1976) Giant-cell arteriitis and polymyalgia rheumatica. In:
Hughes GRV (ed) Modern Topics in Rheumatologie. Heinemann, London
Kalden JR (1975) Autoimmunerkrankungen der Skelettmuskulatur. Immuni-
tät und Infektion 3: 100
Mathies (1972) Weichteilrheumatismus - Aktuelle Rheumaprobleme. Werk-
Verlag Banaschewski E, München-Gräfelfing
Müller W, Perini CH, Battegay R, Labhardt F (1981) Die generalisierte Ten-
domyopathie. Int Welt 7: 268
Müller W, Schilling F (1982) Differentialdiagnose rheumatischer Erkrankun-
gen. Aesopus, Basel-Wiesbaden
Shulman LE (1974) Diffuse fasciitis with hypogammaglobulinemia and eosi-
nophilia. A new syndrome. J Rheum (Suppl.) 1: 46
Sorenson PS, Lorenzen J (1977) Giant-cell arteriitis, temporal arteriitis and
polymyalgia rheumatica. A retrospective study of 63 patients. Acta Med
scand 201: 207
Wirth W, Gerlach U (1983) Weichteilrheumatismus. Colloquia rheumatologica 15. (Banaschewski E. München-Gräfelfing)
25th rheumatism review: Arthritis and Rheumatism 26, Nr. 3, 1983

15. Degenerative Gelenkerkrankungen (Arthrosen)

G. Weseloh

Definition

Degenerative Gelenkerkrankungen sind durch einen vom Knorpel ausgehenden, fortschreitenden Zerstörungsprozeß gekennzeichnet. Im Gegensatz dazu entwickeln sich Gelenkalterationen bei rheumatisch-entzündlichen Erkrankungen im Gefolge einer Affektion der Synovialis (Innere Gelenkkapselschicht). Die degenerativen Veränderungen können alle synovialen Gelenke an den Gliedmaßen u. der Wirbelsäule betreffen und werden dann als Arthrosen bzw. Spondylarthrosen bezeichnet. Im folgenden sollen nur die Arthrosen, also die degenerativen Veränderungen an den Gelenken der Gliedmaßen besprochen werden.

Terminologie

Die Terminologie der Arthrosen stellt sich oft etwas verwirrend dar. Arthrosis deformans, Arthrosis, Arthritis deformans, Arthropathia deformans, Osteoarthropathia deformans, degenerative Arthropathien, Osteoarthrosis deformans u.a. sind Synonyma, die heute weniger oder gar nicht mehr gebräuchlich sind. Im anglo-amerikanischen Schrifttum wird die Bezeichnung „Osteoarthritis" verwandt. Dieser Begriff kann durch seine Endigung – „itis" dazu verleiten, an entzündliche Gelenkprozesse zu denken und hat sich deshalb in unserem Sprachraum nicht durchgesetzt.

Aus diesen Gründen wird jetzt auch im englischsprachigen Bereich zunehmend mehr die Bezeichnung Osteoarthrosis eingeführt.

Einteilung der Arthrosen

In den letzten Jahren hat die Einteilung der Arthrosen in primäre und sekundäre Formen, gerade aus klinischer Sicht zunehmend Anklang gefunden (Tabelle 1).

Tabelle 1. Einteilung der Arthrosen

I. Primäre Arthrosen
1. Arthrosen der kleinen Gelenke der Hand
a. Fingerendgelenksarthrosen mit Heberden'schen Knötchen
b. Fingermittelgelenksarthrosen mit Bouchard'schen Knoten
c. Rhizarthrose
2. Malum coxal senile
3. Andere primäre Arthrosen
4. Polyarthrose
II. Sekundäre Arthrosen
1. Arthrosen aufgrund von Funktionsstörungen artikulärer Herkunft
2. Arthrosen aufgrund von Funktionsstörungen extraartikulärer Herkunft
III. Sonstige degenerative Gelenkerkrankungen (sekundäre Arthrosen)
1. Osteochondritis dissecans
2. Gelenkchondromatose
IV. Weitere Gelenkerkrankungen, die in einen Degenerationsprozeß einmünden können
1. Arthropathien, metabolisch
2. Haemophile Arthropathie u. a. m. (nach M. H. Hackenbroch)

Primäre Arthrosen

Als primär (idiopathisch, genuin) bezeichnet man Arthrosen, deren Ursache nicht bekannt ist. Primäre Arthrosen an den unteren Extremitäten entwickeln sich oft symmetrisch bzw. beidseitig. Es gibt aber auch den polyartikulären Befall (Polyarthrose der Fin-

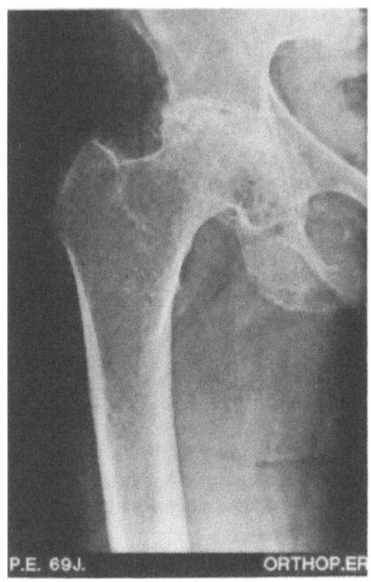

P.E. 69J.   ORTHOP.ER

Abb. 1. Primäre Coxarthrose
(Stadium III)

gergelenke, Daumensattelgelenksarthrose). Letztere weisen auf
eine Systemkrankheit hin, wobei ursächliche Zusammenhänge
noch weitgehend unklar sind (Abb. 1).

Sekundäre Arthrosen

Bei den sekundären Arthrosen ist die Ursache des Krankheitsge-
schehens bekannt oder zumindest aus dem Ablauf heraus rekon-
struierbar. In erster Linie wird es durch röntgenologische Untersuchung möglich sein, die Herkunft der Arthrosekrankheit
aufzudecken. Auch anamnestische Angaben und Laborparameter vermögen zur Klärung beizutragen.

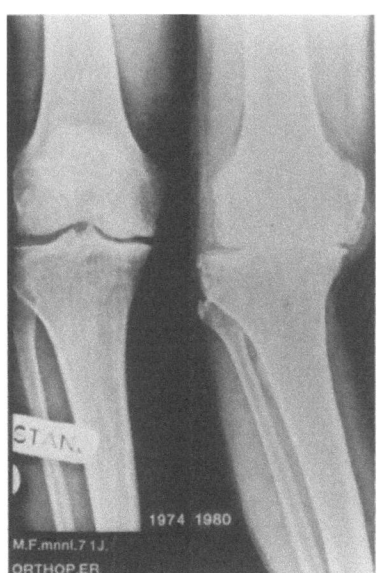

Abb. 2. Fortschreitende Varusgonarthrose (Stadium II und III), sekundäre Arthrose

Ätiologie und Pathogenese

Bei der Besprechung ätiologischer und pathogenetischer Faktoren, die für die Entstehung einer Arthrose bestimmend sind, ist die Unterscheidung in primäre und sekundäre Arthrosen von besonderem praktischen Wert (Abb. 2).

Beinachsenfehler mit dem Bild eines Genu varum oder Genu valgum (O-Bein, X-Bein) oder Hüftgelenksbefunde mit Varus- oder Valgusfehlstellung des Schenkelhalses sowie Pfannenfehlentwicklungen führen zu einer ungleichmäßigen Belastung des Gelenkes. Sie können als sog. präarthrotische Deformitäten angesehen werden, aufgrund derer sich eine Arthrose entwickeln kann. Auch andere anatomische und funktionelle Veränderungen, die die Gelenkmechanik ungünstig beeinflussen, müssen hier erwähnt werden. So werden z. B. nicht frühzeitig behandelte Erkrankungen wie die Hüftluxation bzw. Hüftdysplasie oder der

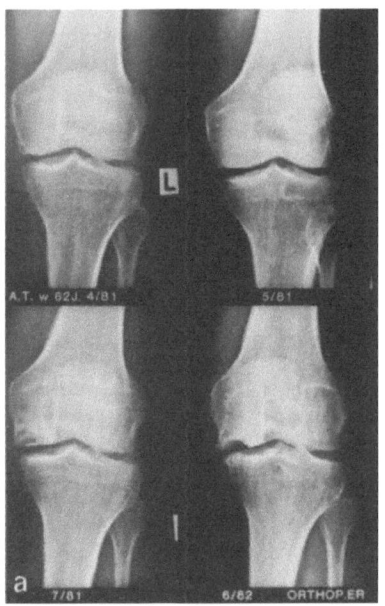

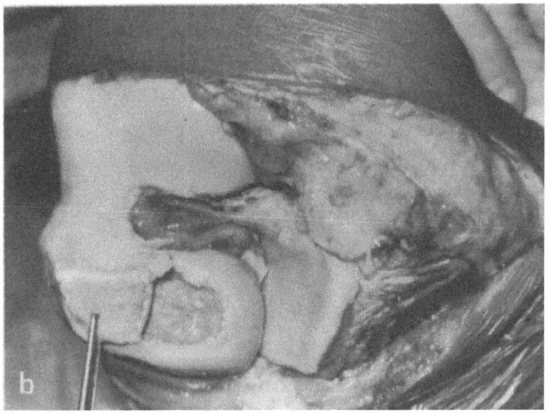

Abb. 3. a Spontane Osteonekrose am medialen Femurkondylus (Morbus Ahlbäck) mit fortschreitender Entwicklung einer Gonarthrose. **b** Intraoperativer Befund bei Morbus Ahlbäck (s. Abb. 3a)

Morbus Perthes, die Epiphyseolysis capitis femoris, die idiopathische Hüftkopfnekrose für das Hüftgelenk, die erwähnten Varus- und Valgusfehlstellungen, die Osteochondritis dissecans, die spontane Osteonekrose (Morbus Albäck, Abb. 3a + b), Patelladysplasien für das Kniegelenk Folgen mit Einmünden in eine Arthrose erwarten lassen. Auch posttraumatische Zustände, wenn sie durch eine Gelenkfehlstellung bzw. Gelenkinkongruenz gekennzeichnet sind, wie fehlverheilte Hüftpfannenbrüche und Tibiakopffrakturen, Malleolarfrakturen mit verbliebener Bandinstabilität, in Fehlstellung verheilte distale Radiusfrakturen u. a. m. prädisponieren eine Arthroseentwicklung. Wiederholte Bagatelltraumen (Sport!) können die normale Gelenkökologie beeinträchtigen und später arthrotische Veränderungen erkennen lassen. Auch Stoffwechselentgleisungen, wie z. B. bei der Gicht mit Uratablagerungen im Gelenk, sind als arthroseauslösende Faktoren anzusehen. Schließlich betrifft dies auch Veränderungen nach spezifischen und unspezifischen Gelenkentzündungen, die in einen Arthroseprozeß einmünden können. Lang anhaltende Immobilisation im Gips (nach Operationen und Verletzungen) lösen Knorpelstoffwechselstörungen aus, die eine Arthrose folgen lassen können. Im weitesten Sinne ist dieser Faktor auch bei einschneidendem Bewegungsmangel im hohen Lebensalter in Rechnung zu stellen.

Es sind also vielfältige Möglichkeiten denkbar, die als Ursache für die Entstehung einer *(sekundären)* Arthrose in Betracht kommen. Unter Berücksichtigung diagnostischer und vor allem therapeutischer Aspekte ist die Kenntnis über die Entwicklung des Arthroseprozesses von Bedeutung, unabhängig davon, ob es sich um Arthrosen bekannter Herkunft (sekundäre Arthrosen) oder um solche unklarer Genese (primäre Arthrosen) handelt.

Pathomorphologie, Pathobiochemie

Die Chondrocyten besitzen keine reproduktiven Potenzen, da sie als fakultativ postmitotische Zellen nicht mehr in der Lage sind, sich zu teilen und damit neues Knorpelgewebe zu erzeugen. Der gesunde Gelenkknorpel ist vielmehr widerstandsfähig gegen kurzfristige mechanische Spitzenbelastungen ebenso wie gegen enzymatisch wirkende Proteasen. Erst die Verletzung der intakten Oberfläche bzw. Störung der Arkadenstruktur der Kollagenfibrillen und Verlust von Matrix läßt die Chondrocyten die schützende Hülle verlieren und damit von Proteasen angreifbar machen. Während bei intaktem Gelenk die Synovialis die Synovialflüssigkeit produziert, die als Mutterlauge des Knorpels anzusehen ist, aus dem er sowohl seine Stoffe nimmt, die durch Walkbewegungen in den Intercellularraum des Knorpels gepreßt werden, andererseits Schlakenstoffe abgibt, die in die Synovia ähnlich einer Kloake abgesondert werden, ist dieser Regulationsmechanismus bei der Arthrose initial gestört. Neben einer Verdickung der Synovialis und damit einer Veränderung der sog. Transitstrecke kann die aktive Leistung der Sezernierung in den lining cells nachlassen, wodurch sich die Zusammensetzung der Synovialflüssigkeit ändert und damit das Nährsubstratangebot an den Knorpel. Ein verschlechtertes oder verringertes Nährsubstratangebot bewirkt eine verminderte Syntheseleistung und damit nur einen ungenügenden Ersatz der defekten Matrix. Diese Ausführungen belegen, daß das Gelenk mit seinen einzelnen Bestandteilen Gelenkknorpel, Synovialis und Synovia (in der Gelenkhöhle) und Gelenkkapsel (Synovialis) als ökologisches System funktioniert. Bei der Arthrose ist das Gleichgewicht dieses Systems gestört, d. h. alle Gelenkbestandteile mit ihren unterschiedlichen Funktionen sind mehr oder weniger beeinträchtigt. Dieser Aspekt sollte bei diagnostischen und therapeutischen Überlegungen niemals außer acht gelassen werden.

Klinische Symptomatik

Epidemiologie

Die Arthrosen gehören zu den häufigsten chronischen Erkrankungen überhaupt und stellen einen auffallend hohen Anteil der Gesamtmorbidität unserer Bevölkerung. Daraus ergeben sich besondere Probleme auf sozialmedizinischem und gesundheitspoli-

tischem Gebiet. Die statistische Erfassung der Arthrosen ist
schwierig, da nur ein Teil einen Krankheitswert besitzt, dem Betroffenen also gar nicht gegenwärtig ist. Aus vielen Publikationen
läßt sich ableiten, daß die Häufigkeit mit zunehmendem Lebensalter zunimmt und insbesondere die belasteten Gelenke (Knie-
und Hüftgelenke) betroffen sind. Es liegen Berichte vor, daß sich
bei alten Menschen (über 65 Jahre) in nahezu allen Fällen Anzeichen für eine Arthrose finden, von denen allerdings nur ein Teil
klinisch relevant ist und einer Therapie zugeführt werden muß.
In statistischen Erhebungen finden sich auch Hinweise, daß bereits bei Patienten zwischen dem 30. und 50. Lebensjahr Arthrosen entstehen können, die schon von klinischer Relevanz sind
und den Patienten nachhaltig beeinträchtigen können. Die besondere Bedeutung der Arthrosen wird auch dadurch dokumentiert, daß 80% aller Erkrankungen des Bewegungsapparates arthrotische Gelenkaffektionen betreffen.
Mit dem Begriff Arthrose wird grundsätzlich ein degenerativer
Prozeß beschrieben, unabhängig davon, ob er für den betroffenen Menschen einen Krankheitswert besitzt oder nicht. Die klinische Relevanz dieser Feststellung wird durch die Unterscheidung in drei verschiedene Verlaufsformen dokumentiert. Aus
klinischer Sicht wird zwischen einer klinisch *stummen,* einer *klinisch manifesten, dekompensierten* sowie einer *aktivierten* Arthrose unterschieden.
Unter einer klinisch stummen Arthrose verstehen wir solche Befunde, die zwar röntgenologisch und morphologisch eindeutige
Zeichen des degenerativen Prozesses bieten, aber eine Schmerzsymptomatik vermissen lassen und mit tolerabler Bewegungsbehinderung einhergehen. Eine Behandlungsbedürftigkeit im engeren Sinne besteht somit nicht. Allerdings soll an dieser Stelle
schon darauf verwiesen werden, daß auch prophylaktische Maßnahmen in die therapeutischen Bemühungen einbezogen werden
müssen. Darauf soll im weiteren noch eingegangen werden.
Klinisch manifeste, dekompensierte Arthrosen zeigen röntgenologisch zumeist schon deutliche Veränderungen und weisen klinische Befunde wie Bandinstabilitäten, wechselnde Schmerzsymptomatik, Kapselverdickungen mit geringfügigem synovialen Reizzustand, Bewegungsbehinderung, belastungsabhängige

Schmerzen und weitere später noch näher zu erörternde Symptome auf.

Die aktivierte Arthrose ist durch eine deutliche Schwellung aufgrund einer erheblichen Synovialitis gekennzeichnet. Eine Ergußbildung kann hinzukommen. Fernerhin ist der Befund durch Überwärmung und insbesondere durch starke Schmerzhaftigkeit geprägt. Als Ursache für diese Aktivierung des Krankheitsprozesses wird ein im Gefolge der Degeneration einsetzender Abrieb von Knorpelpartikeln angesehen, wobei diese Abriebbestandteile die Synovialis irritieren und zu dem erwähnten erheblichen Reizungszustand dieser Gelenkkapselschicht führen. Der entzündliche Reizzustand macht dann auch die häufig begleitend auftretende Ergußbildung erklärlich. Diese Unterteilung in verschiedene Verlaufsformen trägt dazu bei, die Diagnostik differenzierter durchzuführen und vor allem therapeutische Bemühungen näher zu definieren.

Diagnose

Allgemeines

Die degenerativen Gelenkerkrankungen sind insbesondere durch ihre Chronizität gekennzeichnet. In aller Regel wird ein allmählich fortschreitender Prozeß beobachtet. Wie schon im vorhergehenden Kapitel verdeutlicht, ist die Arthrose prinzipiell nicht als Krankheit zu werten, wird doch in vielen Fällen ein klinisch weitgehend unauffälliger Verlauf beobachtet. Oftmals kann es aber auch zu einer klinischen Manifestation des degenerativen Prozesses kommen. Aus der klinisch stummen wird eine klinisch manifeste, dekompensierte Arthrose. Jetzt ist der Zustand je nach Ausprägungsgrad durch Bewegungs- und Belastungsschmerz, morgendliches Steifheitsgefühl im weiteren durch Funktions- und Bewegungseinbußen gekennzeichnet. Der akute Verlauf, der besonders durch eine Gelenkschwellung und durch eine deutliche Schmerzhaftigkeit geprägt wird, wurde schon vorab als dritte mögliche Variante des klinischen Bildes einer Arthrose beschrieben. Mit dem fortschreitenden Degenerationsprozeß kann sich nun z. B. aus einer stummen allmählich eine klinisch manifeste, dekompensierte Arthrose entwickeln. Es ist aber auch möglich, daß plötzlich ohne größere Gelenkbeanspruchung die klinisch stumme direkt in eine aktivierte Arthrose übergeht. Schließlich wird häufig ein Übertritt aus der klinisch manifesten, dekompensierten in eine aktivierte Verlaufsform zu beobachten sein. Umgekehrt kann die aktivierte Arthrose, besonders wenn eine Behandlung durchgeführt wurde, wieder in einen klinisch stummen Verlauf einmünden. Es ist also immer wieder bei diesen chronisch verlaufenden Gelenkerkrankungen ein Wechsel der klinischen Symptomatik in Rechnung zu stellen. Abhängig von diesen klinischen Zustandsbildern muß die Diagnostik der Arthrose ausgerichtet werden. Wichtig ist dabei die Besprechung der Frühsymptome, die auf eine beginnende Arthroseentwicklung hinweisen können und unter Umständen rechtzeitig, erfolgversprechende therapeutische Ansätze bieten.

Im Frühstadium (Stadium I) wird oftmals ein typischer Anlaufschmerz mit Steifheitsgefühl in den Morgenstunden beobachtet. Ebenfalls werden diese Beschwerden nach längerem Sitzen und anschließendem Aufrichten zum Stand und Gang geklagt. Andererseits werden nach längerer Belastung frühe Ermüdungserscheinungen und auch Beschwerden angegeben. Bei Kniegelenksaffektionen findet sich oft die Angabe eines Schwereund/oder Kältegefühls. Krepitieren und Reiben kommen hinzu. Oftmals, im Falle einer beginnenden Coxarthrose, treten Schmerzen bei bestimmten Bewegungen, z. B. Abspreizen in der Hüfte beim Schwimmen auf. Auch werden oft witterungsabhängige Beschwerden geklagt.

Im fortgeschrittenerem Stadium (Stadium II) verstärken sich die genannten Symptome. Es entwickeln sich korrespondierend muskuläre Beschwerden mit dem Bild einer Tendopathie bzw. Tendomyopathie. Im weiteren etabliert sich eine Einbuße der Beweglichkeit. Die Bewegungen des Gelenkes sind schmerzhaft. Die das Gelenk bewegenden Muskeln atrophieren. Es kommt zu reflektorischen, schmerzbedingten Muskelverspannungen, die ihrerseits wieder die Kontrakturbildung mit Einbuße der Beweglichkeit fördern. Insgesamt resultiert in diesem Stadium eine zunehmende Funktionseinbuße des Gelenkes bzw. der betroffenen Gliedmaßen. Mit weiterem Fortschreiten entwickeln sich äußerlich erkennbare Deformitäten. Örtlich werden Zeichen einer Überwärmung und Schwellung sowie schmerzhafter Bewegungsbehinderung beobachtet. Es resultiert auch oftmals eine bleibende Kapselverdichtung. Vermehrte Schmerzanfälligkeit gegenüber mechanischer Belastung komplettiert das Bild. Auch Gelegenheitstraumen werden deutlich schmerzhafter als früher empfunden. Der Arthroseschmerz ist im Gegensatz zum arthritischen Schmerz dadurch gekennzeichnet, daß zu Beginn der Beanspruchung die Beschwerden als unangenehm und mit einem Steifigkeitsgefühl verbunden empfunden werden, um nach dem Einlaufen nach relativ kurzer Zeit eine erträglichere Phase zu erreichen. Nach längerer Belastung limitieren dann wieder zunehmende Schmerzen und Funktionseinbußen das Stehen und Gehen.

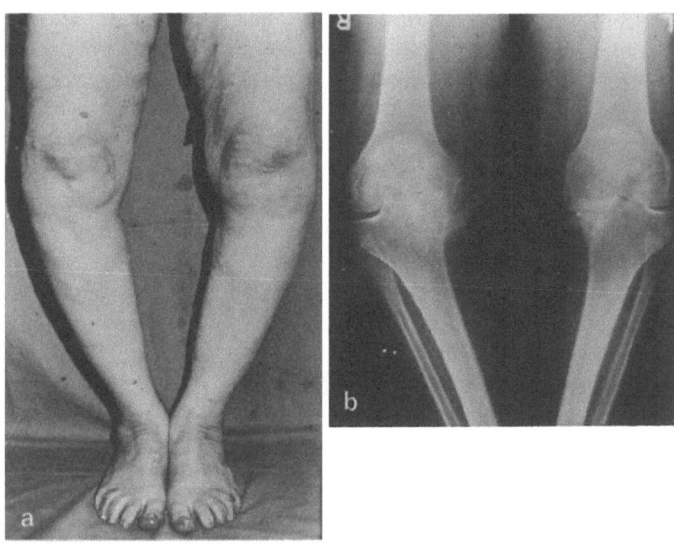

Abb.4a, b. Klinischer und röntgenologischer Befund bei schwerer Varusgonarthrose

460

Das Spätstadium (Stadium III) ist neben einer Verstärkung der vorab beschriebenen Symptome durch fortschreitende Kontrakturen, zum Teil mit fast vollständiger Aufhebung der Gelenkbeweglichkeit gekennzeichnet, woraus sich auch Auswirkungen auf die benachbarten Gelenke ergeben. Auf diesen Umstand sei nachdrücklich hingewiesen. Eine Beugekontraktur des Kniegelenkes führt auf Dauer zwangsläufig zu einer Beteiligung der Hüfte, die ebenfalls eine Beugehaltung mit muskulären Beschwerden entwickeln kann (Abb. 4a + b).

Klinischer Befund

Zur Diagnostik der Arthrose sind neben den anamnestischen Angaben der klinische Befund mit Inspektion, Palpation und Funktionsprüfung der betroffenen Gelenke sowie der Röntgenbefund die Hauptkriterien.

Inspektion

Inspektorisch bietet sich im Frühstadium aber auch in fortgeschrittenen Fällen von seiten des Hautbefundes praktisch nie eine besondere Kennzeichnung des degenerativen Prozesses. Nur in fortgeschrittenen Fällen kann z. B. am Knie die Arthrose inspektorisch durch Gelenkauftreibungen, Kapselverdickungen und im Falle der aktivierten Form selbstverständlich auch durch eine Schwellung namentlich im oberen Rezessus auffallen. Im Frühstadium fehlen zumeist Hinweise für eine Muskelatrophie. Diese bilden sich erst nach weiter fortgeschrittenen Befunden (Stadium II und III) aus. Wichtig ist auch im Frühstadium das Erfassen von Achsfehlstellungen der Beine mit einem Genu valgum oder varum. Nur in weit fortgeschritteneren Fällen (Stadium II und III) bleibt inspektorisch schon eine Veränderung des physiologischen Gelenkschlusses zu beobachten. Es handelt sich dann um Befunde, die bis hin zur Subluxation der betroffenen Gelenke führen können.

Palpation

Der Palpationsbefund richtet sich auf die Druckempfindlichkeit der Kapsel, der Gelenkspalten und typischen Sehnenansatzpunkten. Die Verschieblichkeit der Patella kann auch schon bei geringfügigen Verschleißprozessen eine Einbuße erleiden. Besonders häufig findet sich schon in relativ frühem Stadium eine Druckdolenz am unteren Patellapol und an den Patellafacetten. In den Endphasen der Bewegungen der Gelenke kann es zu Schmerzen kommen, die als Frühsymptom zu deuten sind. Krachen und Reiben sind ebenfalls Symptome, die auf das Vorhandensein einer Arthrose hindeuten können. Lockerungen des Bandhaltes finden wir erst in fortgeschritteneren Fällen. Durch Aufklappbarkeit der Gelenke (Kniegelenk) wird dieser Befund objektiviert. In fortgeschrittenen Befunden sind osteophytäre Wulstbildungen tastbar. Die Prüfung von Kontrakturen am Kniegelenk ist relativ leicht. Am Hüftgelenk werden sie häufiger übersehen. Der Thomas'sche Handgriff als spezielle Untersuchung zum Ausschluß oder Bestätigung einer Hüftgelenksbeugekontraktur ist dabei von besonderer Wichtigkeit. Komplettiert wird der Befund, den wir palpatorisch erfassen können, durch Überprüfung des Muskeltonus und der Muskelfunktion.
An der Hüfte z.B. können neben der Überprüfung des Trendelenburg'schen Zeichens, der Druckschmerz am Trochanter major, ein Innenrotationsschmerz an der Hüfte u.ä. Frühsymptome darstellen. Zuweilen findet sich auch eine Einschränkung der Abduktion bereits im Frühstadium der Coxarthrose.

Labordiagnostik

Natürlich ist es wichtig, bei der aktivierten Arthrose differentialdiagnostisch entzündliche Prozesse abzuklären. Bei der Arthrose sind laborchemische Untersuchungen in aller Regel unergiebig. Dies gilt auch im wesentlichen für die Untersuchung des Gelenkpunktates. Für entzündliche Prozesse sind Labor- und Gelenkpunktatuntersuchungen aber oftmals von hohem diagnostischen Wert.

Im Frühstadium können Röntgenbefunde oft nicht objektiviert werden. Nach Dihlmann stellen beispielsweise der Fovearandosteophyt und das sog. Plaque-Zeichen am Schenkelhals erste Hinweise für eine beginnende Arthrose des Hüftgelenkes dar. Am Kniegelenk finden sich beispielsweise bei der O-Bein-Gonarthrose feine subchondrale Sklerosierungen im vermehrt belasteten medialen Bereich, sowie feine Ausziehungen am oberen und unteren Patellapol sowie subchondrale Sklerosierungen als Kennzeichen einer Retropatellararthrose. Erst in fortgeschritteneren Fällen finden wir dann typischere Arthrosezeichen mit Verschmälerung des Gelenkspaltes. Später sind dann Osteophytenbildungen augenfällig demonstrabel. Juxtaartikuläre Cystenbildungen kommen hinzu. In fortgeschritteneren Befunden kommt auch oft deutlich eine Kalksalzverminderung – Osteoporose – hinzu. Ankylotische Prozesse mit knöchernem Durchbau sind bei der Arthrose im Gegensatz zu entzündlichen Gelenkerkrankungen praktisch nie zu beobachten. Es bedarf des besonderen Hinweises, daß die klinischen und röntgenologischen Befunde nicht in Konkordanz zueinander stehen müssen. Weitgehend röntgenologisch unauffällige Gelenke können klinisch bereits deutliche Beschwerdesymptome aufweisen (Retropatellararthrose, Chondropathia patellae). Andererseits findet sich oft, namentlich im fortgeschrittenen Alter, ein ausgeprägter Röntgenbefund und klinisch ein weitgehend beschwerdearmes Bild (stumme Arthrose). Röntgenologisch allein kann nicht differenziert werden, ob eine stumme oder klinisch manifeste, dekompensierte oder gar aktivierte Arthrose vorliegt.

Daraus entwickelt sich die Feststellung, daß für den therapeutischen Ansatz die klinische Untersuchung einschließlich der anamnestischen Angaben von besonderer Bedeutung sind. Nur im Einklang mit dem klinischen Befund kann das Röntgenbild richtig interpretiert werden und helfen, weitere Aufschlüsse zur Therapie abzuleiten. Von besonderer Wichtigkeit kann im Einzelfall auch die Verfeinerung der Röntgendiagnostik sein. Dies gilt für die Anfertigung von Zonographien oder Schichtbildern, die beispielsweise bei der Entwicklung einer Arthrose auf dem

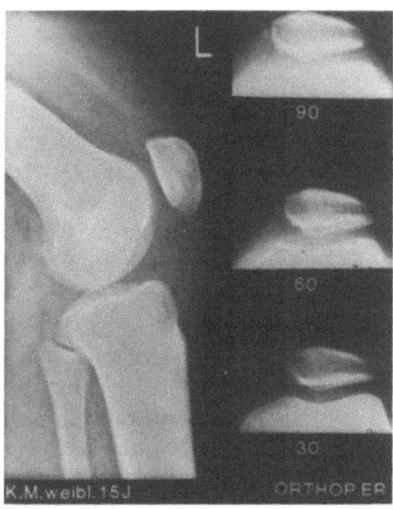

Abb. 5. Patelladysplasie. Röntgenologische Objektivierung des Befundes durch Defilée-Aufnahmen

Boden einer Hüftkopfnekrose von entscheidender Bedeutung für die therapeutischen Maßnahmen sein können. Auch für die Beurteilung von Osteonekrosen im Kniegelenksbereich sind derartige Verfahren aufschlußreich. Durch diese speziellen Röntgentechniken kann das Ausmaß des Arthroseprozesses besser eingeordnet und eingeschätzt werden. Eher zur Differentialdiagnostik kann die Szintigraphie hinzugezogen werden, wobei oftmals die Möglichkeit besteht zwischen aktivierten Arthrosen und entzündlichen Gelenkprozessen zu differenzieren. Röntgenaufnahmen im Stand und auch Einbeinstandaufnahmen sind zur Überprüfung der Biomechanik des Gelenkes von besonderer Wichtigkeit. Auch spezielle Untersuchungen des femoropatellaren Gleitlagers (Defilée-Aufnahmen) zum Ausschluß von Dysplasien und zur Objektivierung arthrotische Prozesse sind aufschlußreich (Abb. 5). An der Hüfte können Vauxprofilaufnahmen und gehaltene Aufnahmen sowie spezielle Einstellungen den Wert der Röntgendiagnostik erweitern. Funktionsaufnahmen unter Zuhilfenahme des Röntgenbildverstärkers vermitteln häufig, besonders zur Überprüfung einer Operationsindikation, zusätzliche Erkenntnisse.

Arthrographie, Arthroskopie

Einen gewissen Stellenwert in der Diagnostik besitzt die Arthrographie. Man kann mit der Arthrographie beispielsweise bei exakter Technik im Bereich der Patella Defektbildungen im Knorpelüberzug nachweisen. Besonders auffällig ist die Genauigkeit der Diagnostik mit Hilfe der Arthroskopie. Sie versetzt uns in die Lage, ein genaues Bild besonders im Frühstadium der Arthrose über den Entwicklungsprozeß zu erlangen. Hierbei ist besonders namentlich das Kniegelenk prädestiniert (Abb. 6).

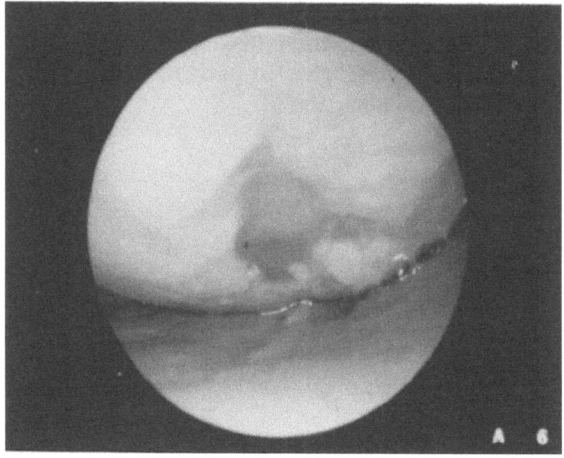

Abb. 6. Arthroskopischer Befund einer fortgeschrittenen Retropatellararthrose

Diagnostische Besonderheiten

Im Gegensatz zur chronischen Polyarthritis werden bei der Polyarthrose die Mittel- und Endgelenke der Langfinger und auch das Daumensattelgelenk betroffen. Die Endgelenksarthrose wird als Heberden'sche, die Arthrose der Mittelgelenke als Bouchard-Arthrose und die Daumensattelgelenksaffektion als Rhizarthrose bezeichnet. Wir finden in den Frühstadien eine Verbreiterung der Fingermittel- und Fingerendgelenke und eher eine Vergröberung der Hautfältelung im Gegensatz zur Polyarthritis. Synovitische Auftreibungen werden praktisch nicht beobachtet. An den Endgelenken sind oft die typischen Heberden'schen Knötchenbildungen tastbar. Für die Polyarthrose ist beispielsweise der Gaensslen'sche Handgriff negativ. Die Rhizarthrose ist oft sehr schmerzhaft. Sie beschränkt die Abduktion und Opposition des Daumens. Typische Routinehandgriffe fallen sehr schwer. Eine Atrophie der Handmuskulatur kann bei fortgeschrittenen Befunden ebenso das klinische Bild prägen wie eine Subluxation im Daumensattelgelenk. Hier ist auch besonders eine Druckempfindlichkeit auffällig (Abb. 7).

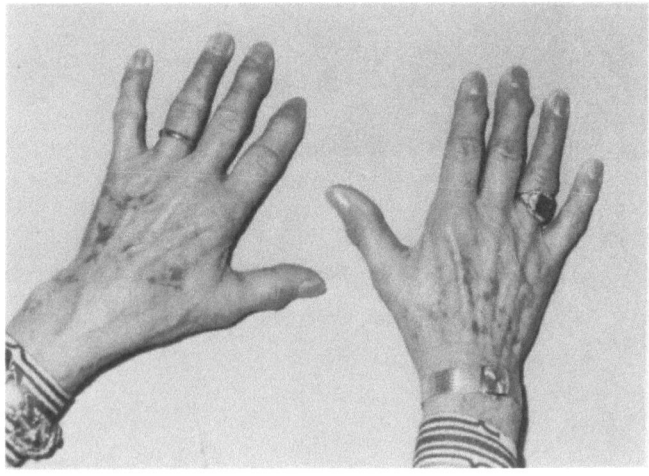

Abb. 7. Polyarthrose der Finger. Typische Heberden-Knötchen

Die Großzehengrundgelenksarthrose (Hallux rigidus) ist ebenfalls durch eine deutliche klinische Symptomatik gekennzeichnet, wobei örtlicher Druckschmerz sowie ein Bewegungsschmerz/Bewegungseinschränkung mit Störung des Abrollvorganges im Vordergrund stehen.

Therapie

Prophylaktische Maßnahmen

Die Prophylaxe degenerativer Gelenkerkrankungen sollte prinzipiell im Auge behalten werden, um mögliche Entwicklungen, die zu diesem Krankheitsbild hinführen, zu unterbinden. Dies bezieht sich in erster Linie auf vorab beschriebene Erkrankungen, wie Hüftdysplasie, Morbus Perthes, Epiphysiolysis capitis femoris und Osteochondritis dissecans. Durch frühzeitig konservative und operative Maßnahmen im Kindes- und Jugendalter gelingt es in vielen Fällen, die Entwicklung eines degenerativen Prozesses mit Einmünden in eine körperbehindernde sekundäre Arthrose zu vermeiden.

Allgemein sollte bei der Häufigkeit degenerativer Gelenkprozesse, und dies gilt gleichermaßen für sekundäre und primäre Arthrosen, angestrebt werden, den fortschreitenden Prozeß möglichst hintanzuhalten, auch wenn er für den Patienten noch keine merkbare klinische Manifestation erkennen läßt. Durch Bewegungsarmut kann die Entwicklung des arthrotischen Prozesses begünstigt werden. Deshalb muß mit Nachdruck eine ausgewogene Bewegungstherapie durch sportliche Betätigung bis hin zu krankengymnastischen Übungen zur Erhaltung der Funktion des betroffenen Gelenkes und der das Gelenk bewegenden Muskelgruppen gefordert sowie auf eine notwendige Gewichtsreduktion bei Übergewicht, namentlich wenn belastete Gelenke betroffen sind, hingewiesen werden. Als prophylaktische Maßnahmen können auch orthopädische Hilfsmittel, wie Einlagen, Schuhzurichtungen (Schuhranderhöhungen) sowie Schuherhöhungen selbst angesehen werden. Hat der Befund des degenerativen Gelenkprozesses bereits klinisch manifeste Stadien erreicht, so sind weiterreichende therapeutische Maßnahmen indiziert. Bisheriger Verlauf, Ausprägungsgrad der Arthrose, klinischer und röntgenologischer Befund, die Schmerzsymptomatik und das Alter des Patienten sowie ggf. vorhandene Begleiterkrankungen bestimmen im wesentlichen die Wahl, ob konservative oder operative Behandlungsverfahren anzuwenden sind.

Konservative Behandlung

Allgemeine Aspekte

Bei den degenerativen Gelenkerkrankungen handelt es sich um einen chronischen, zumeist allmählich fortschreitenden Prozeß. Deshalb ist es für den Arzt von besonderer Wichtigkeit, Patienten über die Chronizität des Leidens aufzuklären, das heißt, ihn von der Notwendigkeit einer Dauertherapie zu überzeugen. Die schon als prophylaktische Maßnahmen angesprochenen Empfehlungen haben auch für die manifeste Arthrose mit klinischem Beschwerdebild (manifeste, dekompensierte Arthrose) ihre Gültigkeit, wobei von Fall zu Fall entschieden werden muß, inwieweit eine sportliche Betätigung noch empfohlen bzw. zugemutet werden kann. Ohne Zweifel hat die krankengymnastische Übungsbehandlung mit dem Ziel, die Gelenkfunktion zu erhalten und der permanenten Förderung einer möglichst optimalen Muskelbandführung, besonders für das Kniegelenk einen hervorragenden Platz in der Dauerbehandlung. Namentlich bei älteren Patienten und bei Befall der belasteten Gelenke kann die Benutzung einer Stockhilfe zu einer erheblichen Entlastung der betroffenen Gliedmaße beitragen. Dieser Umstand wird oft von Arzt und Patient unterschätzt. Fernerhin ist dafür Sorge zu tragen, daß nach Möglichkeit eine Dauerbelastung, wie z.B. das Zurücklegen größerer Wegstrecken, namentlich auf unebenem Gelände, ebenso vermieden wird, wie einseitige, langandauernde Zwangshaltungen (z.B. das kontinuierliche Sitzen während des Autofahrens oder am Schreibtisch). Vielmehr bleibt zu empfehlen, daß nach Möglichkeit ein regelmäßiges Wechseln zwischen

Gehen und Stehen sowie Sitzen eingehalten wird. Prinzipiell bleibt zu vermerken, daß nach Möglichkeit die Belastung auf ein vernünftiges Maß reduziert und die Bewegung des Gelenkes gefördert wird.

Physikalische Behandlung

Der Ansatz für physikalische Behandlungsmöglichkeiten liegt zum einen in der Beeinflussung trophischer Störungen der Synovialis und des Knorpels, zum anderen in der Therapie der reaktiven Synovialisstörung. Unter dem Aspekt, das Gelenk als eine biologische Einheit zu verstehen, muß demnach sowohl die Therapie der Störung der Knorpeltrophik als auch die Verbesserung der Funktionsfähigkeit der Synovialis und damit die Produktion der Synovia, die für die Ernährung des Knorpels von Wichtigkeit ist, ins Auge gefaßt werden. Maßnahmen, die also zu einer Normalisierung der Synovialisfunktion mit Produktion der Synovia beitragen, sind als wirksame, der fortschreitenden Knorpeldestruktion entgegenwirkende Faktoren anzusehen. Diesen physikalisch-medizinischen Behandlungsprinzipien wird die Wärmetherapie insbesondere gerecht.

Wärmetherapie
Wärmeanwendungen führen zu einer Schmerzlinderung, Muskelentspannung und zu einer Hyperämisierung der das Gelenk umgebenden Weichteile. Es kommt damit zu einer Verbesserung der trophischen Situation und zu einer Verminderung der Synoviaviskosität. Außerdem ist eine nachhaltige, günstige Beeinflussung pathobiochemischer Faktoren in Rechnung zu stellen. Allerdings sollte die Wärmetherapie bei akuten Reizzuständen mit dem Bild einer aktivierten Arthrose vermieden werden. Hier sind andere, später zu besprechende Maßnahmen vorzuziehen. Es stehen verschiedene Möglichkeiten zur Wärmetherapie zur Verfügung. Die Wahl ist abhängig von der Lokalisation und dem Ausprägungsgrad der Erkrankung, wobei die beabsichtigte Wärmeverteilung Berücksichtigung finden muß. Breiten Raum nimmt dabei die Elektrotherapie ein. Im Bereich der Niederfrequenztherapie seien die Möglichkeiten der Galvanisation, Stan-

ger-Bad und Jontophorese sowie die Reizstromtherapie, hier vor allen Dingen die Behandlung mit Inteferenzströmen, erwähnt. Besondere Bedeutung hat die Hochfrequenztherapie (Kurzwellen, Mikrowellen) für die Behandlung der Arthrosen. Während bei kleineren und mittelgroßen Gelenken mit weniger ausgeprägter Weichteilummantelung die Mikrowellen- und Kurzwellentherapie indiziert ist, hat sich zur Behandlung mehr weichteilig geschützter Gelenke, wie beim Hüftgelenk, die Ultraschallbehandlung bewährt. Die Wärmebehandlung kann auch durch hydrotherapeutische und weitere thermotherapeutische Maßnahmen realisiert werden. Medizinische Zusatzbäder haben oft einen gerade bei mäßig ausgeprägtem Krankheitsbild einen guten therapeutischen Erfolg. Es haben sich vor allem Peloid-, Salicylat-, Moorlaugen- und Schwefelbäder sowie Bäder mit Solezusatz als günstig wirksam erwiesen. Diese Bäder können auch als Teilbäder bei Arm- und Fußaffektionen Anwendung finden. Die schon angesprochene Peloidtherapie kann auch im Rahmen der Thermobehandlung, die zwischen nassen bzw. feuchten und trockenen Anwendungen unterscheidet, durchgeführt werden. Diese Behandlung bezieht sich im wesentlichen in der Anwendung auf einzelne Gliedmaßenabschnitte. Einfache warme Wickel können ihren guten Effekt zeigen. Wie schon vorab erwähnt, sind bei akuten Affektionen (aktivierte Arthrose) mit deutlicher Synovialitis (mit und ohne Ergußbildung) Wärmeapplikationen zumeist nicht indiziert. Hier kann die Kälte- oder Kryotherapie mit örtlicher Eisauflage von besonderem Vorteil sein. Diese Kryotherapie sollte sich aber nur auf die Behandlung des akuten Reizzustandes bei der aktivierten Arthrose beschränken.

Die Balneotherapie hat in der Behandlung degenerativer Erkrankungen der Gelenke ihren festen Platz. Sie hat insbesondere den Vorteil, daß damit ein komplexes Behandlungsangebot für den Patienten gegeben ist. Hier sei nochmals auf die erwähnten vielfältigen Möglichkeiten der physikalischen Therapie nachdrücklich hingewiesen.

Krankengymnastische Behandlung
Auf die besondere Bedeutung der krankengymnastischen Behandlung wurde bereits verwiesen. Sie hat zur Aufgabe, bereits

bestehende Kontrakturen, die namentlich das Hüft-, Knie- und auch Ellenbogen- und Schultergelenk betreffen, zu beseitigen oder zu vermindern, sowie die Beweglichkeit zu verbessern und zu erhalten, die Funktion zu stabilisieren, die Muskulatur zu kräftigen und damit zur sicheren Gelenkführung beizutragen und schließlich die Haltung- und Gehstörungen zu korrigieren. Eine krankengymnastische Übungsbehandlung kann bei degenerativen Gelenkerkrankungen nur dann erfolgversprechend sein, wenn die Therapie als Dauerprogramm akzeptiert wird. Die Übungsbehandlung muß vom Patienten täglich durchgeführt werden. Der behandelnde Arzt hat die Aufgabe, den Patienten dahingehend zu motivieren. Auch die krankengymnastische Behandlung im Bewegungsbad hat sich bewährt. Besonders spezielle Therapieprobleme, wie Kontrakturen oder auffällige Funktionsbehinderungen können günstig im Rahmen einer krankengymnastischen Therapie im Bewegungsbad angegangen werden. Diese Behandlung muß in die tägliche, kontinuierliche, häusliche Übungsbehandlung integriert werden.

Massagen, Unterwasserdruckstrahlmassagen
Die Massage kann bei lokalen Muskelverspannungen, die häufig die Arthrosekrankheit begleiten, indiziert sein. Sie sollte aber auf die Phase bis zur Beseitigung der Muskelhärten beschränkt bleiben. Danach muß der Bewegungstherapie wieder der Vorrang eingeräumt werden. Bei deutlichen Muskelhärten, die bei degenerativen Gelenkprozessen immer wieder beobachtet werden, hat sich auch die Unterwasserdruckstrahlmassage bewährt.

Extensionsbehandlung
Kontrakturbildende Arthrosen, besonders des Hüft- und Kniegelenkes, können ergänzend zur krankengymnastischen und physiotherapeutischen Behandlung auch durch eine Knöchellaschenextension günstig beeinflußt werden. Hier wird über eine die Sprunggelenksregion umfassende Ledermanschette ein axialer Zug mit 1 bis 2 kg auf die Gelenke der betroffenen Extremität ausgeübt.

Medikamentöse Therapie

Die Anwendung von Medikamenten zur Behandlung degenerativer Gelenkerkrankungen wird durch den Ausprägungsgrad, die Lokalisation und insbesondere die Intensität der Beschwerden bestimmt. Besonders muß eruiert werden, ob eine aktivierte Arthrose mit deutlicher Synovitis oder eine dekompensierte, Beschwerden verursachende Arthrose zur Behandlung ansteht. Die latente nur wenig Beschwerdesymptomatik bietende Arthrose ist allgemein nicht medikamentös behandlungsbedürftig, abgesehen von Besonderheiten, die später noch zu besprechen sind. Sonst bieten sich vor allem hier die schon vorab besprochenen physikalischen Behandlungsmaßnahmen, einschließlich der krankengymnastischen Übungstherapie, an.

Primär sind es Arthrosen mit synovialem Reizzustand und starken Beschwerden, die für eine Medikamentenapplikation in Betracht kommen. Bei dem klassischen Bild einer aktivierten Arthrose ist die medikamentöse Behandlung nicht zu umgehen. Wir unterscheiden bei den Medikamenten die sog. symptomatisch analgetisch und antiphlogistisch wirkenden nichtsteroidalen Substanzen und Corticoidpräparate. Die intraartikuläre Applikation von Corticoiden zeigt oft einen guten und raschen Therapieerfolg bei den sehr schmerzhaften Gelenkaffektionen der aktivierten Arthrose. Wegen gefürchteter Nebenwirkungen lokaler und systemischer Art bleibt aber zu empfehlen, sich auf 3 (maximal 5) Injektionen in ein Gelenk zu beschränken. Die Corticoidtherapie sollte nur auf Befunde mit deutlich inflammatorischem Charakter beschränkt bleiben. Bei diesen Befunden empfiehlt sich eine begleitende Therapie mit den genannten nichtsteroidalen Antiphlogistika. Es stehen dabei eine Vielzahl von gut wirksamen Substanzen zur Verfügung, wie z. B. Indometacin oder Diclofenac. Durch die analgetische und antiphlogistische Wirkung kommt es oft zu einem baldigen Rückgang der Beschwerdesymptomatik. Viele dieser nichtsteroidalen Substanzen bewirken eine Hemmung der Bindegewebssynthese. Diese Beobachtung führte zu der Auffassung, daß dadurch der Degeneration des Knorpels weiter Vorschub geleistet werden könnte. Diese Auffassung wird andererseits aber auch deutlich bestritten. Vielmehr gibt es Stimmen, die bestimmten Antiphlogistika eine antarthrotische Wirkung zubilligen. Sowohl die Behandlung mit Cortison als auch mit den genannten nichtsteroidalen Antiphlogistika stellen lediglich eine symptomatische Behandlung dar. Dem gegenüber stehen als sog. chondroprotektive Substanzen, Präparate zur Verfügung, denen die Eigenschaft zugesprochen wird, den degenerativen Prozeß, namentlich im Anfangsstadium, zu bremsen oder gar zur Rückbildung zu bringen. Es handelt sich dabei um Knorpelknochenmarkextrakte, Mucopolysaccharidschwefelsäureester und Glucosamine. Die Wertigkeit dieser Substanzen wird derzeit noch deutlich unterschiedlich beurteilt. Während von der Grundlagenforschung her keine schlüssige Beweiskette für die Wirksamkeit bei der humanen Arthrose vorliegt, gibt es eine Reihe von empirisch und nach klinischen Studien gesammelten Fakten, die für eine gute Wirksamkeit sprechen. Diese Präparate können intraartikulär und intramuskulär, zum Teil per oral eingenommen werden. Namentlich von der intraartikulären Applikation ist am ehesten ein Effekt auf die Knorpeldegeneration zu erwarten. Bei den fortgeschrittenen Arthrosen wird schwerlich mit einem Therapieeffekt zu rechnen sein.

Orthopädische Hilfsmittel

Während in früheren Jahren orthopädische Hilfsmittel mit Bandagen (z. B. Kniekappen), Apparaten, namentlich für die unteren Extremitäten, vielfach auch fortgeschrittene arthrotische Prozesse behandelt wurden, steht diese Therapiemöglichkeit heute bei dem weitgefächerten Angebot operativer Maßnahmen deutlich im Hintergrund. So verbleiben nur Fälle mit nicht operablen bzw. operationsunwilligen Patienten, die im Falle einer Gonarthrose z. B. für eine Versorgung mit einem Schienen-Hülsen-Apparat (Einschienenapparat) in Betracht kommen. Bei Sonderfällen mit einer Coxarthrose kann im Einzelfall die Verordnung einer Hohmann-Uhlig-Bandage in Betracht kommen. In weniger stark fortgeschrittenen Fällen, wie bei einer O-Beinarthrose bietet sich dagegen häufiger die Verordnung einer Schuhranderhöhung, die schon vorab angesprochen wurde, an. Auch kann durch spezielle Einlagen eine Verbesserung der Fehlstatik bei Genu valgum oder Genu varum ins Auge gefaßt werden. Die Verordnung von Knieführungsschienen oder verstärkten Kniekappen kann im Einzelfall indiziert sein. Zum Ziele der Besserung und Aufrechterhaltung der Funktionsfähigkeit der betroffenen Gelenke sind aber heute eher operative Maßnahmen ins Auge zu fassen.

Operative Behandlung

Das Spektrum operativer Behandlungsmöglichkeiten erstreckt sich über Eingriffe am gelenknahen Knochen und den das Gelenk umgebenden Weichteilstrukturen im Sinne gelenkerhaltender Maßnahmen bis hin zum totalen Gelenkersatz. Die jeweils in Betracht kommende Art des Eingriffes muß mehrere Faktoren berücksichtigen. Die Kenntnis von der Indikation zur operativen Behandlung, insbesondere des richtigen Zeitpunktes dafür, ist für die Betreuung und Behandlung der Arthrosepatienten von hochrangiger Wichtigkeit, wird doch allzu oft eine noch günstige Phase in der Arthroseentwicklung durch frustrane konservative Therapie versäumt und damit dem Patienten oft die Chance für eine hinsichtlich des Risikos und des dauerhaften Erfolges günstigere Behandlungsmöglichkeit versagt. Bei rechtzeitiger Operationsindikation sind vielfach gelenkerhaltende Eingriffe mit dauerhaftem Erfolg möglich (Abb. 8), während im verspäteten Stadium nur der risikoreichere Eingriff mit einem künstlichen Ersatz verbleibt. Besonders an den belasteten Hüft- und Kniegelenken stellt sich die Frage der Indikation operativer Maßnahmen, aber auch bei Affektionen der oberen Sprunggelenke, der Fußwurzel sowie an den oberen Extremitäten, vornehmlich des Ellenbogengelenkes, sind diese Maßnahmen zu erörtern. Ein umfassender Überblick im gegebenen Rahmen ist jedoch nicht möglich. Am Beispiel der Kniegelenksarthrose sollen die Behandlungsprinzipien verdeutlicht werden. Es werden bei der Gonarthrose mit schon fortgeschrittenen, röntgenologisch objektivierbaren Veränderungen gute Erfahrungen berichtet, wenn eine Arthrotomie mit Revision des Gelenkes (Gelenktoilette)

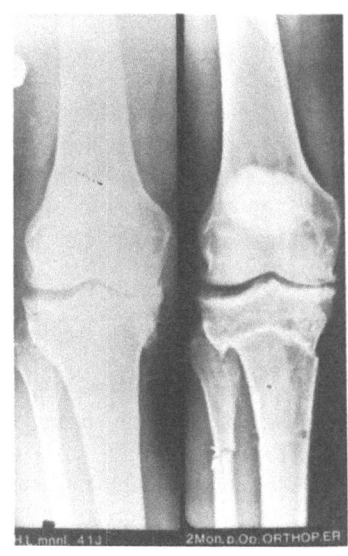

Abb. 8. Fortgeschrittene Varusgonarthrose. Gelenkerhaltende Operation (Tibiakopfosteotomie)

durchgeführt wird. Hierbei werden die osteophytären Randzakkenbildungen abgetragen, Unebenheiten geglättet, evtl. freie Körper oder andere mechanische Hindernisse beseitigt. Voraussetzung für diese Eingriffe sind noch ein sicherer Bandhalt, eine gute Beweglichkeit und Funktion des Gelenkes und eine gerade Beinachse. Vielfach begegnet uns in solchen Fällen das Bild einer Panarthrose. Stehen Achsabweichungen mit Genu varum oder Valgusbildung an, so kommen als gelenkerhaltende Eingriffe bei der O-Beinarthrose prinzipiell Tibiakopfosteotomien und beim X-Bein supracondyläre Umstellungsosteotomien in Betracht (Abb. 8). Damit soll erreicht werden, daß die überlasteten Gelenkanteile entlastet und die bisher gut erhaltenen Gelenkanteile in die Belastung genommen werden. Es wird dabei eine leichte Überkorrektur angestrebt. Diese gelenkerhaltenden Operationen lassen sich auch bei sehr fortgeschrittenen Befunden mit z. T. deutlicher O-Beinbildung mit guten Langzeitergebnissen realisieren. Voraussetzung ist jedoch ein noch befriedigender Seitenbandhalt und eine Beweglichkeit zwischen 10 und 80 Grad im Gelenk.

Ist die Beweglichkeit durch den degenerativen Prozeß zu stark eingeschränkt und der Seitbandhalt verstärkt ausgelockert, so kommen Gelenkersatzoperationen in Betracht. Hier sind im wesentlichen die sog. Schlittenprothesen, der totale Oberflächenersatz in Form verschiedener Modelle und schließlich die Totalendoprothese zu erwähnen. Letztere bleibt auf seltenere, erhebliche Destruktionen mit ausgesprochen deutlicher Beeinträchtigung der Gebrauchsfähigkeit des betroffenen Beines beschränkt.

Für die Coxarthrose bieten sich ebenfalls gelenkerhaltende Maßnahmen mit Osteotomien am proximalen Femurende und im Pfannendachbereich an. Am coxalen Femurende haben sich varisierende und zunehmend auch valgisierende Umstellungsosteotomien als erfolgversprechend erwiesen (Abb. 9 a, b). Mit

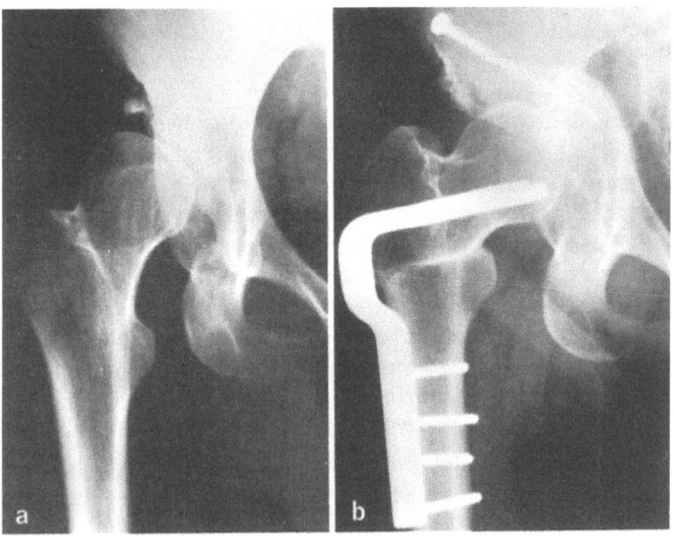

Abb. 9. **a** Dysplasiecoxarthrose, **b** Gelenkerhaltende operative Behandlung (Beckenosteotomie nach Chiari, intertrochantäre Korrekturosteotomie)

diesen Maßnahmen können auch, nicht nur bei beginnender sondern auch schon bei fortgeschritteneren Befunden, gute Dauerergebnisse erreicht werden. Ist die Kongruenz zwischen Kopf und Pfanne (Dysplasiecoxarthrosen) sehr deutlich, kann die intertrochantere Osteotomie auch mit den erwähnten Eingriffen am Becken, wie der Osteotomie nach Chiari und der Osteotomie nach Salter sowie weiteren pfannenverbessernden Eingriffen ergänzt werden. Ziel dieser Maßnahmen ist es, das Gelenk möglichst lange bei befriedigender Funktionsfähigkeit und guter Beweglichkeit zu erhalten, damit Gelenkersatzoperationen möglichst wenig und dann erst im fortgeschrittenen Lebensalter indiziert werden müssen. Der künstliche Gelenkersatz für das Hüftgelenk ist in erster Linie für das fortgeschrittene Lebensalter reserviert. Nur in Ausnahmefällen sollten künstliche Gelenkersatzoperationen bereits im mittleren oder gar früheren Erwachsenenalter vorgenommen werden. Bei der Anwendung von Totalendoprothesen setzt sich zunehmend mehr das Einbringen von Implantaten ohne Knochenzementfixierung durch (Abb. 10). Damit kommt man dem Ziel näher, die gefürchteten Auslockerungen zu vermindern oder im Falle einer Lockerung problemloser einen Wechsel der Totalendoprothese vornehmen zu können. Die Problematik, die mit einer drohenden Lockerung des Implantates verknüpft ist, verdeutlicht nachhaltig die Forderung, die Indikation zu operativen Maßnahmen fachgerecht und rechtzeitig zu stellen, damit der günstige Zeitpunkt für einen gelenkerhaltenden Eingriff nicht versäumt wird.

Weichteiloperationen können in Kombination mit Osteotomien und auch mit Gelenkersatzoperationen notwendig sein. Es handelt sich hierbei um Tenotomien, beispielsweise für die Adductoren- oder Spinamuskulatur im Bereich der Hüfte oder auch Tenotomien bzw. Verlängerungen für die Sehnen der ischiocruralen Muskulatur am Knie. Oftmals ist auch eine Kapsulotomie, z. B. dorsalseitig am Kniegelenk, notwendig. Ebenso kann eine Arthrolyse, die namentlich das Kniegelenk betrifft, in Kombination mit anderen, schon beschriebenen Eingriffen gelegentlich in Betracht gezogen werden. Seltener wird heute die versteifende Operation (Arthrodese) für das Hüft- und Kniegelenk indiziert sein. Aber abhängig von der Konstitution, dem Alter und der berufli-

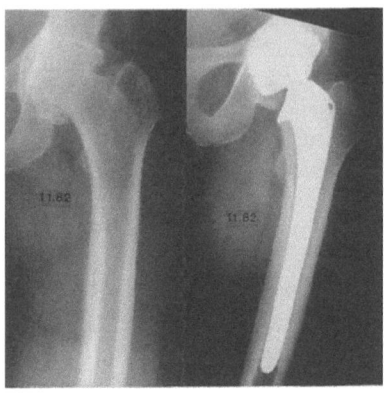

Abb. 10. Dysplasiecoxarthrose. Operative Behandlung mit zementfrei implantierter Totalendoprothese

chen Tätigkeit des Patienten kann eine Arthrodese des betroffenen Gelenkes auch heute noch ins Auge gefaßt werden.

Erwähnt seien noch die arthrotischen Affektionen der Ellenbogengelenke, die oftmals auf dem Boden einer Osteochondritis dissecans entstanden sind. Hier kann mit gutem Erfolg, wenn nicht zu spät operiert wird, durch eine Gelenkrevision mit Entfernung freier Körper, unter Umständen verbunden mit einer Radiusköpfchenexstirpation, eine Verbesserung der Funktionsfähigkeit und Rückbildung der Beschwerdesymptomatik erreicht werden.

Literatur

Albrecht HJ (1974) Rheumatologie für die Praxis, Karger, Basel

Altman R (1986) Development of Criteria for the Classification an Reporting of Osteoarthritis. Arthritis and rheumatism 29 (8): 1039-1049

Bombelli R (1976) Osteoarthritis of the Hip, Springer, Berlin Heidelberg New York

Cotta H (1984) Orthopädie, 4. Aufl. Thieme, Stuttgart New York

Dihlmann W (1982) Gelenke - Wirbelverbindungen, Klinische Radiologie, 2. Aufl. Thieme, Stuttgart New York

Fassbender HG (1982) Die Arthrose - nicht nur ein degenerativer Prozeß. In: Gelenkknorpel und Arthrose. Documenta Geigy, p 7

Greiling H, Kleesiek K (1983) Pathobiochemie der progressiven Gelenkerkrankungen, Orthopäde 12: 20-31

Hackenbroch MH (1982) Degenerative Gelenkerkrankungen. In: Witt AN, Rettig M, Schlegel KF, Hackenbroch M, Hupfauer W (eds), Orthopädie in Praxis und Klinik, Bd. IV, G. Thieme, Stuttgart New York, p 1.1

Hohmann D, Uhlig R (1982) Orthopädische Technik, 7. Aufl. Enke, Stuttgart

Husmann F (1980) Die medikamentöse Therapie der Arthrosen. In: Wirth W, Matthiaß HH (eds) Arthrosen. Colloquia rheumatologie Bd 9, E. Banaschewski, München-Gräfelfing, p 50

Jäger M, Wirth CJ (1986) Praxis der Orthopädie. G Thieme Verlag, Stuttgart, New York

Krause D (1981) Physikalische Behandlung und Physiotherapie. In: Witt AN, Rettig M, Schlegel KF, Hackenbroch M, Hupfauer W (eds) Orthopädie in Praxis und Klinik, Bd II, G. Thieme, Stuttgart New York, p 10.1

Lawrence JSR, de Graaff R, Laine VAJ (1963) Degenerative Joint Disease in Random Samples and Occupational Groups in the Epidemiology of chronic Rhumatisme, Blackwell, Oxford

Mankin HJ, Brandt KD, Shulman LE (1986) Workshop on Etiopathogenesis of Osteoarthritis. The Journal of Rheumatology 13 (6): 1130-1160

Maquet PGJ (1976) Biomechanics of the Knee, Springer, Berlin Heidelberg New York

Mohing W (1966) Die Arthrosis deformans des Kniegelenkes, Springer, Berlin Heidelberg New York

Mohr W (1983) Pathogenese und Morphologie progressiver Gelenkschäden Orthopäde 12: 1-19

Müller W, Schilling F (1982) Differentialdiagnose rheumatischer Erkrankungen, 2. Aufl. Aesopus, Basel Wiesbaden

Otte P (1970) Die Pathophysiologie der aktivierten Arthrose und die Angriffspunkte der medikamentösen Therapie. Orthop. Praxis 9: 207

Panush RS, Brown DG (1987) Exercise and Arthritis. Sports Medicine 4: 54-64

Pauwels F (1973) Atlas zur Biomechanik der gesunden und kranken Hüfte, Springer, Berlin Heidelberg New York

479

Peyron JG (1986) Osteoarthritis. Clinical Orthopaedics and Related Research 213: 13–19

Schlegel K-F (1978) Orthopädie, Enke, Stuttgart

Schmidt KL (1980) Physikalische und balneologische Therapie der Arthrosen. In: Wirth W, Matthiaß HH (eds) Arthrosen. Colloquia rheumatologica, Bd 9 E. Banaschewski, München-Gräfelfing, p 55

Smilie IS (1980) Diseases of the Knee Joint 5. ed Churchill Livingstone, Edinburgh London New York

Thom H (1981) Elektrotherapie In: Witt AN, Rettig M, Schlegel KF, Hackenbroch M, Hupfauer W (eds) Orthopädie in Praxis und Klinik, Bd II, G. Thieme, Stuttgart New York, p 13.1

Wagenhäuser FJ (1969) Die Rheumamorbidität, H Huber, Bern Stuttgart Wien

Wagenhäuser FJ (1984) Arthrose – Schicksal oder behandelbare Erkrankung? Aktuelle Rheumatologie 9: 85–90

III. Anhang

16. Stoffwechselbedingte Gelenkerkrankungen – Die Gicht –

D. Sailer

Definition

Jede Erhöhung der Serum-Harnsäure über 6,4 mg/dl 381µmol/l) muß als Hyperurikämie bezeichnet werden, da ab dieser Konzentration das maximale Löslichkeitsprodukt im neutralen pH des Plasmas überschritten wird. Bei höheren Uratkonzentrationen im Plasma handelt es sich um eine übersättigte Lösung mit der Gefahr der Harnsäurepräzipitation in das Gewebe.

Die kristalline Präzipitation aus der übersättigten Lösung ist unabdingbare Voraussetzung für den akuten Gichtanfall. Pathologisch-anatomisch handelt es sich dabei um eine hochakute uratkristallinduzierte Synovitis. Prinzipiell betroffen können dabei alle mit einer Synovialmembran ausgekleideten Räume sein. Dies sind vor allem Gelenke, Sehnenscheiden und Schleimbeutel.

Entsprechend der klinischen Symptomatik wird die Gicht nach Zöllner in vier Stadien eingeteilt: asymptomatische Hyperurikämie, akuter Gichtanfall, interkritische Gicht und chronische Gicht.

Ätiologie

Bei den stoffwechselabhängigen Gelenkserkrankungen kommt der Gicht eine zentrale Bedeutung zu. Grundsätzlich ist bei jeder Mono- und Oligoarthritis an eine Gicht zu denken.

Die Gicht ist eine Erkrankung, die schon im Altertum bekannt war und bereits Hippokrates hatte den akuten Gichtanfall als Monoarthritis charakterisiert. Ende des 17. Jahrhunderts beschrieb Sydenham die klinische Symptomatik so eindrucksvoll, daß sie auch heute noch Gültigkeit hat. Aber erst Mitte des 19. Jahrhunderts wurde von Garrods der Zusammenhang zwischen Erhöhung der Serum-Harnsäure und dem Gichtanfall nachgewiesen. His und Freudenweiler deckten um die Jahrhundertwende die Beziehung zwischen der Phagocytose der Uratkristalle durch Leukocyten als wesentlichen Faktor bei der akut entzündlichen gichtischen Reaktion im Gelenk auf.

Thannhäuser stellte 1929 die Theorie auf, daß die Hyperurikämie auf einer renalen Urateliminationsschwäche beruhe, während einige Jahre später von Stetten und Benedict auch die Möglichkeit der Harnsäureüberproduktion als Ursache für eine Hyperurikämie ausgesprochen wurde. Erst Seegmiller und Kelley deckten 1967 den Hypoxanthien-Guanin-Phosphoribosyltransferase-Mangel als angeborenen Enzymdefekt als eine Ursache der Hyperurikämie auf.

Heute wissen wir, daß die Ursachen der Hyperurikämie vielfältig sein können und daß für die Manifestation, neben der genetischen Disposition, exogene Faktoren, wie purinreiche Ernährung, reichlicher Alkoholgenuß u.a. verantwortlich sind.

Während vor 50 Jahren die Gicht relativ selten war, hat sie in den letzten 30 Jahren erheblich zugenommen. Die Morbiditätshäufigkeit liegt derzeit bei 0,3 bis 0,5%, während sie zwischen den beiden Weltkriegen nur bei 0,01% lag. Die Gicht hat somit immerhin um das 30 bis 50fache zugenommen. Die Häufigkeit der asymptomatischen Hyperurikämie ist jedoch wesentlich höher und wird mit 15 bis 25% angegeben.

Klinische Symptomatik

Das Risiko, an einer manifesten Gelenksgicht zu erkranken, nimmt mit steigender Uratkonzentration im Serum zu (Tabelle 1). Der typische Gichtanfall im Gelenk manifestiert sich dabei je-

Tabelle 1. Zusammenhang zwischen der Serum-Harnsäurekonzentration und der Häufigkeit der manifesten Gelenksgicht

Serum-Harnsäure mg/dl	Gichthäufigkeit
6–6,9	1,8%
7–7,9	11,8%
8–8,9	36,0%
> 9	60–100%

doch relativ spät, während Uratschädigungen an der Niere schon sehr frühzeitig auftreten. Neben einer erhöhten Serum-Harnsäure weisen eine Hypertonie, Albuminurie, Zylindrurie, Mikrohämaturie und ein saurer Urin (ph < 5,5) auf eine Uratnephropathie hin.

Während bei Männern der erste Gichtanfall durchschnittlich im Alter von 40 bis 45 Jahren eintritt, erleiden Frauen ihre erste Manifestation ca. 10 bis 15 Jahre später. Im geschlechtsfähigen Alter ist die Gicht bei Frauen selten. Als auslösende Ursache des Gichtanfalls kommen in Frage: vermehrte Purinzufuhr, verminderte renale Harnsäureausscheidung, vermehrter endogener Harnsäureanfall und ungewohnte körperliche Belastung.

Ein entscheidender gichtauslösender Stellenwert muß dem Alkohol zugesprochen werden, da über die Laktatanschuppung im Tubulusapparat die Harnsäureelimination drastisch reduziert wird.

In typischer Weise vollzieht sich der erste Gichtanfall im Großzehengrundgelenk, meist nach einer kalorien- und alkoholreichen Mahlzeit. Andere Gelenke werden bei der Erstmanifestation wesentlich seltener betroffen (Tabelle 2). Im weiteren Verlauf der Erkrankung können jedoch praktisch alle Gelenke befallen werden. Neben Alkohol- und Kalorienexzessen können physische Belastungen wie Mikrotraumatisierungen, Kälte und Überanstrengungen als auslösende Ursachen des Gichtanfalls in Betracht kommen.

Der plötzlich und ohne Vorbote meist in der Nacht einsetzende monoartikuläre Schmerz mit intensiven Entzündungszeichen ist typisch für die Gicht (Abb. 1). Die Schmerzsensation entwickelt

Tabelle 2. Gelenkmanifestation des ersten Gichtanfalls

	%
Großzehengrundgelenk	75–85
Sprunggelenk und Ferse	10–20
Knie	1–10
Handgelenk	4– 6
Fingergelenk	3– 7
andere Gelenke	< 1

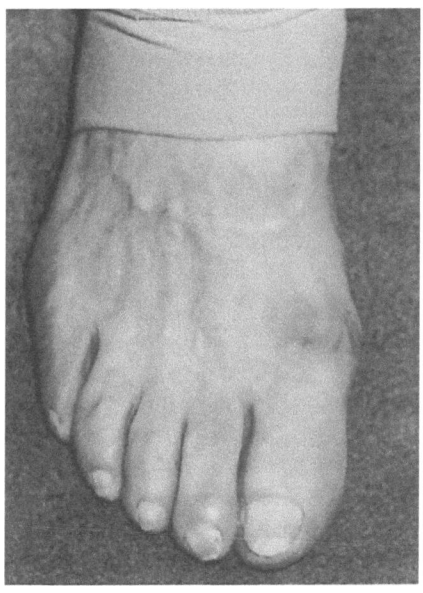

Abb. 1. Akuter Gichtanfall

sich innerhalb weniger Stunden bis zum Höhepunkt und hält unbehandelt 8 bis 14 Tage an.

Das vom Gichtanfall betroffene Gelenk ist weit über die Gelenksgrenze hinaus diffus geschwollen und meist begleitet von einem lokalen, mehr oder weniger ausgeprägten Ödem. Die Region ist gerötet und überwärmt, wobei die Hautfarbe bis ins düster-purpurrot übergehen kann. Das betroffene Gelenk ist ausgesprochen berührungsempfindlich und schon der geringste Druck (z. B. die Bettdecke) wird als unerträglich schmerzhaft empfunden.

Begleitend findet man nicht selten Schüttelfrost, Fieber bis 40 °C, Tachykardien, Kopfschmerzen, Übelkeit und Erbrechen.

Die Blutsenkungsgeschwindigkeit ist regelmäßig beschleunigt, ebenso ist nahezu obligat eine Leukocytose und eine Erhöhung der α-Globuline in der Eiweißelektrophorese. Eine erhöhte Serum-Harnsäure ist zwar eine Conditio sine qua non für die Auslösung des Gichtanfalls, kann jedoch im akuten Anfall als diagnostisches Kriterium versagen, da sie häufig durch den Abstrom ins Gewebe normal oder sogar erniedrigt gefunden wird. In eigenen Untersuchungen hatten nur 57% der Patienten mit akutem Gichtanfall eine Hyperurikämie von mehr als 7 mg/dl. Im Röntgenbild imponiert eine Weichteilschwellung. Typische ossäre Veränderungen, wie gelenknahe Tophibildungen und Aufbrauch des Gelenksspaltes, werden erst nach mehreren Anfällen in dem betroffenen Gelenk zu erkennen sein.

Nicht immer ist jedoch ein akuter Gichtanfall voll ausgeprägt und dementsprechend schwierig kann die Diagnose zumindest bei den mild verlaufenden Formen sein.

Die Dauer des unbehandelten Gichtanfalles ist nicht vorhersehbar. In aller Regel tritt jedoch eine Spontanheilung innerhalb von 14 Tagen ein. Unter adäquater medikamentöser Therapie muß innerhalb von 24 bis 36 Stunden Schmerzfreiheit für den Patienten eintreten und der Gichtanfall spätestens nach 3 bis 4 Tagen beendet sein.

Nach Abklingen des Anfalls tritt meist eine Schuppung der Haut ein. Ein mäßig periartikuläres Weichteilödem kann jedoch noch längere Zeit bestehen bleiben.

Ohne harnsäuresenkende Therapie wiederholen sich die Gichtanfälle sowohl an dem erstbetroffenen Gelenk als auch an anderen Gelenken. Im anfallsfreien Zeitraum befindet sich der Patient in der interkritischen Phase. Nachdem heute gute harnsäuresenkende Pharmaka zur Verfügung stehen, sollte nach Einleiten einer adäquaten Pharmatherapie der erste Gichtanfall auch der letzte sein.

Ohne Therapie werden die beschwerdefreien Intervalle immer kürzer und die einzelnen Gichtattacken länger. Im Laufe der Zeit entwickelt sich das Bild einer polyarthritischen Gelenkserkrankung mit häufigen Exazerbationen.

Die rezidivierenden harnsäurekristallinduzierten Synovitiden sind verantwortlich für die fortschreitende Degeneration des Gelenkknorpels, welche klinisch und radiologisch als Arthrose imponieren. Uratablagerungen im subchondralen Knochen treten als Tophi zutage und werden radiologisch als Cysten erkennbar. Die Knochentophi durchbrechen den Knorpel und führen zu Gelenksdestruktionen und Deformationen und letztlich zur Funktionsuntüchtigkeit des betroffenen Gelenkes. In Abbildung 2 ist das Bild einer chronischen Gicht und in Abbildung 3 das dazugehörige Röntgenbild dargestellt.

Harnsäureablagerungen in Form von Tophi beschränken sich aber nicht nur auf das Gelenk, auch Sehnenscheiden und Schleimbeutel werden hiervon betroffen und führen zu schmerzhaften Bewegungseinschränkungen. Grundsätzlich können To-

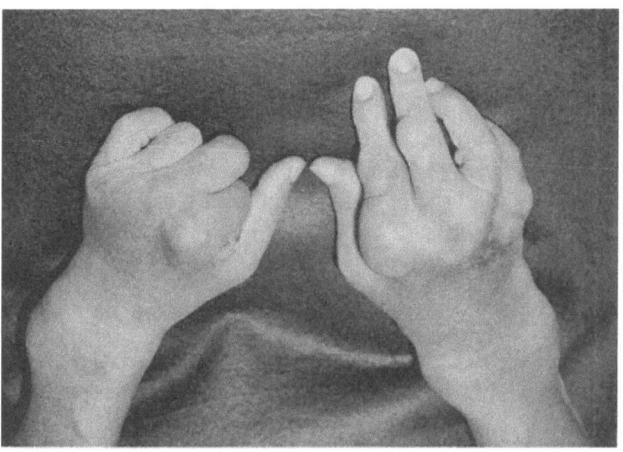

Abb. 2. Chronische Gicht an den Händen

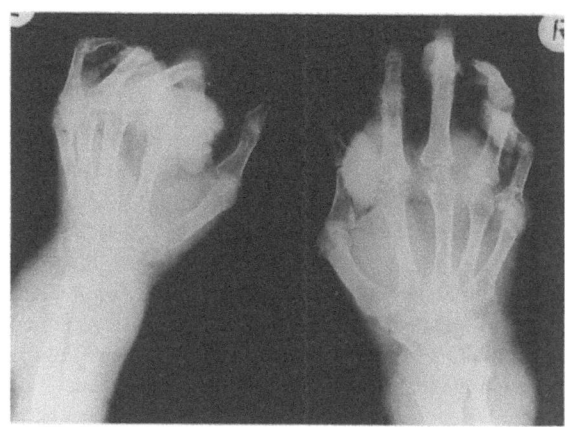

Abb. 3. Röntgenbild der chronischen Gicht (zu Abb. 2)

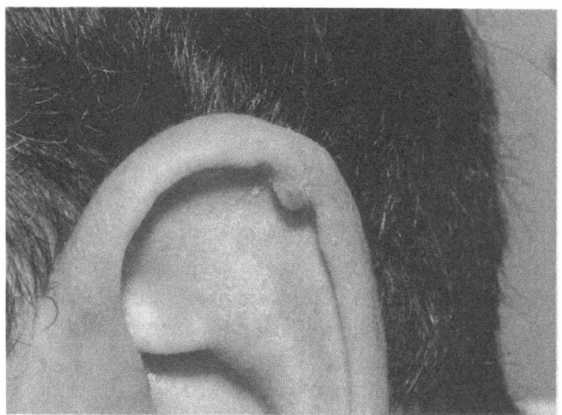

Abb. 4. Gichttophi am Ohr

phi in allen Geweben vorkommen, nur in Muskel, Leber, Milz, Lunge und im zentralen Nervensystem sind bislang keine Gichttophi beobachtet worden. Die Häufigkeit der Tophi bei Gicht wird im allgemeinen mit 30 bis 40% angegeben. Die immer wieder als charakteristisch angesehenen Tophi in der Ohrmuschel (Abb. 4) sind eher selten.

Differentialdiagnose der akuten Gicht

Schmerzen, Schwellung, Rötung und Überwärmung in einem Gelenk können auch durch andere Erkrankungen verursacht sein, so daß gelegentlich differentialdiagnostische Probleme auftreten können. Grundsätzlich ist an eine Gicht immer zu denken, wenn eine akute Mono- oder Oligoarthritis klinisch imponiert.

Septische (eitrige) Arthrtiden können vom klinischen Bild aus sehr ähnlich dem akuten Gichtanfall sein. Sie spielen sich jedoch meist an größeren Gelenken ab. Neben sorgfältiger Anamnese kann die Diagnose nur durch Gelenkpunktion und bakteriologische Untersuchung des Punktats gestellt werden.

Auch Phlegmonen am Vorfuß und Fußrücken können einem akuten Gichtanfall täuschend ähnlich sein. Die sehr schmerzhafte Bursitis am Großzehengrundgelenk bereitet ebenfalls öfters differentialdiagnostische Schwierigkeiten.

Mikrotraumatisierungen des Großzehengrundgelenkes mit Schwellung und schmerzhafter Bewegungseinschränkung treten insbesondere nach langen Fußmärschen und nach Ballspielen auf und können häufig von der Symptomatologie her kaum vom Gichtanfall abgegrenzt werden. Ist bei dem Patienten eine Hyperurikämie bekannt, erleichtert dies die Diagnosefindung. Andererseits kann auch der sog. Colchicin-Test hilfreich sein, da Colchicin praktisch nur beim akuten Gichtanfall anspricht. Gelegentlich wird es sogar aus diagnostischen Gründen notwendig werden, ein Gelenkspunktat zum Nachweis oder zum Ausschluß von Harnsäure durchzuführen.

In die differentialdiagnostische Erwägungen müssen auch alle rheumatischen Erkrankungen, die mit einer Mono- oder Oligoarthritis beginnen, einbezogen werden. Meist ist jedoch der Krankheitsbeginn bei diesen Erkrankungen eher schleichend und weniger akut, so daß zusammen mit der Anamnese, dem klinischen Bild und der serologischen Untersuchung die Diagnose zu sichern ist.

Schwierig ist die Arthritis psoriatica vom akuten Gichtanfall abzugrenzen. Die Arthritis psoriatica tritt oft monoartikulär auch an den Zehen auf, verläuft schubartig, häufig mit völlig be-

490

schwerdefreien Intervallen. Die Serum-Harnsäure ist üblicherweise bei der aktiven Psoriasis vulgaris mäßig bis deutlich erhöht, so daß über die Serumchemie eine Abgrenzung nicht möglich ist. Einzig der psoriatrische Hautbefall kann helfen in der Diagnosefindung. Allerdings findet man nicht selten bei der Psoriasis vulgaris auch eine primäre Gicht.

Besonders erwähnt werden muß die Arthritis bei akuter Sarkoidose (sog. Löfgren-Syndrom), da die Hauptlokalisation das Sprunggelenk darstellt und gelegentlich als Monoarthritis imponiert. Der akute Beginn, die ausgeprägte periartikuläre Schwellung und die starke Schmerzhaftigkeit sowie das Ansprechen auf Colchicin lassen die Differentialdiagnose zur Arthritis urica schwer erscheinen. Das meist vorhandene Erythema nodosum und die bihiläre Lymphoadenopathie in der Röntgen-Thorax-Aufnahme erlauben jedoch die diagnostische Differenzierung.

Die Pseudogicht bzw. die Arthritis bei der Chondrocalcinose treten anfallsartig auf und werden nicht selten mit der akuten Arthritis urica verwechselt. Allerdings bevorzugt die Arthritis bei der Chondrocalcinosis mehr die großen Gelenke.

Für die differentialdiagnostische Abgrenzung ist eine Röntgenaufnahme des betroffenen Gelenkes, die Serum-Harnsäure, die Histokompatibilitätsantigen HLA-B27, die Rheumafaktoren neben dem klinischen Bild und der sorgfältigen Anamnese unentbehrlich.

Gerade die eingehende körperliche Untersuchung läßt bei gleichzeitigem Vorliegen einer Conjuctivitis, Iriditis, Erythema nodosum, Psoriasis vulgaris, Urethritis und Balanitis eher an eine rheumatische Erkrankung denken als an eine akute Arthritis urica.

Grundsätzlich spricht jede Erstmanifestation, die nicht im Großzehengrundgelenk erfolgt, eher gegen als für eine Gicht.

Ist eine endgültige diagnostische Klärung nicht möglich, sollte eine Gelenkspunktion mit Bestimmung der Harnsäure im Punktat als auch der Colchicin-Test durchgeführt werden.

Differentialdiagnose der chronischen Gicht

Die typische Anamnese mit rezidivierenden akuten Gichtattak-
ken und das klinische Bild lassen in aller Regel eine chronische
Gicht von der Symptomatologie her nicht verwechseln. Radiolo-
gisch findet man bei der chronischen Gicht Uratablagerungen
(Tophi) im gelenksnahen Knochenbereich (Abb. 5). Auch in
Weichteilen entstehen Tophi und erleichtern die Diagnose. Nicht
selten führt eine chronische Gicht zu einer Nephropathie mit
Ausbildung von Uratsteinen.
Gelegentlich wird allerdings die Fingerpolyarthrose mit den He-
berden'schen Knötchen als auch Deformationen im Bereich der
Mittelgelenke im Sinne der Bouchard-Deformität mit der chroni-
schen Gicht verwechselt.

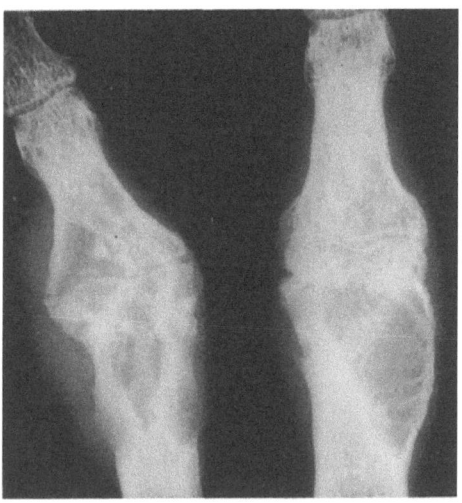

Abb. 5. Typische gelenksnahe Gichttophie im Röntgenbild

Therapie

Therapie des Gichtanfalls

Die gichtspezifische Wirkung von Colchicin ist seit Jahrhunderten bekannt. Die Verabreichung dieses Pharmakons hat nach wie vor im Anfall Berechtigung. Man beginnt mit einer Dosierung von 1 mg ein bis zweistündlich bis zu einer maximalen Dosis von 8 mg pro Tag. In den folgenden Tagen erfolgt eine Dosisreduzierung um täglich 1 mg. Meist wird unter der Gabe von Colchicin innerhalb von wenigen Stunden Schmerzfreiheit erreicht. Additiv kann noch ein Antirheumatikum (z. B. Indometacin) verabreicht werden.

Colchicin ist grundsätzlich nicht zur Dauermedikation geeignet. Zusätzliche Belastungen sind im Anfall zu vermeiden (Alkohol, Hunger, Kälte, mechanische Beanspruchung).

Dauertherapie

Diätetische Maßnahmen: Das Einhalten einer konsequenten Diät ist unumgänglicher Bestandteil der Dauertherapie. Grundsätzlich wird dabei eine Eiweißrestriktion heute nicht mehr empfohlen, da nachgewiesen werden konnte, daß Protein eine urikosurische Wirkung besitzt. Normal große Fleischportionen (bis 150 g/die) sind erlaubt, wobei jedoch Innereien und andere purinreiche Nahrungsmittel verboten sind. Insgesamt soll die Ernährung hypokalorisch sein, da über 60% der Patienten mit Hyperurikämie übergewichtig sind. Strenge Hungerkuren sollten jedoch vermieden werden, da hierdurch mit einem Anstieg der Serum-Harnsäure zu rechnen ist. Alkoholkarenz ist nach wie vor unerläßlich, da Alkohol zu einer Verminderung der Urateliminaton führen kann. Auf eine ausreichende Diurese (mindestens 1,5 Liter/die) ist zu achten, damit die Harnsäurekonzentration in den Nieren rasch verdünnt wird, um somit der Urolithiasis vorzubeugen. Bei Einhalten einer Diät gelingt es in aller Regel bei Patienten mit einer Hyperurikämie bis zu 8 mg/dl diese diätetisch zu normalisieren. Erst bei stärker ausgeprägter Hyperurikämie ist die Indikation zur Pharmakotherapie entweder in Form einer urikosurischen und/oder urikostatischen Medikation gegeben.

Vor Einleitung einer medikamentösen Behandlung sollte jedoch überprüft werden, ob die Hyperurikämie auf dem Boden einer Überproduktion oder einer renalen Eliminationsschwäche entstanden ist. Zur Differenzierung wird ein 24-Stunden-Urin unter purinarmer Ernährung herangezogen. Liegt die renale tägliche Ausscheidung über 600 mg, handelt es sich um eine Uratüberproduktion und die Indikation zur Verabreichung eines Urikostatikums ist gegeben. Findet man jedoch eine Uratausscheidung von weniger als 450 mg pro Tag, so liegt eine renale Eliminationsschwäche vor und urikosurische Maßnahmen sind indiziert. Es soll besonders betont werden, daß diese Differenzierung nur sinnvoll ist, wenn es gelingt, einen zuverlässig gesammelten 24-Stunden-Urin von dem Patienten zu bekommen.

Urikostatische Therapie

Allopurinol hemmt die Xanthin-Oxydase, so daß das metabolische Endprodukt Harnsäure verringert und das vermehrt anfallende Xanthin und Hypoxanthin renal ausgeschieden wird. Allopurinol greift zudem in die de-novo-Synthese der Purin- und Pyrimidinkörper ein.

Allopurinol besitzt eine relativ lange Halbwertszeit, so daß man mit einer einmaligen morgendlichen Applikation von 300 mg auskommt. Dabei ist eine Senkung der Serum-Harnsäure um durchschnittlich 24% bei einem gleichzeitigen Rückgang der Uratausscheidung um 33% zu erwarten. Dieser urikostatische Effekt ist dosisabhängig. Wegen der erheblichen metabolischen Wirkungen von Allopurinol ist jedoch eine hochdosierte urikostatische Therapie nicht wünschenswert. Grundsätzlich sollten 300 mg/die nicht überschritten werden. Als Nebenwirkungen der Allopurinol-Therapie wird gelegentlich über Allergien, Gewichtsverlust, Anorexie und muskuläre Schwächen berichtet. Sehr selten kommt es zur Leukopenie, Thrombocytopenie, Vaskulitis und interstitieller Nephritis sowie zur granulomatösen

Hepatitis. Vereinzelt wird auch über Alopezie berichtet. Von klinischer Bedeutung ist, daß Allopurinol den Abbau des Azathioprinabbaus hemmt, so daß eine Dosisreduzierung bei simultaner Therapie von 50 bis 75% notwendig wird. Da Allopurinol die Wirkung der Cumarin-Derivate erheblich verstärkt, muß bei Patienten, die Antikoagulantien einnehmen, die Blutgerinnung sehr sorgfältig kontrolliert werden. Vereinzelte Berichte lassen die Vermutung zu, daß die Allergiequote auf Ampicillin durch Allopurinol verstärkt wird. Eine urikostatische Therapie ist grundsätzlich immer dann induziert, wenn eine genetisch bedingte Uratüberproduktion vorliegt oder wenn urikosurische Maßnahmen nicht durchführbar sind, wie z. B. beim Vorliegen einer Niereninsuffizienz und einer Uratnephropathie oder bei allen Situationen, die eine vermehrte Flüssigkeitsaufnahme (kardiale Dekompensation) nicht zulassen.

Urikosurische Therapie

Bei den meisten Patienten mit Hyperurikämie liegt eine renale Eliminationsschwäche vor, so daß primär die Applikation urikosurisch wirkender Medikamente indiziert ist. Von den vielen bekannten urikosurisch wirkenden Medikamenten hat praktisch heute nur noch der Benzofuran-Abkömmling Benzbromaronum Bedeutung. Benzbromaronum ist bezüglich der harnsäuresenkenden Wirkung potenter als Allopurinol. Die wirksame Tagesdosis liegt zwischen 50 und 100 mg.
Da Benzbromaron Harnsäure vermehrt renal eliminiert, werden in Abhängigkeit der Dosis Nierenschädigungen und Nierenkoliken befürchtet. Bei niedrig dosierter Benzbromaronum-Therapie ist jedoch das Nierenrisiko minimal, insbesondere dann, wenn auf eine ausreichende Diurese und auf eine eventuelle Alkalisierung des Urins (z. B. mit Uralyt U) geachtet wird.
Nebenwirkungen in Form von gastrointestinalen Störungen, Diarrhoen und Allergien sind unter der Benzbromaronum-Therapie selten. Arzneimittelinteraktionen sind bisher nicht bekannt geworden.

Kombinationstherapie

In den letzten Jahren hat sich zunehmend die Kombinationstherapie aus Allopurinol und Benzbromaronum bewährt. Da in der Praxis üblicherweise keine Differenzierung in Harnsäureüberproduktion oder renale Eliminationsschwäche vorgenommen werden kann, bietet sich wegen des unterschiedlichen Wirkungsmechanismus diese Therapieform an. Die simultane Gabe von 100 mg Allopurinol und 20 mg Benzbromaronum ist bezüglich des Wirkungsmechanismus einer Monotherapie mit 300 mg Allopurinol äquipotent. Durch die geringe Benzbromaronum-Gabe ist eine Bildung von Uratsteinen und eine renale Belastung nicht zu befürchten. Die unter üblicher urikosurischer Therapie erforderlichen Maßnahmen, wie Alkalisierung des Urins und Steigerung der Diurese durch vermehrtes Trinkvolumen können unter der Kombinationstherapie gelockert werden, da wie bereits angeführt, mit einer Nierenbelastung nicht zu rechnen ist.

Da beide Substanzen eine deutliche harnsäuresenkende Wirkung besitzen und unterschiedliche Angriffspunkte haben, kann die Einzeldosis dadurch erheblich gesenkt und somit das Arzneimittelrisiko und die Medikamenteninteraktionen minimiert werden.

Literatur

Matzkies F (1977) Zur Ätiologie der Hyperurikämie. Klinikarzt 6: 831

Mertz DP (1978) Gicht - Grundlagen, Klinik und Therapie. Thieme, Stuttgart

Mertz DP (1981) Gicht als Gelenkerkrankung und Allgemeinerkrankung. Therapiewoche 31: 3935

Sailer D (1981) Ursachen und Risiken der Hyperurikämie. Med Klinik 76: 114

Sailer D (1981) Behandlung der Hyperurikämie. Med Klinik 76: 142

Sailer D (1983) Hyperurikämie und Gicht - Pathophysiologie, Diagnose und Therapie. Med Welt 34: 991

Zöllner N (1977) Die Manifestation der Gicht. Internist 18: 474

Zöllner N (1981) Hyperurikämie und Gicht. Bd 1-5. Springer, Berlin Heidelberg New York

17. Pararheumatische Erkrankungen

J. R. Kalden

Definition

Geht man davon aus, daß in den weiteren Formenkreis
rheumatischer Krankheitsbilder entzündliche Gelenkerkrankungen sowie degenerative Gelenkprozesse und Erkrankungen der angrenzenden bindegewebigen Anteile
zählen, kann der Pararheumatismus als Sammelbegriff für
Krankheitsbilder definiert werden, die bei ähnlicher Symptomatik aufgrund von sekundären krankheitsbegleiten-
den Reaktionsmechanismen manifest werden.

Der Begriff des Pararheumatismus umfaßt unterschiedliche
Krankheitsentitäten, bei denen im Rahmen der Erstmanifestation oder des Verlaufs eine Beschwerdesymptomatik im Bewegungsapparat auftritt. Diese Krankheitsbilder, klar von chronisch entzündlichen Erkrankungen des Gelenkapparates zu
trennen, sind in differentialdiagnostische Überlegungen bei einem unklaren Krankheitsbild mit Gelenkbeschwerden, vor allem
aus therapeutischen Überlegungen, mit einzubeziehen. Nur in
Einzelfällen, vorwiegend im Rahmen von Paraneoplasien, können Pathomechanismen wie zirkulierende Immunkomplexe mit
an der Manifestation pararheumatischer Krankheitsbilder beteiligt sein. Die Kenntnis der pararheumatischen Erkrankungen ist
nicht nur aus therapeutischen Überlegungen von Wichtigkeit,
sondern - wie die in Tabelle 1 aufgeführten Krankheitsentitäten

Tabelle 1. Einteilung Pararheumatischer Erkrankungen

Stoffwechselerkrankungen	Gicht Chondrocalcinose Ochronose Chondrose Periarthritis Calcarea Morbus Paget Amyoloidosen Hämochromatose Morbus Wilson Lipoidosen Osteoporose
Endokrinologische Erkrankungen	Myxödem Hyperparathyreoidismus Diabetes mellitus Cushing Syndrom
Erkrankungen des Blutes	Hämophilie
Neoplastische Erkrankungen	Solide Tumoren Maligne Tumoren des R.E.S. Knochentumoren Malignes Synovialom Chondrosarkom
Traumatische trophisch- bedingte Erkrankungen	Schulter-Hand-Syndrom Sudeck-Syndrom Algodystrophie Knochen-(Femurkopf-)Nekrose Syringomyelie Neurogene Arthropathien
Entzündliche Knorpelerkrankungen	Polychondritis
Hereditäre Erkrankungen Marfan-Syndrom Hurler-Syndrom Ehlers-Danlos-Syndrom Osteogenesis imperfecta Pseudoxanthoma Elasticum	des Bindegewebes
Juvenile Osteochondritiden	z.B. Osgood-Schlatter-Syndrom Kienböck-Syndrom
Allergische Erkrankungen	
Psychische Störungen	

zeigen –, geht ein nicht geringer Teil der in der Bevölkerung auftretenden rheumatischen Beschwerden zu Lasten von Erkrankungen des pararheumatischen Formenkreises.

Einteilung

Von den metabolisch bedingten Erkrankungen des pararheumatischen Formenkreises sind vor allem die Kristallopathien aufzu-
führen, die Gicht, die Chondrocalcinose oder Pseudogicht und
die Periarteriitis calcaria, eine generalisierte periartikuläre Calcinosis, die idiopathisch oder im Rahmen verschiedener Krank-
heitszustände auftreten kann und mit einer Hydroxylapatit-Ab-
lagerung im Gewebe einhergeht. Weiter zu nennen sind die
Ochronose, die Alkaptonurie, bei der die Homogentisinsäure infolge eines Enzymdefektes nicht abgebaut und deshalb teilweise
in Form schwarzer Polymere im Knorpel sowie in der Haut und
in den Skleren abgelagert wird. Zusätzlich sind der Morbus Behçet, Amyloidosen, der Morbus Wilson sowie Lipoidosen und die
Osteoporose aufzulisten.
Bei den endokrinologischen Erkrankungen treten rheumatologische Symptomkomplexe im Rahmen des Diabetes melitus im
Sinne einer neuropathischen Arthropathie, vorwiegend der Füße
bzw. im Sinne einer hyperosteorotischen Spondylosis, dem Morbus Forrestier auf. Ebenso können im Rahmen des Myxödems
sowie des Hyperparathyreoidismus und des Cushing-Syndroms
Beschwerden im Bereich des Bewegungsapparates manifest wer-
den.
Rheumatische Beschwerden, mit Arthralgien und Zeichen der
Gelenkentzündung, können weiterhin als paraneoplastisches
Syndrom bei Patienten mit soliden Tumoren sowie bei malignen
Erkrankungen des lymphatischen Systems auftreten, wobei die
Erklärung für die Gelenkveränderungen auf eine Immunkom-
plexinduzierte Vaskulitis im Gelenkbereich zurückgeführt wird.
Ursachen eines rheumatischen Beschwerdekomplexes können
zusätzlich solide Knochentumoren, Chondrosarkome sowie ein
malignes Synovialom sein.

Trophisch bedingte pararheumatische Beschwerden sind in der Regel durch einen Gefäßprozeß verursacht, der entweder direkt oder indirekt über neurogene Mechanismen zu einer verminderten Blutversorgung von Teilen des Bewegungsapparates führt. Zu der zweiten Gruppe sind die Algodystrophie, das posttraumatische Sudeck-Syndrom und die Syringomyelie zu nennen.

Bei der Polychondritis handelt es sich um eine systemische Erkrankung des Knorpels, charakterisiert durch rezidivierend auftretende entzündliche knorpeldestruierende Prozesse mit möglicher Beteiligung Proteoglykan-haltiger Strukturen des kardiovaskulären Systems. Arthropathien werden bei 20-70% der Patienten beobachtet. Abbildung 1 zeigt eine typische Polychondritis im Bereich der Ohrmuschel.

Ebenfalls unter dem Begriff des Pararheumatismus werden Erbkrankheiten des Bindegewebes subsummiert wie das Marfan-

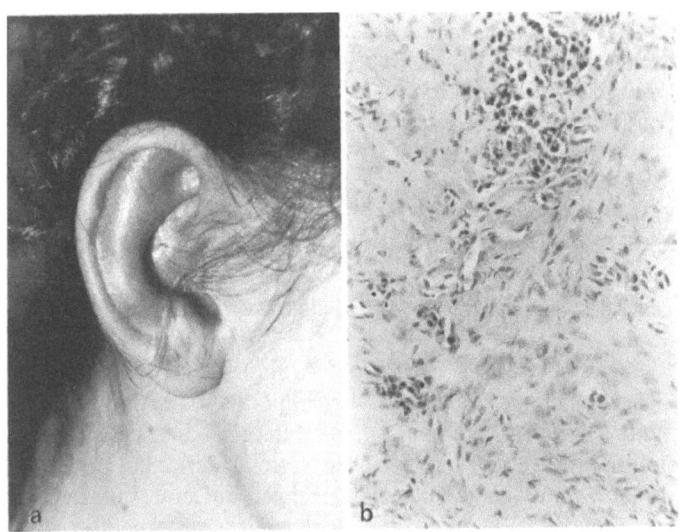

Abb. 1. Typischen klinischen Befund einer Perichondritis mit Manifestation im Bereich des Ohrknorpels (**a**), sowie im histologischen Bild die Infiltration von Knorpelstrukturen mit mononucleären Zellen (**b**)

Syndrom, Ehlers-Danlos-Syndrom, Hurler-Syndrom, die Osteogenesis imperfecta und das Pseudoxantoma elasticum. Diese vergleichsweise seltenen Krankheitsentitäten stellen den diagnostizierenden Arzt in der Regel vor keine differentialdiagnostischen Schwierigkeiten.

Die Gruppe der juvenilen Osteochondritiden ist umfangreich. Als Beispiele sind das Osgood-Schlatter-Syndrom zu nennen, eine entzündliche Erkrankung der Tuberositas tibiae, die meist bei Knaben zwischen dem 10. und 16. Lebensjahr auftritt und in der Regel nach ein bis zwei Jahren eine Spontanremission zeigt, sowie der Morbus Kienböck, der eine Entzündung im Bereich des Os lunatum des Handgelenkes beschreibt.

Beschwerden des Bewegungsapparates im Rahmen von Allergien stehen besonders hinsichtlich der zugrundeliegenden pathogenetischen Mechanismen noch in der Diskussion. Diskutiert wird, daß ähnlich wie bei Paraneoplasien im Bereich des Bewegungsapparates formierte zirkulierende Immunkomplexe im Rahmen Typ III-Reaktionen zu einer entzündlichen Gelenksymptomatik führen können.

Schließlich sind rheumatische Beschwerden zu nennen, die ohne jeden greifbaren klinischen oder Laborbefund von den Patienten angegeben werden. Bei diesen Patienten muß nach Ausschöpfen des gesamten für die Diagnostik zur Verfügung stehenden klinischen, laborchemischen, immunologischen und röntgenologischen Rüstzeugs davon ausgegangen werden, daß auch psychische Einflüsse Beschwerdebilder mit rheumatischem Einschlag auslösen können. Die Abgrenzung einer bewußten Täuschung, die in Kenntnis der ärztlichen diagnostischen Schwierigkeiten in seltenen Situationen betrieben wird, fällt hier besonders schwer.

Die Kenntnis und die Abgrenzung pararheumatischer Krankheitsbilder ist für den Patienten hinsichtlich der Prognose und für den Arzt bezüglich der einzuschlagenden Therapie von Wichtigkeit. Die Heterogenität dieser Krankheitsgruppe macht die Darstellung eines allgemeingültigen Weges zur Krankheitsidentifizierung unmöglich. Die Diagnose kann in der Regel nur per Exclusionem gestellt werden, indem bei unklaren Krankheitsbildern mit Arthralgien zunächst alle in Betracht kommenden rheumatischen Erkrankungen ausgeschlossen werden. In einzelnen Fällen werden umfangreiche Maßnahmen notwendig werden, um die den Gelenkbeschwerden zugrundeliegende Krankheitsentität zu definieren.

Auch bezüglich der therapeutischen Maßnahmen gibt es keine allumfassende Empfehlung. Vielmehr muß sich das Vorgehen auch hier nach der gefundenen Grundkrankheit orientieren. Kann die der Gelenksymptomatik zugrundeliegende Erkrankung therapeutisch gut angegangen werden, wird allein durch die Therapie der Grunderkrankung die pararheumatische Symptomatik zurückgehen.

Literatur

Beighton P (1972) The inherited disorders of connective tissue disease. Bull Rheum Dis 23: 696

Bluestone R (1975) Rheumatological Complications of some endocrinopathies. In: Bywaters EGL (ed) Clinics in rheumatic disease. Vol. I, Saunders

Dury D, Dirheimer K, Pattin S (1981) Algodystrophie. Springer, Heidelberg New York

Hall ThC (1974) Paraneoplastic Syndromes. Ann N K Acad Sci

Herman JH (1981) Polychondritis. In: Kelley WN, Harris ED, Ruddy S, Sledge CB (eds) Textbook of Rheumatology. Saunders

Lohnen SB, Hurd ER (1981) Neurological complications of connective tissue and other „Collagen"-Vascular-Diseases. Sem Arthritis Rheum 11: 190

Müller W, Schilling F (1982) Differentialdiagnose Rheumatischer Erkrankungen. Aesopus Verlag

Rooney PJ, Ballantyne D, Buchanan WW (1975) Disorders of locomotor system associated with abnormalities of lipid metabolism and the lipoidoses. In: Clinics, Vol. I. Saunders

18. Funktionsdiagnostik rheumatischer Erkrankungen in der Praxis

J. R. Kalden

Das vorliegende Kapitel will keine Spezialuntersuchungen darstellen, die dem Spezialisten (den ausgebildeten Rheumatologen) vorbehalten bleiben, sondern einen Leitfaden geben, der auch dem Nichtspezialisten ermöglicht, sich rasch und orientierend über das Vorliegen einer Gelenkerkrankung zu informieren.
Zur Erhebung eines Untersuchungsstatus bei Patienten mit rheumatischen Erkrankungen sollte man sich einer adäquaten Syste-

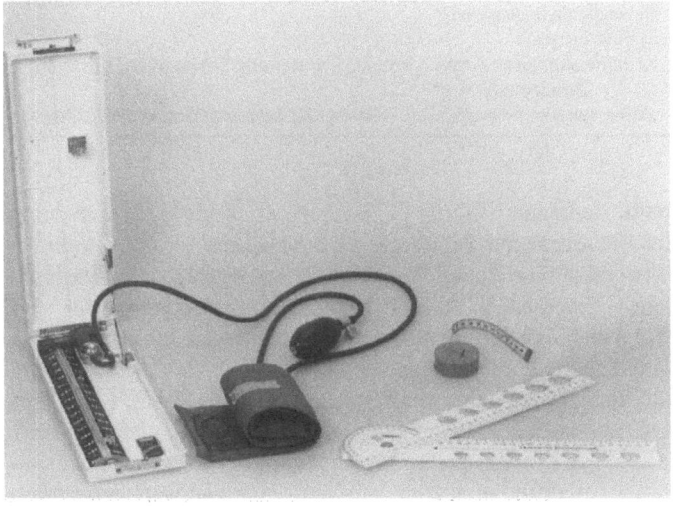

Abb. 1. Notwendige Untersuchungsutensilien zur Aufnahme eines Gelenkstatus mit einem Winkelmesser, Bandmaß und einem Blutdruckgerät, das letztere zur Analyse der Griffstärke

Tabelle 1. Leitfaden zur Untersuchung von Patienten mit Gelenkerkrankungen

---

1. Inspektion
   Allgemeine Körperhaltung, Gesichtsausdruck
   Hautfarbe (Blässe, Rötung, Pigmentierung, Cyanose)
   Gliedmaßen und WS – Fehlstellungen und Deformitäten
   z. B. Beinachsenfehler, Beinverkürzung, Skoliosen, Hyperkyphose
   Muskelatrophien (Seitvergleich!)
   Gelenkschwellungen (Seitvergleich!)
   Weichteilschwellung (Muskulatur)
   Narben

2. Palpation
   Haut – Überwärmung (Seitvergleich!)
        Tumor
   Knochen – knöcherne Veränderungen (Form, Kontur)
   Muskulatur – Schwellung, Konsistenz (Spastik, Atrophie)
        Schmerz
   Gelenke – Kapselkonsistenz (weich, derb), Erguß (Fluktuation)
        Bandhalt – Instabilität
        Schmerz – periartikulär, artikulär, lokal, diffus

3. Funktionsprüfung
   Beweglichkeit (Ausmaß)
   a) physiologisch
   b) unphysiologisch (durch Gelenkdeformierung, Subluxation, Luxation, Bandinstabilität)
   aktive/passive Beweglichkeit – Bewegungsschmerz (Endphasenschmerz)

---

matik bedienen (Tabelle 1). Nach einer sorgfältigen Erhebung der Anamnese mit Befragung nach Befallsmuster der Gelenkbeschwerden, Korrelation von Schmerzsensationen zu unterschiedlichen Tageszeiten, Nachtschmerz, Dauer des Schmerzes und Morgensteifigkeit in den betroffenen Gelenken, schließt sich die Untersuchung am vollständig entkleideten (inklusive Schuhe und Socken) Patienten an. Besonders bei Patienten mit unklaren Arthralgien, bei kurzzeitigem Krankheitsverlauf, ist eine sehr sorgfältige Erhebung eines rheumatologischen Untersuchungsstatus aus differentialdiagnostischen Überlegungen notwendig. Dabei kann eine primäre richtungsweisende klinische Untersuchung bei Patienten mit Arthralgien auch ohne eine exakte Ausmessung der Beweglichkeit einzelner Gelenke in der Praxis, wie

Tabelle 2. Normales Bewegungsausmaß wichtiger Gelenke

I. Obere Extremitäten	*Normale Beweglichkeit*
1. Handgelenk	75° Extension
	70-90° Flexion
	30° Ulnardeviation
	20° Radialdeviation
2. Ellbogengelenk	140° Flexion
	0° Extension
	75° Pronation
	85° Supination
3. Schultergelenk	180° Abduktion
	80-90° Innen-Rotation
	60-70° Außen-Rotation
II. Untere Extremitäten	
1. Hüftgelenk	120° Flexion
	5-10° Extension
	(in Flexionstellung 90°)
	35° Innen-
	25° Außen-Rotation
	45° Abduktion
	25° Adduktion
	(in Extensionstellung)
	60° Abduktion
	30° Adduktion
2. Kniegelenk	130° Flexion
	0° Extension
3. Sprunggelenk	15° Flexion (Plantar)
	35° Extension
III. Wirbelsäule	
1. HWS	50° Vorwärts-Flexion
	70° Rückwärts-Flexion
	50° Lateral-Bewegung
	80-90° Rotation
2. BWS	Schober > 5 cm
	45° Rotation
	Atemexkursion > 4 cm
3. LWS	90° Vorwärts-Flexion
	30° Extension
	30° Lateral-Beugung

505

im Folgenden kurz zusammengefaßt wird, durchgeführt werden. Das Untersuchungsergebnis zusammen mit der Anamnese kann bereits die Basis einer Diagnosefindung geben, wobei weiterführende röntgenologische und labormedizinische Tests die aus Anamnese und klinischem Befund gestellte Verdachtsdiagnose lediglich weiter erhärten können. Das normale Bewegungsausmaß wichtiger Gelenke ist in Tabelle 2 zusammengefaßt. Auf Abbildung 1 sind die notwendigsten Untersuchungsutensilien zusammengestellt.

Untersuchung der oberen Extremitäten

Hände

Die Untersuchung des Patienten beginnt mit einer Inspektion und Palpation der Hände. Besonderes Augenmerk ist auf eine Symmetrie bzw. Asymmetrie von Gelenkschmerzen und Gelenkschwellungen zu legen, eine über das physiologische Maß hinausgehende Ulnarabduktion, Atrophie der Musculi interossei, Raynaud-Symptomatik sowie Empfindungsstörung im Bereich der Fingerkuppen. Die Überprüfung der Beweglichkeit erstreckt sich auf die Handgelenke mit Abtasten der Processus styloidus ulnaris und radialis, die metacarpophalangealen Gelenke sowie die proximalen und distalen interphalangealen Gelenke (Abb. 2). Eine normale Beweglichkeit dieser Gelenke ist vorhanden, wenn der Patient einmal eine volle Extension der Hand- und Fingergelenke erreicht und zum anderen mit seinen Fingerspitzen die Palmaraponeurose berühren kann, d. h. wenn ein vollkommener Faustschluß möglich ist. Der Gänsslen'sche Handgriff, ein Zusammenpressen der metacarpophalangealen Gelenke von beidseits lateral (fester Handgriff) ist in der Regel bei entzündlichen Gelenkaffektionen in diesem Bereich wie z. B. der chronischen Polyarthritis positiv. Die Bewegung im Bereich der Handgelenke ist dann als eingeschränkt zu betrachten, wenn eine Flexionsoder Extensionsbewegung von weniger als 70 Grad vorliegt.

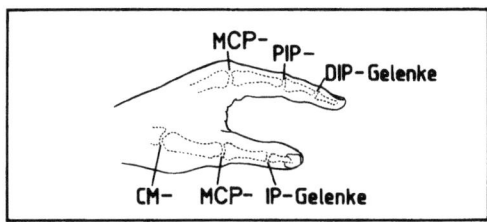

Abb. 2 gibt die Bezeichnung der Fingergelenke; die Metacarpophalangeal-gelenke (Fingergrundgelenke), die proximalen Interphalangealgelenke (Fingermittelgelenke) und die distalen Interphalangealgelenke (Fingerend-gelenke). Im Bereich des Daumens wird ein Metacarpalgelenk von einem Metacarpophalangealgelenk und dem Interphalangealgelenk unterschieden. Für bestimmte Krankheitsbilder finden sich typische Befallsmuster der Fingergelenke. So manifestiert sich eine Heberden-Arthrose im Bereich der distalen Interphalangealgelenke (DIP) und des Daumen-Interphalangealgelenks (IP) oft kombiniert mit einer Arthrose des Carpometacarpalgelenks (Rhizarthrose). Für die Bouchard-Arthrose ist ein Befall der proximalen Interphalangealgelenke (PIP) charakteristisch. Die adulte chronische Polyarthritis manifestiert sich symmetrisch im Bereich beider Hände, vorwiegend im Bereich der Metacarpophalangealgelenke (MCP) sowie der proximalen Interphalangealgelenke (PIP). Der typische Befall bei einer Psoriasis-Arthritis ist im Bereich der distalen Interphalangealgelenke (PIP) häufig strahlenförmig jeweils einen Finger mit einem Befall der MCP, PIP und DIP einhergehend

Ellbogengelenke

Zur Funktionsüberprüfung des Ellbogengelenkes wird zunächst die Streckseite des Unterarmes nach Rheumaknoten bzw. subcutanen Verhärtungen abgetastet; die Bewegungsmöglichkeit im Ellbogengelenk ist als eingeschränkt zu bezeichnen, wenn eine Streckung von weniger als 10 Grad bzw. eine Flexion von weniger als 140 Grad festgestellt wird.

507

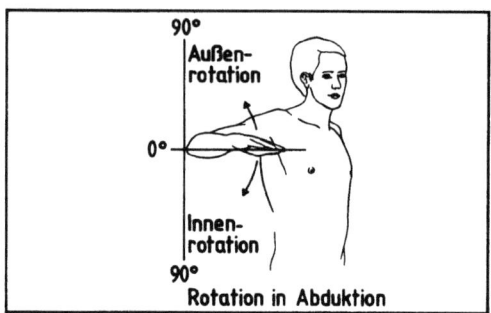

Abb. 3. Die Beweglichkeit im Schultergelenk

Schultergelenke

Zur groben Überprüfung der Beweglichkeit in den Schultergelenken wird der Patient aufgefordert, mit seinen Händen die
Decke zu berühren, anschließend eine schürzenbindende Bewegung im LWS-Bereich durchzuführen und sich am Hinterkopf
(Nackengriff) zu berühren. Diese Bewegungen testen sowohl die
Abduktion als auch die Außen- und Innenrotation im Schultergelenk (Abb. 3). Bei der Palpation ist neben dem Befund einer
Crepitatio im Schultergelenkbereich auf eine Druckempfindlichkeit der Biceps-Sehne sowie auf Schwellungen der subacromia-
len Bursa zu achten.

Weitere Gelenke

Beide Kiefergelenke sind durch die Aufforderung zum Kauen
bzw. zur Öffnung des Mundes hinsichtlich ihrer Beweglichkeit
und eines vorliegenden Bewegungsschmerzes zu überprüfen. Die
Sternoclaviacular-Gelenke sind druckschmerzhaft und bei Vorliegen einer Entzündungsreaktion leicht geschwollen. Die Rip-
penknorpelgrenzen sind durch eine leicht druckhafte Palpation
hinsichtlich einer Schmerzsensation zu untersuchen.

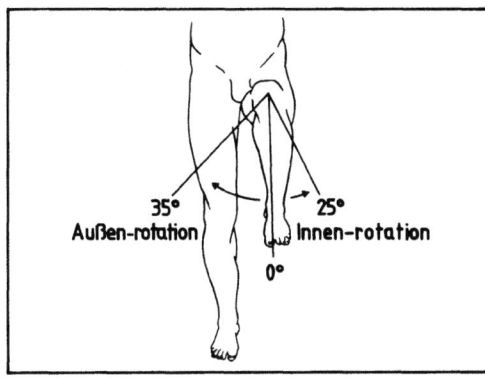

Abb.4. Die Beweglichkeit sowie die Überprüfung des Bewegungsausmaßes im Hüftgelenk

Untersuchung der unteren Extremitäten

Hüftgelenke

Die Überprüfung von Hüft- und Kniegelenken, Sprung- und Zehengelenken erfolgt in Rückenlage des Patienten. Bei der Bewegungsüberprüfung der Hüftgelenke ist eine Flexionsbewegung bis zu 120 Grad bei gebeugtem Knie gegeben, die Extension wird in Rückenlage oder am stehenden Patienten bei gestrecktem Bein analysiert, wobei besonders bei stehenden Patienten eine Vorwärtsbewegung der gesamten Hüfte zu beachten ist, die zur Einschätzung einer falsch positiv-gesteigerten Flexionsbewegung führen kann. Die Analyse der Abduktion, normalerweise bis 50 Grad, sowie Innen- und Außenrotation von jeweils bis zu 45 Grad erfolgen bei einem Winkel von 90 Grad gebeugtem Kniegelenk (Abb. 4). Die Beinlänge ist vom Innenknöchel zum Beckenkamm bzw. vom Außenknöchel zum Trochanter zu messen. Eine Beugekontraktur wird mittel des Thomas'schen Handgriff nachgewiesen.

Kniegelenke

Die Überprüfung des Kniegelenks beginnt mit der Inspektion und Palpation, mit der Feststellung von Weichteilschwellungen und Ergußbildungen. Dabei ist besonders bei der Palpation auf einen suprapatellaren Erguß sowie auf eine Baker-Cyste in der Kniekehle zu achten. Anschließend werden die Beugung (normalerweise bis zu 130 Grad) und die Extensionsbewegung (normalerweise 0 Grad) überprüft. Eine Instabilität des Kniegelenks läßt sich in leichter Beugung feststellen, besonders eine Lockerung der Kreuzbänder ist bei einem 90 Grad flexiertem Kniegelenk vorzunehmen durch Vor- und Rückwärtsbewegung der Tibia bei fixiertem Femur (Schubladenphänomene).

Sprunggelenke und Füße

Bei der Überprüfung des Sprunggelenkes ist normalerweise eine Plantarflexion bis 15 Grad und eine Dorsalflexion bis 30 Grad festzustellen. Supinationsbewegungen erreichen 40–45 Grad und Pronationsbewegungen 20 Grad. Die Untersuchung der Metacarpophalangial-Gelenke der Zehen geschieht wiederum durch den Gänsslen'schen Handgriff, einem Zusammenpressen der Zehengrundgelenke von beiden Seiten, mit der Angabe einer Schmerzsensation bei vorliegender Gelenkaffektion. Zusätzlich ist bei der Überprüfung der Füße auf Fußdeformierungen wie Spreiz- und Senkfuß und auf Veränderungen im Großzehengrundgelenk im Sinne eines Hallux valgus mit evtl. begleitender Bursitis zu achten.

Überprüfung der Wirbelsäule

Vor einer gesonderten Untersuchung der einzelnen Wirbelsäulen-Abschnitte sollte man sich am entkleideten Patienten im gestreckten sowie gebeugten Zustand einen Eindruck über mögliche Wirbelsäulendeformitäten, wie Skoliosen und über das physiologische Maß hinausgehende Lordosen und Kyphosen, verschaffen. Bei einer eingeschränkten Beweglichkeit der Wirbelsäule ist darauf zu achten, daß diese nicht nur durch primäre Erkrankungen der Wirbelsäule sondern auch durch Muskelspasmen (erhöhter Muskeltonus) verursacht sein kann.

HWS

Bei der Palpation der HWS ist auf einen Druckschmerz im Atlanto-Dental-Gelenk zu achten. Eine normale Beweglichkeit der HWS kann durch Bewegungen, zu denen der Patient aufgefordert wird, grob abgeschätzt werden. So bedeutet die Führung des Kinnes zum Brustbein eine normale Flexionsbewegung von 45 Grad, eine gleichgroße Bewegung ist normalerweise bei der Rückwärtsneigung des Kopfes festzustellen. Die Aufforderung, die Schulter mit dem Ohr zu berühren, bedeutet eine laterale Flexion von 45 Grad, der Blick hinter die Schulter eine Rotationsbewegung von 60 Grad.

BWS

Die Inspektion der BWS läßt Veränderungen wie Skoliosen und Lordosen feststellen. Die Beweglichkeit wird durch eine Vorwärtsbewegung, Rotationsbewegung und Seitwärtsbewegung bei fixiertem Becken überprüft. Dabei ist der Ott'sche Test ein wichtiges Diagnosticum zur Feststellung der Beugebeweglichkeit der BWS (Abb. 5). Mit dieser Untersuchung wird eine Verlängerung des Abstandes der Wirbeldornfortsätze bei Beugebewegungen festgestellt. Zur Durchführung wird von der Vertebra prominens ausgehend in der Interspinallinie ein Punkt 30 cm kaudalwärts am stehenden Patienten angezeichnet. Der Abstand zwischen diesen beiden Meßpunkten sollte bei Gesunden bei größtmöglicher Vorwärtsbeugung mindestens 3,5 bis 5 cm zunehmen. Die Überprüfung der Beweglichkeit der BWS sollte von einer Bestimmung der Atemexkursion des knöchernen Thorax gefolgt sein, wobei die normalen Atemexkursionen 4-6 cm im Durchschnitt betragen, bei dem Vorliegen einer Spondylitis ankylosans wird sie auf weniger als 3 cm eingeschränkt.

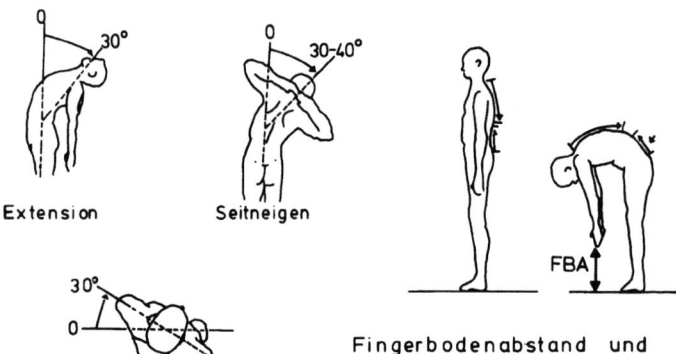

Extension   Seitneigen

Rotation

Fingerbodenabstand und
Ott'sches bzw. Schober'sches Zeichen

Abb.5 zeigt Möglichkeiten zur Überprüfung der Beugefähigkeit der BWS und der LWS, das Ott'sche und Schober'sche Zeichen. Zur Durchführung des Ott'schen Zeichens wird von der Vertebra prominens ausgehend in der Interspinallinie ein Punkt 30 cm kaudalwärts am stehenden Patienten angezeichnet. Der Abstand zwischen beiden Meßpunkten sollte bei Gesunden bei größtmöglicher Vorwärtsbeugung mindestens 3,5 bis 5 cm zunehmen. Zur Überprüfung der LWS (Schober'sches Zeichen) wird eine 10 cm-Distanz von LWK 5 kranialwärts markiert. Bei normaler Beugefähigkeit der Wirbelsäule verlängert sich diese Distanz auf 15 cm. Bei Patienten mit einer eingeschränkten Beugebewegung ist die Verlängerung des Abstandes um 4 cm und weniger eingeschränkt

LWS

Zur Überprüfung der Beugefähigkeit der LWS wird ebenfalls die Verlängerung des Abstandes von Wirbeldornfortsätzen bei maximaler Vorwärtsbewegung herangezogen. Hier ist der wichtigste und gebräuchlichste Test die Prüfung des Schober'schen Zeichens. Dabei wird eine 10 cm Distanz von LWK5 kranialwärts markiert. Bei normaler Beugefähigkeit der Wirbelsäule verlängert sich diese Distanz auf 15 cm, bei Patienten mit einer Bechterew'schen Erkrankung ist die Verlängerung des Abstandes der Wirbeldornfortsätze bei einer Vorwärtsbeugung um 4 cm und weniger eingeschränkt. Zusätzlich wird die Beweglichkeit bzw. ein Bewegungsschmerz im Bereich der Iliosakralgelenke über-

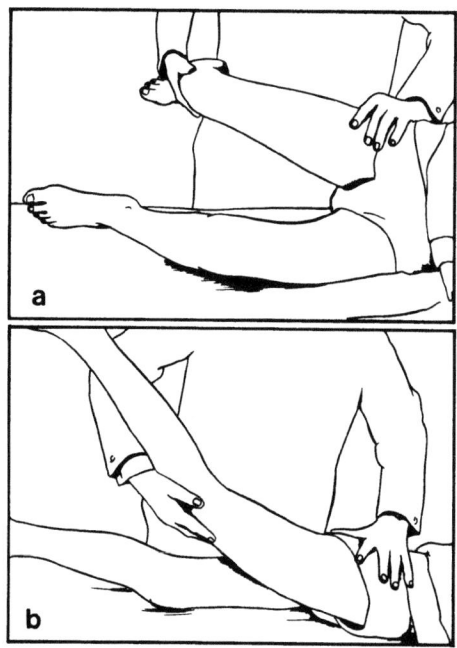

Abb. 6a, b. Menelle'schen Handgriff zur Feststellung einer entzündlichen Affektion im Bereich der Sakroiliakalgelenke. Die Untersuchung wird entweder in Seitenlage des Patienten durchgeführt, indem der Patient das auf der Untersuchungsliege liegende Bein anhockt und der Untersucher das zweite gestreckte Bein nach dorsal bewegt (**a**) oder am Patienten in Bauchlage, indem die linke Hand des Untersuchers auf das betreffende Iliakalgelenk einen Druck ausübt und mit der rechten Hand das gestreckte Bein dorsal bewegt wird (**b**)

prüft. Zum letzteren dient der Menelle'sche Handgriff, der bei ca. 20% der Patienten mit einem Bechterew positiv ausfällt (Abb. 6). Der Menelle'sche Handgriff ist dann positiv, wenn der Patient bei Druckeinwirkung durch den linken Handballen des Untersuchenden auf das Iliosakralgelenk des Patienten bei Dorsalflexion des gestreckten Beines eine Schmerzsensation im Iliosakralgelenk (nicht im LWS-Bereich) angibt. Die Überprüfung des Finger-Boden-Abstandes ist nur bedingt in die Diagnostik der Beweglichkeit der Wirbelsäule einzubeziehen. Die Untersuchung der Wirbelsäule schließt mit der Beobachtung des Ganges des Patienten ab.

Literatur

Hartl PW (1982) Ankylosierende Spondylitis, Werk-Verlag Dr. Banaschewski, München-Gräfelfing

Little Hugh (1986) The Rheumatological Physical Examination. Grune u. Stratton Inc

Mathies H (1982) Funktionsdiagnostik Rheumatischer Erkrankungen in der Praxis. Fortschr Med 100: 2099

Wright V (1982) Measurement of Joint Movement. Clinics in Rheumatic Diseases

19. Die Relevanz von Laboruntersuchungen in der Diagnose und Differentialdiagnose rheumatologischer Erkrankungen

J. R. Kalden

Definition

Eine Interpretation von Laborparametern kann nur im Zusammenhang mit einer sorgfältigen Anamneseerhebung und einer klinischen Befundaufnahme erfolgen. Daraus ist zu folgern, daß ein Laborparameter allein nicht die Diagnose und auch nicht die Therapiebedürftigkeit eines vorliegenden Krankheitsbildes etablieren kann.

Das Angebot labormedizinischer Untersuchungsmethoden zur Diagnose und Differentialdiagnose rheumatologischer Erkrankungen ist umfangreich und ständig im Zunehmen begriffen. Dabei haben bislang vorwiegend serologische Testsysteme und weniger Methoden zur Analyse zellulärer Immunreaktionen Eingang in die Routinediagnostik gefunden.

Bei der Bewertung spezifischer und unspezifischer Entzündungsparameter ist generell die Kenntnis über die Spezifität und Sensitivität der angewandten Methode von entscheidender Bedeutung, wobei unter der Sensitivität eines Testsystems die prozentuale Häufigkeit eines Befundes bei einem Krankheitsbild verstanden wird, und die Spezifität durch den Prozentsatz falschpositiver Ergebnisse bei einer gesunden Kontrollpopulation definiert ist. Beide Größen gehen in den „predictive value", den krankheitsspezifischen Aussagewert eines Laborparameter ein, der bei den meisten immunserologischen Untersuchungsmethoden im Vergleich zu klinisch-chemischen Testsystemen erheblich schwankt, was auf eine bislang fehlende nationale wie internationale Standardisierung mit zurückzuführen ist. International erhältliche Referenzen (WHO-Standard) gibt es derzeit lediglich zur Analyse von antinucleären Antikörpern im Fluoreszenztest, C1q-präzipitierbaren Immunkomplexen und zum Nachweis von IgM-Rheumafaktoren.

Unspezifische Entzündungsparameter

Laborparameter zur Erfassung einer abgelaufenen Entzündungsreaktion sind veränderte Blutsenkungsgeschwindigkeit (BKS) und unspezifische Serumeiweißveränderungen, die neben rheumatologischen Erkrankungen ebenfalls bei Tumor-Patienten, bei Infektionen und bei Patienten im fortgeschritten Alter (jenseits des 60. Lebensjahres) gefunden werden können (Abb. 1). Unspezifische entzündungsinduzierte Serumeiweißveränderun-

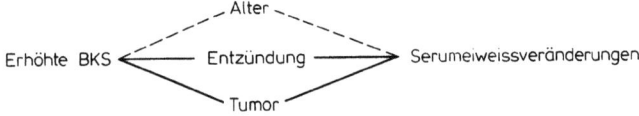

Tabelle 1. Serumparameter zur Erfassung unspezifischer Entzündungsreaktionen

BKS
Akut-Phase Proteine
(CRP, Fibrinogen, α_1-Antitrypsin, Haptoglobin u. a.)
Immunglobuline
(IgG, IgM, IgA)
α_2-Globulin, Albumin
Serumkomplement
Serumimmunkomplexe/Kryoglobuline

Leukocytose
Thrombocytose
(Anämie)

gen sind ein Anstieg sog. Akutphaseproteine, Veränderungen der Immunglobulinspiegel mit dem Bild einer Dysproteinämie, der Immunelektrophorese, Veränderungen des Serumkomplements und das Auftreten von Serumimmunkomplexen sowie Kryoglobulinen (Tabelle 1).

C-reaktives Protein

Im Laufe von infektiösen und nichtinfektiösen Entzündungen, bei cellulären und acellulären Gewebsnekrosen wie bei postoperativen Traumen und malignen Erkrankungen erscheint im Serum ein Protein, das sich über ein Präzipitationsreaktion mit dem sog. C-Polysaccharid, einem nicht-typenspezifischen Zellwandbestandteil von Pneumokokken nachweisen läßt. Dieses C-reaktive Protein (CRP) liegt normalerweise nur in Spuren (< 8 µg/ml) im Serum vor, erreicht jedoch in bestimmten Krankheitssituationen Serumkonzentrationen die auf das vielfache des Ausgangwerts innerhalb von 24 bis 48 Stunden ansteigen. Nach Abklingen des akuten Prozesses sinkt der CRP-Spiegel rasch in den Normalbereich ab. Dieses Verhalten gilt auch für andere Akutphaseproteine, die jedoch zur Erfassung einer akuten Entzündungsreaktion nicht die gleiche klinische Relevanz erreicht haben. Die Analyse des CRP, das keinen Antikörper darstellt, sollte nur quantitativ mit Hilfe der radialen Immundiffusion erfolgen; ein einfacher qualitativer CRP-Nachweis hat in seiner klinischen Relevanz nur einen geringen Aussagewert.

Serumimmunglobuline

Die quantitative Bestimmung von Serumimmunglobulinen zeigt akute wie chronische Entzündungsreaktionen in Form einer IgM- bzw. IgG-Vermehrung an. Der Versuch, bestimmte Konstellationen einzelner vermehrter Immunglobulinklassen bestimmten Krankheitsentitäten zuzuordnen, war ohne Erfolg. Mit der Serumelektrophorese läßt sich bei einer vermehrten α_2-Fraktion eine akute Entzündungsreaktion feststellen. Die Vermehrung der γ-globulinfraktionen bei gleichzeitiger Verminderung des Albumins spricht für einen aktiven chronischen Entzündungsprozeß.

Serum-Komplement

Eine Erhöhung der Serum-Komplement-Komponenten C3 und C4 finden sich im Sinne von Akutphase-Proteinen bei akuten Entzündungsreaktionen. Liegt ein Komplement-Verbrauch vor, so z. B. im Rahmen von Immunkomplexerkrankungen, so ist die gesamte hämolytische Aktivität (CH 50) erniedrigt, wobei je nach Intensität des Komplementverbrauches auch die Serumkomplement-Komponente C3 vermindert sein kann. Die gleichzeitige Analyse der Serum-Komplement-Komponente C4 spricht bei einer Verminderung für eine Aktivierung des Komplement-Systems durch den klassischen Aktivierungsweg, eine normale C4-bei einer erniedrigten C3-Komplement-Komponente zeigt eine Aktivierung des Systems über den alternativen Aktivierungsweg an. Ein empfindlicher Parameter zur Bestimmung des C3-Verbrauchs ist die Analyse von C3d, einem Spaltprodukt von C3. Bei einer starken Verminderung einzelner Komplement-Komponenten (z. B. C4) bei SLE-Patienten ist auch an eine Komplement-Defizienz zu denken.

Analysen der Serum-Komplement-Aktivität bzw. einzelner Komplement-Faktoren im Serum eignen sich mehr als Parameter für die Verlaufsbeobachtungen von immunkomplex-induzierten Krankheitsbildern als für die Primär-Diagnostik.

Serum-Immunkomplexe und Kryoglobuline

Serum-Immunkomplexe

Serum-Immunkomplexe werden bei einer Reihe von Erkrankungen des rheumatischen Formenkreises, infektiösen und neoplastischen Krankheitsbildern, Infektionen sowie weiteren in Tabelle 2 aufgeführten Krankheitsbildern im Serum oder im Gewebe fixiert nachgewiesen. Zum Aufzeigen zirkulierender Immun-

Tabelle 2. Erkrankungen mit zirkulierenden und/oder gewebsfixierten Immunkomplexen[a]

Erkrankungen des rheumatischen Formenkreises

Rheumatoide Arthritis
Systemischer Lupus erythematodes
Sjögren's Syndrom
Mixed Connective Tissue Disease
Periarteriitis Nodosa
Felty-Syndrom
M. Bechterew
M. Reiter

Infektionen
Virale

Infektionen:	Hepatitis B
	Cytomegalie
	Mononucleose
	Subakute sklerosierende Panencerphalitis

Bakterielle
Infektionen:	Infektiöse Endokarditis
	Meningokokken
	Disseminierende Gonorrhoe
	Streptokokken

Parasitosen:	Schistosomiasis
	Toxoplasmosis
	Trypanosomiasis

Glomerulonephritis

Neoplastische Erkrankungen

Sonstige
M. Crohn
Colitis Ulcerosa
Idiopathische Interstitielle Pneumonie
Cystische Fibrose
Thrombotische thrombocytopenische Purpura
Behçet-Syndrom
Hypersensitive Angiitiden
Chronische Lebererkrankungen

---

[a] unter Verwendung des C1q-Präzipitionstest

komplexe steht eine Vielzahl von Analysesystemen zur Verfügung, die auf unterschiedlichen biologischen Nachweisprinzipien beruhen. Zur Identifizierung einer Immunkomplexerkrankung sollte neben dem C1q-Bindungstest ein weiteres System zur Anwendung kommen, z. B. der „Conglutinin-Enzym-Immunoassay" und, als analytische Methode, die Polyethylenglykol-Präzipitation. In einzelnen Fällen, z. B. dem systemischen Lupus erythematodes, ist die Analyse des komplexierenden Antigens im Immunkomplex möglich.

Immunkomplex-Analysen sind nicht zur Primär-Diagnostik und nur bedingt als Verlaufsparameter bei immunkomplex-induzierten Krankheitsbildern geeignet. Einen Sonderfall stellt die Bestimmung von Immunkomplexen in der Verlaufsbeobachtung von Patienten mit immunkomplex-induzierten Vaskulitiden nach Plasmaseparation dar.

Kryoglobuline

Kryoglobuline sind Antikörper-Moleküle mit der Eigenschaft, in der Kälte im Serum auszufallen und bei Wiedererwärmung der

Tabelle 3. Erkrankungen mit möglichem Nachweis von Kryoglobulinen

Rheumatologische Erkrankungen
Rheumatische Arthritis
SLE
Sjögren-Syndrom
Sklerodermie
Panarteriitis nodosa

Subakute bakterielle Endokarditis
Cytomegalie-Infektion
Infektiöse Mononucleose
Toxoplasmose
Syphilis
Lyme-Arthritis
Chronische Hepatitis-B

Sarkoidose
Arthritis nach Intestinalem BY-Pass
Chronische Lebererkrankungen
Colitis Ulcerosa

Serumprobe bei 37° erneut in Lösung zu gehen. Man unterscheidet die Kryoglobulinämie des monoklonalen Typs (I) von der gemischten oder polyklonalen Kryoglobulinämie (II). Krankheitsbilder, die mit dem Auftreten von Serumkryoglobulinen assoziiert sein können, sind in Tabelle 3 zusammengefaßt. Der Nachweis von Kryoglobulinen sollte vor allem bei Verdacht auf eine Kryoglobulinämie Typ I erfolgen.

Verschiedenes

Weitere unspezifische Entzündungsparameter im Serum und in der Synovia von Patienten mit Arthritiden, wie das β_2-Mikroglobulin, Fibronektin und Lysozyme sind hinsichtlich ihrer Relevanz zur Beurteilung einer entzündlichen Basisaktivität noch nicht abschließend zu beurteilen.

Spezifische Entzündungsparameter

Bei spezifischen Serumeiweißveränderungen, die im Rahmen von Entzündungsreaktionen und besonders bei rheumatologischen Erkrankungen gefunden werden, handelt es sich um Autoantikörperphänomene, antibakterielle Antikörper und in einigen

Tabelle 4. Serumantikörper von diagnostischer Relevanz bei chronischen Bindegewebserkrankungen

---

A. Autoantikörper
    ANA   Anti-Nukleäre Antikörper
    AMA   Anti-Mitochondriale Antikörper
    RF   Rheumafaktor
B. Anti-Bakterielle Antikörper
    AST   Anti-Streptolysin-Titer
    Yersinia enterocolitica (Typ 3, Typ 4)
    Yersinia pseudotuberculosis
    Salmonellen, Shigellen, Chlamydien, Campylobakter jejuni
    Neisseria gonorrhoeae, Mycoplasmen

Fällen um Serumimmunkomplexe. Für die Routinediagnostik sind die in Tabelle 4 aufgeführten Autoantikörper- und Antikörperphänomene von Wichtigkeit.

Antinucleäre Antikörper (ANA)

Antinucleäre Antikörper können eine unterschiedliche Spezifität gegenüber Zellkernantigenen besitzen. Die indirekte Fluoreszenz-Methode (z. B. an Ratten-Leber-Schnitten) eignet sich als Screening-Test zum Nachweis von ANA's. Eine Identifizierung der Zellkernantispezifität von ANA's ist jedoch nicht möglich. Untersuchungen in den letzten Jahren haben unterschiedliche Zellkernantigen-Antikörpersysteme aufdecken lassen, die bedingt einzelnen Erkrankungen des rheumatologischen Formenkreises zuzuordnen sind (Tabelle 5, 6 und 7).

1. Antikörper gegen Desoxyribonukleinsäure (DNS) können in Populationen mit einer Spezifität gegen native oder Doppelstrang(ds)-DNS und Einzelstrang(ss)-DNS unterschieden werden. Die ds-DNS-Antikörper stellen einen spezifischen Marker für den systemischen Lupus erythematodes dar.
Für die Verlaufsbeobachtungen bei SLE-Patienten ist eine Austitrierung des ds-DNS-Antikörpers notwendig, wobei ein

Tabelle 5. Antikörper-Phänomene gegen DNS und Histon[a]

Immunologische Spezifität	Krankheitsassoziation
Antikörper gegen DNS	
1. Identische antigene Determinanten an ds-DNS und ss-DNS	SLE; in einigen anderen rheumatologischen Krankheitsbildern (niedrige Titer)
2. Antigene Determinanten an ss-DNS (Purin und Pyrimidin)	SLE; andere rheumatologische und nichtimmunologische Krankheitsbilder
3. Histon-Determinanten H_1, H_2A, H_2B, H_3, H_4; Komplexe H_2A–H_2B; H_3–H_4	30% SLE; 15–20% chronische Polyarthritis 95% Medikament-induzierter SLE

[a] nach E. Tan

Tabelle 6. Antikörper-Phänomene gegen nicht-Histon-Antigene[a]

Immunologische Spezifität	Krankheitsassoziation
SM-Antigen	25–30% SLE
nRNP	hohe Titer in 95% MCTD niedrige Titer in SLE, PSS, Sjögren-Syndrom
SS-A/RO	70% Sjögren-Syndrom, 15% SLE
SS-B/LA	50% Sjögren-Syndrom, 30–40% SLE
MA-Antigen	20% SLE
RANA (RA Assoziiertes nucleäres Antigen, Antigen nur in Epstein-Barr-Virus infizierten Zellen)	80–90% Chron. Polyarthritis; niedriger Titer auch in Kontrollen
SCL 70	30% Sklerodermie
Centromere (Kinetochor-Antigen)	70% Crest-Syndrom
PM1	
JO1	17% Dermatomyositis, 60% Polymyositis
MI1	

[a] nach E. Tan

Tabelle 7. Antikörperphänomene gegen nucleoläre Antigene[a]

Immunologische Spezifität	Krankheitsassoziation
4S–6S nucleoläre RNS	Sklerodermie mit Raynaud-Symptomatik
andere nicht-spezifizierte nucleoläre Antigene	Overlap-Syndrom; Sklerodermie mit oder ohne Raynaud-Symptomatik

[a] nach E. Tan

Ansteigen der IgG-anti-ds-DNS-Antikörper eine Krankheits-aktivierung anzeigt. Der Nachweis von ds-DNS-Antikörpern erfolgt in einem RIA- oder ELISA-System bzw. unter Verwendung der indirekten Immunfluoreszenz und des Flagellaten *Crithidia luciliae*. Mit dem Flagellaten-Test können einmal einzelne Klassen und Subklassen von Antikörpern gegen ds-DNS demonstriert werden, zum anderen werden mit diesem Testsystem sowohl niedrig- als auch hochaffine anti-ds-DNS-Antikörper erfaßt im Gegensatz zum RIA (Farr-Assay), der nur hochaffine Antikörper aufzeigt. Daher ist der Prozentsatz von Patienten, in denen sich anti-ds-DNS-Antikörper nachweisen lassen, unter Verwendung des *Crithidia-luciliae*-Assays in der Regel höher als unter Verwendung des Farr-Assays. In einzelnen Fällen, in denen vorwiegend niedrigaffine Antikörper gegen ds-DNS vorliegen, ist ein normales Ergebnis im Farr-Assay berichtet worden, was mit zu der Diskussion eines ds-DNS-Antikörper-negativen SLE geführt hat. Bei Verdacht auf einen systemischen Lupus erythematodes sollte neben der Screening-Methode unter Verwendung von Ratten-Leber-Schnitten sowohl der RIA als auch der *Crithidia-luciliae*-Assay zum Nachweis von ds-DNS-Antikörpern durchgeführt werden.

Die Definierung eines anti-ds-DNS-negativen systemischen Lupus erythematodes ist kritisch zu diskutieren. Ursachen für einen ds-DNS-Antikörper-negativen SLE sind eine Fehldiagnose, die fehlende Krankheitsaktivität sowie in einzelnen Fällen eine Komplexierung der Antikörper mit nativer DNS. Auf das Verhältnis der unterschiedlichen Affinität von ds-DNS-Antikörpern und den Nachweismethoden wurde bereits hingewiesen. Das Auftreten von ds-DNS-Antikörpern bei einem negativen Befund in der Immunfluoreszenz-Screening-Methode wird in etwa 7 Fällen von 10000 Patienten beschrieben.

Antikörper gegen ss-DNS treten bei einer Anzahl von rheumatologischen Krankheitsbildern wie Autoimmunopathien bei Patienten mit Neoplasien, chronischen Entzündungserkrankungen (z. B. chronisch aggressive Hepatitis) und bei Personen jenseits des 60. Lebensjahres gehäuft auf (siehe auch Kapitel systemischer Lupus erythematodes). Nur sehr hohe Antikörper-Titer im indirekten Immunfluoreszenz-Test weisen auf einen SLE hin.

2. Histonspezifische Serum-Antikörper finden sich in etwa 30% bei SLE-Patienten, in bis zu 20% bei Patienten mit einer chronischen Polyarthritis und in 95% von Patienten mit einem me-

dikamenten-induzierten SLE. Die Antikörper-Spezifität ist gegen unterschiedliche Histondeterminanten gerichtet (Tabelle 5). Von differentialdiagnostischer Bedeutung ist der Nachweis von Histon-Antikörpern bei Patienten mit einem medikamenten-induzierten SLE, wobei diese Patienten in 100% antinucleäre Antikörper haben, in der Regel jedoch keinen Antikörper gegen ds-DNS, was als ein Differentialdiagnostikum zu werten ist.

3. Den Antikörperphänomenen gegen DNS und Histone werden Antikörper-Systeme gegen sog. nicht-Histon-Antigene gegenübergestellt. Von differentialdiagnostischer Bedeutung sind dabei Antikörper, gerichtet gegen Ribonucleinproteine, gegen das sog. Sm-Antigen und nRNP-Antigen, die zusammen auch als extrahierbare Kernantigene (ENA) bezeichnet werden (Tabelle 8). Antikörper gegen ENA können in der indirekten Immunfluoreszenz an Ratten-Leber-Schnitten durch den Nachweis eines gesprenkelten Fluoreszenzmusters im Zellkern bedingt dargestellt werden. Da das Sm-Antigen im Gegensatz zu dem nRNP-Antigen ribonuclease-unempfindlich ist, bleibt der Test auch nach Behandlung der Gewebsschnitte mit Ribonuclease im Falle eines Vorliegens eines Sm-Antikörpers posi-

Tabelle 8. Synome nucleäre Antigene[a]

Nucleäres Antigen	Synonym	Antigen-Natur
SM nRNP	ENA-Komplex	SM = non-Histon-Protein nRNP = RNS-Protein
SS-B	LA, HA	SS-B und HA = nucleäres non-Histon-Protein
SS-A	immunologisch identisch mit RO	LA = cytoplasmatisches RNS-Protein; SS-A nucleäres Antigen RO = cytoplasmatisches Antigen
RANA	Antigen-reaktiv mit RAP[b]	nucleäres Antigen induziert in EBV-infizierten Zellen
Scl-70	Scl-1	basisches nicht-Histon-nucleäres Protein

[a] nach E. Tan
[b] Rheumatoide Arthritis Präzipition

tiv. Neben der indirekten Immunfluoreszenz werden Testsysteme wie die Ouchterlony-Technik, die Überwandungs-Elektrophorese und dünnschicht- wie säulenchromatographische Verfahren zum Nachweis von Sm- und nRNP- sowie den anderen in Tabelle 6 aufgelisteten nicht-Histon-Antigenen angewendet.

Sm-Antikörper sind ein weiterer spezifischer Marker für den systemischen Lupus erythematodes (5–20%), während Antikörper gegen nRNP's in hohen Titern bei Patienten mit einer MCTD gefunden werden.

Nur bedingt von klinischer Bedeutung ist der Nachweis von Antikörpern gegen die Antigene SSA(RO) und SSB(LA). Diese Antikörper-Systeme, wobei die Antigene aus lymphoblastoiden Zellinien isoliert wurden, wurden zunächst nur bei Patienten mit einem Sjögren-Syndrom gefunden, spätere Untersuchungen zeigten jedoch das Auftreten entsprechender Autoantikörper-Phänomene auch bei anderen rheumatologischen Erkrankungen (Tabelle 6).

Der Nachweis von Antikörpern gegen das MH-Antigen gegen ein assoziiertes nuckleäres Antigen bei Patienten mit einer rheumatoiden Arthritis (RA), gegen ScL70 sowie gegen das Centromer, sind klinisch von untergeordneter Bedeutung. Einzig Centromer-Antikörper mit einer Inzidenz von 70% lassen eine Untergruppe der progressiven systemischen Sklerose definieren, die durch die Symptome Calcinosis, Raynaud-Syndrom, Oesophagus-Motilitäts-Störungen, Sklerodaktylie und Teleangiektasien (CREST)-Syndrom charakterisiert ist.

Antikörper gegen die Antigene PM1, JO1, MI1, (wobei die Antigen-Bezeichnung, die durch die Initialen der Patienten, bei denen die entsprechenden Antikörperphänomene erstmals beschrieben wurden, bedingt ist) könnten für die Diagnose und Differentialdiagnose von Myositiden wichtig werden.

4. Antikörper-Phänomene gegen nucleoläre Antigene sind bislang primär von wissenschaftlichem Interesse (Tabelle 7).

Derzeit laufende Untersuchungen haben das Ziel, mit der Erstellung von Antikörper-Profilen anstelle der Beschreibung einzelner Antikörper-Phänomene die serologische Differentialdiagnostik rheumatologischer Erkrankungen zu verbessern.

Antimitochondriale Antikörper (AMA)

Die Bestimmung von antimitochondrialen Antikörpern ist für die serologische Differentialdiagnostik rheumatologischer Erkrankungen im Gegensatz zu chronischen Lebererkrankungen von geringer Bedeutung. Dies ist darauf zurückzuführen, daß das Syndrom des Venopyronum-induzierten Pseudo-SLE-Syndroms, das durch das Auftreten von Antikörpern gegen das von Mitochondrien charakterisiert ist, nach Wegnahme des Medikamentes vom Arzneimittelmarkt weitgehend verschwunden ist.

Rheumafaktoren

Rheumafaktoren sind Autoantikörper, die an den Fc-Teil von komplexierten bzw. alterierten IgG-Molekülen binden. Die mit den klassischen Nachweismethoden, dem Latex- und Waaler-Rose-Assaysystem nachweisbaren Rheumafaktoren gehören der Immunglobulinklasse M an. Diese IgM-Rheumafaktoren sind nicht artspezifisch, sondern kreuzreagieren sowohl mit menschli-• chem als auch mit Kaninchen-IgG. Bei den Latextestsystemen ist das IgG-Globulin adsorbtiv an den Träger Latex gebunden, im Waaler-Rose-Test werden Hammelerythrocyten, die mit einem Kaninchen-Anti-Schafserythrocyten-Antikörper beladen sind, als Indikatorsystem benutzt.

Rheumafaktoren der IgM-Klasse werden in 75% bei Patienten mit einer chronischen Polyarthritis gefunden. Der Wert des Rheumafaktornachweises für die Diagnosestellung einer chronischen Polyarthritis wird durch Befunde relativiert, die in Tabelle 9 zusammengestellt sind. Wie aus der Tabelle zu ersehen ist, kann der Nachweis eines Rheumafaktors allein nicht, auch bei bestehenden Arthralgien, die Diagnose einer chronischen Polyarthritis stellen lassen. Da umgekehrt bei etwa 25% von Patienten mit einer CP keine IgM-Rheumafaktoren auftreten, kann auch ein fehlender Rheumafaktornachweis nicht die Diagnose einer CP ausschließen. Hohe Titer von IgM-Rheumafaktoren sind vorwiegend bei Patienten mit einer chronischen Polyarthritis mit

Tabelle 9. Vorkommen von IgM-Rheumafaktoren

Zwischen 10 und 20%
  Virushepatitis
  Chronische aggressive Hepatitis
  Lebercirrhose
  Sarkoidose
  Lepra
  Tuberculose
  Trichinose
Um 30%
  Autoimmunopathien
  SLE
  Sjögren-Syndrom
  Sklerodermie
  Panarteriitis nodosa
  Dermatomyositis
Zwischen 50 und 65%
  Intestitielle Lungenfibrose
  Subakute bakterielle Endokarditis

auffallender Progredienz und destruierenden Gelenkveränderungen, sowie bei Patienten mit einer generalisierten Vaskulitis und Rheumaknoten aufzuzeigen.

Trotz des beschriebenen Titerabfalls von Serumrheumafaktoren unter einer D-Penicillamin- oder Gold-Therapie ist die Analyse des Rheumafaktors kein geeigneter Verlaufsparameter bei CP Patienten.

Für die Zukunft ist zu erwarten, daß sich Techniken, die die Analyse von IgG-Rheumafaktoren im Serum zulassen, eine krankheitsspezifischere Immundiagnostik erlauben. IgG-Rheumafaktoren können mit derzeit zur Verfügung stehenden und routinemäßig angewandten Methoden nicht nachgewiesen werden, da sie meist in Form von Selbstaggregaten bzw. Immunkomplexen vorkommen. „Hidden" (= versteckte) -Rheumafaktoren der IgG-Klasse wurden sowohl in einem hohen Prozentsatz der juvenilen Polyarthritis sowie der chronischen Polyarthritis beschrieben.

Antibakterielle Antikörper

Die Analyse von Antikörpern gegen unterschiedliche darmpathogene Keime sowie Streptokokken und Staphylokokken ist beim Mono- oder Oligoarthritiden unklarer Genesis sinnvoll (siehe Kapitel Barmester, Brackerts). Dies besonders, wenn entsprechende anamnestische Angaben und klinische Befunde vorhanden sind.

Yersinia-Antikörper

Antikörper gegen *Yersinia enterocolitica*-Antigene werden mit der Widal'schen Reaktion nachgewiesen. Die Antikörper sind in der Regel gegen die Stämme O-Gruppen I und V und gegen Stämme der Serotypen I-VI von *Yersinia pseudotuberculosis* gerichtet. Krankheitsverdächtig sind Antikörpertiter von 1:40 bis 1:180 gegen OH-Antigene (lebende oder mit Formalin abgetötete Bakterien-Aufschwemmungen). Positive Titer sind ab 1:160 zu definieren. Bei dem gleichzeitigen Nachweis von O- und OH-Antikörpern können Titer schon ab 1:40 (O-Antigene) und 1:80 (OH-Antigene) bei Ausschluß serologischer Kreuzreaktionen und unter Berücksichtigung einschlägiger anamnestischer und klinischer Daten als signifikant bewertet werden. Bei Infektionen mit *Yersinia enterocolitica* wird das Titer-Maximum in der Regel innerhalb von 1-2 Wochen nach Krankheitsbeginn erreicht. Ein signifikanter Titer-Abfall erfolgt meist innerhalb der folgenden 8 Wochen. Erhöhte OH-Titer gegen *Yersinia enterocolitica* können nach der Genesung oder bei Patienten mit Arthritis als Folgeerkrankung noch über mehrere Monate bis Jahre nachweisbar bleiben. Patienten mit einer Yersiniose und Arthritis weisen in 60-70% das HLA-B27-Antigen auf.

Weitere wichtige darmpathogene Erreger, die für die Diagnostik und Differentialdiagnostik bei Mono- und Oligoarthritiden von Bedeutung sind, sind Shigellen, Salmonellen, Chlamydien, Gonokokken, Campylobakter.

Eine Infektion mit β-hämoglobulinisierende Streptokokken der Gruppe A wird durch den Nachweis von Antikörpern gegen unterschiedliche Streptokokken-Wandantigene diagnostiziert. In der Regel wird der Antistreptolysin-Titer bestimmt, der in etwa 70% von Patienten positiv ist (positiv > 200 TE/ml). Falsch positiv beeinträchtig werden kann die Titer-Analyse durch eine Hyperlipidämie. Die Inzidenz eines positiven Antikörpernachweises läßt sich durch Test-Systeme erhöhen, die weitere Wandantigene wie Streptokinase, Hyaluronidase, B- und NA-DNAse aufdecken. Zum Nachweis steht ein kommerziell entwickelter Hämoagglutinationstest (Streptomycin-Test) zur Verfügung, der realtiv sensitiv ist und nahezu alle Patienten mit einem akuten rheumatischen Fieber mit einem Titer > 200 IE/ml aufzeigt.

Ein einmalig erhöhter Antistreptolysin-Titer ist nicht als absolutes Indiz für eine vorliegende Infektion mit β-hämoglobulinisierenden Streptokokken anzusehen.

In seltenen Fällen, bei negativen Streptokokken-Testsystemen und auch sonst unauffälliger Labordiagnostik, hat sich der Staphylisin-Test zum Nachweis einer möglichen Staphylokokken-Infektion bewährt.

Immunhistologische Untersuchungen

Die Indikation zur immunhistologischen Untersuchung ergibt sich bei Patienten mit Vaskulitis-Syndromen, z. B. SLE. Haut- bzw. Nierenbiopsien kommen in der Regel zur Anwendung. In der Nierenbiopsie stellt sicheine immunkomplexinduzierte Glomerulonephritis durch ein typisches klumpenartiges Fluoreszenzmuster dar. Der differentialdiagnostische Wert der immunhistologischen Untersuchung von Hautbiopsien bei Patienten mit einem SLE, mit einer typischen Immunkomplex-Ablagerung entlang der derma-epidermalen Übergangszone (Lupus-Band-Phänomen) ist umstritten.

Immungenetische Untersuchungen

Wie im Kapitel „Physiologie und Pathophysiologie des Immunsystems" dargestellt, werden humane Leukocyten-Antigene HLA auf der Membran aller kernhaltigen Körperzellen nachgewiesen. Hinsichtlich der Assoziation von Histokompatibilitätsantigenen mit Erkrankungen des rheumatischen Formenkreises ist das Auffinden des HLA-B27 in über 90% von Patienten mit einer ankylisierenden Spondylitis auffallend und damit für die Klinik von differentitaldiagnostischer Wertigkeit. Wie Tabelle 10 zeigt, liegt das relative Risiko, das die Assoziation eines Histokompatibilitätsantigens mit einer Erkrankung aufzeigt, für HLA-B27 bei 87 Prozent. Der Nachweis des Histokompatibilitätsantigens B27 darf nicht, ohne daß gleichzeitig eine entsprechende klinische Symptomatik vorliegt, zu therapeutischen Konsequenzen führen.

Die sonst in Tabelle 10 aufgeführten Assoziationen von Histokompatibilitätsantigenen und Erkrankungen des rheumatischen Formenkreises erreichen nicht die gleiche Signifikanz. Neuere

Tabelle 10. Frequenz unterschiedlicher HLA-Antigene bei entzündlichen Arthropathien[a]

Erkrankung	Antigen	Frequenz		Relatives Risiko	Signifikanz
		Kontr.	Pat.		
SPA	B27	9,4	90	87,4	$< 10^{-10}$
Reiter-Syndrom	B27	9,4	70	37	$< 10^{-10}$
Reaktive Arthritiden	B27	9,4		–	–
Yersinia Enterocolitica	B27	9,4	60	–	–
Salmonellen	B27	9,4	60	–	–
Shigellen	B27	9,4	70	–	–
Juv. chron. Polyarthr.	B27	9,4	32	4,5	$< 10^{-10}$
Chron. Polyarthritis	Dw4	19,4	50	4,2	$< 10^{-9}$
	Drw4	28,4	70	5,8	$< 10^{-5}$
Psoriasis Arthritis	B27	9,4	32	4,5	$< 10^{-9}$
	B16	5,9	15	2,8	$< 10^{-3}$

[a] Zusammenstellung mehrerer Publikationen

Tabelle 11. Synovia-Analyse in der Differentialdiagnose akuter und chronischer Gelenkerkrankungen

	Aussehen Farbe	Viskosität η REL., 25°C	Synoviazellen %
normale Synovialflüssigkeit	strohgelb	> 300	< 200
Nicht-entzündliche Gelenkerkrankungen			
Trauma	strohgelb evtl. blutig	> 50	< 500
Arthrose	strohgelb	> 50	< 500
Entzündliche Gelenkerkrankungen			
Rheumatische Arthritis	gelbgrün	3-20	5000-25000
Rheumatisches Fieber	gelb	5-20	5000-10000
Psoriasisarthritis	gelbgrün	5-20	> 5000
Kollagenosen (SLE, Sklerodermie)	strohgelb	10-50	5000-10000
Morbus Bechterew	gelb	10-50	1000-5000
Aktivierte Arthrose	bernstein	10-50	1000-5000
Kristallopathien			
Gichtarthritis	milchig gelblich	5-25	> 5000
Chondro-Calcinose	milchig gelblich		1000-5000
Septische Arthritis	grau blutig	< 10	> 20000

Untersuchungsergebnisse deuten darauf hin, daß bestimmte Antigene wie Dr2, Dr3 und Bw35 signifikant zu nephrotoxischen bzw. mucokutanen Nebenwirkungen bei Patienten mit einer chronischen Polyarthritis unter einer Gold-Therapie zu assoziieren sind.

Tabelle 11 (Fortsetzung)

Granulo-cyten %	Mono-nucleäre Zellen %	Kristalle	Gesamt-eiweiß mg/ 100 ml	Glucose mg/ 100 ml	Urat mg/ 100 ml	Bakterien-Nachweis
< 10	> 90	0	1-2	60-95	3-6	0
< 10	> 90	0	2-3	80-90	< 6	0
< 10	> 90	O/CA-Phosphat	2-3	80-90	< 6	0
> 60	< 25	O/CA-Phosphat, Cholesterin	4-6	10-60	< 6	0
~50	~50	0	3-4	50-70	< 6	0
60-80	20-40	0	3-5	50-70	< 6	0
< 50	> 50	O/CA-Phosphat	3-4	60-80	< 6	0
~50	~50	0	3-4	60-80	< 6	0
25-50	50-75	O/CA-Phosphat	3-4	60-80	< 6	0
> 60	< 25	NA-Urat	3-5	50-70	> 6	0
> 50	< 50	CA-Pyro-phosphat, CA-Hydro-gen-phosphat	3-4	60-95	< 6	0
> 90	< 10	O/CA-Phosphat	4-6	0-10	< 6	+

Synovialanalyse

Die Gewinnung von Synovialflüssigkeit durch Gelenkpunktion hat unter streng aseptischen Bedingungen zu Erfolgen geführt, da sie häufigste Ursache einer iatrogenen, infektiösen Arthritis - bei wiederholten Gelenkpunktionen vor allem mit Corticoid-Injektionen - darstellt. Die Analyse des Synovialflüssigkeit unter Verwendung unterschiedlicher Testsysteme sollte möglichst rasch nach der Punktion erfolgen, da ein längeres Stehen die Synovialflüssigkeit verändern kann, besonders Parameter wie die Viskosität, Enzymaktivität, Konzentration von Glucose und Lactat. Zusätzlich wird der Nachweis von Kristallen erschwert. Auch bei einer immunhistologischen Analyse unterschiedlicher entzündlicher Zellen kann ein längeres Stehen Zellveränderungen induzieren.

Das gewonnene Gelenkpunktat sollte als erstes makroskopisch hinsichtlich einer Trübung beurteilt werden, wobei je nach Entzündungsgrad und Zellzahl eine trüb-gelbliche Flüssigkeit im Vergleich zu der strohgelben Farbe der normalen Farbe der Synovialflüssigkeit imponiert. Die Viskosität erweist sich in nichtentzündlichen Ergüssen, aber auch beim SLE als hoch, während bei allen anderen entzündlichen und septisch bedingten Gelenkergüssen eine niedrige Viskosität festgestellt werden kann. Eine erniedrigte Viskosität läßt sich durch den sog. Fadentest nachweisen. Bei einem langsamen Ausspritzen von Gelenkflüssigkeit aus einer Injektionskanüle ist die Fadenbildung geringer oder findet nicht statt, während normalerweise ein Faden von 4 bis 6 cm Länge induziert werden kann.

Zu den cytologischen Untersuchungen gehört die Zählung der Gesamtzellzahl mit Differentialzählung mononucleärer Zellpopulationen sowie der Nachweis spezifischer Zellelemente. Bei arthritischen Gelenkergüssen ist in der Regel eine Leukocytose über 20000 Zellen/µl festzustellen mit einem neutrophilen Anteil von bis zu 90%. Bei septischen Arthritiden werden Zellzahlen 1000–100000 Zellen pro µl berichtet. Die Differenzierung mononucleärer Zellpopulationen kann unter Verwendung immunhistologischer Untersuchungsmethoden erweitert werden, mit der Analyse von Zellpopulationen, Helfer- und Suppressorzellen, aktivierten Lymphocyten und der Identifizierung monocytoider Zellelemente. Unter spezifischen Zellen ist das Auftreten von Rhagocyten, neutrophilen Granulocyten mit phagocytiertem Zellmaterial, bei Patienten mit einer chronischen Polyarthritis zu verstehen wie das Erscheinen von LE-Zellen bei Patienten mit einem SLE. Beide Zellphänomene haben jedoch keine absolute Krankheitsspezifität.

Neben den in Tabelle 10 aufgeführten serologischen Untersuchungen können zur Analyse der Entzündungsaktivität zusätzlich Parameter wie das β_2-Mikroglobulin und Lysozyme, die bei entzündlichen Gelenkerkrankungen erhöht sind, analysiert werden. Die Bestimmung von Rheumafaktoren und antinucleären Antikörpern ist nur dann positiv, wenn auch im Serum entsprechende Antikörperphänomene vorhanden sind. Die Analyse von Immunglobulinen hat sich der Gesamtproteinbestimmung gegenüber nicht von größerer Aussagekraft gezeigt. Die Bestimmung der Komplementaktivität in Relation zur Gesamtproteinmenge sollte in der Synovialflüssigkeit durchgeführt werden, um aussagefähige Ergebnisse zu erzielen, bei Patienten mit einem SLE oder chronischer Polyarthritis ist die Komplementaktivität in der Synovia erniedrigt.

In jedem Falle sollte bei jeder Gelenkspunktion Gelenkflüssigkeit einer bakteriologischen Untersuchung zugeführt werden.

Literatur

Arthritis and Rheumatism (1983) 25th rheum review 26: 3

Büttner J (1977) Die Beurteilung des diagnostischen Wertes klinisch-chemischer Untersuchungen. J Clin chem clin Biochem 15: 1

Burmester GR, Kalden JR (1983) Die immunologisch gesteuerte zelluläre Infektabwehr. Labor Med 7: 225

Greiling H, Kleesiek K (1978) Die Synoviaanalyse und ihre differentialdiagnostische Bedeutung bei chronischer Gelenkerkrankungen. Int Welt 4: 121

Kalden JR (1980) Immunologische Differentialdiagnose von Kollagenerkrankungen. Fortschritt der Medizin 41

Kalden JR, Feltkamp TEW (1982) Antibodies to nuclear antigens. Exerpta Medica, Amsterdam

Knapp W (1980) Enterale Yersiniosen. Deutsches Ärzteblatt 26: 1671

Knapp W (1981) The use and abuse of immunological tests. Clin Imm News letters 2: 178

Krapf F, Kalden JR (1983) Immunkomplexe und ihre klinische Zuordnung. Laboratoriumsbl Behring Werk 2: 39

Schumacher K (1978) Rationelle Serodiagnostik rheumatischer Erkrankungen. Int Welt 8: 251

Sölter J, Uhlenbruck G (1982) Biologische Bedeutung des CRP. Immun Infekt 10: 130

Use and abuse of laboratory tests in clinical immunology Critical considerations of eight widely diagnostic procedures (1981). Report of an JUJS/WHO working group. Clin exp Immunol 46: 662

Sachverzeichnis

545

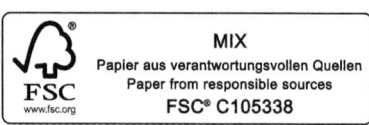